下一場人類大瘟疫

跨物種傳染病侵襲人類的致命接觸

Spillover

Animal Infections and the Next Human Pandemic

大衛・逵曼 David Quammen｜著　蔡承志｜譯

下一場人類大瘟疫

跨物種傳染病侵襲人類的致命接觸

Spillover: Animal Infections and the Next Human Pandemic

作　　者　大衛・逵曼（David Quammen）
譯　　者　蔡承志
美術設計　楊啟巽
版面構成　高巧怡
行銷企劃　林芳如
行銷統籌　駱漢琦
業務發行　邱紹溢
業務統籌　郭其彬
文字編輯　徐仕美
副總編輯　何維民
總 編 輯　李亞南

國家圖書館出版品預行編目(CIP)資料

下一場人類大瘟疫：跨物種傳染病侵襲人類的致命接觸 / 大衛.逵曼(David Quammen)著；蔡承志譯. -- 初版. -- 臺北市：漫遊者文化出版：大雁文化發行, 2016.02
560面；15×21公分
譯自：Spillover : animal infections and the next human pandemic
ISBN 978-986-5671-86-0(平裝)
1.動物病媒 2.流行疾病 3.傳染性疾病防制
412.493　　105000387

發 行 人　蘇拾平
出　　版　漫遊者文化事業股份有限公司
地　　址　台北市松山區復興北路三三一號四樓
電　　話　（02）27152022
傳　　真　（02）27152021
讀者服務信箱　service@azothbooks.com
漫遊者臉書　https://www.facebook.com/azothbooks.read
劃撥帳號　50022001
劃撥戶名　漫遊者文化事業股份有限公司

發　　行　大雁文化事業股份有限公司
地　　址　台北市松山區復興北路三三三號十一樓之四

初版一刷　二〇一六年二月
初版七刷　二〇二〇年十二月
定　　價　台幣五五〇元
I S B N　978-986-5671-86-0

我就觀看，見有一匹灰色馬。
騎在馬上的，名字叫作死，陰府也隨著他。
有權柄賜給他們，可以用刀劍、饑荒、瘟疫野獸、殺害地上四分之一的人。

《聖經》〈啟示錄〉第6章第8節

目次

Chapter

1

亨德拉病毒
及死神的灰馬

1 起點

如今我們稱為亨德拉（Hendra）的病毒，並不是排名第一的新型恐怖致病原。亨德拉病毒不是危害最烈的，拿來和其他幾種病原相比，看來還比較溫和。從發病數量來看，它從一開始就沒有帶來太大的致命衝擊，後來也依然如此；它的地理範圍侷限在狹窄局域地帶，後續事例也沒有散布到更廣大的地區。亨德拉病毒起初是一九九四年在澳洲的布利斯班（Brisbane）附近現身，剛開始有兩起病例，其中只有一例病死。不對，等等，我要更正：當時有兩起**人類**病例，一**人**病死。另有其他受害者同樣患病、死亡，病例超過十二起，這些受害者都是馬匹，牠們的遭遇，也是這則故事的一環。後面我們就會知道，動物疾病課題和人類疾病課題，其實是同一條繩索的不同股線。

起初當亨德拉病毒浮現時，除非你不巧住在澳洲東部，否則那看來並不是非常可怕，也沒有什麼報導價值，和地震、戰爭、在校男生槍擊屠殺事件或海嘯天災都無法相提並論。不過這種病毒很古怪，真的很詭異。如今我們對亨德拉病毒的認識已經稍有長進，起碼就疾病科學界和澳洲人士而言，因此它也稍微不那麼詭異了，卻依然顯得很奇特。亨德拉病毒是種很矛盾的東西，是零星發生的非主流病原，然而從某種比較寬廣的眼界來看，卻又具有代表性。正因為如此，這就成為一個很好的起點，我們可以從這裡開始認識某些與病毒相關的新事實如何在這顆行星上浮現，而這類事實包括從一九八一年起，死了超過三千萬人的那一件事。這類事實都涉及一種現象，稱為「人畜共通的動物傳染病」（zoonosis）。

人畜共通的動物傳染病，是指能夠從動物傳染給人類的傳染病。這種疾病的數量，大概比你心中設想的還多得多。愛滋病就是一種，流行性感冒是自成體系的另一類。把這些當成一大類群來考量，往往會再次確認達爾文提出的亙古真理（他的真理當中最黑暗的一項，眾所周知卻又總是被人遺忘），那就是人類正是一種動物，和其他動物有密不可分的關聯：無論就起源和世代相傳、疾病與健康來看，都不例外。把這些分開來個別考量——這裡就從澳洲這種相當冷僻的案例入手——能提供有益的提示，讓我們記起，所有事情都是從某個地方來的，包括疫病。

2 賽馬一匹匹倒下

一九九四年九月間，布利斯班北緣城郊的馬群爆發一場慘烈災殃。那是一群純種賽馬，養尊處優、體格健壯，專門養來奔馳的良駒。那個地方叫做亨德拉（Hendra），一處寧靜的郊區，到處都是賽馬場、賽馬人士、一棟棟後院改建成馬廄的護牆板房屋、販售賭馬內幕情報的書報攤，還有起了「馬料槽」（The Feed Bin）一類店名的街角咖啡館。

頭一個受害者是一匹名叫「連續劇」（Drama Series）的棗紅牝馬，牠當時已經從賽場退下來，進入懷孕後期。連續劇在一處輪休小牧場開始顯現有麻煩的徵兆，那裡是一處荒僻草場，位於亨德拉西南方好幾英里之外，賽馬不出賽期間會送到該處去休養。不過牠是為了要去生小馬才安置在那裡，而且會待到懷孕晚期，結果卻生病了。牠並沒有哪裡出了嚴重問題，這時看來還好，只是不大對勁，而且馴馬師也認為，牠應該待在馬廄。那位馴馬師個頭不大，精明幹練，名叫維克．瑞爾（Vic Rail），他把一頭褐髮向後梳理，帶有懾人的威嚴，在當地賽馬界素以訓練嚴苛著稱。根據對維克的一項評斷，他「就像釘子般強硬，是個討人喜愛的惡棍。」有些人對他不滿，卻沒有人能否認他真的很懂馬。

這趟接送由瑞爾的女友麗莎．西蒙斯（Lisa Symons）負責，她開了運馬拖車去接連續劇。那匹牝馬很不想動，牠的腳好像很痛，嘴唇、眼瞼和頜部周圍都腫了起來。回到瑞爾在亨德拉的樸實馬廄，連續劇猛出汗，動作依然遲緩。維克希望牠補充營養，也希望能保住仔馬，於是他強迫餵食胡蘿蔔塊加糖蜜，結果連續劇卻不肯吃。嘗試過後，瑞爾把雙手、雙臂洗乾淨，不過事後檢討起來，他恐怕洗得還不夠徹底。

事情發生在一九九四年九月七日，星期三。瑞爾打電話找獸醫過來查看那匹牝馬。那位獸醫個子很高，名叫彼得·李德（Peter Reid），舉止冷靜、專業。連續劇這時已經住進馬廄裡自己的隔間，馬廄是一間煤渣磚砌成的欄舍，地面鋪了沙子，連續劇和瑞爾的其他馬匹靠得很近。李德醫師看了牠的鼻子和眼睛，沒有見到分泌液，也沒有疼痛徵候，不過牠看來就像在過去原本的強健身形染上了一抹死灰。他的用語是「抑鬱」（depressed），依獸醫的行話來說，這指稱生理上而非心理上的狀況。連續劇的體溫和心跳速率都很高，李德注意到牠的臉部腫脹，於是撐開馬嘴檢查牙齦，見到馬兒口中殘留了牠不想費心吞嚥或者吞不下去的胡蘿蔔碎屑，於是他給馬兒施打幾針抗生素和止痛劑，然後就回家了。隔天清晨四點過後，李德接到一通電話。連續劇出了牠的欄舍，倒在院子裡奄奄一息。

等到李德趕回馬廄，連續劇已經死了。事情發生得很快又很令人難過。由於情況惡化，連續劇變得很焦躁，於是趁欄舍閘門沒關，蹣跚外出，幾度跌跤，腿傷深可見骨，牠站起來，又摔倒在前院，馬廄一位幫手把牠壓制在地面，保護牠不要再受傷害。牠奮力掙脫起身，撲跌在一堆磚頭上頭，接著又被那位馬廄工人和瑞爾合力壓制。瑞爾幫牠清除了鼻孔上的帶泡沫分泌液，設法讓牠順暢呼吸，然而牠接著就死了。李德檢視屍體，注意到鼻孔處依然留有清澈的泡沫痕跡，卻沒有進行屍體剖驗，因為那麼好奇是有代價的，瑞爾負擔不起，另外一個比較尋常的理由則是，因為沒有人料想得到，事情會發展成每筆資料都至關緊要的突發嚴重疫病。連續劇的屍體沒有經過任何儀式，直接由固定合作搬運商載走，送往布利斯班例行處置死馬的地點。

連續劇的死因依然不明。牠是不是遭到蛇咬了？牠是不是在哪處茂密荒蕪草地吃了某種有毒野草？十三天過後，和牠棲居同一馬廄的馬匹也開始生病，於是這些假設瞬間不攻自破。馬兒一匹匹倒下，就像骨牌遊戲。起因不是蛇咬或有毒秣料，而是一種會傳染的東西。

其他馬匹出現發燒、呼吸窘迫、眼帶血絲、痙攣和舉動笨拙等跡象；還有一些馬從鼻、口湧出血沫；另有幾匹馬的臉部腫脹。李德發現有一匹馬就著一個水桶狂漱口。另一匹像瘋了一般，把頭對著水泥牆壁猛撞。儘管李德等人施出混身解數，仍然又有十二匹馬在往後那幾天內喪生，有些在驚嚇中斷氣，另有些接受了安樂死處置。後來李德表示：「它傳遍那群馬匹的速度快得令人不敢相信。」不過在早期那段時期，沒有人認出「它」是什麼。**某種東西**傳遍了那群馬匹。

這場危機進入最高峰時，短短十二個小時期間，就有七匹馬痛苦不堪而喪命，或必須接受安樂死。十二個小時內死了七匹馬，這是場大屠殺，連外表剛強的獸醫也這樣覺得。其中一匹叫做「天符」（Celestial Charm）的牝馬，死時強力抽動、喘氣，那種猛烈程度讓李德沒辦法靠得夠近，無法給牠施打人道注射。還有一匹是五歲的閹馬，牠從瑞爾的馬場向北送往另一家輪休小牧場，結果一抵達就病了，隔沒多久只好讓牠安息。那裡有位獸醫為該匹閹馬驗屍，結果發現牠全身器官到處出血。在此同時，瑞爾的亨德拉馬場旁邊角落一處鄰家馬廄，還有一匹閹馬陷入慘境，臨床徵候相仿，也必須實施安樂死。

這種殘暴破壞的起因為何？它是如何從一匹馬傳給另一匹馬，或者如何同時侵入那麼多馬匹？說不定是飼料受了毒素汙染，或者是有人惡意下毒。再不然，李德開始尋思，這可不可能是某種外來病毒作祟，好比釀成非洲馬疫（African horse sickness）的病毒，那種疾病藉由非洲撒哈拉以南地區的庫蠓（biting midge，也稱為「糠蚊」）向外傳播。非洲馬疫病毒除了影響馬匹之外，還會侵襲騾、驢和斑馬，不過在澳洲還沒有通報紀錄，況且那種病毒並不是從一匹馬直接傳染給另一匹。再者，昆士蘭州在九月間天氣涼爽，病媒蠓並不在這時出來叮咬。可見這應該不是非洲馬疫。那麼說不定是另一種陌生的病原微生物？「我從來沒有見過有哪種病毒會造成這種慘狀，」李德說明。這個講話保留三分的人回顧當年，表示那是「一段相當悲痛的時期」。他繼續動用手頭所有手段和對策來治療那群受苦的動物，由於診斷並不明確，只能給馬兒服用抗生素、流質和抗休克藥物。

這時瑞爾本人生病了，那位馬廄工人也一樣，起初他們看來都像染上了流感——某種嚴重流感。瑞爾入院治療，在醫院中病情惡化，加護照顧一週之後，器官衰竭、呼吸困難，最後死亡。屍體剖檢顯示他的肺臟充滿血液、其他體液和（經由電子顯微鏡檢查發現的）某種病毒。那位馬廄工人名叫雷伊．昂溫（Ray Unwin），他是個大而化之的人，只回家私下捱過發燒，活了下來。獸醫李德儘管也處理同一群患病馬匹，同樣在診治時沾染了那種血沫，卻依然健康無虞。多年之後，我在亨德拉四處打聽，撥了幾通電話，最後找到李德和昂溫，聽他們講述當年的故事。

好比我在馬料槽咖啡館聽一個人說起：雷伊．昂溫，對啦，他最可能在鮑勃．布拉德肖（Bob Bradshaw）那裡。我遵照指示前往布拉德肖的馬廄，在車道上見到一個人，他手裡提著一桶穀子，結果那個人正是昂溫。那時他已經是個中年人，腦後紮了一束紅棕色馬尾，眼中顯現一抹疲憊憂傷。受到陌生人的關注，他有點不自在；他早就受夠了醫師、公共衛生官員和當地記者的關注。我們坐下閒聊，他當即清楚說明，他並不是個愛發牢騷的人，不過自從事發以後，他的健康情況就「走樣」（不對勁）了。

隨著馬匹死亡病例開始逐漸增多，昆士蘭州政府也動員介入，主要產業部（Department of Primary Industries，該州負責全境家畜、野生生物和農業的主管機構）派出獸醫和其他人員，昆士蘭衛生部（Queensland Health）也派出官方田野工作人員投入。主要產業部的獸醫開始在瑞爾的小庭院中進行屍體剖驗，也就是解剖馬屍，尋找線索。不久就見馬頭四散擺放，還有支解的腿肢，排水溝中流滿血液和其他體液，袋子裝了可疑的器官和組織。

瑞爾還有個鄰人名叫彼得．赫伯特（Peter Hulbert），也是養馬圈人士，他在廚房為我沖泡即溶咖啡，一邊回顧當年從隔壁透入的陰森愁慘氣息。水壺的水燒開了，赫伯特回憶起主要產業部使用的垃圾桶。「這邊街道上那些有輪子的垃圾桶，裝了馬腿和馬頭……你加不加糖？」

「謝謝，不加，」我說，「黑咖啡就好。」

「……馬腿和馬頭，還有內臟和所有東西，全都塞進這種有輪子的垃圾桶。**真是恐怖**。」他又補充，到了那天午後三點左右，消息四處流傳，電視台也帶著他們的新聞攝影機出現。「啊，那實在是太血腥可怕了，老哥。」接著警察也來了，把瑞爾的馬場當成犯罪現場，拉起一條封鎖線，把那裡圍了起來。那是他的對手幹的好事嗎？賽馬界就像任何行業，也有它的陰暗面，說不定比其他多數行業更嚴重。赫伯特甚至面對其他人的尖銳質問，他們懷疑維克有可能先毒害他自己的馬，然後還把自己毒死。

就在警方揣摩整件事可能是蓄意破壞或保險騙局之時，衛生部官員心中顧慮的則是其他不同假設。其中一項是漢他病毒（hantavirus），這其實是一群病毒，自從俄羅斯、斯堪地那維亞和其他地區幾度爆發疫情之後，病毒學界對這類病毒早已耳熟能詳，不過晚近至前一年，當一種新型漢他病毒在一九九三年猛然浮現，在美國西南部的四角地區（Four Corners）造成十個人死亡，這才開始備受矚目。澳洲戒慎防範外來疾病入侵邊境是有理由的，萬一漢他病毒侵入國境，將會是比非洲馬疫更糟糕的消息（但馬匹不會這麼想）。於是主要產業部的獸醫把採自死馬的血液和組織樣本整理、冰藏，寄到設於墨爾本南方哲朗城（Geelong）的澳洲動物衛生實驗室（Australian Animal Health Laboratory，簡稱為ＡＡＨＬ，讀音如「啊——」），由那家防護森嚴的機構負責處理。那裡有一支微生物學家和獸醫團隊拿樣本材料做了一連串試驗，試圖培養、鑑定出某種微生物，並證實就是那種微生物讓馬匹生病。

他們找到了一種病毒，既不是某種漢他病毒，也不是非洲馬疫病毒。那是一種新型病毒，澳洲動物衛生實驗室的微生物學家從未見過，不過從大小和模樣研判屬於特定一群病毒，那個群組稱為副黏液病毒（*paramyxovirus*）。這種新病毒和副黏液病毒的已知種類有點不同，病毒顆粒外帶有兩種棘突，有點像雙層流蘇。澳洲動物衛生實驗室的其他研究人員為一段病毒基因組定序，接著把那個序列輸入龐大的病毒資料庫做比對，結果發現該序列和副黏液病毒的一個亞群稍有吻合之處。這似乎能印證顯微鏡學家從外觀的判斷。吻合的亞群是麻疹病毒屬（*Morbillivirus*），包括感染人類以外動物的牛瘟病毒（rinderpest virus）和犬瘟熱病毒（canine distemper virus），以及感染人類的麻疹病毒（measles virus）。於是亨德拉的那種微生物完成分類，科學家根據手頭暫行的鑑定結果，起了個名字：馬麻疹病毒（equine morbillivirus，簡稱ＥＭＶ）。

大約就在這時，澳洲動物衛生實驗室的研究人員，動手化驗瑞爾的一塊腎臟組織樣本，那是當初為他驗屍時採得的。從樣本驗出一種病毒，和馬身上的病毒一模一樣，證實這種馬麻疹病毒不只侵擾馬匹。隨著愈來愈體認到那種病毒的獨特性，於是病毒的ＥＭＶ稱號取消，改以浮現的地點來命名，稱為：亨德拉病毒。

識別新病毒只是破解眼前亨德拉迷霧的第一步，更別提還得從更寬廣的背景脈絡來了解疾病。第二步程序包括追蹤病毒，找出它的藏身處所。尚未害死馬匹和人類之前，它位在哪裡？第三步得更深入探究其他問題：病毒是怎樣從它的祕密庇護所浮現？為什麼選在這裡？還有，為什麼選在這時？

我和李德在亨德拉一家咖啡館的第一次會談結束之後，他駕車載我向東南方開了好幾里路，跨越布利斯班河，前往連續劇生病休養的地點。那是一處稱為加農山（Cannon Hill）的地區，以往是市區環伺的田園牧草地，如今則是位於Ｍ１高速公路左近的繁華市郊住宅區。過去那處小牧場上已經蓋了許多房屋，沿著小路整齊列置。舊時景觀已經沒有留下多少了。不過街尾有一個圓環，稱為卡來厄皮環道（Calliope Circuit），圓環中央孤零零長著一棵大樹，那是澳洲大葉榕，當初那匹牝馬可以在樹影遮蔽下，躲開東澳的亞熱帶熾烈日晒。

「就是這棵，」李德開口。「這就是那棵該死的樹。」他的意思是，這就是當時蝙蝠聚集的地方。

3 有趣、難懂，又麻煩

我們身邊到處是傳染病。傳染病是一種天然「砂漿」，能把生物和另一種生物，一個物種和另一個物種黏合在一起，凝結成一種縝密的生物物理大架構，我們稱之為生態系。這是生態學家會研究到的一種基本過程，其中也包括掠食、競爭、分解作用和光合作用。掠食者通常是體型較大的禽獸，牠們捕食獵物，並從獵物的外部開始吃起。病原體（致病微生物，好比病毒）可說是體型較小的「禽獸」，它們侵犯獵物，從獵物體內開始吃起。儘管傳染病看來很恐怖、令人生畏，其實在平常的情況下，它的作為完完全全就像獅子對待牛羚和斑馬，或者貓頭鷹對待鼠類的行動同樣自然。

不過，情況不見得總是那麼平常。

掠食者都有牠們習慣捕食的獵物，牠們喜愛的目標，病原體同樣如此。而且就如獅子偶爾可能偏離常態行為，殺害家牛而非牛羚，或者殺死人類而非斑馬，病原體也可能轉而改找新的目標。總有出意外的時候，總有脫離常軌的情況，環境會變動，而迫切需求和機會也隨之改變。當一種病原體從人類以外的某種動物跨種跳躍到某個人身上，還成功在那裡紮穩根基，構成一股感染勢力，有時引發疾病或造成死亡，結果就演變成一種人畜共通的動物傳染病。

「人畜共通的動物傳染病」（zoonosis）是個帶點技術性的用語，一般人對這個名詞多半感到陌生，不過它能協助闡明生物的複雜性，釐清新聞報導中有關豬流感、禽流感、嚴重急性呼吸道症候群（SARS）、新興疾病整體，以及發生全球性流行病的威脅等不祥消息背後的基礎課題。它能幫我們理解為什麼醫學和公共衛生運動向來總有辦法戰勝某些可怕疾病，好比天花和脊髓灰質炎（小兒麻痺症），卻又無力克服登革熱和黃熱病等其他疫疾。它能闡述有關愛滋病起源的基本要點。它是未來的詞彙，注定要在二十一世紀廣泛使用。

伊波拉（Ebola）是一種來自動物的人畜共通傳染病，俗稱黑死病的淋巴腺鼠疫（bubonic plague）也是。一九一八至一九一九年間流行全球的所謂西班牙型流感也是，這型流感追根究底是源出一種野生水鳥，後來在種種馴化動物（也許是中國南方的一隻鴨子，或愛荷華州的一隻母豬？）之間輾轉流傳，方才浮現並殺害多達五千萬人，接著又退卻消失。人類流感全都是人畜共通的動物傳染病，另有許多疾病也是如此，包括：猴痘（monkeypox）、牛結核病（bovine tuberculosis）、萊姆病（Lyme disease）、西尼羅熱（West Nile fever）、馬堡病毒症（Marburg virus disease）、狂犬病、漢他病毒肺症候群（hantavirus pulmonary syndrome）、炭疽病、拉薩熱（Lassa fever）、裂谷熱（Rift Valley fever）、眼幼蟲移行症（ocular larva migrans）、叢林性斑疹傷寒（scrub typhus）、玻利維亞出血熱（Bolivian hemorrhagic fever）、開薩努森林病（Kyasanur forest disease），還有一種奇特的新病痛，稱為立百腦炎（Nipah encephalitis），這種病症肆虐馬來西亞，殺害豬隻和養豬戶。這些疾病各自反映出某一種病原體是如何從其他動物跨界侵入人體。愛滋病是具有人畜共通根源的傳染病，起初是一種病毒在西非和中非歷經區區幾起偶發事件才傳給人類，如今則成為患者數以百萬計的人傳人疾病。

這種跨越物種的跳躍現象相當常見，並不稀罕；目前已知的人類傳染病，總計六成左右經常會跨種跳躍，或是最近才在其他動物和我們之間轉移。這當中有些疾病我們耳熟能詳且分布廣泛，儘管人類投入好幾百年的歲月，致力應付它們的影響，任憑國際動員、協同努力，試圖根除或控制，現今對它們如何作用已經有了相當清楚的科學認識，結果這些疾病卻依然具有駭人的致命能力，總能害死成千上萬條人命，其中尤以狂犬病為甚。另有一些疾病則是新近才出現，而且只零星出現，令人費解，在某些地方釀成幾起死亡案例（如亨德拉病毒），或者奪走總計幾百條性命（如伊波拉病毒），接著消失沉寂多年。

這裡舉個反例：天花。天花肇因於天花病毒（variola virus），並不是人畜共通傳染病，而且在自然情況下只感染人類。（實驗室裡的情況就不同了，這種病毒有時候會經由實驗導入人類以外的靈長類或其他動物體內，一般是用來做疫苗研究。）這點有助於解釋，為什麼世界衛生組織（WHO）發起的全球根絕天花運動，到一九八〇年就大功告成。天花有可能已經絕跡，理由是那種病毒只能在人類（或者受嚴格監管的實驗室動物）體內生存、繁衍，此外它無從存活，無處藏身。

脊髓灰質炎也同樣如此，這是一種病毒性疾病，侵害人類已經好幾千年，卻在二十世紀前半期，轉變成一種恐怖的流行病威脅（其起因有悖常理，牽涉到衛生條件改善和孩童延後接觸到該病毒），而且在歐洲和北美洲危害尤烈。美國的脊髓灰質炎問題在一九五二年達到高峰，當年爆發一波疫情，奪走三千條人命，其中許多是兒童，還讓兩萬一千人遭致局部癱瘓或更嚴重的後果。不久之後，喬納斯．沙克（Jonas Salk）、阿爾伯特．沙賓（Albert Sabin）和一位名叫希拉里．柯普斯基（Hilary Koprowski）的病毒學家分別開發出疫苗，並經廣泛使用，最後終於消滅世界大半地區的脊髓灰質炎（柯普斯基的科學生涯充滿爭議，稍後會詳述）。

一九八八年，世界衛生組織和幾家合作機構共同發起一項國際根絕行動，截至目前已經成功減少了百分之九十九的脊髓灰質炎病例。美洲業經宣告為脊髓灰質炎絕跡區，歐洲和澳洲也是如此。根據二〇一一年起的最新報告，如今似乎只剩五個國家：奈及利亞、印度、巴基斯坦、阿富汗和中國，仍有小規模爆發病例。有別於其他用意良善的高成本衛生倡議行動，脊髓灰質炎根絕運動大有可能成功。為什麼？因為幫數百萬人施打疫苗花費不多、容易施行，而且終身有效，也因為脊髓灰質炎除了感染人類就別無藏身之處。它不是人畜共通傳染病。

人畜共通病原體能隱藏起來，所以才這麼有趣、這麼難懂，又這麼麻煩。

猴痘是類似天花的疾病，長期威脅中非和西非地帶民眾，其根源病毒和天花病毒的關係非常密切。猴痘和天花有一個非常重要的差別：猴痘病毒有能力侵染人類以外的靈長類（所以才稱為猴痘），以及其他哺乳類動物，包括大鼠、小鼠、兔子和北美的草原犬鼠。黃熱病也能感染猴子和人類，病原體是一種在患者之間直接傳布的病毒，不過有時也會藉由蚊子叮咬，從猴子感染給人類。於是情況就變得比較複雜。這種複雜性的一種後果就是，除非世界衛生組織把熱帶非洲和南美洲的病媒蚊或容易受到感染的猴子全都撲滅，否則黃熱病大概還會不斷感染人類。萊姆病的致病因子是一類細菌，有效藏身於白足鼠和其他小型哺乳動物體內。當然了，這類病原體並不是刻意躲藏起來。它們棲身在該棲身的地方，該傳染時就傳染，因為這些偶發選擇在過去對它們很有幫助，能帶來存活和繁殖的機會。以冷酷的達爾文式天擇邏輯來說，演化會把偶然事件編寫納入生存策略中。

所有策略當中，最不顯眼的就是潛伏在所謂的儲存宿主（reservoir host）體內。儲存宿主是攜帶病原體的生物（有些科學家偏好以「天然宿主〔natural host〕稱呼），長期庇護病原體，不過本身只有極輕微病症或並不發病。當疾病似乎消失，進入爆發休止期（同樣就如亨德拉在一九九四年後的情況），它肯定仍然躲在**某個地方**，是吧？嗯，說不定它完全從地球上消失不見——不過或許不是這樣。說不定它在那整片地區都死光了，得等到東風運勢把它從其他地方帶回來，才會重新出現。也或許它仍然在附近逗留不去，四處潛伏，棲身某種儲存宿主體內。那是種齧齒類動物？鳥兒？蝴蝶？還是蝙蝠？要想潛藏儲存宿主體內不讓人察覺，最好是住在生物多樣性很高、生態系比較不受干擾的地方，那裡比較好躲。

反過來講也成立：擾亂生態，疾病就會浮現。搖撼大樹，就會掉下一些東西。

人畜共通疾病幾乎都是受了六類病原體當中的一類感染所致，這六類病原體是：病毒、細菌、真菌、原生生物（一群微小的複雜生物，好比變形蟲，早先稱為「原生動物」，但這個稱呼有誤導之嫌）、普里昂蛋白，以及線蟲。狂牛症的病原體是普里昂蛋白，這是帶有怪誕摺疊型式的蛋白質分子，能觸發其他蛋白質分子出現怪誕的摺疊結構，就像是庫爾特・馮內果（Kurt Vonnegut）在他的早期傑作《貓的搖籃》（*Cat's Cradle*）小說中提到的帶感染性的水：冰－九。引發昏睡病的是一種原生生物，稱為布魯氏錐蟲（*Trypanosoma brucei*），由采采蠅攜帶，在非洲撒哈拉以南地區的野生哺乳動物、家畜和民眾之間傳播。炭疽病肇因於一種細菌，這種細菌能在土壤中休眠多年，一旦被磨蹭出來，就會經由沾上它們的草食動物感染給人類。弓蛔蟲病是一種危害輕微的人畜共通傳染病，禍首是蛔蟲，你有可能從你家的狗得到這種病，所幸你和你的狗同樣可以用藥物驅蟲。

病毒最麻煩了。它們演化很快，不受抗生素影響，它們或飄忽不定，或變化多端，有可能釀成死亡慘重的災難，而且還簡單得邪門，起碼和其他生物或準生物相比顯得十分簡單。病毒種類繁多，包括伊波拉病毒、西尼羅病毒、馬堡病毒、ＳＡＲＳ病原體、猴痘病毒、狂犬病毒、馬丘波病毒（Machupo virus）、登革病毒、黃熱病毒、立百病毒、亨德拉病毒、漢灘病毒（Hantaan virus，是漢他病毒這一屬病毒名稱的由來，漢灘病毒最早在韓國辨識確認出來）、屈公病毒（chikungunya virus）、胡寧病毒（Junin virus）、玻那症病毒（Borna disease virus）、流感病毒、以及人類免疫缺乏病毒（ＨＩＶ，即「愛滋病毒」，包括造成愛滋病大流行的主要禍根第一型ＨＩＶ，和散播不那麼廣泛的第二型ＨＩＶ），完整列表還要冗長得多。

有一種病毒帶了個很生動的名字，叫做猿猴泡沫病毒（simian foamy virus），在亞洲傳播，感染猴子和人類，並藉由各種場所跨種傳染（例如佛寺和印度教寺廟），在這些地方，人類和半馴養獼猴會近距離接觸。民眾來寺廟參拜，拿食物施給獼猴，自己也接觸到猿猴泡沫病毒，其中有些是外國觀光客。除了照片和記憶之外，有些人還帶走其他東西。

「病毒沒有移動能力，」知名病毒學家史蒂芬・摩斯（Stephen S. Morse）便這樣講：「結果它們有許多卻已經周遊全世界。」病毒不能跑、不能走、不能游、也不能爬，它們搭便車。

4 病毒獵人

澳洲動物衛生實驗室的病毒學家肩起分離出亨德拉致病原的使命。他們在防護森嚴的實驗室中「分離」病毒，這個術語意指找到並繁殖出更多病毒。分離成果是一批受到監禁的活病毒族群，可以用來進行研究，不過一旦逃逸，就有潛在危害。

病毒顆粒十分纖小，只有使用電子顯微鏡才看得到，我們想要觀察病毒時必須先殺死它們，因此在分離過程中只能間接偵測病毒是否出現。你從受感染患者的一小片組織、一滴血或其他樣本入手，指望那件樣本含有病毒。你在培養基的活細胞上添點接種體（inoculum），就像做麵包時添入酵母一樣，接著你開始孵育、等待、監看，通常一無所獲。不過運氣好的話，你就會見到東西。當病毒大量複製，充分展現威力並對培養細胞造成肉眼可見的損害，這時你就知道自己成功了。最理想的狀況是形成溶菌斑（plaque，或稱病毒蝕斑），也就是病毒侵蝕細胞後在培養基上留下的大洞，每個洞代表病毒為患的破敗荒地。

分離病毒的過程必須有耐心、經驗，加上昂貴、精密的器材，還得一絲不苟，才能夠嚴密防範汙染（否則可能扭曲實驗結果）或意外洩出（否則可能侵染你、危害你的同事，說不定還會引發全城恐慌）。實驗室病毒學家一般都不是粗魯的人，你不會在酒吧見到他們手舞足蹈、口沫橫飛，吹噓他們這行有多危險。他們通常都比較專注、條理分明、沉靜，像核能工程師。

發現病毒在野外的存活地點，是全然不同的使命。這是種戶外作業，得承擔較不易控管的風險，好比設陷阱捕捉灰熊來安置到其他地方。不過，比起實驗室專家，在野外尋找病毒的人並不會比較鹵莽或粗心，他們粗魯不得。然而他們幹活的環境比較嘈雜、凌亂，也是比較難以預料的現實世界。若有理由懷疑某種感染人類的新病毒是人畜共通的病原體（這類病毒多半如此），搜尋作業就有可能深入森林、沼澤、耕地、老舊建築、下水道、洞穴，偶爾也會進入牧馬圍場。病毒獵人是田野生物學家，很可能曾經接受過人類醫學、獸醫學和生態學方面的高等訓練，也可能結合了這三種專業領域；有一些問題必須在捕捉、處理動物之後才解答得出來，病毒獵人對於這類問題深感興味盎然。那種寫照和休姆．菲爾德（Hume Field）十分吻合，他的身材高瘦、聲音輕柔。菲爾德涉入亨德拉病毒的研究時，年約三十五、六歲。

菲爾德在成長過程住過昆士蘭州好幾處濱海的地方城鎮，從肯因司（Cairns）到洛克漢普頓（Rockhampton）都留有他的身影。菲爾德過去是個熱愛自然的孩子，他爬樹，在矮樹叢間穿梭，還在學校放假日到叔叔的乳牛牧場盤桓。他的父親是個警探，這個預兆似乎太明顯了，完全點出了那個兒子往後會當上病毒偵探。年輕的菲爾德在大布利斯班區的昆士蘭大學（University of Queensland）拿到獸醫科學的學士學位，此外還在一處動物庇護所當志工，協助傷病野生生物恢復健康。一九七六年畢業之後，他在布利斯班工作數年，從事各項獸醫實務工作，接著周遊全州，四處擔任臨時代班獸醫（澳洲人稱之為doing locums）。在那段期間，他診治了許多馬匹。不過他也日漸了解，自己最感興趣的是野生生物，不是家畜和寵物，於是在一九九〇年代早期回到昆士蘭大學，這次是攻讀生態學博士學位。

他專注研讀野生生物保育，接著時候到了，他需要一項論文計畫。由於野化家貓（在野外恢復野性的家貓）對澳洲本土野生生物造成嚴重危害，牠們會殺害小型有袋類動物和鳥類，還成為傳染疾病的根源，他做了一項研究，評估野化家貓族群大小和牠們造成的衝擊。瑞爾馬廄事件爆發之時，他正用陷阱捕野貓，給牠們戴上無線電頸圈來追蹤牠們如何生活。菲爾德的一位博士指導教授正在幫主要產業部從事科學研究，他問菲爾德有沒有興趣變更論文計劃，主要產業部需要人手從生態層面來調查這種新疾病。「於是我忘了我的野貓，」多年之後我前往布利斯班附近，到主要產業部下設的動物研究所（Animal Research Institute）找菲爾德時，他就這樣告訴我：「改下手尋找亨德拉病毒的野生儲存宿主。」

菲爾德動手搜尋，首先回溯指標病例，探究頭一起馬匹受害病例、病史和事發現場。那匹馬就是連續劇，在加農山牧馬圍場患病的懷孕牝馬。他手頭只有一條線索：這種病毒是一種副黏液病毒，還有，幾年前昆士蘭州另有一位研究人員在一種齧齒類身上發現了一種新的副黏液病毒。於是菲爾德在牧馬圍場設置了一處陷阱捕捉區，盡可能捕捉所有的中小型脊椎動物，包括齧齒類、負鼠、袋狸、爬蟲類、兩棲類、鳥類和一隻野化家貓，接著他逐一為每隻動物抽血，對齧齒類動物還特別另眼看待。他把血液樣本拿到主要產業部實驗室進行篩檢，尋找能對付亨德拉病毒的抗體。

篩檢抗體和分離病毒是兩回事，就像腳印和鞋子截然不同。抗體是宿主的免疫系統察覺有生物侵入時才因應製造的分子。抗體是量身打造的分子，專門用來和特定病毒、細菌或其他致病原結合，讓它們喪失功能。由於抗體具有針對性，而且在戰勝侵入者之後依然留在血流當中，因此成為一種有用的證據，顯示在目前或過去曾經出現感染。菲爾德就是期望能找到這種證據。然而加農山的齧齒類體內並沒有對付亨德拉病毒的抗體，其他動物也都沒有，於是他開始尋思原因。要麼他找錯了地方，不然就是地點沒錯，只是用錯了方法，或者時間點錯了。他認為，問題癥結很可能就是時機不對。連續劇在九月生病，到現在半年過去了，眼前他是在三、四、五月間著手搜尋。他猜想，加農山牧馬圍場的「病毒或者宿主說不定在某些季節才會出現」，如今或許已經過了季節。針對瑞爾馬廄附近的貓、狗和鼠類進行篩檢，也沒有得出陽性結果。

病毒的季節性出現是一種可能性，此外也可能在較短時段期間出現又消失。好比說蝙蝠，夜間牠們在加農山牧馬園場大群覓食，白天回到位於其他地方的棲息處所睡覺。當初李德就聽到加農山一位居民說起，暗夜時分，在那附近「狐蝠密密麻麻，像天上的星星。」因此李德曾建議澳洲動物衛生實驗室應該檢視蝙蝠，然而他的建言顯然沒有人聽從。菲爾德和協力搜尋儲存宿主的同事直到來年（一九九五年）的十月才出現轉機，那時的一起不幸事件為他們帶來一條有用的線索。

一位名叫馬克・普雷斯頓（Mark Preston）的年輕蔗農突然癲癇發作，他住在離布利斯班約六百英里之外的馬開（Mackay）附近。他的太太送他上醫院。普雷斯頓的症狀特別令人憂心，因為短短一年多前，醫院才為他發出二級健康危機通知。回顧一九九四年八月，普雷斯頓曾經染上一種神祕疾病，症狀是頭痛、嘔吐、頸部僵直，醫師臨時診斷為「腦膜炎，未明示原因」，後來他康復了。或許表面上是康復了。「腦膜炎」一詞用來指稱腦和脊髓外表覆膜的任何發炎症狀；致病原有可能是細菌、病毒，甚至是對藥物的反應，它有可能莫名其妙消失，就如出現時同樣難解。之後，普雷斯頓繼續和太太瑪格麗特（Margaret）一道過粗獷的農場生活。瑪格麗特是位獸醫，在甘蔗田和種馬群間執業。

普雷斯頓這次癲癇發作，是不是表明他的不明腦膜炎再發？他入院後病情加劇為嚴重腦炎，也就是腦子發炎，原因依然不明。醫藥控制住他的癲癇，醫師卻看得出，腦波儀上閃現陣陣驚險風暴。後來一份醫療報告這樣寫道：「他高燒不退，持續陷入無意識狀態，在入院後二十五天死亡。」

普雷斯頓最後這次發病時所採集的血清，驗出亨德拉病毒抗體陽性結果。他在一年之前採集的血清也呈現陽性，那份血清是在第一次發病時採集、儲存起來的，如今便回頭拿出來檢驗。從那時起，他的免疫系統就開始和那種東西作戰。他死後腦組織經解剖檢查，加上其他檢驗，確認存有亨德拉病毒。顯然它曾經發起攻擊，然後沉寂下來，潛伏隱藏了一年，接著又起身反撲把他殺死。這是全新型式的可怕手法。

他是在哪裡染上病毒的？調查人員反向追查，拼湊出整段情節，結果發現，普雷斯頓的農場在一九九四年八月死了兩匹馬。當時普雷斯頓幫了太太照料那兩匹突發致命疾病的馬兒，還在她進行屍體剖驗時充當助手（至少稍微幫了點忙）。瑪格麗特當時從兩匹死馬採集、保藏下來的組織，這時也都檢驗出亨德拉陽性結果。儘管瑪格麗特本身也接觸了病毒，身體卻依然健康——就像李德，儘管幾週之後他也在瑞爾的馬場接觸到病毒，卻仍能保持健康。兩位獸醫都保持健康，令人不禁要質問，這種新病毒的感染力到底有多強。還有普雷斯頓案例和初次爆發地點相隔這麼遙遠，於是專家開始納悶，開始擔心病毒已經傳布到多遠之外。拿亨德拉病毒到馬開的里程數當作潛在分布範圍的半徑，從每處爆發位置依此半徑各畫個圓，你圈繞起的人口數就約為一千萬，將近澳洲總人口之半。

問題有多嚴重？病毒散布了多廣？就在這時，研究傳染病的專家約瑟夫．麥科馬克（Joseph McCormack）帶領一支研究團隊進行大規模調查，他們的大本營在瑞爾病故的那所布利斯班醫院。他們篩檢了昆士蘭州五千匹馬的血清，顯然凡是能扎針抽血的，他們全都採樣了，此外還篩濾了兩百九十八人，每位都與亨德拉病例有高低不等程度的接觸。沒有任何一匹馬含有亨德拉病毒的抗體，人類也完全沒有。我們可以設想，這些陰性結果讓衛生主管當局鬆了一口氣，卻讓科學家充滿不解的臉龐，更是眉頭深鎖。「看來，」麥科馬克的團隊歸結認定：「這需要非常貼近接觸才行，這種傳染病才會從馬傳給人類。」不過，這樣講只是沒來由的猜測。所謂「需要非常貼近接觸才行」並不能解釋瑪格麗特．普雷斯頓為什麼能活下來，而她的丈夫卻死了。真正來講是這樣：非常貼近接觸，加上運氣不好，或許還得再加上另外一、兩種因素，一個人才會受到感染，然而沒有人知道那另外的因素是什麼。

但是，馬克．普雷斯頓這個病例為菲爾德帶來寶貴的線索：第二個爆發地點和第二個時間點。亨德拉病毒出現在馬開城，一九九四年八月；亨德拉病毒來到加農山牧馬圍場，在瑞爾的馬廄現身，一九九四年九月。於是菲爾德前往馬開城，並再次採用他的做法，設陷阱捕捉動物、抽血、送檢血清查驗抗體。這次他同樣沒有找到任何東西。他還抽取另一群野生動物的血液樣本，這些動物都受了傷害或因故元氣耗弱、由人類圈養照料，直到（可能的話）能夠放回野地為止。負責餵養照料的是一群好心的業餘人士，他們組成鬆散的網絡，依澳洲的稱法是野生生物「照護人」（carer），他們一般都根據動物學分類來區分專業，有袋鼠照護人、鳥類照護人、負鼠照護人和蝙蝠照護人。菲爾德執行獸醫業務多年，對他們已有認識；實際上他曾經是其中一份子，因為就學時期他也曾在動物庇護所服務。這時他就是從照護人餵養的部分動物身上採得血液樣本。

結果真該死，依然沒有亨德拉病毒的蹤跡。

一九九六年一月，搜尋儲存宿主的任務陷入僵局，菲爾德聽從主要產業部上司的吩咐，參與主管機關官員和研究人員的一場腦力激盪會議。他們哪裡做錯了？該朝哪邊集中努力才好？接下來亨德拉病毒會朝哪裡出擊？昆士蘭州的賽馬業處境艱危，很可能損失數百萬元，人命也身陷險境。這不只是個醫學謎團，還是關乎管理成敗和公共關係的迫切問題。

會議上討論了一條有用的思考路線：生物地理學。情況似乎很明顯，不論這種儲存宿主（或多重宿主）是哪一類（或哪幾類）動物，肯定都會出現在馬開城和加農山，而且每年起碼有部分時期住在那裡，包括八月和九月。於是涉嫌的動物要麼廣泛分布於昆士蘭州，不然就是在州內四處**移動**。參與腦力激盪會議的人士部分受到遺傳學證據的影響，證據顯示，不同病毒株並沒有侷限在某地的現象，意思是**病毒**會移動並混雜在一起，因此他們比較偏向採信第二種可能性：儲存宿主具有相當程度的活動性，也就是能沿著昆士蘭州海岸來回移行數百英里的動物。這樣一來，嫌疑矛頭便指向鳥類和……蝙蝠。

菲爾德和他的同事暫時排除鳥類假設，理由有二。首先，他們沒聽說有其他任何副黏液病毒是從鳥類散播波及人類的。第二，由於病毒感染的是人類和馬，因此這種病毒的儲存宿主更有可能是種哺乳動物。一種宿主動物和另一種宿主之間的相似度是個重要指標，能指出一種病原體跨種跳躍的可能性。當然了，蝙蝠是一種哺乳動物，而且蝙蝠會到處移動。再者，許多人都知道蝙蝠會窩藏起碼一種可怕的病毒：狂犬病毒，儘管在那個時候，澳洲已經認定為狂犬病絕跡區。（隨後不久還會發現另外多種「蝙蝠－病毒－人類關聯性」，包括部分見於澳洲者；不過在那時候，也就是一九九六年，這種關聯性看來還沒有那麼明顯。）會後，菲爾德帶著一項新的指令：查看蝙蝠。

說來容易。然而捕捉空中的蝙蝠，甚至在牠們的停棲處所動手捕捉，都不像在草地捕捉囓齒類或負鼠那麼容易。昆士蘭州最引人矚目而且分布範圍最廣的本土蝙蝠是「狐蝠」，分屬四個種類，全都歸入狐蝠屬（*Pteropus*）。這四種狐蝠都是體型壯碩、以水果為食的大蝙蝠（megabat），翼展三英尺以上。狐蝠習慣停棲在紅樹林間、白千層樹沼林，或高棲於雨林的粗大樹枝上，菲爾德需要特殊的捕捉工具和手法。整裝動身之前，他先回到「照護人」網絡，那些人已經有圈養的蝙蝠。他來到洛克漢普頓沿岸往北偏馬開城方向的一處設施，發現那裡有一群接受照料的傷患動物，包括黑狐蝠（*Pteropus alecto*）。果然中獎了：從一隻黑狐蝠抽得的血液含有亨德拉病毒的抗體。

不過對於像菲爾德那般嚴謹的科學家來講，一次中獎時刻還不夠。資料證明黑狐蝠有可能受到亨德拉病毒感染，這點沒錯，然而牠們不見得是儲存宿主——，更不能證明牠們**就是**造成馬匹染病的源頭儲存宿主。菲爾德和同事繼續追查。不到幾週，亨德拉病毒的抗體同樣在其他三種狐蝠體內現形，包括灰頭狐蝠（grey-headed flying fox）、眼鏡狐蝠（spectacled flying fox）及小紅狐蝠（little red flying fox）。主要產業部的團隊也檢驗了典藏超過十二年的狐蝠老樣本，這次他們發現了洩露亨德拉病毒行蹤的分子痕跡。這證實早在亨德拉攻擊瑞爾的馬匹之前，蝙蝠族群已經接觸了這種病毒。接著在一九九六年九月，瑞爾疫病爆發過後兩年，一隻懷孕的灰頭狐蝠不小心卡在一道鐵絲網上。

那隻狐蝠的孿生胎兒流產，本身也遭安樂死。不單是牠經檢驗出抗體陽性結果，牠還促成第一次從蝙蝠分離出亨德拉病毒。從牠的子宮液樣本獲得活病毒，而且那種病毒經證實與馬匹和人類身上發現的亨德拉病毒毫無二致。這就夠了，就算依循科學的謹慎分際，都足以確認狐蝠是亨德拉病毒的「可能」儲存宿主。

菲爾德和同事愈深入檢視，找到的亨德拉病毒證據就愈多。從早期那次蝙蝠調查之後，他們的狐蝠約有一五％檢驗出亨德拉病毒抗體陽性結果。這種參數稱為**血清盛行率**（seroprevalence）——經採樣的個體表現出某種（現在或過去之）感染歷史的比例。這構成了一種估計值，也就是根據有限的檢驗樣本推估整個族群的可能百分比。團隊繼續檢驗，血清盛行率隨之提高。兩年結束之時，菲爾德和夥伴已經採得一千零四十三隻狐蝠的血液樣本，他們的報告指出，亨德拉病毒的血清盛行率為四七％。講明白點，在澳洲東部到處飛行的大蝙蝠，將近半數是（或曾經是）帶原者。看來亨德拉病毒應該就像下雨般從天而降。

這群科學家發表他們的發現，刊載在《普通病毒學》（*Journal of General Virology*）和《刺絡針》（*The Lancet*）等期刊上，於是有些內容流入報紙。其中一則新聞的標題寫道：〈蝙蝠病毒引發恐慌，賽馬產業嚴加戒備〉。犯罪現場封鎖線和瑞爾馬場的支解馬屍，早就是電視新聞組難以抗拒的起始點，而且他們持續關注。有一些新聞報導很正確、合情合理，卻不是所有報導都這樣，也沒有一則令人寬心，於是民眾開始擔心。鑑定出狐蝠就是儲存宿主，加上那些蝙蝠族群的血清盛行率又很高，為這群形象早已不佳的動物惹來更多麻煩，使得牠們在大眾心目中的形象更差。蝙蝠的支持率向來不高，這下子在澳洲又跌得更低了。

一個晴朗的星期天，在亨德拉的一座賽馬場上，一位出色的馴馬師在賽間休息時段對我講述他的觀點。**亨德拉病毒**！一提起病毒，這個人就怒火中燒。他們不該**縱容**！「他們」是指不特定的政府主管機構。他們應該把蝙蝠**全部弄走**！那些蝙蝠**惹出**這種疾病！牠們顛倒吊掛，**拉屎**拉在自己身上！（真有此事？我納悶。從生物學上來講，似乎不大可能。）牠們還拉屎拉在人類身上！應該反過來，讓人類拉屎拉在**牠們**身上！牠們有什麼**好處**？把牠們**全部弄走**！為什麼還沒有**弄走**？因為**搞環保的人感情用事**，不肯答應！他大發牢騷。我們當時是在會員制的酒吧，賽馬專業人士的社交殿堂，我是以彼得．李德的同伴身分獲准進入。政府應該**保護**民眾！應該保護**獸醫**，像我們這裡的朋友彼得！牢騷、牢騷，更多牢騷，諸如此類。這位馴馬師是澳洲賽馬界的傳奇人物，他是個短小精幹、趾高氣昂的八旬老人，一頭灰髮向後梳理成時髦的波浪髮型。我是他的俱樂部會所的客人，實在應該向他表示一點尊重，或者起碼也該稍微寬容一點。再者，平心而論，他講這段話時，另一個人才剛遇害不久，那是個昆士蘭州獸醫，名叫班．坎寧（Ben Gunneen），在治療病馬時染上亨德拉病毒身亡。無可否認，馬界人士的生命安全和澳洲整個賽馬產業的經濟處境都岌岌可危。當我適度表示有興趣引用這位馴馬師的說法並留下紀錄，這時他的語氣就比較緩和一些，不過要點依然相同。

他所說的「感情用事的搞環保的人」，當中包括蝙蝠照護人。不過當證據愈積愈多，就連那群心地善良的行動派人士，也有些人愈來愈感不安。他們擔心兩件事情，而且兩者相互動盪抗衡：病毒會讓蝙蝠更不受歡迎，激發消滅蝙蝠的呼聲（就像那位馴馬師的心聲），同時他們也擔心自己在行善時受到感染。第二項是新出現的焦慮。肯定已經有些人因此重新檢視該不該繼續投入，畢竟他們愛的是**蝙蝠**，不是**病毒**。病毒算不算是一種**野生生物**？多數人並不這麼想。這群照護人當中，有好些人要求接受抗體檢驗，這開啟了一扇窗口，促成了一項大規模調查，並很快由昆士蘭大學一位名叫琳達．塞爾維（Linda Selvey）的年輕流行病學家組織並領導進行。

塞爾維與澳洲東南部各組野生生物照護人網絡聯繫，最後找到了一百二十八位願意或渴望接受檢驗的蝙蝠照護人。她和田野工作小組為每個參與者抽血，還要他們填寫一份問卷。問卷結果披露，當中有許多人長期貼近接觸狐蝠，他們餵養、觸摸狐蝠，不時被抓傷或遭咬噬。有個照護人還曾經被一隻亨德拉病毒抗體呈現陽性反應的蝙蝠咬到手，而且傷痕很深。塞爾維這項調查最令人料想不到的發現是，這一百二十八位照護人經檢驗出抗體陽性的比例為「零」。儘管經年累月親自餵養照料，儘管被抓傷、咬傷，還有擁抱，並接觸到口水和血液，卻沒有一個人顯現出遭受亨德拉病毒感染的免疫學證據。

塞爾維的報告在一九九六年十月刊出，那時她還是個研究生。後來她當上了昆士蘭衛生部傳染病局（Communicable Diseases Branch）的局長。其後，我們在布利斯班一家嘈雜的咖啡館喝咖啡，那時我問她：這群蝙蝠照護人都**是**什麼人？

「我不知道該怎樣形容他們，」塞爾維答道：「我猜是對動物滿懷熱情的人吧。」男女都有？「絕大多數是女性，」她表示，一邊沉吟推想，或許沒有孩子的女性比較有時間，也比較盼望能扮演這種代理角色。通常她們在自己家中做這種照護工作，房裡還安置了相當尺寸的舒適籠子，這樣蝙蝠就可以在毋須接受照料時待在籠裡歇息。蝙蝠與人類之間的關係這麼親密，加上蝙蝠血清盛行率這麼高，結果塞爾維的研究卻檢驗不出任何一個人類感染的案例，在我看來，這一點實在令人費解。一百二十八個照護人，卻沒有一人檢出抗體陽性。這一點告訴你什麼事情，我請教她，有關這種病毒的本質方面？

「它需要某種增幅宿主，」塞爾維表示。她影射暗指馬匹。

5 為什麼是馬？

讓我們花點時間想想口蹄疫，所有人都聽過它，所有人都看過《原野鐵漢》（*Hud*，一九六三年的電影，劇情以口蹄疫為主軸）。多數人卻不知道，那勉強算是一種人畜共通傳染病。引發口蹄疫的病毒隸屬微小核糖核酸病毒（picornavirus），這群病毒也包含脊髓灰質炎病毒和導致普通感冒的病毒。不過人類很少遭殃染上口蹄疫，果真染上，最多手、足、口腔黏膜出現皮疹，難得會引起更惡劣的狀況。這種病毒較常侵犯偶蹄類家畜，好比牛、綿羊、山羊和豬，引發比較嚴重的後果。（鹿、麋鹿和羚羊等野生偶蹄類動物也很容易遭受感染。）主要臨床徵候是發燒、跛足，以及口、鼻部與足部長出小水泡。正在泌乳的雌性動物有時乳頭會長出水泡，隨後水泡破裂，便發展成潰瘍。對母親很不幸，對幼仔也很不幸。

口蹄疫的致死率相當低，然而罹患率（某一動物族群內的疾病發生率）則往往很高，意思是那種疾病的接觸傳染性非常高，會使家畜生病，讓牠們不能進食，還導致產量降低，就薄利多銷的產業來講，這會帶來悽慘的後果。由於這種損失，加上感染速度極高，從商業角度考量，口蹄疫往往被當成絕症來看待：受感染的畜群會遭到撲殺，以防病毒四處傳播。沒有人想要買可能攜帶病原體的牲口，而出口貿易也會滑落到零。牛、綿羊和豬變得毫無價值——比毫無價值更沒有價值，而變成一種昂貴的負債。「從經濟面來看，這是全球最重要的動物疾病，」根據一位權威人士的意見，那人表示：「美國爆發一場口蹄疫，在貿易和市場的損失可達兩百七十億美元。」那種病毒可經由直接接觸、糞便及乳汁傳布，甚至能藉由飛沫微粒傳染，能隨著潮濕微風從一處農場傳播到另一處。

口蹄疫對不同種類動物造成的衝擊各不相同。綿羊受了感染，一般不會表現任何症狀。牛受了感染能明顯看出病痛，還會經由直接接觸（例如鼻鏡對鼻鏡碰觸）相互傳播病毒，或經由哺乳（母牛對小牛）垂直感染。豬的情況很特別：牠們泌出的病毒量遠遠超過其他家畜的泌出量，延續的時間也比較長，還以驚人數量從牠們的呼吸道排氣放送病毒出來。牠們打噴嚏、噴氣、哼叫、喘息、打嗝、咳嗽時，都會排出病毒到空氣中。一項實驗研究發現，豬隻呼吸中攜帶的口蹄疫病毒數量，多達受感染的牛或綿羊呼吸攜帶量的三十倍，而且一旦病毒飄散在空中，就會傳布好幾英里之遙。因此豬被視為這種病毒的增幅宿主（amplifier host）。

增幅宿主是某種特定生物，病毒或其他病原體會在其體內極大量複製、極大量湧出。這種特別適宜病毒棲居的角色，產生自該宿主的某些生理層面，也許是牠的免疫系統，或者是牠和該致病原的互動歷史，或者天知道是什麼因素。增幅宿主成為儲存宿主和其他某種不幸的動物，也就是其他某種受害者之間的中介環節，因為受害者需要較高的病原體劑量，或者較親密的接觸，傳染病才會在牠們體內紮穩根基。各位可以從閾值門檻觀念來理解這種現象。增幅宿主的受感染門檻較低，卻會產出大量病毒，多得足以跨越另一種動物的較高門檻。

人畜共通病原體不見得都需要增幅宿主才能成功感染人類，不過有些顯然是需要的。那麼是哪些病原體，還有這個過程是怎樣作用的？疾病科學家正在探究這些問題和其他眾多疑點。同時這項概念則是一種假設性工具。塞爾維在我們討論亨德拉病毒那次談話中用上了「增幅宿主」一詞，那時她並沒有提到口蹄疫範例，不過我明白她的意思。

話說回來……為什麼是馬？為什麼不是袋鼠、或袋熊、或無尾熊、或長鼻饑？倘若馬真的扮演那個增幅宿主角色，那麼我們應該重新關注一項明顯的事實：馬並不是澳洲本土固有的物種。馬是外來的動物，最早是歐洲殖民在勉強超過兩世紀之前帶來的。

至於亨德拉病毒，分子演化學家根據基因組遠古證據研判，大概是種古老病毒。自從和麻疹病毒表親分道揚鑣以來，亨德拉病毒可能已經在澳洲隱伏潛藏了非常長久的時光。蝙蝠也是本土動物相其中的一個古老環節；昆士蘭的化石紀錄顯示，小型蝙蝠已經在那裡生活了起碼五千五百萬年，狐蝠則有可能在中新世早期，約兩千萬年前開始，便在這處地區演化。人類直到較晚近才出現，只能追溯短短數萬年。講得更明確一點，從澳大利亞原住民的先驅遠祖抵達之後，人類便一直棲居澳洲，那群先民搭乘簡單木舟，從東南亞取道南中國海和小巽他群島（Lesser Sunda Islands），一路跳島來到這處島洲的西北海岸。那發生在最遲四萬年前，有可能還更久遠得多。

所以這種複雜互動關係的四大要素當中，有三種（狐蝠、亨德拉病毒和人類）大概從更新世就同時存在於澳洲。馬匹則是一七八八年一月才來的。

和往後所有變化相比，當時地貌的改變還算輕微。那群最早的馬匹搭乘第一艦隊的船隻抵達，艦隊由亞瑟．菲利普（Arthur Phillip）艦長指揮，從英國啟航來到新南威爾斯建立一處罪犯流放殖民地。菲利普在大西洋航行五個月，停靠在好望角附近的一處荷蘭殖民地，補給物資和家畜，隨後從非洲繼續往東航行。他繞經凡迪門地（Van Diemen's Land，今塔斯馬尼亞島），沿著澳洲大陸的東岸向北航行。那時詹姆斯．庫克（James Cook）船長已經來過，「發現」了那處地方之後又走了，否則菲利普一行會成為最早的歐洲殖民。菲利普來到了當今雪梨的附近，進入一處優良的天然港，他的刑事方舟卸下七百三十六名罪犯、七十四頭豬、二十九隻綿羊、十九隻山羊、五隻兔子和九匹馬。那群馬有兩匹種馬、四匹牝馬和三匹幼馬。在那天之前，澳洲並沒有馬屬（*Equus*）動物的任何紀錄，包括化石和歷史紀錄。澳洲土著也不曾出現有關於亨德拉病毒爆發的任何口述傳說（反正從來沒有跟全世界分享過）。

接著，迄至一七八八年一月二十七日為止，所有元素幾乎全都聚集到位——病毒、儲存宿主、增幅宿主，加上容易受感染的人類。這時，另一個謎團卻現身了。從菲利普艦長的馬到瑞爾的馬，之間相隔了兩百零六年，為什麼病毒等了那麼久才浮現？也或許病毒之前曾經浮現，說不定還頻繁出現，卻從來不曾被人認出身分？過去兩個世紀或更久，出現了多少次亨德拉病毒感染病例，卻都經誤診為蛇咬？

科學家的答案是：我們不知道，不過我們已經動手追查。

6 下一場大禍

一九九四年的亨德拉病毒，只是壞消息鼓點子當中的一計鼓響。在過去五十年間，這陣鼓點子已經響得愈來愈大聲，愈來愈頻繁，也愈來愈迅疾了。這種現代的新興人畜共通疾病，是從何時何地開始的？

要選出某個特定點會顯得有些刻意做作，不過從一九五九到一九六三年間，馬丘波病毒浮現、肆虐玻利維亞村民的情節，倒是個不錯的事例。當然了，馬丘波病毒剛開始並不叫馬丘波，甚至也沒有確認那是種病毒。馬丘波是一條河川的名字，那條小河從玻利維亞東北部低地向外流瀉。那種疾病的第一起有紀錄案例出現又消失，幾乎沒有人注意到，我們只把它當成一種侵害當地農人的非致命性嚴重熱病，那發生在一九五九年的雨季時期。往後三年，同一地區出現了更多更嚴重的病例。症狀包括發熱發冷、噁心嘔吐、身體疼痛、流鼻血和牙齦出血。

那種疾病後來稱為「黑色斑疹傷寒」（El Tifu Negro，名稱出自嘔吐物和糞便的顏色），到了一九六一年晚期，疾病侵襲兩百四十五人，病案致死率為四〇%。疾病繼續殺人，直到病毒分離出來，儲存宿主業經確認，同時其傳染動態也經充分了解，足以採行預防措施、予以封殺為止。捕鼠作業幫了大忙。相關的科學工作，多半由一支雜牌軍在艱困田野條件下完成。那支團隊由美國人和玻利維亞人拼湊組成，隊員當中有個名叫卡爾．約翰遜（Karl Johnson）的熱情年輕科學家。約翰遜是個直腸子，藏不住半句話，他深深迷上了病毒的危險美感，結果自己也染上那種病，還險些因此喪命。在那時候，設於美國亞特蘭大的疾病控制與預防中心（Centers for Disease Control and Prevention，簡稱ＣＤＣ）還沒有派出設備精良的隊伍，於是約翰遜和同事一邊進行、一邊自行發明方法和工具。約翰遜在巴拿馬醫院中苦苦熬過了熱病，隨後就要在漫長的新興病原體傳奇當中，扮演深具影響力的重要角色。

倘若你蒐集那段傳奇在近幾十年來的精彩高潮和不安疑慮，列出一份簡短的清單，裡面就不會只納入馬丘波病毒，還包括了馬堡病毒（一九七六年）、拉薩病毒（一九六九年）、伊波拉病毒（一九七六年，約翰遜又一次深入參與）、第一型ＨＩＶ（一九八一年提出推論，一九八三年第一次分離出來）、第二型ＨＩＶ（一九八六年）、無名病毒（Sin Nombre virus，一九九三年）、亨德拉病毒（一九九四年）、禽流感病毒（一九九七年）、立百病毒（一九九八年）、西尼羅病毒（一九九九年）、ＳＡＲＳ病毒（二〇〇三年），還有二〇〇九年引發高度恐慌、卻雷大雨小的豬流感病毒。這齣濫情連續劇，比起瑞爾那匹可憐牝馬的遭遇，還充斥了更多濫情病毒。

或許有人會把這張清單看成一系列彼此無關的可怕事件——每件都是獨立的不幸事件，只因種種深不可測的理由，才發生在我們人類身上。從這個角度看來，馬丘波病毒和ＨＩＶ與ＳＡＲＳ病毒以及其他致病原，全都可以看成象徵型式（或名副其實）的「天災」，是令人悲痛的不幸事故，而且和地震、火山爆發及隕石撞擊是同類型的災難。天災或許令人哀嘆、或許可以挽救，卻在所不免。那是種幾乎可稱為冷漠的被動看待方式，而且那種方式錯了。

可別誤會，它們都有連帶關係，疾病爆發事件一起又一起接連發生。而且這些事件並不是就這樣**發生**在我們身上，它們代表我們**所作所為**帶來的非預期後果，反映出我們這顆星球上兩類危機匯聚所生的惡果。第一類是生態上的危機，第二類是醫學上的危機。當兩者互動，就結合釀成一種新型式的古怪、嚇人疾病。這種產物從料想不到的源頭浮現，讓研究這些疾病的科學家深感憂心，並深自湧現不祥的預感。這類疾病如何從人類以外的動物跨種跳躍到人類體內，還有為什麼近幾年來似乎跳躍得更為頻繁？這裡就把事情徹底攤開來講：人類造成生態壓力和破壞，這些舉動讓動物病原體愈來愈貼近人類族群，同時人類的技術和行為，還使這些病原體散布得愈來愈廣，愈來愈快。這種狀況包含三個要素。

第一：人類的活動促使自然生態系以劇變的速率「解體」（disintegration，這是個謹慎選定的用語）。我們全都知道那個問題的梗概。我們伐木、鋪路、火耕燒墾，還獵食野生動物（非洲人那樣做時，我們說他們吃「叢林肉」，給它冠上汙名；換成在美國，那就不過是種「野味」），砍伐森林開墾成牧場、採礦、發展城市居住地、擴展郊區、化學汙染、養分流向海洋、違反永續原則濫捕海產，氣候變遷、在國際上銷售以前述任一方式生產的出口貨品，還有其他對自然地景的種種「文明開化」掠奪。經由這所有舉措，我們一步步讓生態系分崩離析。這種情況並不是新鮮事。人類使用簡單的工具來從事大多數這些活動歷時久遠。然而如今有七十億人活在世上，手中掌握了現代技術，造成的衝擊已經累積到危急關頭。熱帶森林並不是唯一受到危害的生態系，但卻是最為豐饒、結構也最繁複多端的體系。這種生態系裡面住了幾百萬種生物，其中多數並不為科學所知，也尚未分門別類、區辨物種，其他的生物則幾乎未經鑑定且知之甚少。

第二：這好幾百萬種未知生物包括病毒、細菌、真菌、原生生物和其他生物，其中許多營寄生生活。現今病毒學學人有「病毒圈」（virosphere）的說法，病毒圈是個範圍浩瀚的生物國度，其規模可以讓所有其他類群相形見絀。舉例來說，許多病毒棲居中非洲叢林，各自寄生在一類細菌、動物、真菌、原生生物或植物上，這些全都根植於整個生態關係當中，而它們的豐度和地理分布範圍因此受了限制。伊波拉病毒、馬堡病毒、拉薩病毒和猴痘病毒，加上ＨＩＶ的前身，只不過占了那裡所有病毒種類的戔戔之數，況且還有無數其他病毒尚未被人發現，同時就許多事例而言，連寄生宿主本身也尚未被人發現。病毒只有在其他生物的活細胞裡面時才能複製，通常棲身於一種動物或植物，而且和宿主的關係很密切、古老，也往往是共生的（雖然不總是如此）。也就是說，病毒依賴宿主，不過是良性的。它們並不獨立生活，也不造成騷動。它們可能偶爾殺死猴子或鳥類，不過那些動物的死屍很快就被叢林吸收，我們人類很少有機會注意到。

第三：當前自然生態系所受到的破壞，卻似乎讓這種微生物愈來愈有機會乘隙脫逃，縱入更寬廣的世界。當林木倒下，本土動物也遭屠殺，於是土生病原微生物如同塵埃從毀壞的倉庫向外飄散。寄生微生物就這樣遭受排擠、驅逐，失去它慣常棲居的宿主，於是它面臨兩種選擇──找到新宿主，**新型**的宿主，……或者踏向滅絕。這些微生物其實並沒有特別拿我們當目標，問題在於，我們是那麼莽撞地大群出現在它們旁邊。「倘若你從飢餓病毒的視角來看世界，」歷史學家威廉．麥克尼爾（William H. McNeill）便曾指出：「或甚至是從細菌的視角──我們人類以所有數十億具軀體，為它們提供一處壯闊的攝食地，而其實在非常晚近之前，該地的人口還只有當今的半數。我們人口的數量在大約二十五年或二十七年的期間就會倍增。在能夠自行適應來侵襲我們的任何生物眼中，我們可說是很棒的標靶。」病毒能迅速產生大幅度的適應性改變，尤其是那些基因組並不含ＤＮＡ、而是由ＲＮＡ組成的病毒類型，因為ＲＮＡ賦予它們較高的突變傾向。

這所有因素不只造就出新穎的傳染病和搶眼的小規模爆發，還釀成了新興流行病和大流行疫情，這當中最陰森、慘烈，名聲也最惡劣的疫病，禍首就是科學界稱之為第一型ＨＩＶ主群（group M）的病毒支系。ＨＩＶ總共有十二種不同支系，不過全世界愛滋病大流行的大半病例，卻都肇因於這個支系。愛滋病從三十年前引發注意以來，總計已經奪走三千萬條人命，目前還約有三千四百萬人受了感染。

儘管這種疾病的影響相當廣泛，多數人卻不明白，究竟是哪種要命的情境組合，才把第一型ＨＩＶ

主群毒株帶出非洲一處偏遠的叢林地帶。原本它的前身就在那片森林裡蟄伏，構成看似無害的黑猩猩傳染病，如今卻介入了人類的歷史。多數人並不知道，愛滋病的真實完整故事，並不是在一九八一年從美國同性戀族群開始，也不是在一九六〇年代早期始自非洲幾座大城，而是要再前推半個世紀，從喀麥隆（Cameroon）東南部一條名叫桑加（Sangha）的叢林河川上游水源區開始講起。過去短短幾年期間的驚人發現，為這段故事平添細部情節和變革洞見，然而風聞及此的人士卻又更少了。這些發現在本書後續篇章都會著墨討論（見第八篇〈黑猩猩和河川〉）。這裡我只想說明，就算人畜共通病原的溢出課題僅探討了愛滋病偶發事例，顯然它依然能博得認真看待。不過前面已經提到，這個課題探討的範圍更及於其他繁多事項——其他大流行和慘烈疫病，包含過去（鼠疫、流感）、現在（瘧疾、流感）和未來的傳染病。

不消說，未來的疾病是公共衛生官員和科學家高度關注的事項。沒有理由假設愛滋病會是我們這個時代的唯一異數，從其他動物浮現的奇怪微生物，不可能只釀成僅此一次這等全球性災難。有些學養豐富的憂慮預言家甚至還談起「下一場大禍」（Next Big One）是躲不掉的。（假使你是加州的地震學家，「下一場大禍」就是使舊金山陷入海中的大地震，不過就這段論述的範疇而言，那是指一場規模龐大的致命大流行。）下一場大禍會不會是病毒釀成的？下一場大禍會不會出自一片雨林或中國南方一處市場？下一場大禍會不會殺死三千萬或四千萬人？事實上，這種概念目前還完全是個未解密碼，現在我們只能設想它就是下一場大禍。第一型ＨＩＶ和下一場大禍之間的最主要差別，或許就在於：第一型ＨＩＶ的殺人速度相當遲緩，其他新病毒多半作用得很快。

我用上了「浮現」（emergence）和「新興」（emerging）這兩個字詞，彷彿它們都是日常用語，或許是吧。專家圈子確實經常使用這些用語，甚至還有一份期刊專門論述這個課題，就叫做《新興傳染病》（*Emerging Infectious Diseases*），由美國疾病控制與預防中心每月發行。不過這裡或有必要做個精確定義，科學文獻提出了好幾項定義，我偏好的那項很簡單，新興疾病是「一種會傳染的疾病，而且在初步傳入新的宿主族群之後，發病率有逐漸提高的趨勢。」當然了，「會傳染的」、「逐漸提高」和「新的宿主」是關鍵詞。

再浮現疾病（re-emergencing disease）則是一種「由於其基礎流行病學屬性的長期改變，導致在現存宿主族群內之發病率逐漸提高」的傳染病。結核病再次浮現，成為重大的問題，特別是在非洲，因為結核病菌掌握到新機會：感染免疫系統失能的愛滋病患者。黃熱病再次浮現，由於在某些地區，埃及斑蚊（*Aedes aegypti*）得以重新開始把受感染猴類身上的病毒傳染給未受感染的人類。登革熱也靠蚊子叮咬傳播，儲存宿主是流行區域的本地猴類，第二次世界大戰之後，登革熱便在東南亞重新浮現，至少部分肇因於都市化加劇、旅行範圍擴大、廢水管理鬆散、蚊子控管成效不彰與其他諸般因素。

浮現和溢出是截然不同的概念，卻又相互關聯。經濟學家對於「溢出」（spillover）另有所指，不過疾病生態學家則是用來表示，病原體從某一個（作為宿主的）物種的成員向另一個物種的成員傳播的現象。這是一種有針對性的事件。亨德拉病毒（從蝙蝠）溢出到牝馬連續劇，接著在一九九四年九月（從馬匹）溢出到瑞爾。浮現是一種歷程，一種趨勢，例如愛滋病在二十世紀晚期浮現（或是發生在二十世紀**早期**？我還會回頭探討那個問題）。當一種外來致病原感染了一種新宿主物種的某些成員（溢出作用），並在該物種內繁衍、蔓延，這時就有可能浮現成為新興傳染病。依循這種觀點，就此嚴謹角度觀之，亨德拉病毒感染症還沒有變成人類族群的新興疾病，還沒有、還不算，它只是一種可能選項。

新興疾病多半是人畜共通型，卻也不完全是。若不是從另一種生物浮現，病原體還可能出自何方？嗯，好吧，有些新型病原體確實彷彿不需要儲存宿主的掩護，直接從環境本身浮現。舉個實例：如今稱為嗜肺性退伍軍人桿菌（*Legionella pneumophila*）的細菌，是在一九七六年從費城一家旅館的空調系統冷卻水塔浮現，造成已知最早一起退伍軍人症爆發事件，奪走三十四條人命。但是那起事態遠遠不像典型的人畜共通疾病。會感染某種生物的微生物，才最有可能感染另一種生物。這一點在近幾年來獲得好幾份評論性研究的統計資料支持。其中一份由愛丁堡大學（University of Edinburgh）兩位科學家在二○○五年共同發表，那篇報告檢視了一千四百零七種已確認的人類病原體物種，結果發現，人畜共通的動物致病原占了其中五八％。總計一千四百零七種當中，只有一百七十七種可以視為新興的或再浮現的病原體。這些浮現的病原體當中，有四分之三的種類是來自動物的人畜共通型，講明白點：指給我看一種陌生新疾病，我可以告訴你，那很可能就是一種人畜共通的動物傳染病。

《自然》（*Nature*）期刊在二○○八年刊出一篇類似的調查研究報告，作者是倫敦動物學會（Zoological Society of London）凱特・瓊斯（Kate E. Jones）領導的團隊。這支團隊審視了發生在一九四○年到二○○四年間的三百多起新興傳染病「事件」。他們思忖變動的趨勢，探究可辨別的型態。儘管他們的事件清單和愛丁堡研究人員的病原體列表是分別編列的，瓊斯和同事得出的人畜共通的動物疾病比例非常相近（六○・三％）。「此外，這些人畜共通事件當中，有七一・八％是源自野生動物的病原體誘發的，」其他則是源自馴養的動物。他們引用馬來西亞的立百腦炎和中國南方的SARS為佐證。再者，和野生動物連帶有關的（相較於家畜相關的）疾病事件數的增長狀況，似乎隨時間日漸明顯。「所有新興傳染病當中，源自野生動物的人畜共通傳染病對全球公共衛生造成最重大危害，而且是日益嚴重的一環，」那群作者歸結表示。「我們的發現凸顯一種迫切的需求，那就是針對野生動物族群進行健康監測，還有辨識新型的潛在人畜共通病原體，以此來作為新興傳染病的預測措施。」看來還相當合理：**讓我們密切注意野生動物。當我們包圍野生動物、把牠們逼到牆角、消滅牠們、並吃掉牠們，這時**

我們也會染上牠們的疾病。而且上述科學家的說法看來很篤定可行。不過，凸顯監測和預測的需求，也等於是凸顯這個問題的急迫性，以及還有多少未知的難堪窘境。

舉例來說：為什麼最早那匹牝馬「連續劇」會在那時病倒在那座牧馬圍場？是不是因為牠在一棵大葉榕樹下遮蔭，一邊嚼食一些青草，結果草上沾了含有病毒的蝙蝠尿液？連續劇身上的傳染病是如何感染給瑞爾馬廄的其他馬匹？為什麼瑞爾和昂溫染上了疾病，而那位專心診治的獸醫李德卻沒有？為什麼普雷斯頓病倒，而他的太太瑪格麗特卻沒有？為什麼亨德拉和馬開城的疫情在一九九四年的八月和九月爆發，時間很接近，地理上卻相隔遙遠？為什麼那群蝙蝠照護人經年累月親暱照顧狐蝠，卻始終沒有人受到感染？

有關亨德拉病毒的這些地方性謎團，正是瓊斯和她的團隊、愛丁堡研究人員、還有菲爾德，以及全球各地科學家潛心探究的種種大問題的縮影。為什麼陌生新疾病在某個時間、某處地點，以某種方式浮現，卻不是在其他時間、其他地點，以其他方式浮現？如今這種事情是不是發生得比過去更為頻繁？果真如此，我們是怎麼招引這類病痛的？我們能不能即時逆轉或減緩這種趨勢，制止另一場毀滅性大流行對人類發動攻擊？我們能不能辦到這一點，同時不必下重手來撲殺其他受感染動物（畢竟牠們與我們一起共享這顆星球）？

箇中動態非常複雜，有各種可能的後果，然而科學進展相當緩慢，我們卻都希望能很快做出成果，來答覆最重大的問題：接下來會浮現哪一種棘手的致病原，出自哪些始料未及的源頭，造成哪些勢不可擋的衝擊？

7 獸醫倖存之後

有一次，我在前往澳洲的期間，順道過訪肯因司，那是一座宜人的度假城，位於布利斯班北方約一千英里處，我去那裡是要找一位年輕的獸醫談談。我不能透露是怎樣找到她的，因為她對出名一事敬而遠之，不願意自己的名字刊載出來。不過，她同意對我講講接觸亨德拉病毒的經驗。儘管她的經驗相當簡短，卻包含了雙重角色：一是醫師，二是病患。除了馬廄工人昂溫之外，她是那時澳洲已知唯一熬過亨德拉病毒的倖存者；昂溫也遭受病毒感染，而且同樣活了下來。我們在她工作的小型獸醫診所診療室內交談。

她是個熱情洋溢的女性，二十六歲，雙眼帶了淡藍色彩，一頭黑髮染成棕紅色，往後梳了個緊實的髮髻。她佩戴銀耳環，穿著短褲和一件紅色短袖襯衫，上面有診所的標誌。我動手記筆記時，旁邊有一隻殷勤的邊境牧羊犬陪伴我們，還磨蹭我的雙手、要求關愛，同時那位獸醫則講述二〇〇四年十月的一天晚上，她外出照料一匹病馬的情形。飼主很擔心，因為這匹十歲的閹馬看來「氣色很差」。

她還記得，那匹馬名叫布朗尼（Brownie）。布朗尼住在一處家庭農場，位於肯因司以南約二十英里處的小木爾格拉弗（Little Mulgrave）地帶。事實上，整個情況她都還記得，那個夜晚讓她印象深刻。布朗尼是以奎特馬（quarterhorse）和純血種馬（thoroughbred）配種生下的。牠不是賽馬，不，牠是寵物。這個家庭有一位青春期的女兒，布朗尼是她的最愛。那天晚上八點鐘，馬兒似乎還很正常，接著卻突然出了問題。這家人猜想可能是絞痛，牠吃壞了肚子，說不定牠吃到某種有毒的青草。約十一點鐘，他們打電話求助，找到那位年輕獸醫，當晚由她值班待命。她跳上車子，抵達時布朗尼已經陷入絕境，牠發燒了，躺在地上費勁喘息。

「我發現那匹馬的心跳速率已經破表，溫度也破表，」她告訴我，「鼻子還冒出血紅色的泡沫。」她很快檢視一遍，測量那匹馬的生命徵象，她靠得很近，然後馬兒噴出鼻息，「我的雙臂都沾染上相當多類似鮮血的紅色黏液泡沫。」那位少女和母親設法安撫布朗尼，身上也沾上了斑斑血汙，這時布朗尼幾乎連頭都抬不起來。那位獸醫是位極有愛心的專業人員，她告訴兩人，那匹馬快死了。她知道自己的職責，開口說道：「我要讓牠安樂死。」她跑回汽車裡，拿來安樂死液和工具，然而等她回來時，布朗尼已經嚥氣了。牠最後那陣痛苦喘息，從鼻子和口部冒出了更多紅色泡沫。

那時你有沒有戴手套？我問她。

沒有。程序規範要求在驗屍時戴手套，處理活動物時就不必。於是一種狀況迅速導致另一種狀況。「我當時的穿著和現在一模一樣。皮鞋、短襪、藍色短褲和短袖上衣。」

手術口罩？

沒有，沒有口罩。「要知道，這些預防措施在實驗室中全都很容易做到。但當時間是半夜十二點，大雨傾盆降下，你在暗夜中出門，用車頭燈動手術，還有歇斯底里的一家人在你背後，要想採取合宜的預防措施不見得很容易。此外還有一件事情，我那時完全不知道。」她的意思是，不知道她處理布朗尼的病症時，遇上的是什麼東西。「我當時並沒有真正想到傳染病。」就這些論點她抱持防衛的態度，起因是有人回頭檢討她的程序，那是一次調查，質疑她是否有疏失。最後她經證明並沒有犯錯——事實上，她本人也提出申訴，表示自己沒有得到妥善預警——然而那對她的事業生涯不會有什麼幫助，想必這是為什麼她希望匿名的原因。她有段故事要講，卻又希望能把它放到腦後。

布朗尼死後不到幾分鐘，她已經換上長靴、長褲和及肩長手套，並開始驗屍。馬主一家迫切想要知道，布朗尼是不是吃了某種有毒的草，而這也可能危害他們家的其他馬匹。獸醫切開布朗尼的腹部，發現牠的腸子看來很正常，沒有會造成絞痛的腸道扭結或其他阻塞的徵兆。在檢查過程，「有一些腹腔液體噴到我的腿上。」做馬匹驗屍工作沒有不沾汙的，她說明。接著她在馬兒的第四肋和第五肋之間適度切開一道傷口，透過開孔檢視胸腔。不是絞痛的話，大概就是心臟的毛病，她猜想，結果那個預感立刻獲得驗證。「心臟脹得很大。肺臟濕潤，充滿血淋淋的液體，同時胸腔到處都積滿了體液。所以牠是死於鬱血性心衰竭（congestive heart failure）。我只能做出這個結論，我沒辦法判定那是不是感染來的。」她提議採樣請實驗室檢查，不過馬主拒絕了。資訊夠了，支出夠了，布朗尼太不幸了，他們會直接用推土機把牠埋了。

這片地產四周有沒有蝙蝠？我問她。

「蝙蝠到處都有。」她的意思是，昆士蘭州北部到處都有，不只是小木爾格拉弗地帶。「只要外出走到後面這裡，你就會看到好幾百隻蝙蝠。」肯因司和四周郊區氣候溫暖，有許多果樹，有許多吃水果的蝙蝠。然而後續的調查結果，卻完全沒有發現布朗尼曾有和蝙蝠密切接觸的情況。「除了隨機的機緣之外，他們完全說不清楚為什麼這匹馬會受到感染。」如今布朗尼埋在十英尺深土中，沒有留下絲毫血液樣本或組織樣本，後來的推論連給牠貼上「遭受感染」的標籤都辦不到。

驗屍結束之後，獸醫馬上徹底洗刷雙手和雙臂，也把雙腿擦拭乾淨，接著就回家用優碘淋浴。她保有大量優碘存貨，這是上選的專業消毒抗菌劑，專供這種情況使用。她好好給自己進行了一次外科專業級的刷手程序，然後上床睡覺，這晚過得很辛苦，卻不是太罕見。接著又過了九天或十天，她才開始感到頭痛、不適。她的醫師猜想是流感或感冒，也或許是扁桃腺炎。「我經常染上扁桃腺炎，」她說明。

醫師給她抗生素，要她回家。

她一個星期沒有上班，飽受折騰，症狀像流感或支氣管炎：輕微肺炎、喉嚨痛、劇烈咳嗽、肌肉無力和疲倦。後來一位較年長的同事問起，她有沒有想過自己可能從那匹死馬染上了亨德拉病毒。這位年輕獸醫早些時候是在墨爾本（位於溫帶的澳洲南方）接受專業教育，隨後才向北遷來位於熱帶地區的肯因司，她在獸醫學校幾乎從來沒有聽人提過亨德拉病毒。它太隱晦、太新穎，而且和墨爾本地區毫無瓜葛。四種儲存宿主蝙蝠當中，只有兩種的分布範圍延伸到那麼南方，顯然牠們還沒有引來關切。這時她前往醫院做一種血液檢驗，後來又做另一種檢驗，結果沒錯：她有亨德拉病毒抗體。等到她重新下床，回去上班時，她已經受過感染、並把它甩脫了。

我和她見面時，事發超過一年，她感覺身體還不錯，只有些微倦意，焦慮還比較多一些。她熟知普雷斯頓為一匹馬驗屍時受到感染的案例，也很清楚他痊癒、暫時恢復健康，接著疾病復發；她警惕自己別自滿，病毒不見得永遠離去。州政府衛生官員仍在追蹤她的案例；萬一她頭痛復發，萬一她感到暈眩或癲癇發作，萬一她的神經感到刺痛，萬一她開始咳嗽或打噴嚏，他們希望能得知消息。「我還是會去看感染科醫師，」她說道，「我定期接受主要產業部的評量。」他們根據血液檢查結果來描繪她的抗體值，如今線圖仍有奇特的起伏變動，最近數值又攀高了。這是復發的預警嗎？或者，這不過顯示她擁有強健的後天免疫能力？

最可怕的部分是不確定性，她告訴我。「事實在於，這種疾病的傳布事例太過稀少，他們沒辦法告訴我未來是否仍有健康風險。」往後她會如何？在七年之後？十年之後？舊病復發的機率有多高？普雷斯頓在一年之後突然死亡，昂溫說自己的健康情況依然「走樣」。至於肯因司那位年輕獸醫，就她本身的情況，她想知道的，也就是我們所有人都想知道的：接下來呢？

Chapter

2

伊波拉病毒
和十三隻大猩猩

8 吃了一隻黑猩猩

瑞爾馬廄事件過後沒幾個月，又發生了一起溢出事件，這次是發生在非洲中部。沿著加彭（Gabon）東北部伊溫多河（Ivindo River）上游來到剛果共和國（Republic of the Congo）邊境地帶，那裡有個名叫梅依波特二村（Mayibout 2）的小聚落，位置就在梅依波特村（Mayibout）上游，相隔只短短一英里，大致就像個衛星社區。一九九六年二月初，梅依波特二村的十八位村民參與宰食一隻黑猩猩之後突然發病。

他們的症狀包括發燒、頭痛、嘔吐、眼帶血絲、牙齦出血、打嗝、肌肉疼痛、喉嚨痛和血性腹瀉。村長決定將十八人全體後送到河川下游鎮上的一家醫院，那處城鎮是該地區首府，叫做馬科庫（Makokou）。從梅依波特二村到那裡的直線距離不到五十英里，不過搭乘獨木舟順伊溫多河蜿蜒下行，卻得花七個小時。小船在夾岸高聳密林間沿河蜿蜒穿梭。其中四位後送病患在送達時已經生命垂危，隔沒兩天就死了。四具屍體運回梅依波特二村，依循傳統禮儀下葬，並沒有針對這種奪人性命的不明疾病採行特別措施來防範傳染。第五位病患逃出醫院，蹒跚回到村中病故。繼發性病例很快爆發，受波及的人，有的是在照顧第一批病患（他們的摯愛親友）時受到感染，還有些是在處理死屍時患病。最後共有三十一人生病，其中二十一人不治：病案致死率將近六八%。

這些事實和數字都是由一支醫學研究小組收集而來，他們在爆發期間來到梅依波特二村，小組成員部分是加彭人，部分則為法國人。這群人當中有一位精力旺盛的法國人，名叫埃里克·勒魯瓦（Eric M.

Leroy）。勒魯瓦是巴黎培訓養成的獸醫暨病毒學家，當時主要在法蘭西維國際醫學研究中心（Centre International de Recherches Médicales de Franceville, CIRMF）工作，那家機構位於加彭東南方的中型城市法蘭西維（Franceville）。勒魯瓦和他的同事從部分患者的採樣當中，發現了伊波拉病毒的證據，同時他們推斷，那隻被宰殺的黑猩猩生前感染了伊波拉。「看來那十八起原發人類病例中最早出現的指標病例，就是由這隻黑猩猩感染的，」他們寫道。他們的調查還發現了一項事實，原來那隻黑猩猩並不是被村中獵人殺死的；牠是死在森林中被人發現並拿來吃的。

四年過後，我在伊溫多河上游附近和十來個當地人坐在營火旁邊。他們是森林工作人員，正在進行一趟長程陸路探勘作業，那些人多數來自加彭東北部各處村莊，在我加入之前，他們已經走了好幾個星期。他們的工作包括背負沉重行李穿越叢林，每晚還得為一位生物學家搭建簡便營帳，那個人叫做J・麥可・費伊（J. Mike Fay），這整項作業就是靠他的執著使命感推動向前。就算以熱帶田野生物學家的標準來評斷，費伊都是個非比尋常的人：身體壯碩、頑強不屈、奔放不羈、聰明，而且全心奉獻保育使命。他胸懷大志，要完成兩千英里生物學調查，他稱之為大穿越（Megatransect），這趟壯舉要徒步穿越中非洲僅存的最荒僻叢林地帶。沿途他逐步登錄資料，計載大象糞堆、豹子獸徑以及黑猩猩的蹤跡，加上植物鑑定作業，數以千計的細小記號，全都以他的左手印刷字體，潦草寫進他的黃色防水筆記本，而小組人員則跟在他後面魚貫同行，肩負他的電腦、衛星電話、特殊裝備和備用電池，還有足夠他和他們自己使用的帳棚、食物和醫療補給。

費伊走了兩百九十天才來到加彭東北部這處地帶。期間他和一支田野小組橫越了剛果共和國，小組組員都是熟悉森林環境的強悍剛果人，多數隸屬班姆本傑勒族（Bambendjelle，一支身材短小的種族，有時被歸入俾格米人〔Pygmies〕），不過那群人無法獲准進入加彭境內，於是費伊不得不在加彭重新組織團隊。他找來的這群人，大半是從伊溫多河上游沿岸幾處金礦營地聘僱來的。替他工作得披荊斬棘、備嘗艱苦，包括開山闢路、搬運沉重行囊，然而比起在赤道泥濘中挖掘金礦，卻顯然更為討喜。其中有一個人身兼廚師和搬運工，每晚就著營火攪搗大量米食或「富富」（fufu，以木薯粉製成的澱粉質主食，看來就像可食用的貼壁紙漿糊），還以某種褐色混合醬汁來為它調味。醬汁成分變化無常，包括番茄醬、魚乾、沙丁魚罐頭、花生醬、冷凍乾燥牛肉和霹靂辣椒（pili-pili），這些全都被當成可以相互搭配的食材，任憑廚師心血來潮隨意組合使用。沒有人抱怨，所有人都永遠覺得很餓。在叢林中筋疲力竭跌跌撞撞一整天，若還有比領到一大份這種東西更糟糕的事，那就是領到一小份。我在這幫人當中扮演的角色是奉《國家地理》雜誌所指派，目的是追隨費伊的步伐，寫出系列報導來記述這項工作和這趟旅程。我會不定時伴隨他同行，這邊陪他十天，那邊跟個兩週，接著就溜回美國，養好我的腳傷（我們穿的是溯溪涼鞋），並撰寫一期連載報導。

每次我要重新加入費伊和他的團隊，總是得根據他所在位置的偏遠程度，以及他所需補給的急迫程度，為雙方會師做不同的後勤安排。他從不偏離他的曲折前進路線，只能由我這邊來找到他。有時我和費伊的可靠後勤人員暨軍需主管，一同搭乘荒野飛機和動力獨木舟進入密林。那個人是個日本生態學家，名叫西原智昭（Tomo Nishihara），我們擠進獨木舟，身邊堆滿他為費伊下一段行程籌備的物資：一袋袋新鮮的富富、米糧、魚乾、一箱箱沙丁魚罐頭，還有油、花生醬、霹靂辣椒和三號電池。不過就連獨木舟也不見得都能抵達費伊和他那組人馬飢渴狼狽翹首等待的地點。就這次情況，隊伍正行進橫越一處稱為明凱貝（Minkébé）的大範圍林區，西原智昭和我搭乘一架貝爾四一二型直升機呼嘯升空，那是從加彭部隊高價租來的十三人座龐大飛行器。綿延不斷的濃密林冠到這裡便零星冒出了好幾座半橢圓形花崗岩峻峭山頭，扶搖幾百英尺，聳立萬物之上，就像優勝美地酋長巨岩（El Capitan）那般，從地表綠色植被暮靄中突起向上挺立。這群孤立岩山當中的一座岩頂，就是費伊指示我們降落的地點。那裡就在梅依波特二村正西方四十英里處。

那天是隊伍相對比較輕鬆的日子——沒有跨越沼澤，沒有會割人的植被灌叢，而且這天也沒有遇上大象因為費伊貼近拍攝影片，招惹牠發起衝鋒。他們已經紮好營帳，靜等直升機。現在補給送到了——甚至還有些啤酒！這可以在營火現場醞釀出一股輕鬆、友好的氣氛。我很快得知，組員當中有兩個人就來自梅依波特二村，他們是東尼・姆波什（Thony M'Both）和索非亞諾・埃托克（Sophiano Etouck）。伊波拉病毒侵襲那處聚落時，他們一直待在現場。

東尼的個性外向，體格瘦長，比另一位夥伴健談得多，而且他很願意聊聊那件事情。他用法語講述，索非亞諾則大半時間都靜靜坐著。索非亞諾蓄著山羊鬍子，生性害羞，體格十分健美，總是皺著眉頭，容易緊張口吃。依照東尼所述，當初索非亞諾眼睜睜看著他的兄弟和兄弟的大半家人生病死去。

我和那兩個人才剛認識，當晚不好追問更多內情。兩天之後，我們動身踏上費伊的下一段健行路程，跨越明凱貝森林，朝南遠離那群孤立岩山。我們徒步沿著荒蕪路徑穿越森林地形，還忙著應付身體上的艱困挑戰，到了傍晚都疲累不堪（特別是工作比我辛勞的他們），也無暇他顧。不過旅途過了一半，經歷一週的艱辛行腳、同甘共苦，東尼已經自在多了，願意告訴我更多事情了。他的記憶和法蘭西維國際醫學研究中心團隊的報告內容大體相符，只有若干數字和細節部分有些微出入。不過他的觀點比較偏向人情面。

東尼說那是**瘟疫**。這件事發生在一九九六年，他說，沒錯，約略就在一群法國士兵搭乘一條橡皮艇來到梅依波特二村附近紮營那時。不清楚那群士兵是不是有什麼嚴肅的目的，他們是想要重建一條老舊的小型起降跑道嗎？也或者只是在那裡取樂。他們開了槍。也許吧，東尼猜想，說不定他們還帶了某種化學武器。他提起這些細節的原因是，他認為，那群士兵可能和那場瘟疫有關。有一天，村裡幾個男孩子帶狗外出打獵。原本想打的是豪豬，結果他們卻找到了一隻黑猩猩——不是狗獵殺的，不是。找到黑猩猩時牠已經死了，他們把屍體帶回來。東尼說，黑猩猩已經腐敗，胃部爛臭腫脹。沒關係，村民都很高興，急著想吃肉。他們把黑猩猩支解吃掉。接著不到兩天，碰過黑猩猩肉的人，很快都開始生病了。

他們嘔吐；他們罹患腹瀉。有些人搭著氣艇要到下游馬科庫的醫院。不過燃料不夠把所有病人都送去醫院。病患太多了，船隻不夠用。十一個人死在馬科庫。另外十八個人死在村裡。東尼說，是的，很快有好幾位專科醫師從法蘭西維趕來，他們都穿著白袍，戴著頭盔，卻一個人也沒救活。索非亞諾失去了六個家人，其中一個是他的姪女——死在他的懷裡。不過索非亞諾本人從來沒有生病。沒生病，東尼說，我也沒有。疾病的起因不明，只傳出陰森的謠言。東尼懷疑那群法國士兵帶著他們的化學武器殺了黑猩猩，還粗心大意把肉留下，最後才害村民中毒。不論如何，倖存的村民學到了教訓。直到今天，他說，梅依波特二村再也沒有人吃黑猩猩了。

我問起當時外出打獵的那群男孩子。他們所有人，東尼說，那群男孩子都死了。那幾隻狗並沒有死。他之前有沒有見過這種疾病，這種瘟疫？「**沒有，**」東尼答道。「**這是頭一次。**」以前從沒見過。

他們是怎樣烹煮黑猩猩的？我接著追問。東尼表示，就用非洲人常用的醬汁，他似乎覺得我這個問題實在很愚蠢。我想像一道黑猩猩花生肉醬蹄膀，配上霹靂辣椒，用勺子舀起澆在富富上頭。

除了燉黑猩猩肉之外，另一個鮮明細節也在我的腦海徘徊。那件事情東尼在我們先前那次談話時已經提過。東尼告訴我，在村子陷入一片混亂和驚恐期間，他和索非亞諾還看到了一種異象：一堆十三隻大猩猩，全都死了，躺在附近森林裡面。

十三隻大猩猩？我並沒有問起死亡的野生動物。這是他主動提起的資訊。當然了，軼事證詞往往含

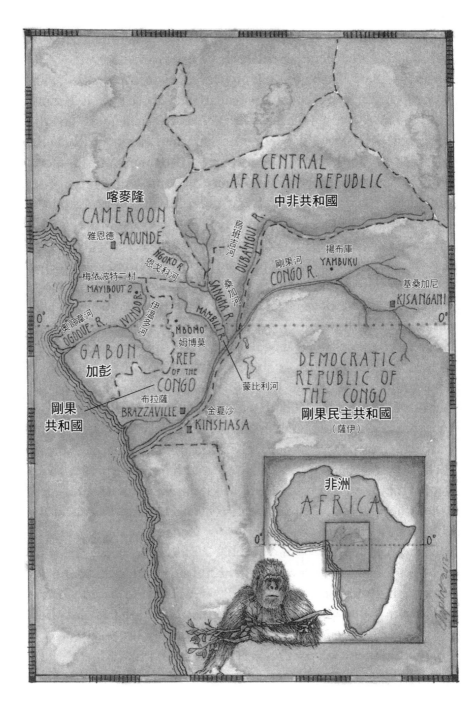

CENTRAL AFRICAN REPUBLIC
中非共和國
喀麥隆
CAMEROON
雅恩德 YAOUNDE
烏班吉河
OUBANGUI R.
揚布庫
YAMBUKU
剛果河
CONGO R.
NGOKO R
恩戈科河
梅依波特二村
MAYIBOUT 2
桑加河
SANGHA R.
基桑加尼
KISANGANI
伊溫多河
IVINDO R.
奧哥韋河
OGOOUE R.
MAMBILI R.
MBOMO
姆博莫
GABON
加彭
REP OF THE CONGO
剛果共和國
DEMOCRATIC REPUBLIC OF THE CONGO
剛果民主共和國
（薩伊）
蒙比利河
布拉薩
BRAZZAVILLE
金夏沙
KINSHASA
非洲
AFRICA
0°

糊不清，不很精準，有時甚至完全不是真的，就連出自親眼見證也不例外。他所說「十三隻死掉的大猩猩」，其實有可能代表十二隻，或十五隻，或者就是很多——多得讓受苦受難的腦子無力清點。身邊有人生命垂危，記憶含糊了。要說我看到牠們，說不定就真的是這樣，也或許不是那麼真實。**我的朋友看到牠們，他是個親密的朋友，我信任他，就像我信任自己的眼睛**。不過其實也可能是：「我是從相當可靠的人那裡聽來的。」在我看來，東尼的證詞屬於前面第一種認識論類別：可信，卻不見得很精確。我相信他是見到了那群死去的大猩猩，大概十三隻，就算不是堆成一堆，那也是一大群；說不定他還真的數了共有幾隻。枯枝落葉當中散布了十三具大猩猩屍體，這幅景象駭人聽聞，卻又很合理。後來的證據顯示，大猩猩非常容易受到伊波拉感染。

科學資料就是另一回事了，這和軼事證詞非常不同。科學資料不會參雜詩意誇飾和模稜兩可的敘述。數據很細密，可以量化，又很確實。資料收集一絲不苟，分類嚴格，科學意義由此浮現。所以費伊才要帶著他的黃色筆記本徒步穿越中非洲：尋找有可能從眾多細微資料浮現的宏觀模式。

第二天，我們繼續前進穿越森林。我們距離最近的道路，仍有超過兩個星期路程。那裡是大猩猩的絕佳棲息處所，結構完整，長滿牠們最喜愛的植物食料，而且幾乎從無人類涉足其間：沒有小徑、沒有營地，也全無獵人的跡象。那裡照講應該到處都是大猩猩。就在不久之前，那裡確實一度如此：二十年前，法蘭西維國際醫學研究中心兩位科學家針對加彭猿類族群做了一次普查，結果估計明凱貝森林區內住了四千一百七十一頭大猩猩。然而，我們在林間披荊斬棘那幾個星期當中，卻連一隻都沒有見到。大猩猩和牠們的跡證都莫名其妙消失了，怪得讓費伊覺得似乎太過誇張。這正是他的方法論意圖闡明的那種模式——正、反都包含在內。在那整趟大穿越途中，他在筆記本中記錄眼中所見每處大猩猩巢穴、每堆大猩猩糞便、每枝由大猩猩啃過的莖幹，同時也登載大象糞便、豹子獸徑和其他動物留下的相仿痕跡。我們這段明凱貝行程走完時，他把資料小計加總起來。他為了這項工作，躲進帳棚裡面忙了好幾個小時，在他的筆電上核對最新的觀察所得。然後他走出帳棚。

費伊告訴我，過去十四天期間，我們沿路跨過九百九十七堆大象糞便，卻沒有一堆大猩猩留下的糞團。我們從數百萬根草本植物大型莖幹之間走過，其中有些種類屬於竹芋科（Marantaceae），這類植物長了很營養的髓心，大猩猩會拿來像吃芹菜那樣狼吞虎嚥；然而他卻沒有見到任何一根留有大猩猩齒痕的莖幹。我們沒聽到任何一響大猩猩搥胸炫耀聲，沒見到任何一個大猩猩窩巢。那就像福爾摩斯故事中一隻狗在夜間表現的奇特舉止：那隻狗默不作聲，以反面證據向大偵探明白表示事情不對勁了。明凱貝的大猩猩，一度數量繁多，卻全都消失了。最後也只能推斷，有某種東西把牠們殺光了。

9 異常的高致死率

梅依波特二村那次溢出並不是偶發事件。那是中非洲一種疾病爆發模式的環節——那種模式代表哪種意義，迄今依然是令人費解的爭議。這裡討論的疾病一度稱為伊波拉出血熱（Ebola hemorrhagic fever），如今則簡單稱為伊波拉病毒症（Ebola virus disease）。這種模式從一九七六年（第一次有紀錄的伊波拉病毒浮現事例）延續到現今，也從非洲大陸的一側（象牙海岸）傳播到另一側（蘇丹和烏干達）。在這些浮現事例現身的四種主要病毒品系，統稱為伊波拉病毒屬（*Ebolavirus*）。從較小範圍來看，單就加彭一地，那裡的伊波拉病毒爆發事例就相當密集：不到兩年期間爆發三起，所有三起的發生地點都相當接近。梅依波特二村爆發是那組群發事件的中間那起。

早期一次爆發是在一九九四年十二月期間開始，發生在伊溫多河上游的金礦營區，正是後來費伊重新招募加彭隊員的那處地帶。這些營地位於梅依波特二村上游約二十五英里處。那裡至少有三十二人發病，表現出推斷為伊波拉病毒症的一群常見症狀（發燒、頭痛、嘔吐、腹瀉，有些人還出血）。病源很難確認，不過一位病患談到他殺了一隻闖入營地、舉止古怪的黑猩猩。那隻黑猩猩說不定是受了感染，無意之間才把傳染病帶給那群飢餓的人類。根據另一種說法，第一名患者是撞見了一隻死去的大猩猩才染病，他把部分屍骸帶回營地並與眾人分享。他死了，其他碰到肉的人也都喪命。大概就在那時，森林裡死了一些黑猩猩和大猩猩的目擊報告也紛紛傳來。更普遍的說法是，礦工（和他們的家人——這些營地基本上都是村落）出現在林間，還有他們的食物、住宿和燃料需求，本身都對林冠造成破壞，也干擾了住在那裡的生物。

一九九四年的受害患者從採礦營區向下游後送（接著還得再從梅依波特二村出發），前往馬科庫綜合醫院。隨後又出現一波繼發病例，主要都分布於醫院四周和附近村落。這其中一個村落有一位巫醫（nganga），是位傳統治療師，他的屋子有可能就是個傳染場所，採礦營地某位受疫情爆發波及的患者，來他這裡尋求民俗治療；另一位當地人也來找治療師，請他診治某種不像伊波拉那麼可怕的疾病，卻不幸染上病毒。或許那種疾病就是經由治療師自己的雙手傳播的。不論如何，等到這系列感染結束之後，已經有四十九人經診斷證實患病，其中二十九人不治，病案致死率將近六〇％。

一年過後，梅依波特二村疫情爆發了，這是系列爆發事例的第二波。再過了八個月，法蘭西維國際醫學研究中心的科學家和其他機構應變出動處理第三波爆發，這次是發生在加彭中部帛威鎮（Booué）。

帛威鎮的情況，大概在更早三個月之前就開始了，一九九六年七月，有個獵人死在一處名為ＳＨＭ的伐木場，位於帛威鎮以北約四十英里處。事後那個獵人的致命症狀經確認與伊波拉病毒症相符，不過在那時候，他的狀況並沒有觸發警報。六週過後，同一處伐木場又有一位獵人神祕死亡。接著是第三名。他們供應營地的是哪種肉品？有可能是五花八門的野生動物，包括猴子、遁羚、叢林豬（bush pig）、豪豬，甚至還可能（儘管法律限制）包括猿類。而且當時同樣有森林裡死了黑猩猩（指倒斃，非被人獵殺）的目擊報告傳來。早先三起人類病例似乎都彼此無關，彷彿每個獵人都是在野地染上病毒。接著第三名獵人把問題擴大了，於是他自己除了是個受害者之外，本身也成為病毒傳播者。

他在帛威鎮短期入院，不過後來逃離那家機構，躲開醫療管理當局，前往附近一處村落，向那裡的另一位巫醫求助。儘管有治療師照料，那名獵人依然死了——接著那位巫醫和巫醫的一位姪兒也相繼死亡。群發事件開始了。十月間和後續數月期間，帛威鎮上和周邊地區出現更多病例，暗示有更多起人傳人的感染事例。好幾位病人經轉送到加彭首都自由市（Libreville）各醫院，全都死在那裡。一位加彭醫師為其中一位患者施行醫療處置，結果自己也病了，他對本國的健康照護水準沒什麼信心，搭機飛往約翰尼斯堡接受治療。那位醫師似乎活了下來，不過一位照顧他的南非護理師發病死亡。伊波拉病毒自此就從中非洲傳遍整個非洲大陸。這第三波爆發的最終統計顯示，連同帛威鎮、自由市和約翰尼斯堡計算在內，總共有六十起病例，其中四十五例致命。致死率呢？這個數字各位心算就求得出來。

在這雜亂的病例和細節當中，有幾項共通因素相當引人矚目：爆發地點的森林破壞現象、猿類和人類死亡事例、牽連到醫院接觸或傳統治療師的相關繼發病例，以及從六〇％到七五％不等的高度病案致死率。任何傳染病能高達六成比率就算極高了（狂犬病除外）；這種疾病說不定還比（舉例來說）中世紀法國的淋巴腺鼠疫死亡率更高，而那還是黑死病進入最嚴重時期的狀況。

從一九九六年開始，幾年期間，梅依波特二村周圍地區又接連遭受伊波拉病毒症侵襲，人類和大猩猩同時遭殃。一處重災區位於蒙比利河（Mambili River）沿岸，那是在剛果西北部，緊鄰加彭邊境，那裡也是一片密林區，裡面有好幾個村落，一座國家公園，還有一處最近才建立的保留地，稱為洛希大猩猩保護區。費伊和我先前也曾徒步跋涉那片地帶，那是在二〇〇〇年三月間，接下來短短四個月之後，我就要和他在明凱貝那座孤立岩山會合。比起明凱貝的空曠情況，我們見到蒙比利流域的時候，那裡的大猩猩為數眾多，兩邊相差非常懸殊。然而兩年過後，到了二〇〇二年，洛希一支研究員隊伍開始發現大猩猩屍骸，其中有些經檢測出伊波拉病毒抗體陽性反應。（就證據可信度而言，抗體檢測呈陽性，並不如發現活病毒那般引人矚目，卻仍有暗示意義。）幾個月間，他們研究的大猩猩當中有九成不見了（一百四十三隻當中的一百三十隻）。其中有多少隻只是跑掉了？多少隻死了？那群研究員根據確認死亡數和消失數，相當粗略地推估出總致死數，接著就在《科學》期刊發表了一篇論文，還下了個很有力的（卻過於自信的）標題：〈伊波拉爆發殺死五千頭大猩猩〉。

10 追蹤大猩猩

二〇〇六年我回到蒙比利河，這次是隨威廉・卡瑞許（William B. Karesh，小名「比利」Billy）帶領的團隊同行。當時卡瑞許在紐約的國際野生生物保護學會（Wildlife Conservation Society, WCS）主持田野獸醫計畫（Field Veterinary Program），如今他轉任生態健康聯盟（EcoHealth Alliance）扮演相仿角色。生態健康聯盟的使命是研究人畜共通傳染病，並預防世界各地爆發疫情。卡瑞許是位獸醫，也是人畜共通傳染病權威。他是個腳踏實地的田野工作人員，在南卡羅來納州查爾斯頓市（Charleston）長大，以馬林・帕金斯（Marlin Perkins）為師，他那位師法對象的常態工作制服包括一身醫護藍衫、一頂廣告棒球帽，還蓄留一嘴鬍鬚。卡瑞許生性服膺經驗論，說話輕柔，幾乎不帶絲毫口型變化，也儘量避免斬釘截鐵的言詞，彷彿生怕那會傷害他的牙齒。通常他都帶著一抹狡黠的微笑，流露他賞識天下奇觀，戲看世間百態與人類愚行的興致。不過他前往蒙比利出的這趟任務，卻絲毫沒有好玩的成分。他是來射擊大猩猩，不過不是用子彈，而是用鎮靜劑飛鏢。他的目的是要抽取血液樣本，用來進行伊波拉病毒抗體檢測。

我們的目的地是一處稱為莫巴貝複合區（Moba Bai complex）的地方，裡面是一群林間天然空地，鄰近蒙比利河上游東岸，和洛希保護區相隔沒多遠。這個「貝」（bai）字在非洲法語國家是指濕地草原，通常擁有可供動物舔食的鹽沼地（salt lick），周圍林木環繞，像一處祕密花園。除了和這處複合區同名的莫巴貝之外，附近還有三、四片這種濕地草原。大猩猩（和其他野生生物）頻繁出沒於這些濕地草原，這裡有鈉含量充足的莎草和紫菀在廣闊天空下生長，因此經常積水，也享有充分日照。我們搭乘一條超載的獨木舟，由四十匹馬力舷外機驅動，沿蒙比利河逆流而上來到蒙巴。

那條船載著我們十一人，加上多得嚇人的一堆器材。我們有一台瓦斯冰箱、兩台液態氮冷凍櫃（用來保藏樣本）、注射器、針頭、藥水瓶與儀器，全都細心包裹妥當，還有醫用手套、防護服、帳棚、防水布、米、富富、鮪魚罐頭、豌豆罐頭、好幾盒劣質紅酒、許多瓶裝水、幾張摺疊桌和七張可以收疊的白色塑膠椅。我們運用這些工具和奢侈補給品，在莫巴的對岸設立了一處田野工作營。我們的團隊包括一位名叫普洛斯珀．巴洛（Prosper Balo）的追蹤專家，加上其他幾位野生動物獸醫、幾位森林嚮導和一位廚師。巴洛在疫情爆發之前和期間都在洛希工作。我們就要在他的引導下巡梭那片濕地草原複合區，這裡到處長滿多汁植物，之前還因為幾十隻大猩猩每天都來這裡吃東西、休息而出名。

早先在伊波拉肆虐之前，卡瑞許已經兩度前來這片地區，追查大猩猩的健康基線資料。一九九九年一趟考察，他一天之內就在這裡看到了六十二隻大猩猩；二〇〇〇年，他回來試行用飛鏢麻醉幾隻。「每天，」他告訴我，「每處濕地草原至少都有一個家族團體。」他不希望造成太大騷動，只麻醉了四隻，為牠們秤重並檢查明顯疾病（好比熱帶莓疹，一種細菌性皮膚傳染病，又稱雅司病〔yaws〕）並採集血液樣本。當時那所有四隻大猩猩的伊波拉病毒抗體檢測都呈陰性。這次情況就不同了。他希望找到熬過二〇〇二年大暴斃事件的倖存者並採得血清。於是我們滿懷期望開始動手。過了一天又一天。就我們所見，完全**沒有**倖存者。

珍貴的少數幾隻，終究是不夠進行大猩猩飛鏢麻醉來取得有用的資料（這總歸是種危險的作業，對射飛鏢的人和射擊的標靶來講都有若干風險）。我們的莫巴監看作業持續超過一週。每天大清早，我們都越過河川，從一處濕地草原悄聲走到另一處，我們藏進河濱的濃密植被，隱蔽身形，耐心等待大猩猩出現。結果一隻都沒來。我們一般都是在雨中守候。出太陽時，我就讀一本厚書，或者守在地上打盹。卡瑞許攜帶空氣步槍待命守候，飛鏢裡面填滿替來他明（tiletamine）和唑拉西泮（zolazepam）的混合藥物，用來麻醉大猩猩的上選鎮靜劑。再不然我們就緊跟著巴洛，徒步穿越森林，隨他搜尋大猩猩蹤跡，結果依舊一無所獲。

第二天早上，我們沿著一條濕軟小徑前往濕地草原，沿路見到豹子足跡、大象足跡、水牛足跡和黑猩猩蹤跡，但完全沒有大猩猩的跡象。到了第三天，依然沒有大猩猩，於是卡瑞許說：「我想牠們都死了。伊波拉來過這裡。」他估計，只有少數幾隻幸運兒存活下來，牠們或者沒有受到疾病感染，或者抵抗力夠強，才活了下來。話說回來，他表示，「那就是我們感興趣的一群，」因為果真有活下來的，那麼說不定牠們就帶了抗體。第四天，卡瑞許和巴洛脫離我們其他人，追蹤搥胸聲響和尖聲嚎叫，設法找到了一隻激動狂亂的雄性大猩猩，他們在濃密矮樹叢中向牠爬去，貼近至不到十碼的距離。突然之間，大猩猩站了起來，只露出牠的腦袋，出現在他們眼前。「我差一點就把牠給殺了」後來卡瑞許表示，「把牠射穿。」意思是在牠兩眼中間打出個彈孔，而不是射中脅側安全部位讓牠無法動彈。於是卡瑞許沒有開火。大猩猩又發出一聲嚎叫，然後就跑開了。

我的筆記第六天有這麼一條記載：「沒有、沒有，沒有大猩猩，沒有。」我們的最後機會，第七天，巴洛和卡瑞許追蹤另外兩隻大猩猩，在沼澤密布的森林中穿梭了好幾個小時，卻連好好看上一眼都沒有。大猩猩在莫巴貝一帶已經稀少得令人心驚，殘留離群個體都很害怕畏怯。同時雨水繼續落下，帳棚泥濘不堪，河水也上漲了。

我們不在森林裡面的時候，我就待在帳棚裡面和卡瑞許討論，也和他的團隊所屬三位駐紮非洲的國際野生生物保護學會獸醫談話。其中一位是阿蘭・翁德扎伊（Alain Ondzie），他是個瘦長靦腆的剛果人，在古巴接受培訓，西班牙語和法語都很流利，還通曉好幾種中非洲語言，他生性討人喜愛，每當有人逗弄、取笑，他總是開心接連點頭、咯咯發笑。翁德扎伊的主要工作是因應處理從全國各地傳來的黑猩猩或大猩猩死亡報告，他得盡快趕往現場，採集組織樣本來進行伊波拉病毒檢驗。他向我描述用來從事這種工作的工具和程序，還有當他抵達現場的時候，屍體無一例外都已經腐敗，而且除非有反面證據，否則都先假設遺骸充滿伊波拉病毒。他的工作裝束包括一件拋棄式防護服，搭配一頂透氣頭罩，還有橡膠靴、防潑濺圍裙，加上三雙手套，手腕部位用寬膠帶貼好。劃開第一道切口取樣是個冒險動作，因為屍體有可能脹滿空氣，說不定會爆裂。不論如何，死掉的大猿體表通常都滿布吃腐肉的昆蟲——螞蟻、細小的蠅類，甚至蜜蜂。翁德扎伊談起一次經歷——三隻蜜蜂從屍體爬上他的手臂，鑽進他的頭罩蓋片底下，朝下爬過他的體表，然後就在他處理樣本的時候開始螫他。伊波拉病毒能不能隨蜜蜂螫針一起移動？沒有人知道。

這份工作會不會讓你害怕？我問翁德扎伊。現在不會了，他回答。你為什麼要做這種事情？我問他。你為什麼喜愛這份工作？（顯然他是很喜愛）。「**好問題，**」他說，一邊習慣性地接連點頭和咯咯發笑。接著他用比較認真的語氣補充說明，「因為這讓我可以應用我所學，能不斷學習，而且還可以拯救生命。」

團隊中有另一位成員是派翠西亞．里德（Patricia Reed，小名「翠西」〔Trish〕），十五年之前以生物學家身分前來非洲。她先研究拉薩熱，接著是愛滋病，受聘進入法蘭西維國際醫學研究中心，在衣索比亞累積了一些田野經驗，接著上波士頓塔夫茨大學（Tufts University）獸醫學院，取得了獸醫資格。她回到法蘭西維國際醫學研究中心研究一種猴類病毒，後來國際野生生物保護學會一位田野獸醫來這裡出外勤，不幸在加彭偏遠簡陋機場墜機身亡。卡瑞許僱用里德來接替那位喪命的女士。

里德告訴我，她的工作範圍涵括了種種會威脅大猩猩健康的傳染病，伊波拉病毒只是其中最奇異的一種。其他的大半都是比較帶傳統風格的人類疾病，由於大猩猩和我們的基因組成相似度很高，很容易染上這類病症：結核病、脊髓灰質炎、麻疹、肺炎和水痘等。每當有不健康的人在森林中走路、咳嗽、打噴嚏和拉屎，大猩猩都有可能接觸到這種傳染病。凡是這樣反向進行——從人類到非人類物種——的溢出，都稱為**人畜共通的人類傳染病**（anthroponosis）。舉例來說，著名的山地大猩猩（mountain gorilla）便面臨麻疹等人類傳染病的威脅，而帶病的元凶，正是前來寵愛牠們的生態觀光客。（山地大猩猩是東部大猩猩〔eastern gorilla〕之下的一個亞種，嚴重瀕臨絕跡，分布範圍侷限於盧安達境內維龍加火山群〔Virunga Volcanoes〕的陡峭山坡地帶和鄰近地區。中非洲森林的西部大猩猩〔western gorilla〕純粹是個低地物種，數量比較多，卻也遠遠稱不上安穩無虞。）西部大猩猩的棲所已經遭受伐木活動破壞，還有人加以獵捕，把牠們變成叢林肉，供本地人食用或送往市場販售，此外再加上傳染病，結果就有可能把如今數量還相對較多（總數或許達十萬隻）的西部大猩猩，推向如同山地大猩猩那般處境，落得只剩零星孤立，艱苦存活的小族群，或者陷入局部滅絕慘況。

不過比起庇護山地大猩猩的維龍加山脈狹窄坡地，中非洲的森林依然相當遼闊；西部大猩猩的生息地帶並不舒適又幾乎無法穿越，牠們在老家並不會見到多少生態觀光客。也因此麻疹和肺結核並不是那裡面臨的最嚴重問題。里德表示，對於西部大猩猩物種而言，「我要說，毫無疑問，伊波拉病毒是最重大的威脅。」

她解釋道，肆虐大猩猩族群的伊波拉病毒之所以這麼難處理，不只是由於病毒相當凶暴，資料不足也是個原因。「我們不知道以前這裡有沒有這種病毒。我們不知道牠們是不是逃過它的毒手。但是我們必須知道，病毒是如何在群體間傳播。我們必須知道現在它**在哪裡**。」凡是有關**哪裡**的問題，都有兩個面向。伊波拉病毒在中非洲散布得多廣？它潛伏在哪種儲存宿主物種體內？

第八天，我們打包妥當，重新運上小船，然後就啟程沿著蒙比利河順流而下，沒有帶走任何能為數據體系增添內容的血液樣本。我們的任務以挫敗收場，罪魁正是讓這趟任務至關緊要的因素：大猩猩顯然失去了蹤影。這次又發生了狗在夜間默不作聲的奇特事例。卡瑞許從近距離看到了一隻大猩猩，卻沒辦法發射飛鏢打牠，接著又在巴洛擅長追蹤的敏銳雙眼協助下跟蹤其他兩隻。其他的，從前經常在這些濕地草原出沒的那幾十隻，說不定都四散分布到各地未知地帶，也或許牠們全都……死了？不論如何，以往大猩猩在這一帶數量很多，如今牠們都不見了。

病毒似乎也不見了。不過我們知道，它只是藏了起來。

11 病毒首次現身

藏在哪裡？將近四十年來，伊波拉病毒儲存宿主的身分，始終是傳染病界最隱密的小謎團。這個謎團，連同投入解謎的努力，都可以追溯至一九七六年首次確認伊波拉病毒症浮現之時。

那一年病毒在非洲兩度爆發，彼此獨立，不過幾乎同時出現：一次在薩伊（如今稱為剛果民主共和國）的北部，一次在蘇丹西南部（位於如今南蘇丹共和國境內一區），兩場爆發相隔三百英里。儘管蘇丹的疫情開始得稍早，薩伊事件卻比較著名，部分是由於那裡有一條小水道，稱為伊波拉河（Ebola River），最後那種病毒就以此命名。

薩伊爆發事件的聚焦點是一所小型天主教會醫院，院址設於本巴區（Bumba Zone）地帶一處名叫揚布庫（Yambuku）的村落裡面。九月中，那裡的一位薩伊醫師通報了二十四起案例，患者都罹患了一種引人矚目的新型疾病——那並不是普通瘧疾，它比瘧疾更恐怖、更血腥，典型特徵為血性嘔吐、流鼻血和血性腹瀉。那位醫師拍電報向薩伊首都金夏沙（Kinshasa）當局示警時，患者群中已經有十四位死亡，其他人也岌岌可危。到了十月初，揚布庫教會醫院已經關閉，理由很悽慘，因為院內人員大半都死了。幾個星期之後，世界各國的科學家和醫師因應情勢組織起來，遵照薩伊衛生部指示來到這裡會師，針對這種未知疾病進行一次緊急研究，並就疾病管控提出建言。這支應變團隊的成員分別來自法國、比利時、加拿大、薩伊、南非和美國，其中九位來自亞特蘭大的疾病控制與預防中心，後來這支團隊就稱為國際委員會（International Commission）。他們的領導人是卡爾·約翰遜，也就是當初一九六三年在玻利維亞處理馬丘波病毒事件的那位美國醫師暨病毒學家。那時他自己也染上了那種疾病，險些喪失性命。十三年後，他當上了疾病控制與預防中心特殊病原體部（Special Pathogens Branch）的負責人，卻熱情依舊，仍然致力奉獻，那次瀕死經驗或者攀登專業顛峰一點也沒讓他變得圓滑世故。

約翰遜應付馬丘波事件時，把焦點集中在生態面向，協助解除了那場危機。他關注的是，病毒沒有出手殺害玻利維亞村民時都待在哪裡？就那次的事例，儲存宿主的問題有跡可尋，答案也很快就找到了：有種本地小鼠把馬丘波病毒帶進人類的住所和糧倉。靠著陷阱捕捉滅除小鼠，有效終止了那場爆發。如今進入了一九七六年十月和十一月那段絕望、惶惑的時期，約翰遜在薩伊北部遇上了另一種不知名的隱形殺手，這時死亡數字攀升到好幾百人，他和同行的研究人員抽出時間來揣摩伊波拉病毒的狀況，就如同當初他針對馬丘波病毒探究的問題：這個東西是從哪裡來的？

當時他們已經知道，薩伊病原體是種病毒。這項認識歸功於海外各實驗室（包括疾病控制與預防中心）收到臨床樣本之後，迅速完成作業，分離出病毒。（約翰遜飛往薩伊之前，便親自領導疾病控制與預防中心進行分離作業。）他們知道，這種病毒很像馬堡病毒，那是九年之前業已確認的另一種致命病原體；電子顯微圖像顯示，它同樣呈絲狀扭曲構造，像一條痛苦至極的絛蟲。不過實驗室檢測也披露，伊波拉病毒和馬堡病毒明顯不同，足以判定這是種新的類型。到最後這兩種蠕蟲狀病毒，伊波拉和馬堡病毒，都經判歸新的一科：**線狀病毒科**。

約翰遜的團隊還知道，那種新的病原體（伊波拉病毒）必須寄宿在某種人類以外的活動物體內，它在那裡生活時，比較不會造成破壞，能長久存續下來。不過就他來講，儲存宿主是誰的問題，還不如其他要項那般急迫，好比如何截斷人傳人感染通路、如何保住患者的生命，還有如何遏止爆發情勢等。後來團隊的報告指出，「生態調查做得相當有限，」而且調查結果也全都是否定的。伊波拉病毒只出現在人類身上，其他完全無跡可尋。不過事後回顧，反面的資料卻很有趣，起碼記錄了早期研究人員檢視了哪些地方。他們從遭受伊波拉感染的村莊採集了八百一十八隻臭蟲，搗成蟲漿，完全沒有找到絲毫病毒證據。他們研究過蚊子，什麼都沒有。他們從十隻豬和一頭牛身上抽血——全部證實沒有伊波拉病毒。他們抓了一百二十三隻齧齒類動物，包括六十九隻小鼠、三十隻大鼠和八隻松鼠，沒有一隻是病毒帶原者。他們還檢視了六隻猴子、兩隻遁羚和七隻蝙蝠的內臟，這些動物也都是清白的。

國際委員會的成員見此都更為審慎了。「過去三十年來，全世界從來不曾出現這麼富戲劇性，或者這麼可能爆發疫情的新型病毒性急症，」他們在報告中提出警告。文中指出，病案致死率高達八八%，這是除狂犬病之外的最高紀錄。（狂犬病患者若是沒有在症狀出現之前予以治療，死亡率幾達百分之百）。委員會向薩伊官方提出六點緊急建言，其中包括地方層級的保健措施和全國性的偵測監控。不過裡面並沒有提到伊波拉病毒的儲存宿主是誰，那屬於科學事務，比起向莫布杜總統（President Mobutu）的政府提出的行動事項稍微抽象了一些，所以還得再等等。

結果一直等到現在。

揚布庫事件過後三年，約翰遜和委員會的其他幾位成員，依然在揣摩儲存宿主問題。他們決定再試一次。由於欠缺資金，無力籌組專門尋找伊波拉藏身處的探勘行動，於是他們決定搭便車，掛在世界衛生組織負責協調的薩伊猴痘長期研究計畫底下進行。猴痘是種重症，雖然並不像伊波拉病毒症那麼搶眼，不過也是由潛伏在（當時依然尚未確認的）單一或多種儲存宿主身上的病毒引發的病症。因此這樣結合起來進行研究，似乎很自然，也很經濟，他們可以動用兩套分析工具，來篩檢採集來的同一批檢體。這次田野小組同樣從本巴區各村落和周圍森林採集動物，此外也兼及薩伊北部和喀麥隆東南部的其他地區。這次他們藉由陷阱、狩獵行動，還提供賞金鼓勵村民帶來活動物，最後總共獲得超過一千五百隻動物，分屬一百一十七個物種。收穫有猴子、大鼠、小鼠、蝙蝠、獴、松鼠、穿山甲、鼩鼱、豪豬、遁羚、鳥、陸龜和蛇。小組人員首先為每隻動物採集血液樣本，接著剪下小片肝、腎和脾。這所有樣本都分別裝進小瓶，超低溫冷凍，隨後便運回疾病控制與預防中心進行分析。樣本組織所含的活病毒，可不可能繼續滋長？血清中能檢測出伊波拉抗體嗎？約翰遜和協同作者在《傳染病期刊》（*The Journal of Infectious Diseases*）文章中坦承，最後結果是否定的：「沒有發現伊波拉病毒感染的證據。」

追捕伊波拉病毒儲存宿主之所以特別困難，又特別難以聚焦，其中一項因素就是，這種疾病在人類族群瞬息變化的特質。它有時會消失，接連多年不見蹤影。這對公共衛生來講相當幸運，對科學而言卻是種拘束。病毒生態學家可以前往任何地方，探進任何物種生物體內，深入非洲任何森林來尋找伊波拉，但是這些都是很大的「大海」，要撈的病毒這根「針」卻又很小。就空間和時間來看，最有希望的搜尋目標是有人染上伊波拉病毒症、性命垂危的當地和當時。結果在一段很長的間歇時段，也沒有人因為那種疾病而瀕臨死亡——至少沒有哪個人的死亡事件引起醫療主管機關的注意。

一九七六年揚布庫爆發事件之後，接著在一九七七年和一九七九年間，薩伊和蘇丹又爆發了兩起小型疫情，隨後伊波拉病毒屬就銷聲匿跡十五年，期間非洲全境幾乎都不曾見到它們現身。回顧一九八〇年代早期，當時說不定也零星出現了幾起病例，不過那只是種猜想，並沒有確認疫情，也沒有觸動緊急應變措施；在那幾次不嚴重的事例當中，感染鏈似乎都自行「耗竭」而消失了。這個概念和致命性很高而且具有中等接觸傳染強度的病原體特別有關。病原體耗竭的意思是指，有一些人死亡，另有一些人受了感染，但其中少數死了，其他人則全都康復，而病原體也不再繼續蔓延。事態自行平息，於是世界衛生組織、疾病控制與預防中心和其他專家機構，也就不再需要召集特別行動小組。然後過了一段時期，它回來了——這次疫情發生在梅依波特二村和加彭其他地方，甚至還出現在一處更令人心驚的地方，那裡叫做基奎特（Kikwit）。

基奎特在薩伊境內，位於金夏沙以東約三百英里處。有別於揚布庫、梅依波特二村以及帛威鎮外的伐木場，有個非常重要的特點：那是一座擁有二十萬居民的城市。城裡有好幾所醫院，它和更廣大世界的聯繫程度，其他爆發地點都無法與之相提並論。不過基奎特四周同樣有森林環繞。

基奎特爆發的第一起確診病例是一名四十二歲男子，他在林間或鄰近地區工作，對森林說不定也造成了小幅破壞。他清出幾片土地來從事農耕，種植玉米和木薯，還採集林木來燒製木炭，整個活動範圍位於城市東南五英里處。他如何取得木材原料？他怎樣為菜園引進日光？大概都是靠砍樹吧。這個人在一九九五年一月六日病倒，一週之後死於一種出血熱。

在那時候，他已經直接感染了至少三個家人，這些人全都因病喪生，還把這種傳染病散播到更廣的社交圈，其中有十個人在之後幾週死亡。他有些往來親朋顯然把病毒帶進了市內的婦產科醫院，感染了一位實驗室技師，接著又從那裡傳進了基奎特綜合醫院（Kikwit General Hospital）。那位技師在基奎特綜合醫院接受治療時，感染了好幾位幫他動手術的醫師和護理師（他們懷疑那是種傷寒性腸穿孔，因此切開他的腹部），還波及幫忙看護他的兩位義大利修女。技師死了，修女死了，地方官員設想這是流行性痢疾（epidemic dysentery），這次誤診造成病毒進一步在基奎特地區其他醫院的患者和醫務人員之間傳布。

有關痢疾的假設並不是所有人都能接受。衛生部一位醫師認為，那其實很像是種病毒性出血熱，暗指那是伊波拉。這個合理猜測不久就在五月九日確認，證據出自送往亞特蘭大亞疾病控制與預防中心的血液樣本。是的，沒錯：那是伊波拉病毒。到了八月，疫情進入尾聲，已經死了兩百四十五人，包括六十名醫務人員。一旦誤以為伊波拉病人患的是其他疾病（好比潰瘍引發的胃腸出血），為他施行腹部手術就是種非常危險的工作。

這時另一支國際團隊也出發搜尋儲存宿主，六月初來到基奎特城會合。團隊成員分別來自美國疾病控制與預防中心、薩伊一所大學和馬里蘭州的美國陸軍傳染病醫學研究院（US Army Medical Research Institute of Infectious Diseases, USAMRIID，先前為生物武器實驗室，如今專門從事疾病研究和生物防護，以下簡稱「陸軍傳染病研究院」），還有一位團員是丹麥害蟲侵害實驗室（Danish Pest Infestation Laboratory）研究員，這個人想必對齧齒類了解很深。他們來到疑似溢出現場開始工作，這裡就是第一個受害者，那位四十二歲不幸男子的木炭坑和農田所在地，位於城市東南方。往後三個月間，他們在那處地點和其他位置設陷阱、架捕網，捉到了數千隻動物。其中多數屬於小型哺乳類和鳥類，加上幾隻爬蟲類和兩棲類動物。所有陷阱都設在市界之外的林間或熱帶草原區。就基奎特城內地區，團隊在一處聖心佈道所（Sacred Heart mission）用網子捕捉蝙蝠。他們把捕獲的動物逐一殺死、抽血，解剖取出脾臟（有時也取出肝、腎等其他器官），冷凍貯藏起來。他們還從狗、牛和寵物猴子身上採得血液樣本。整個成果包括三〇六六份血液樣本和二七三〇件脾臟，全都運回美國疾病控制與預防中心進行分析。血液樣本先經輻射殺滅病毒，接著就使用當時最好的分子試驗法來進行伊波拉病毒抗體檢測。脾臟轉送到一處生物安全第四等級（BSL-4）實驗室，這是約翰遜早期工作時所建立的新型設施（他還列名這種設施的先驅設計師之林），裡面裝設有多重密封、負壓和精密的過濾裝置，而且實驗室人員工作時都身著太空服——形成一處密封防護隔間，人在裡面安全處理伊波拉病毒，無虞意外釋出（理論上）。沒有人知道，這批薩伊脾臟有沒有哪件含有病毒，為防萬一，全都當成有病毒來處理。實驗室人員取得脾臟原料，細密碾磨之後添進細胞培養液裡面，試行培養病毒。

沒有一個培養出病毒來。細胞培養基依然無憂無慮，看不出病毒滋長的斑點。抗體檢驗也沒有查出陽性反應。於是伊波拉病毒就這樣再次溢出，釀出軒然大波，接著消失不見。它只在一群病人和垂死患者體內現形，此外完全無跡可尋。它是蒙面客蘇洛，是沼澤之狐，是開膛手傑克——危險、來無影、去無蹤。

基奎特城這次為期三個月的大陣仗團隊努力，不該算是徹底失敗；一項研究設計得好，就算得出負面結果，往往都能縮小可能範疇，但畢竟還是多了一次落得失敗下場的艱苦嘗試。說不定基奎特團隊去得太晚，燒炭工生病之後隔五個月才來到現場。說不定從雨季轉變成乾季，導致儲存宿主（不論那是誰）遷往別處，或躲藏起來，或者族群數量減少。說不定病毒本身的數量減至最低，只殘留稀少族群，在這段淡季時節，就算寄宿儲存宿主體內，也無從偵測。基奎特團隊說不出所以然。最後他們還是寫出報告，裡面除了羅列**不含**伊波拉病毒的冗長動物清單之外，最值得注意的層面就是，內容清楚陳述當初引導他們這項研究的三項關鍵假設。

第一，他們（基於較早期研究）猜想，儲存宿主是種哺乳動物。第二，他們指出，伊波拉病毒症在非洲幾度爆發，總是與森林有連帶關係。（就連發生在基奎特的都市疫情，也是從市外林間的燒炭工開始。）因此似乎可以穩當假設，儲存宿主是住在森林的動物。第三，他們也指出，伊波拉病毒爆發事例都不定時零星出現——有時在兩起事件當中間隔了好幾年。這種間隙意味著，人類從儲存宿主染上疾病是種罕見的事例。接著溢出稀有性又暗示了兩種可能性：要麼儲存宿主本身就是種罕見的動物，不然就是那種動物很少和人類接觸。

除此之外，基奎特團隊就說不出什麼道理了。他們在一九九九年發表他們的論文（連同伊波拉病毒完整系列報導一併刊載在《傳染病期刊》的一份特別增刊），以權威語調載明這次負面結論。過了二十三年，儲存宿主依然深藏不露。

12 四處現蹤

「我們必須知道它在哪裡，」里德說過這句話。她指的是伊波拉病毒的兩個未解問題，還有它的空間位置。第一個問題是生態上的：它藏在哪種活體生物裡面？那是有關儲存宿主的問題。第二個問題是地理上的：它在非洲大地上的分布情況為何？第二個問題必須等到儲存宿主身分確認，追查出它的分布狀況之後才有可能解決，否則大概無法回答。在此同時，唯一能反映伊波拉病毒行蹤的資料，就是地圖上代表人類疫情爆發位置的標繪點。

讓我們來瀏覽一下那幅地圖。前面我已經提到，伊波拉病毒是在一九七六年第一次現身，那時揚布庫發生慘烈事件，蘇丹西南部也出現規模稍小的危機，不過依然嚴重到奪走一百五十一條人命。蘇丹那次爆發，主要集中在靠近薩伊邊境的一座城鎮，位於揚布庫東北方五百英里處。病毒剛開始是在一家棉花廠的雇員之間傳播，廠房椽木有蝙蝠停棲，樓板有大鼠奔竄。致死率比薩伊的情況低，「只有」五三%，實驗室分析披露，蘇丹的病毒就基因方面迥異於薩伊的病毒，箇中差異足以把它歸入另一個物種。後來那個物種便冠上措詞謹慎的分類學名稱，叫做蘇丹型伊波拉病毒（*Sudan ebolavirus*）。官方俗名簡稱為蘇丹病毒（Sudan virus），少了令人顫慄的「伊波拉」字眼，不過依然代表一種危險的厲害殺手。約翰遜和他的同事在揚布庫找到的那種品系，原本就稱為伊波拉病毒，仍沿用下來，屬於薩伊型伊波拉病毒（*Zaire ebolavirus*）。這種稱法似乎很容易混淆，然而稱號必須精準，與時俱進，這樣才能讓事情清楚分明。最後總共辨識出五種伊波拉病毒。

一九七七年，一個小女孩染上出血熱，死在一家教會醫院，醫院位於薩伊西北部一座名叫坦達拉（Tandala）的村中。從她的遺體採集血液樣本，沒有冷凍就送往美國疾病控制與預防中心，結果發現了伊波拉病毒。然而這並不是在細胞培養液中找到，而是在接種給活體天竺鼠之後，才發現病毒在牠們的器官內複製。（在那個時候，對抗新興病毒的現代田野行動才剛起步，處境十分艱困，方法論必須隨機應變來予克服，好比在熱帶簡陋田野條件下讓活病毒持續冷凍。）約翰遜再次成為實驗室團隊的一員；由於他在短短一年之前，已經在東邊兩百英里處，應付第一次爆發疫情，這樣安排似乎很合邏輯。但是那個死在坦達拉的九歲小女孩，只是個偶發事例。她的家人親友始終沒有受到感染。就她如何染病方面，連個假設都沒有。後來發表的報告（約翰遜同樣擔任協同作者）只在描述那個女孩的本土生活區時暗示提及：「與大自然的接觸相當密切，村莊都位於茂密雨林的林間空地，或坐落於熱帶草原地區的河川岸邊。」她是不是碰觸了死去的黑猩猩？在積滿灰塵的棚屋裡面，連同塵埃吸進了齧齒類動物的尿液？或者嘴唇碰觸到不該碰的林中花朵？

兩年過後，蘇丹病毒再次現身，這次的浮現地點，正是先前那同一家棉花廠，廠內一位工人受了感染被送進醫院，在醫院感染了另一位病人，病毒在院中大肆橫行，等它收手之時，已經死了二十二人。病案致死率同樣很高（六五％），不過低於伊波拉病毒。蘇丹病毒似乎不是那麼要命。

接著又過了十年，線狀病毒才以另一種型態再次現身，而且出現在料想不到的地方：美國維吉尼亞州的雷斯頓區（Reston）。

倘若你讀過理查．普雷斯頓（Richard Preston）的《伊波拉浩劫》（*The Hot Zone*），那麼你就知道這次事件。那本書記述一九八九年一場爆發事件：一種類似伊波拉的病毒，侵襲圈養的亞洲猴。事發地點在雷斯頓郊區一處實驗室動物檢疫設施，和華盛頓特區只隔著一條波多馬克河（Potomac）。線狀病毒專家對普雷斯頓這本書的意見好壞參半，不過和其他任何期刊論文或新聞報導相比，這本書毫無疑問讓伊波拉病毒屬更是惡名昭彰，也更讓一般民眾心懷恐懼。一位專家告訴我，那本書還引來「一陣資金熱潮」湧向病毒學家，「那些人之前從來沒有見過一毛錢挹注他們做的這種異類病原體研究！」倘若這種病毒能侵入維吉尼亞州一處辦公園區裡一棟無足為奇的建築，屠殺裡面關在籠子中的靈長類動物，難道它就不能侵入任何地方，殺死任何人？

這裡討論的那處設施稱為雷斯頓靈長類檢疫機構（Reston Primate Quarantine Unit），隸屬康寧公司（Corning）旗下一個名叫黑澤爾頓研究製品公司（Hazelton Research Products）的分支機構。那群不幸的猴子俗名長尾獼猴（學名：*Macaca fascicularis*，又稱為食蟹猴），經常用來做醫學研究。牠們由菲律賓空運過來，顯然隨身還帶著線狀病毒——一種致命的偷渡客，就如同當初天花病毒隨著帆船船員蒞臨一樣。兩隻獼猴在抵達時就死了，歷經這般壓力緊迫的航程，死亡並非反常事例；然而隨後幾個星期當中，在那棟建築裡面，還有許多隻也紛紛死去，這就不正常了。最後情況觸發警報，感染病原體經確認屬於伊波拉病毒屬的病毒——至於是**哪個**種類，則尚未具體確認。美國陸軍傳染病研究院派來一支隊伍，就像身著防護服的特警隊，前來殺死所有殘存的獼猴。接著他們封鎖雷斯頓靈長類檢疫機構，用甲醛氣徹底消毒。你讀普雷斯頓的書，就能得知那種令人寒心的詳情。專家都非常焦慮，因為伊波拉病毒屬的這種病毒似乎是藉由空飄飛沫在猴子間傳播；因此，萬一從建築物洩漏出去，就有可能飄送到華盛頓區的車流當中。它對人類是不是像對獼猴一樣致命？最後，檢疫機構幾位職員的抗體檢測呈陽性，不過那些人都沒有表現出症狀，讓人鬆了一口氣。實驗室作業披露，那種病毒和伊波拉病毒雷同，不過就像蘇丹病毒，兩者間差異也足夠將它歸入一個新的物種。後來便稱之為雷斯頓病毒（Reston virus）。

儘管名叫雷斯頓，這種病毒看來卻是菲律賓土生土長的病毒，不是出自維吉尼亞郊區。後續針對呂宋島上馬尼拉附近各家猿猴出口商號的調查，發現了相當數量的動物暴斃案例，其中多數都感染了雷斯頓病毒，另外還有十二個人體內存有該病毒的抗體。不過那十二個菲律賓人都沒有發病。所以關於雷斯頓病毒有個好消息（這是從一九八九年美國驚恐事件以及呂宋島追溯研究結果推知），它似乎並不會引致人類生病，只波及猴子。壞消息是，沒有人知道為什麼。

除雷斯頓病毒之外，伊波拉型病毒屬的野生病毒依然是非洲的獨有現象。然而，下一次浮現，發生在一九九二年十一月間，卻在非洲地圖上增添了一個地點。西非象牙海岸一處森林禁獵區的黑猩猩開始死去。那處禁獵區叫做塔伊國家公園（Taï National Park），坐落於象牙海岸和賴比瑞亞的國界附近，涵括非洲該區碩果僅存的原始雨林之一。那裡庇護著豐富多樣的動物種類，包括好幾千隻黑猩猩。

那裡有個黑猩猩群落已經由一位瑞士生物學家追蹤、研究了十三年。那位學者叫做克利斯朵夫・伯施（Christophe Boesch）。一九九二年事件期間，伯施和同事注意到族群數量驟減——有些黑猩猩死了，另有些則失去蹤影——科學家卻查不出原因。接著到了一九九四年底，短暫期間接連出現了八具屍體，同時還有其他個體失蹤了。其中有兩具腐敗情況不嚴重的黑猩猩遺體，經塔伊研究人員解剖並進行檢驗。其中一具經證實充滿一種狀似伊波拉的病原體，不過這點在當時並不是那麼清楚分明。驗屍當時，有個三十四歲瑞士女研究生戴了手套，不過沒有穿防護袍，也沒有戴口罩，結果她受了感染。怎麼染上的？沒有明顯的決定性接觸，沒有下刀失手，沒有扎針意外。說不定她是被黑猩猩血液沾染到一處皮膚傷口——細小的刮痕？或者臉上潑濺了飛沫。八天之後，這位女士開始發顫。

她服了一劑抗瘧疾藥物，情況沒有改善。她被轉送到象牙海岸首都阿必尚（Abidjan）的一家診所，在那裡同樣被當成瘧疾來處理。她持續發燒。第五天開始出現嘔吐、腹瀉，加上蔓延全身的皮疹。到了第七天，她被抬上了一架救護噴射機，空運送往瑞士。這時她**總算**戴上了口罩，現場的醫師和護理人員也都戴了。然而沒有人知道她生的是什麼病。登革熱、漢他病毒感染和傷寒都在考慮之列，瘧疾依然沒有排除。（伊波拉病毒並沒有列入優先考量名單，因為它從來沒有在象牙海岸現身。）到了瑞士，她入院住進一間雙層門負壓隔離室，接受了全套惡性疾病檢測，包括拉薩熱、克里米亞－剛果出血熱（Crimean-Congo hemorrhagic fever）、屈公熱、黃熱病、馬堡病毒症，還有，沒錯，這次也包括伊波拉病毒症。最後這一項可能性用上了三種檢定材料，各具特定標的：伊波拉病毒、蘇丹病毒和雷斯頓病毒。沒有陽性結果。不論她血液中存有哪種病毒，這些檢定試劑所含的抗體都不認得。

實驗室偵探堅持下去，設計了第四種檢定，這種檢定涵蓋面更廣、能周延測定出伊波拉病毒屬的全部病毒。這次檢驗她的血清時燈號亮了，陽性結果，昭告伊波拉病毒屬其中一種病毒的抗體現身。於是這位瑞士女士成為後來所稱塔伊森林病毒（Taï Forest virus）的全球第一位確診受害者。她先前動手解剖驗屍的黑猩猩，後來也接受組織檢驗，成為死後才經確認的第二號受害者。

那隻黑猩猩死了，她活了下來。又過了一週，她出院了。她瘦了十三磅，後來頭髮也脫落了，除此之外她的情況還算不錯。除了成為塔伊森林病毒的初始感染案例之外，那位瑞士女士還有另一項特點：她是已知非洲大陸之外攜帶伊波拉病毒屬傳染病的第一人。沒有理由假定，她會是最後一個。

13 生存的智慧

伊波拉病毒屬溢出事件在整個一九九〇年代不斷出現，並延續進入二十一世紀，偶發零星事例此起彼落，田野研究顧此失彼，案例層出不窮，足以讓部分科學家持續專注，也讓一些公共衛生官員憂心忡忡。一九九五年，象牙海岸事件過後不久，接著出現的就是基奎特的伊波拉病毒，這部分你已經讀過了。那次爆發過後六個月，梅依波特二村新疫情也開始了，這部分你應該也還記得。關於梅依波特二村有一點我還沒有提到，儘管那個村莊位於加彭，病原體則是根源自薩伊並稱為伊波拉病毒的那種病毒，而這也似乎就是那個病毒類群當中分布最廣的一種。後來又在加彭帛威鎮附近那處伐木場肆虐的病毒，也是伊波拉病毒。

同樣也是在一九九六那一年間，雷斯頓病毒又隨著另一批從菲律賓出口的獼猴再次輸進美國。這次也是馬尼拉附近那同一家出口商輸出的，早先那批病猴，就是他們空運到維吉尼亞州雷斯頓，這批則是送到德州愛麗絲市（Alice）一家商務檢疫機構，那裡距紐埃西斯郡的首府聖體市（Corpus Christi）不遠。其中一隻獼猴死亡，檢驗測確認有雷斯頓病毒，為防萬一，其他四十九隻安置在同一房間內的獼猴全都採「安樂死」處理（死後檢測多呈陰性）。當初協助卸貨、處理獼猴的十位員工也做了感染篩檢，他們的檢測結果也都是陰性的，不過他們沒有一人接受安樂死。

烏干達成為那種病毒在非洲的下一個已知現身處所，二〇〇〇年八月，北方城鎮古盧（Gulu）附近開始爆發一場蘇丹病毒疫情。烏干達北部和當時的蘇丹南部接壤，因此蘇丹病毒越過國界或跨足兩國也不足為奇。怎麼越界？怎麼跨足？藉由身分未明的儲存宿主個體的移動，或者是該宿主物種的整體散布作用。這是個很中肯的實例，藉此就能說明解決儲存宿主謎團為什麼重要：只要知道哪種動物窩藏特定病毒，還有那種動物住在哪裡——反過來講，牠**不**住在哪裡——你也就能知道，那種病毒接下來有可能在哪裡溢出，還有大概不會發生在哪裡。這樣你才有所依據，可以集中力量，提高警覺。倘若儲存宿主是種齧齒類動物，住在蘇丹西南部森林，但不分布於尼日沙漠地帶，那麼尼日的牧人就可以放心了。他們有其他事情得去操心。

不幸的是，烏干達二〇〇〇年那次病毒溢出事件，釀成一場蘇丹病毒傳染疫病，在村落間和醫院間傳布，從該國北部蔓延到西南部，奪走兩百二十四條人命。

病案致死率同樣「只有」五三%，和當初一九七六年蘇丹境內第一次爆發的比率一模一樣。這種精準巧合，似乎反映了蘇丹病毒和伊波拉病毒之間的重大毒性差異。而這種差異，則有可能反映了它們就人類這種次級宿主的不同演化調適結果（不過或也可以解釋成一種隨機偶發事件）。

許多因素都能影響爆發期間的病案致死率，包括飲食、經濟條件、整體公共衛生和爆發出現地點能動用的醫療照護。我們很難把病毒的固有猛烈強度和這些情境因素區隔開來。不過有一點是可以確定的，那就是依照病毒對人類族群的影響來評斷，伊波拉病毒顯然就是你聽人談起的伊波拉病毒屬當中最惡劣的一種。至於塔伊森林病毒則根本沒辦法擺進那同一個頻譜——證據不足，這時還不能。由於已知只感染了一個人（若是把後來未經確認的案例計算在內，就可能有兩個），也沒有人病死，因此塔伊森林病毒的溢出傾向或許較低。它的致命性有可能沒那麼高，但也不確定；一個案例，就像擲一次骰子，證明不了任何事情，無從知道往後當次數更多時，有可能得出什麼結果。話說回來，塔伊森林病毒溢出可能發生得更為頻繁，卻只是徒然感染民眾，並沒有引發感受得到的疾病。目前還沒有人篩檢象牙海岸民眾來排除那種可能性。

演化在促使塔伊森林病毒（或任何病毒）減弱它對人類的毒性方面扮演的角色相當複雜，單憑病案致死率簡單比較很難推斷得出。單純的致死率，有可能和病毒成功複製以及長期存續毫不相干，而這兩種數值卻正是演化用來記錄得分的依據。要記得，人體並不是伊波拉病毒屬的主要棲居處所。儲存宿主才是。

就像其他人畜共通型病毒，伊波拉病毒屬的病毒或許適應了在儲存宿主（或儲存宿主群）體內的平靜生活，它們能穩定複製，卻不會大量繁殖，也幾乎不會惹出麻煩。一旦溢出侵入人類，它們就會遭遇一種新的環境，一組新的情況，還經常釀出致命禍患。一個人可以經由體液直接接觸，把病毒感染給另一個人。然而起碼就現況而言，伊波拉病毒屬的傳染鏈，卻從來不曾出現連續串接數千案例、跨越遙遠距離，或延續漫長時期的情況。有些科學家使用「終端宿主」（dead-end host）一詞來和「儲存宿主」相互區隔，並以此來描述人類在伊波拉病毒屬的生活和冒險當中所扮演的角色。這個名詞隱含的意義如下：爆發經遏制終至結束，在各種情況下，病毒都走上絕路，沒有留下後代。當然了，病毒並沒有全體同時踏上這趟行程，只有溢出的那個病毒**支系**把一切都押在這一著棋上——它死定了，完蛋了。它是個演化輸家。它並沒有紮穩根基，化身為人類族群的一種地方流行病。它沒有釀成嚴重疫情。根據截至目前的經驗，伊波拉病毒屬符合這種模式。謹慎遵循醫護程序（好比使用隔離病房、乳膠手套、防護袍、口罩和拋棄式針頭與注射器來落實隔離護理），通常就能制止它們。有時候更簡單的做法，也可以讓一場地方性溢出事件走上末途。這種事情的發生次數，有可能比我們所知還要更多。

所以建議：假使你的丈夫染上伊波拉病毒屬的某一種病毒，給他食物、水，還有愛，還可以為他祈禱，不過要保持距離，耐心等候，希望一切安好——然後，萬一他死了，不要用手掏除他的內臟。最好就後退一步，獻上飛吻，然後把小屋燒掉。

這類有關終端宿主的事務是種傳統智慧。適用於正常的事件經歷。不過還有另一個觀點也該予以考量。根據定義，人畜共通傳染病可算是超乎常態的事件，它釀成災禍的廣度，也可能非比尋常。每起溢出事件都像是病原體買下的一張彩票，一旦中獎，就能享有更宏偉的生存方式。雖然走出絕路的機會十分渺茫：它得前往從沒去過的地方，扮演從沒扮演過的角色。但有時候賭徒能大撈一票，想想人類免疫缺乏病毒（ＨＩＶ）。

14 黑暗中的細小光點

二〇〇七年年底，第五種伊波拉病毒浮現，這次是發生在烏干達西部。

二〇〇七年十一月五日，烏干達衛生部接到通告，本迪布焦（Bundibugyo）發生二十起神祕死亡案件，那裡地處偏遠，位於烏干達與剛果民主共和國（這是一九九七年新改的國名，之前稱為薩伊）接壤的山區。某種未知急性傳染病奪走那二十個人的性命，事發突然，其他人也身陷險境。那會不會是一種立克次體細菌，好比造成斑疹傷寒的病原菌？另一種可能禍首是伊波拉病毒屬，不過起初看來可能性較低，因為只有少數患者出血。血液樣本很快採集完成，空運到亞特蘭大疾病控制與預防中心進行檢驗，那裡用上了兩類檢定法，一類是能檢測出伊波拉病毒屬所有類型的通用型檢定，還有一類是分別檢測已知四種病毒的特殊檢定法。儘管四種特殊檢測全都呈陰性，通用檢測法卻得出了一些陽性反應。於是疾病控制與預防中心在十一月二十八日通知烏干達官員：那是伊波拉病毒屬的一種病毒沒錯，卻不是我們先前見過的種類。

進一步實驗研究確認，這種新病毒和其他四種至少各有三二%的基因差異。最後它就命名為本迪布焦病毒（Bundibugyo virus）。疾病控制與預防中心很快派出一支田野團隊，來到烏干達協助應付這次爆發。他們依循相仿情況的常態做法，和該國衛生當局協同努力，投入從事三項工作：照料病患，設法預防進一步蔓延，並調查疾病的本質。最終統計結果是一百一十六人受到感染，其中三十九人死亡。

後來科學團隊同樣依循常態做法，在期刊上發表一篇文章，就這次情況則是宣告發現了伊波拉病毒屬的一種新病毒。論文第一作者是喬納森・陶納（Jonathan S. Towner）。陶納是美國疾病控制與預防中心的分子病毒學家，擁有搜尋儲存宿主的田野工作經驗。除了指導實驗室工作之外，他還前往烏干達，和應變小組一起工作了一段時間。陶納的論文裡面有一段非常有趣的陳述，算是一段題外話，內容牽涉到伊波拉病毒屬之下的五種病毒：「不同種類病毒的基因組，彼此起碼存有三〇－四〇％的分歧，這種歧異程度，想必是反映了它們占有的生態區位，以及它們演化歷史的差別。」陶納和協同作者推想認為，伊波拉病毒屬各個種類之間的部分關鍵差別，包括致死率上的不同，或許關係到它們在哪裡和如何生活，也就是，它們這**向來**都隨著儲存宿主在哪裡和如何生活。

本迪布焦事件讓許多烏干達人感到不安。他們感到不安是很有道理的：烏干達如今擁有一項很遺憾的特點，它是世界上唯一曾經遭受伊波拉病毒屬兩種病毒爆發侵襲的國家（二〇〇〇年出現在古盧的蘇丹病毒，還有二〇〇七年出現的本迪布焦病毒），也是唯一在一年期間，同遭伊波拉病毒症和（由另一種線狀病毒引發的）馬堡病毒症爆發侵害的國家。（二〇〇七年六月，一處稱為基塔卡〔Kitaka〕的採金礦區發生馬堡病毒溢出事件，當時的驚悚處境是另一段故事的部分情節，箇中內情到時我也會講述。）國家遭逢這種不幸，難怪在二〇〇七年年尾，烏干達民眾間流傳種種謠言、故事和焦慮，導致追查真正由伊波拉病毒屬引起的疫情，這項使命也變得愈加困難了。

一位孕婦表現出出血熱徵候，產下胎兒之後死亡。嬰兒交由祖母照顧，不久也死了。很悽慘，卻也不足為奇；失去父母的嬰兒，往往在村落困苦條件下死亡。更值得注意的是，那個祖母也死了。據說一隻大猿（不確定是哪一種動物，但應該是黑猩猩或大猩猩）咬了家裡養的一隻山羊，讓牠受了感染；稍後那隻山羊被宰殺，一個十三歲男孩負責剝皮，隨後那個男孩的家人開始生病。不對，是有隻死掉的猴子被吃掉。不對，是蝙蝠被吃掉……。這些傳言多半禁不起考驗，不過傳言這般流傳，還有傳言的主題，則反映出人們對人畜共通傳染病的普遍直覺理解：這類疾病禍患，肯定多少根源自人類和其他動物的關係，不論那些動物是野生的或馴養的。十二月初傳來報告，接著二〇〇八年一月又有人通報，指稱該國邊陲地區發生可疑的動物死亡案例（猴子和豬）。有一則報告還提到，好幾條狗被病猴咬傷後死去。那是狂犬病流行嗎？那是伊波拉嗎？衛生部派人採集檢體並探察究竟。

事隔一個月，我去烏干達首都坎帕拉（Kampala）拜訪保健事務處處長（Commissioner of Health Services）山姆．奧克瓦（Sam Okware）博士，當時他表示：「之後還有一種新的流行病——害怕」。奧克瓦博士的其他職掌還包括擔任國家伊波拉病毒特別工作組的主席。「那是最難控制的，」他說道。「當時還有一種新的流行病——恐慌。」

他解釋，事發現場地處偏遠。都是周圍有森林環繞的村莊、聚落和小鎮。民眾大半靠野生生物維生。本迪布焦爆發期間，外界對當地居民退避三舍。他們的經濟停滯。外人不接受他們的錢，害怕上面帶有傳染病。主要城鎮的人口流失。銀行關閉。當病人康復了（倘若他們運氣夠好，能夠康復），出院回家，「旁人同樣對他們敬而遠之。他們的房子被燒掉。」奧克瓦博士是個細瘦的中年人，蓄留修剪整齊的鬍子，修長雙手一邊在空中揮舞擺出手勢，一邊談起烏干達那段悽慘的歲月。他表示，與其說本迪布焦爆發很戲劇性，還不如說它很「陰狠」，就在衛生官員費勁釐清真相之時，它一邊仍在暗中繼續醞釀。他說還有五個未解疑難，接著就開始列舉：一、為什麼每戶都只有一半家人受害？二、為什麼和其他伊波拉爆發事件相比，醫院員工受害的人數會那麼少？三、為什麼疾病那麼零散地侵襲本迪布焦地區，只攻擊部分村莊，卻放過其他地方？四、這種感染是經由性接觸來傳播的嗎？講完四種之後，他頓了一下，一時想不起他的第五個疑難問題。

「儲存宿主？」我提點。是的，就是了，他說道：「**儲存宿主是什麼動物？**」

二〇〇七年本迪布焦病毒在烏干達現身，如今我們所知的伊波拉病毒屬分類概要輪廓也就齊備了。伊波拉病毒屬的四種病毒各自散布在中非洲全境，如今業已從儲存宿主浮現並引發人類疾病（也導致大猩猩和黑猩猩死亡），浮現地點涵括六個國家：蘇丹、加彭、烏干達、象牙海岸、剛果共和國及剛果民主共和國。伊波拉病毒屬的第五種病毒似乎是菲律賓的地方流行病，如今也已經從那裡幾度隨著受感染獼猴傳進美國。不過倘若伊波拉病毒屬的祖先根源來自赤道非洲，那麼它是怎麼來到菲律賓的？它可不可能是一飛沖天跨躍，沒有在兩地之間留下絲毫蹤跡？從蘇丹西南部到馬尼拉，航程將近七千英里，讓蝙蝠來飛的話，沒有哪隻蝙蝠能不停棲休息就飛那麼遠。難道伊波拉病毒屬的分布範圍，比我們的猜想還更遼闊？科學家該不該開始在印度、泰國和越南尋找它們？或者，雷斯頓病毒來到菲律賓的途徑，是不是就和塔伊森林病毒來到瑞士、約翰尼斯堡的方法相同，也是搭飛機去的？

若是你從生物地理學（biogeography，研究哪些生物住在地球哪處地方的學問）和種系發生學（phylogeny，研究演化譜系的學問）的視角來思忖這個問題，那麼你就能夠清楚看出一件事情：目前我們對伊波拉病毒屬的科學認識，只構成一幅黑暗背景上的幾個細小光點。

15 巫術與詛咒

遭伊波拉病毒侵襲的村落裡的民眾——倖存者、遺族、受了驚嚇但倖免遭受直接波及的人——各有自己的方法來理解這種現象，其中一種是從邪靈方面來看。有一個單詞可以粗略涵括見於不同族裔和語言團體的種種不同信仰和實踐，也常用來解釋成人為什麼猝死，那個單詞就是：巫術（sorcery）。

加彭東北部伊溫多河上游的梅科卡村（Mékouka）就出了個例子。梅科卡是一九九四年爆發疫情的最早幾處採金礦場之一。事發三年之後，一位叫做巴里．休利特（Barry Hewlett）的美國醫療人類學家來到這裡向村民探詢，請教他們本身在爆發時對疫情的看法和反應。許多當地人以他們巴科拉（Bakola）語的一個用詞來回答他，形容這種伊波拉是「噫喪嘎」（ezanga），意思是一種吸血鬼或邪靈。他請村民再多加說明，有個村民說，噫喪嘎是「長得像人的惡靈，會讓人生病」，若有人囤積物資不拿出來分享，就會遭到這種報應。（這似乎不適用於伊溫多河上游那個人，據報他在一九九四年死前，曾拿出腐敗大猩猩肉和旁人分享。）噫喪嘎甚至還可以接受召喚前來專門對付某個人，那就像施法害人。當鄰居或熟人忌妒某人累積了財富或權力，說不定就會派噫喪嘎來啃咬那個人的內臟，害對方病得死去活來。所以金礦業者和伐木公司的員工，遭受伊波拉折磨的風險才會那麼高，村民告訴休利特，因為他們遭人忌妒，而且他們並沒有分享。

梅科卡事件過後幾個月，休利特就已經投入追溯調查那次爆發。他對那個課題依然深感興趣，也擔心是否由於研究方法和應變措施都比較側重醫事導向，致使某個重要面向給忽略了，於是二〇〇〇年年底，烏干達古盧地區疫情依然延燒之時，他就動身前往當地。他發現，那裡的主要族裔群體阿喬利人（Acholi）也傾向把伊波拉病毒症的起因歸咎於超自然力量。他們相信一種稱為「劫魔」（gemo）的惡靈有時會一陣風般橫掃而過，帶來一陣陣疾病和死亡。伊波拉病毒並不是他們遭遇的第一種劫魔。休利特得知，阿喬利人先前曾經遭受麻疹和天花疫情荼毒，當時他們也是用這個理由來解釋。好幾個老人告訴休利特，對自然界的神靈不敬，會引來劫魔。

一旦確定侵擾群落的果真是種劫魔，而不是沒那麼厲害的突發病症，依阿喬利的文化知識，就得表現出一套特殊行為——而且不論你認為起因是邪靈或病毒，其中有些可說是相當合宜的傳染病管控措施。這類行為包括把病人單獨關在屋中，和其他屋子隔絕開來；每人各由一位流行病倖存者（如果有的話）負責照料；限制受感染村莊的居民前往其他村莊；戒絕性關係；禁食腐敗或煙燻的肉類；暫時中止平常的喪葬儀式——以往這種儀式當中，會開棺供列隊哀悼民眾逐一對死者做最後「愛的碰觸」。跳舞也在禁制之列。這種阿喬利傳統禁制（加上烏干達衛生部的介入，以及來自美國疾病控制與預防中心、無國界醫生組織和世界衛生組織的支持）說不定也幫了個忙，協助把古盧爆發壓制下來。

「我們從這些人身上可以學到很多東西，」休利特有一天在加彭告訴我，「學習他們長久以來是如何應付這類流行病。」他還說，現代社會已經失去了那種從慘痛經驗累積得來的古老文化知識，如今我們仰賴的是疾病科學家。分子生物學和流行病學很有用，不過其他知識傳統其實也很有用。「讓我們聽聽這裡的人怎麼說。讓我們認清楚事情真相。他們已經和流行病共處了相當長久的時間。」

休利特性情溫和，在華盛頓州立大學（Washington State University）擔任教授，還擁有二十年的中非洲田野工作經驗。我在自由市一次伊波拉病毒屬國際研討會上認識他，在那之前，我們兩人都去過了一處以遭受這種疾病折磨著稱的村落，那個地方叫做姆博莫（Mbomo），位於剛果共和國境內，奧扎拉國家公園（Odzala National Park）西緣地帶。姆博莫和蒙比利河以及莫巴貝複合區（就是我看著卡瑞許試行發射飛鏢打大猩猩的地方）都相隔不遠。姆博莫周遭地帶從二〇〇二年十二月開始爆發疫情，剛開始受感染的人，或許只是處理過受感染大猩猩或遁羚的獵人，接著疫情蔓延到涵括至少其他兩個村落的整片地帶。休利特和我的姆博莫經驗有個重大差別，他是在爆發期間抵達。他探訪請教時，「起火的鍋子，油還在燒」。

休利特聽說，早期有個病人被人拉出村莊診所，因為他的家人不相信伊波拉診斷結果，寧可去找一位傳統治療師。那個病人死在家裡，沒有醫護人員照顧，治療師也沒有把他治好，接下來情勢開始激化。治療師宣稱這個人是遭人施巫術毒害，罪魁是他的哥哥，一個事業有成，在附近村莊工作的人。那個哥哥當老師，「升遷」為學校督察，卻沒有和家人分享他的好運。於是就如同加彭東北巴科拉人信仰的噫喪嘎，這次的巫術指控，其實背後同樣藏有妒恨。接著另一個兄弟死了，然後是個姪兒，家人在這時燒了那個哥哥在姆博莫的住屋，還派了一隊人馬去殺他。他們被警察攔下。儘管這時那位哥哥被當成邪惡法師，他依然逃過了報復。隨著更多受害者死亡，這種無形恐怖持續醞釀，無藥可醫，也沒有令人滿意的解釋，整個群落關係分崩離析，甚至每當有人看來有些與眾不同，或表現出眾，都會引人猜疑。

姆博莫村的內外周邊還有一種醞釀危機的因素，一個稱為「玫瑰十字會」（La Rose Croix或Rosicrucianism）的祕教結社。這是個跨國組織，已經存在了好幾世紀，大半專注從事祕學研究，不過該教團在剛果這個區域的名聲很差，和巫術走得很近。附近一處村落有四個老師是信眾（或者據稱是教團信眾），這幾位老師在伊波拉爆發之前，曾經向學童講起這種病毒。於是有些傳統治療師懷疑那幾位老師擁有超自然知識，在爆發事前已經知情。總得做些處置，是吧？就在休利特和他的太太抵達姆博莫前一天，那四個老師在他們的耕地工作時被人用大砍刀殺死。

過沒多久，疾病疫情擴大，群落眾多成員都受波及，看來巫術不再是當地民眾能夠接受的合理解釋。另一種解釋是「惡配胚」（opepe），這是科塔語（Kota，姆博莫本地話之一）詞彙，指稱一種流行病，在姆博莫就相當於休利特當初聽阿喬利人談起的劫魔。「這種疾病會殺害所有人，」一個當地男子告訴休利特夫妻，因此那不可能是巫術，巫術只針對個別受害者或他們的家人。到了二〇〇三年六月初，姆博莫和四周地帶已經有一百四十三起案例，其中一百二十八人死亡。病案致死率達九〇%，就以伊波拉病毒而言，這個比率也高居首位。

休利特夫妻對地方性解釋興趣濃厚，加上他們能耐心傾聽，因此兩人得知的內情，超出了流行病學問卷用選擇題能問出的答案。他們的另一個情資來源是一位姆博莫女士，她聲稱：「巫術不會無緣無故殺人，不會殺害所有人，也不殺大猩猩或其他動物。」啊，是了，又提到大猩猩。這是姆博莫情勢的另一個特徵——所有人都知道，森林裡到處都有死掉的猿猴。牠們死在洛希保護區。就卡瑞許所知，莫巴貝也有好些猿猴死亡。在姆博莫本身的周邊地帶，也有人見到一些屍體。況且那位女士也說了，巫術並不施用在大猩猩身上。

16 血腥的凶手

當一隻成年的雄性銀背大猩猩死於伊波拉，死時科學界和醫學界都不會注意到牠。不會有人在那座森林裡見到牠的痛苦死亡經歷，唯一例外或許就是其他的大猩猩。不會有人為牠量體溫或檢視牠的喉嚨。當一隻雌性大猩猩染上伊波拉病倒，不會有人測量牠的呼吸速率，或查驗牠是否出現吐露真相的皮疹。這種病毒說不定已經殺害了好幾千隻大猩猩，卻從來沒有人照料過這類死亡案例——就連卡瑞許也一樣，連翁德扎伊也沒有。少數屍體經人發現，其中部分經伊波拉抗體檢測呈陽性反應。伊波拉爆發期間，在伊波拉的散布範圍，目擊者無意間見到大量大猩猩屍體並提出報告，然而森林是個飢餓的地方，這其中大半屍體永遠不會由科學研究人員進行檢視並採集樣本。其他有關於伊波拉對大猩猩的已知影響，全都是推論的：許多大猩猩消失了，失蹤數量占了某些地區性族群的主要部分，波及範圍包括洛希、奧扎拉和明凱貝等地。卻沒有人知道，伊波拉病毒對於大猩猩的身體究竟有何影響。

至於人類方面就不同了。我前面提到的數量，可以當成衡量那種差別的尺規：基奎特城爆發期間有兩百四十五起死亡案例，在古盧又出現了兩百二十四起，姆博莫和鄰近地帶有一百二十八起等等。自從伊波拉病毒在一九七六年發現迄至二〇一二年年終，已知總計約有一千五百八十人死於這種傳染病——和瘧疾、肺結核等蔓延全球遼闊地帶的無情病痛釀成的損失比較起來，總數依然相對較低，也不如掀起一波波重大死亡疫情的各型流感，卻依然高得足以建立起一套重要的資料體系。再者，這許多受害者死時，身邊都有醫師和護理人員看著。所以醫學專業人員已經相當清楚伊波拉病毒屬各型病毒感染的致死過程，知道它會引發人體出現哪些症狀類型以及病理影響。實情和你的想像有可能相當不同。

倘若你也像我一樣，在《伊波拉浩劫》一出版就手不釋卷把它讀完，又或者你已經間接接觸到它描述的波拉病毒屬對大眾印象造成的深遠影響，那麼你腦中或許就帶有某些極端陰森的觀點。普雷斯頓是個文筆生動、技巧嫻熟的作家，做研究也相當勤奮，他的目標就是要把一種相當可怕的疾病，寫得如同超自然異象那般可怕。或許你還記得他敘述蘇丹的一家醫院，那段文字談到病毒如何「從一張病床跳到另一張，殺死左、右床的病患，」還引發痴呆和混亂，而且不只殺害病人，還讓他們在死時大量出血，液化他們的器官，最後還讓「病人在床上逐漸溶解。」也許你會被普雷斯頓的陳述嚇得發抖，因為他特別指出，伊波拉病毒「實際上就把體內所有部位化為一灘充滿病毒顆粒的黏液。」他還告訴你，受伊波拉感染死亡之後，屍首會「突然變質，」內臟器官出現「一種休克性溶化作用」並逐漸潮解。讀到這段時，你說不定還掩卷想像片刻。不過你大概沒有注意到，溶化是種隱喻，意思是機能失調，並不是真正溶解。不過也或許不是隱喻。到後來，普雷斯頓還把另一種線狀病毒引進故事情節，他提到一位在非洲生活的法國移民，說是他「染上馬堡病毒，基本上就在搭機旅行時完全溶解。」你說不定還特別記得，普雷斯頓描述蘇丹一間陰暗棚屋裡面幾位受害者時，用上了底下這段話：陷入昏迷、一動不動，而且「血液流出體外」。這和只是「出血」似乎大不相同。這暗示人體湧出鮮血並逐漸流乾。還有一段話是陳述伊波拉導致患者眼球充血，造成失明等現象。「眼瞼上頭湧現血液微滴：你有可能流出帶血的淚水。血液從你的眼睛沿著臉頰滴落，說什麼都沒法凝結。」這根本就是《紅死病的面具》（*The mask of red death*，愛倫坡短篇小說）的敘述——醫學報告遇上愛倫坡，就會變成這樣。

我有責任告訴各位，別把這些描述看得太認真——起碼別認為伊波拉病毒症致死案例的典型病程就是這樣。普雷斯頓幾個比較可怕的要點，經專家證詞（有些發表了，有些是口述的）調和之後，其實也沒那麼聳人聽聞，同時就實際折磨和致死方面，也不減損伊波拉病毒的恐怖程度。舉例來說，美國疾病控制與預防中心特殊病原體部副主任皮耶·羅林（Pierre Rollin）是全球最有經驗的伊波拉病毒屬老手之一。他曾經在巴黎巴斯德研究院（Pasteur Institute）工作，隨後才遷往亞特蘭大，而且過去十五年來，他一直擔任應變小組的成員，多次出動處理伊波拉病毒和馬堡病毒爆發，包括發生在基奎特和古盧的疫情。我有次到他辦公室拜訪，提起民眾覺得這種疾病特別血腥，請教他的看法，這時他溫和地打斷話頭並表示：「——那是胡扯。」我提到普雷斯頓書中的敘述，羅林取笑說道，「他們溶化，噴灑到牆上，」然後聳肩表示無可奈何。普雷斯頓先生要寫什麼都隨他高興，只要作品冠上小說名號就行。「不過倘若你說那是個真實的故事，那麼你就必須照真實故事來講，結果他沒有這樣做。因為寫得到處都是血，嚇壞所有人，這樣會刺激得多。」羅林說道，確實有幾個病人出血死亡，「不過他們並沒有爆裂，他們也不曾溶化。」事實上，他說，常見的「伊波拉出血熱」本身就名不副實，應該叫做伊波拉病毒症，因為超過半數的病人根本不出血。他們是其他原因才死的，好比呼吸窘迫和內臟衰竭（卻不是溶解）。

卡爾·約翰遜是伊波拉病毒爆發的應變先驅之一，他的專業資歷我在前面已經簡單說明，就此他也提出了相近的觀點，不過他的反應還更尖銳，也秉持一貫作風坦率表達他的看法。約翰遜不時會前來蒙大拿進行飛蠅釣，我們那次就是在他一趟釣魚旅程期間見面談話（這次地點則安排在我的辦公室）。我們已經成為朋友，他也教了我一些事情，非正式指導我該怎樣思考由動物傳染給人的人畜共通病毒的問題。最後我終於邀他坐下進行一次訪問，而《伊波拉浩劫》也不免冒了出來。卡爾神情嚴肅表示：「淚水帶血是胡扯，從來沒有人淚水中帶血。」接著卡爾又指出，「死掉的人並不是沒有固定形狀的一袋袋黏液。」約翰遜贊同羅林的說法，也認為那種血腥觀點賣弄過頭。如果你想要見識真正血腥的疾病，他說，那就去看克里米亞－剛果出血熱。伊波拉是很糟糕，很致命，確實如此，卻也不是糟糕、致命成那種樣子。

在現實世界當中，如同科學文獻內容所述，伊波拉病毒症的主要症狀清單就像這樣：腹痛、發燒、頭痛、喉嚨痛、噁心和嘔吐、食慾不振、關節痛、肌肉痛、衰弱無力、呼吸急促、結膜充血和腹瀉。結膜充血代表眼睛呈粉紅色，不是淚水帶血。這所有症狀通常都見於眾多或多數致命案例。其他症狀還包括胸痛、嘔血、牙齦出血，血便、針刺部位出血、無尿症（解不出尿液）、皮疹、打嗝和耳鳴，這些現象只出現於較少部分個案。基奎特爆發期間，五九％的患者完全沒有明顯出血情況，同時就一般而論，出血也並不是判斷誰能不能存活的指標。就另一方面，呼吸急促、尿瀦留和打嗝就是不好的兆頭，顯示死神有可能很快降臨。就果真出血的患者而言，失血量看來都不很多，不過自發流掉胎兒的孕婦除外。沒有存活下來的人，多半在不省人事狀況下或休克時死亡。這也就是說：伊波拉病毒出手殺人時，一般都很低調，不會爆裂，也不會血水四濺。

儘管有這一切資料，就連專家也依然不能肯定，病毒一般都是**如何**造成死亡，因為那些資料都是在悲慘、危險處境下蒐集的，而且那時的主要任務並不是科學，而是要拯救性命。「我們不清楚機制為何，」羅林告訴我。他可以指出肝衰竭、腎衰竭、呼吸困難、腹瀉，還有到最後還經常發現，多重禍端似乎就結合起來，一個個接續發作，無從制止。約翰遜的語氣也同樣不那麼肯定，不過他提到那種病毒「確實針對免疫系統下手，」抑止干擾素（interferon）的生產，那是免疫反應不可或缺的一類蛋白質，於是也就「沒有東西能制止病毒持續複製。」

最近文獻中也出現了這種有關伊波拉病毒屬具有免疫抑制作用的觀點，同時還有一種推測則認為，它有可能導致病人體內（平常就棲居腸道和內臟等其他部位）的天然菌群災難性地過度滋生，也促使病毒本身毫無約束地大量複製。根據一種說法，當細菌脫韁滋生，接著就可能把血液帶進尿液和糞便，甚至造成「腸道破壞」。當普雷斯頓寫到器官液化現象和患者在床上溶解時，他心中或許就是想到這點吧。如果是這樣，那麼他就是把伊波拉病毒的作用，和普通細菌在不受健全免疫系統約束其數量時能做的事情混為一談。不過，嘿，我們不都比較喜歡戲劇性的情節，勝過複雜的故事嗎？

伊波拉病毒症另有一個病理學層面，那是號稱瀰漫性血管內凝血（disseminated intravascular coagulation）的現象，醫學界普遍簡稱為DIC。由於它牽涉到血液凝固能力的誤用和過量消耗，因此也稱為消耗性凝血病變（consumptive coagulopathy）。（但願這樣說明能幫助你了解）。前一次卡瑞許和我完成大猩猩跟監之後，一起搭船沿著蒙比利河順流而下，那時他就告訴過我有關DIC的事情。他解釋，瀰漫性血管內凝血是一種病理性血淤，其中正常的凝血因子（凝血蛋白和血小板）在患者全身血管內側形成微小血塊，結果當其他部位需要防止血液滲漏時，殘存的凝血能力卻已經幾近於零。這樣一來，血液就可能從微血管滲入皮膚，形成類似淤青的紫色斑塊（血腫）；血液有可能從針刺傷口滴出，似乎永遠無法癒合，還可能漏進胃腸道或尿液。更糟糕的是，血管內的微小血塊一旦聚集成團，就可能阻塞通往腎臟或肝臟的血流，導致常見於伊波拉病症的器官衰竭。

起碼這就是卡瑞許提醒我注意DIC的時候，我們對於它在伊波拉病毒症扮演何種角色的認識。更晚近以來，約翰遜和其他人都開始質疑，以往歸咎於DIC的某些損傷，是不是可以更合理地解釋為：病毒因故導致免疫瓦解，隨之造成細菌大量增生的綜合結果。「當初最早發現之時，DIC什麼的，是出血熱所有現象的關鍵，」約翰遜又一次興高采烈地無視傳統觀點這樣對我說。接著他說，現在他在文獻中讀到的DIC相關內容，已經少得非常多了。

從多方面來看，伊波拉病毒依然是種高深莫測的致病原，伊波拉病毒症也依然是種神祕難解的病痛，同時也是種無藥可治的恐怖疾病——不管有沒有DIC，有沒有溶解的器官、淚水是不是帶血，全都沒有兩樣。「我的意思是，它很糟糕，」約翰遜強調。「實在、實在很糟糕。」他幾乎比所有人都更早見到這種病，當時的情況尤其詭異，那是一九七六年的薩伊，那時這種病毒連個名字都還沒有。如今情況卻依然沒什麼不同，他表示。「而且坦白講，全世界所有人都實在太怕它了，包括全球醫界同行，怕得不敢嘗試去研究。」他的意思是，研究病毒對活生生、奮力掙扎的人體有什麼作用。要辦到這點，你就必須擁有妥善配套的醫院設施、生物安全第四等級的設施、致力奉獻的資深專業人員，還得有合宜的情境條件。這可不是在下一次爆發期間，前往非洲某處村落教會診所，就能進行的研究。你會需要把伊波拉病毒置入封閉環境——納入研究情境，在嚴密監控下仔細觀察——而且不只是鑽研冷凍的樣本。你需要深入某人體內，研究在那裡肆虐的傳染病。

這並不容易安排。他補充表示：「美國還沒有出現任何伊波拉病例。」不過會發生的事情，總有第一次。（譯按：二〇一四年九月美國出現第一例，患者於十月病故，新病例隨後陸續出現。）

17 要命的意外

英國在一九七六年出現第一例伊波拉病毒症病患。俄羅斯（就我們所知）的第一例出現在一九九六年。這兩個不幸的人，和在象牙海岸做黑猩猩屍體剖驗的瑞士女性不同，他們並不是在從事非洲田野工作期間受到感染，然後才躺上救護噴射機空運回國。他們是發生了實驗室事故才接觸到病毒。這兩人都是在做研究時，不小心傷到自己，傷口很小，後果卻很嚴重。

英國那起事故發生在英國微生物研究院（Britain's Microbiological Research Establis H Ment），那是一處帶著專業及嚴肅氣息的機構，設於防衛森嚴的波登當（Porton Down）政府複合園區裡面，和倫敦西南起伏綠野鄉間的巨石陣（Stonehenge）相隔不遠。想像那是洛斯阿拉莫斯國家實驗室（Los Alamos National Lab，美國研究設計核武器的單位），不過並不是安置在新墨西哥山區，而是改放在英格蘭田園偏鄉，著眼的戰略物資也不是鈾和鈽，而是細菌和病毒。波登當成立於一九一六年，最早幾年原是研發芥子氣等化學武器的實驗站；第二次世界大戰期間，那裡的科研工作還兼及炭疽桿菌和肉毒桿菌製成的生物武器。但是後來波登當的情況也如同美國的陸軍傳染病研究院，由於政治情勢改變和政府心生顧慮，研究重心才轉移到防衛——也就是研究用來對抗生物和化學武器的反制措施。那項工作必須用上高度防護設施和技術來研究危險的新病毒，因此，一九七六年當世界衛生組織集結一支田野團隊，投入調查蘇丹西南部一起神祕疫情爆發事件之時，波登當也才夠格提供協助。於是，大約就在揚布庫的血液樣本送到了美國疾病控制與預防中心同時，在那段焦躁的秋季時分，蘇丹病危患者的血液樣本，也經超低溫冷凍，送來波登當進行分析。田野人員要實驗室人員幫忙解答一個問題：這是什麼東西？當時它還沒有命名。

波登當的實驗人員當中有一位名叫傑佛瑞．普拉特（Geoffrey S. Platt）。一九七六年十一月五日進行一項實驗時，普拉特取注射器吸滿肝勻漿，那採自蘇丹病毒感染的天竺鼠。想必他是要把液體注入另一隻實驗動物體內。結果出了差錯，他扎到了自己的大拇指。

普拉特不是很明確知道自己剛才究竟是碰到哪種病原體，不過他知道情況不妙。那時他肯定已經得知，這種尚未確認的病毒，致死率高達五〇%，他立刻脫下醫療用手套，把大拇指浸入次氯酸鹽溶液（類似漂白水的東西，能殺滅病毒），並設法擠出一、兩滴血。但卻完全擠不出血來，他連針刺孔都看不見。這也許就表示沒有傷口，是個好兆頭，不過倘若這代表有個小洞已經緊密封合，那就是壞兆頭了。普拉特的傷口這般纖小，根據後續事態發展，便驗證了即便只有微量伊波拉病毒屬的病毒，也足以造成感染，起碼當那份劑量是直接進入一個人的血流，那就綽綽有餘了。並非所有病原體都有這麼高強的本領，有些必須確立比較寬廣的立足點。伊波拉病毒屬的強度夠，傳布上卻非所長。你不會因為在同一處空間呼吸空氣就染病，不過倘若少量病毒從你皮膚的某處破孔進入（我們的皮膚總是會有微小的破孔），那就得求神庇佑。依照科學家的用語：這並不是非常容易傳染，不過非常容易感染。扎針過後六天，普拉特發病了。

剛開始他只是覺得噁心和疲憊，還有腹痛。不過基於當時的情況，他的不適受到非常認真看待。他住進倫敦附近一家醫院的傳染病專科病房，安置在一處負壓塑膠隔離帳內。歷史記載並沒有提到護理師和醫師是不是戴上口罩，不過你可以肯定他們都戴了。他接受干擾素注射來協助刺激他的免疫系統，還注射了（非洲空運過來的）從康復伊波拉病患取得的血清，期能提供若干外援抗體。到了第四天，普拉特體溫飆升並開始嘔吐，這暗示病毒逐漸茁壯滋長。往後三天是他的危險期，他嘔吐得更嚴重，加上腹瀉，皮疹也蔓延到各處部位；他的排尿量很少；喉嚨有真菌增殖，這是免疫瀕臨衰竭的跡象。這所有情況都是不祥兆頭，同時他也接受了更多血清，這或許幫了一些忙。

到了第八天，普拉特不再嘔吐、腹瀉了。再過兩天，皮疹開始消退，真菌也控制下來了。他很幸運，或許有遺傳上的因素，也可能是由於他有幸接受了最佳醫療照護。病毒從他的血液、尿液和糞便中消失（不過在他的精液中仍盤桓了一陣子；顯然他向醫師作出保證，絕對不會讓其他任何人惹上那種風險）。他被送出隔離病房，終於能出院回家。他的體重減輕，毛髮也在那段漫長、緩慢的康復期間大半脫落。不過就像那位瑞士女士，他也熬過來了。

一九九六年俄羅斯那位研究員就沒有那麼幸運了。她名叫娜杰茲妲．瑪科維茨卡雅（Nadezhda Alekseevna Makovetskaya），這是俄羅斯一則新聞報導透露的姓名，西方醫學文獻倒是沒有提過她叫什麼。她是國防部轄下一處病毒研究機構的雇員，從事一項對抗伊波拉病毒症的實驗，實驗血清取自馬匹。伊波拉病毒並不像亨德拉病毒那麼容易侵染馬匹——因此才借助馬匹來製造抗體。他們為了檢測這種療法的效能，必須讓更多馬匹接觸病毒。俄羅斯當時的生物戰主要負責人，國防部中將瓦倫京．耶斯提格涅夫（Valentin Yevstigneyev）以嚴肅、審慎的語氣表示，「很難描述處理受了伊波拉病毒感染的馬匹是什麼情況，」他講的肯定沒錯。馬匹就算沒有痙攣抽搐，也可能很神經質又急躁不安。誰願意拿著注射針接近？「馬這種動物在正常情況下原本就很難應付，我們工作時必須穿戴特殊防護配備，」耶斯提格涅夫將軍說明。他所謂「我們」，應該是從廣義來解釋。他是個高官，是軍方要員，不大可能戴上乳膠手套親自上陣。「一步失誤、一隻破損的手套，就會釀成悲慘後果。」瑪科維茨卡雅顯然犯下那樣的一步失誤。不過也說不定不完全是她的錯，更該怪的是敏感的閹馬猛烈抽動所致。「她把自己的防護手套扯破，卻隱匿沒有向領導報告，」耶斯提格涅夫冷漠陳述事發經過，「因為事情剛好發生在新年假期之前。」他是暗指她不希望待在檢疫單位、錯過節慶嗎？他沒有提到針頭刺傷，也沒有提到刮傷，或受損手套底下的割傷，不過肯定出現了這樣的不幸狀況。「結果等到她回頭找醫師求助，已經太遲了。」瑪科維茨卡雅的症狀和死亡相關細節，依舊祕而不宣。

另一位俄羅斯女士在二〇〇四年五月間扎到自己，染上伊波拉，這個案例的相關訊息稍多。安東妮娜．普瑞辛亞科娃（Antonina Presnyakova）是名四十六歲的技師，在西伯利亞西南部一處高度防護的病毒研究中心工作，那處機構的名稱帶有〇〇七小說格調，叫做韋克托爾（Vector，國家病毒和生物技術中心）。普瑞辛亞科娃的注射器裝了血液，血液採自受伊波拉病毒感染的天竺鼠。結果針頭刺穿兩層手套，扎進她的左掌。她立刻走進一間隔離診療室，沒幾天就出現症狀，兩週過後死亡。

這三起案例反映了從事這種致命感染性病毒實驗研究的固有風險。三起案例也令人聯想起當初美國差一點就釀成本土伊波拉案例的險惡處境。事情同樣發生在二〇〇四年，就在普瑞辛亞科娃喪命的短短幾個月之前。

18 出事了

凱莉・沃菲爾德（Kelly L. Warfield）在馬里蘭州弗雷德里克城（Frederick）一處郊區長大，離這裡幾英里之外就是德特里克堡（Fort Detrick），美國陸軍專門從事醫學研究和生物防禦的基地，也是陸軍傳染病研究院的院址所在地。凱莉是個本土姑娘，聰明、好奇，母親在德特里克堡大門外側開了一家便利商店。凱莉讀中學起就開始在媽媽店裡幫忙，也就在那時，她第一次和來店裡光顧的傳染病研究院科學家見面、交談，他們來買健怡可樂、夸脫裝牛奶、尼古丁口香糖、泰諾止痛藥……只要是那種頂級貨品，陸軍所屬病毒學家都買。凱莉和你平常見到的便利商店店員不同，她自己也很早就表現出高度科學天資。高中暑期她都在負責標準和測量的政府機構工作。接著從大一結束那個暑假開始直到畢業，每年暑期她都在美國國家癌症研究所（National Cancer Institute）擔任實驗室助理（他們在德特里克堡轄區設有一處分部）。她拿到分子生物學學士學位，開始斟酌研究所該選讀哪個學科。大約就在那時，她讀了新近出版的《伊波拉浩劫》。

「我是讀《伊波拉浩劫》長大的小孩，」沃菲爾德很久之後告訴我。接著她補充表示，她不能肯定那本書的科學準確性，不過當時對她的影響可說相當震撼。她深受書中一個主要角色，陸軍少校南西・賈克斯（Nancy Jaax）的鼓舞。賈克斯是陸軍傳染病研究院的獸醫病理學家，曾經加入應變小組，前往雷斯頓那處圈養受感染猴子的設施。沃菲爾德希望自己研究所畢業之後，能夠回到德特里克堡，進入陸軍傳染病研究院當個科學家——若有可能，她想從事伊波拉病毒研究。

她希望找到一門博士課程來修讀病毒學，結果找上了休士頓貝勒醫學院（Baylor College of Medicine）。貝勒有一個系所專門從事病毒研究，裡面有二十四位病毒學家，其中幾人還相當出眾，卻沒有人處理過像伊波拉這般高風險的病原體。沃菲爾德在一位指導教授的實驗室找到一個職位，開始鑽研胃腸道病毒——會造成人類腹瀉的輪狀病毒（rotavirus）。她的論文計畫檢視小鼠應付輪狀病毒感染的免疫反應。儘管並不是特別引人矚目，那項研究卻相當複雜又很重要（輪狀病毒每年在全世界害死五十萬名孩童）。她使用實驗室動物（特別是小鼠）作為模式，來研究人類對病毒感染的免疫反應，累積了一些經驗，學了一些疫苗製造知識。就疫苗開發路線方面，她尤其擅長運用一種類病毒微粒（viruslike particles, VLPs）專業技術。傳統的疫苗開發途徑是使用經過實驗室誘發演化的減弱活病毒。而類病毒微粒基本上就是病毒的外殼，能啟動製造抗體（免疫後備隊），卻完全沒有內部功能構造，也因此沒有能力自我複製或引發疾病。類病毒微粒似乎前景看好，能用來製造出對抗伊波拉等病毒的疫苗，因為接種活病毒疫苗有可能太過危險。

凱莉費了一些時日才實現她的夢想，卻也不是太久，她絲毫不浪費時間。博士學位到手，二十六歲的沃菲爾德博士開始在陸軍傳染病研究院工作，那是在二〇〇二年六月，離她從休士頓畢業才過了沒幾天。陸軍傳染病研究院之所以僱用她，部分是由於她的類病毒微粒技能。她立刻納入特殊免疫接種計畫（Special Immunizations Program），因此得接連挨針，施打折磨人的各式眾多針劑，接著還得施打更多必要針劑，取得新人進入生物安全第三等級（BSL-3）實驗室的權限。（生物安全第三等級實驗室包含好幾個專區，研究人員在裡面處理的疾病，一般都很危險，不過通常都可以治癒，其中許多疾病，好比炭疽和鼠疫的病原體是細菌。生物安全第四等級專門用來處理伊波拉病毒、馬堡病毒、立百病毒、馬丘波病毒和亨德拉病毒等病原體，這些都沒有疫苗，也無藥可醫。）他們為她施打了一整套令人難受的東西，來對抗往後她在實驗室中有可能或不會遇上的重症，好比裂谷熱、委內瑞拉馬腦炎（Venezuelan equine encephalitis）、天花和炭疽病等——全部在不到一年時間內打完。

這當中有些疫苗會讓人感到相當難受。沃菲爾德覺得炭疽病疫苗特別難以忍受。我們在她坐落於弗雷德里克城外一處新郊區的現有住家談了很久，「吼，太可怕了！」她回憶表示。「那種疫苗太可怕了。」她的免疫系統遭受這所有荼毒之後，接著或許也因此導致她的家族遺傳病——類風濕性關節炎的發作。類風濕性關節炎是種免疫機能障礙症，控制這種病症的藥物，有可能連帶抑制正常免疫反應。「於是我不准再接種其他任何疫苗。」不論如何，她取得進入生物安全第三等級實驗室的權限，接著很快就取得進入生物安全第四等級的權限。她開始處理活的伊波拉病毒。

她的精神大半集中於類病毒微粒研究，不過她也幫忙上司的實驗室進行其他計畫。其中一項得測試一種實驗室製造的抗體，這說不定能成為對抗伊波拉病毒症的療法。這批抗體是一家民營公司和陸軍傳染病研究院合作開發所得成果，設計構想並不是針對病毒本身下手，而是與一種涉及病毒複製的細胞蛋白質糾纏，以阻撓病毒運作。很聰明的構想。沃菲爾德又一次動用小鼠來作為她的試驗動物；現在她已經累積了處理、注射小鼠的多年經驗。做這項實驗時，她讓五、六十隻小鼠染上伊波拉病毒，接下來幾天，她為牠們施打實驗抗體治療劑。牠們能活嗎？會死嗎？小鼠養在透明塑膠籠子裡面，那種籠子就像很深的平底鍋，每籠養十隻。生物安全第四等級的工作程序絕對必須有條有理，隨時保持專注，這點沃菲爾德知之甚深。她這項實驗的條理程序包括拿注射器吸滿抗體溶液，足夠十劑的分量，接著用同一管注射器，以同一根針，為每籠十隻小鼠施打。這樣做可不是完全不管交叉感染，因為牠們先前已經施打了同一批次的伊波拉病毒。以同一管注射器來為多隻小鼠施打可以節省時間，在生物安全第四等級實驗室中，時間拖長了就會形成壓力並提高風險，因為那裡的物理環境相當窘迫。

設想沃菲爾德身處的環境條件。她平素都在生物安全第四等級專區裡工作，那裡稱為AA-5，位於陸軍傳染病研究院最高防護翼側的一條煤渣磚通道盡頭，前面有三層加壓門和一面樹脂玻璃窗。她身著乙烯基藍色防護服（她和同事只簡單稱之為「藍裝」，並不叫它太空服或防護服），附帶全密封式透氣頭罩、透明護面罩，還有一個通氣接口。她的通氣接口連著一條黃管，從天花板向下盤繞，輸進過濾空氣。她腳上穿著橡膠靴，手上戴著兩雙手套——一雙乳膠手套，外層再戴一雙厚防護手套，腕部還以電工膠帶黏貼密封起來。就算有防護手套和內層乳膠手套，她的雙手依然是全身最脆弱的部位；雙手必須做靈巧細緻動作，不能以乙烯基塑料來防護。她的工作台是一輛不銹鋼手推車，就像醫院手推車，方便清潔，方便移動。不喜歡這份工作的人，絕不會讓自己身處這種地方。

二〇〇四年二月十一日傍晚五點三十分，她獨自一人待在AA-5，情境條件正如上述。由於稍早時候忙著處理其他公務，這天她較晚才開始當天的伊波拉實驗項目。一籠小鼠安置在她的推車上，旁邊擺著一個塑膠燒杯和一面寫字夾板，此外就沒有太多材料和工具會妨礙動作。這是當天最後一籠小鼠。她吸滿注射器，小心為九隻小鼠逐一施打——抓住一隻隻小鼠後頸皮膚，翻轉腹部朝上，把針頭刺入牠的下腹，技巧熟練、動作迅速，不讓那群身染伊波拉、命數已盡的小鼠多承受不必要的痛苦。每次注射完成，她就把那隻小鼠擺進燒杯，把完成的那群和其他小鼠分開。剩下一隻了。或許她有點累了，意外難免。正是這最後一隻小鼠惹出麻煩。注射之後瞬間，牠猛然把針頭踢開，針尖偏斜，刺進沃菲爾德的左手拇指根部。

傷口（如果有傷口的話）似乎只是個非常淺色的刮痕。「起初我不認為那根針刺穿了手套，」她告訴我。「不痛。一點都不痛。」她遵照紀律，保持冷靜，把小鼠放回籠子，注射器擺在一旁，接著就擠自己的手。她能見到兩層手套底下湧出血液。「所以我知道我扎到自己了。」

九月一個暖和的午後，我們坐在她的餐桌旁，她為我講述二月那天發生的事情，那棟房子裡面住了她、她的軍醫丈夫和她的幼小兒子，室內採光明亮，充滿歡欣和生機；冰箱上有些幼童的藝術創作，幾件玩具四處散落，後院是很大一片翠綠草坪，還有兩隻混種貴賓犬，廚房牆上一幅指令標誌，上書：「未著防護服不得進入。」這天她身著紅夾克，配掛珍珠耳環，沒穿乙烯基藍裝。

她記得當時自己的心思飛轉，從「天哪，怎麼會這樣！」瞬間反應到沉著權衡她的現況。她並沒有給自己打進活體伊波拉病毒——起碼並不多。注射器沒有裝伊波拉病毒，裡面裝的是抗體，應該完全無害。不過針頭扎到她之前，曾經刺進十隻感染伊波拉病毒的小鼠體內。倘若針尖沾染到絲毫伊波拉病毒顆粒，一併扎到她皮膚，那麼她就可能注入了微小劑量的病毒。她知道那個微小劑量有可能就足夠了。她迅速拔除黃管，走出生物安全第四等級專區，她先通過第一道加壓門，進入一處設有化學淋浴配備的氣密空間。她徹底沖洗，在藍裝外表灑上殺病毒溶液。

接著她穿越第二道門，進入一處衣物櫃間，那個區域稱為灰側（Gray Side）。她盡快脫掉靴子，卸下藍裝和手套，身上衣物只剩醫護人員穿的刷手服。她使用牆上電話打給兩個親近的朋友，一位是黛安·尼格利（Diane Negley），生物安全第四等級專區的主管。當時已經是晚餐時間，或許已經超過了，尼格利沒有接家裡電話，於是沃菲爾德在答錄機上留了一則令人膽寒的告急口訊，大意是：我出狀況了，扎到自己，請回辦公室。另一個朋友是她同事，名叫麗莎·亨斯利（Lisa Hensley），亨斯利還沒有離開辦公廳，接到她的電話就說：「開始刷手·我馬上下來。」沃菲爾德開始以優碘刷手，再用清水和生理食鹽水沖洗，接著又刷手一遍，忙亂間把地板灑得到處是水。亨斯利很快就來到灰側和她會合，然後就開始打電話通知其他人，包括負責事故處理的醫務部同仁，同時沃菲爾德還繼續用優碘擦洗。五到十分鐘後，她覺得傷口處理能做的都做了，於是脫下刷手服，塗肥皂、沖水洗澡，然後換上衣服。亨斯利也一起這樣做。不過當她們想離開灰側時，加壓門卻打不開，電子鎖對她們的通行證不起反應。沃菲爾德體內充滿腎上腺素，心中害怕，沒有耐心再等下去，於是她以手動操作，用力把門推開，這時建築物其他各區警鈴紛紛響起。

消息很快傳遍研究院，到這時候，已經有一小群人聚集在通道上。沃菲爾德在他們的注目下和詢問聲中穿過人群，朝醫務部走去。到了那裡，她被引進一個小房間，由值班醫師——一位平民女士——詢問她事故經過，接著就為她做了一次「體檢」，不過在這整個檢查過程，那位醫師始終沒有碰觸她。「就好像她害怕我已經有伊波拉，」沃菲爾德回憶。伊波拉病毒的潛伏期是按日數計算，不是依小時或分鐘。病毒起碼要花兩天，通常得超過一週，才能紮穩根基，大量複製，讓人出現症狀或受到感染。然而那位平民醫師卻似乎不明白或不在乎這點。「她那種舉動就彷彿我是個麻瘋病人。」醫師離開去和其他人商討，隨後醫務部主任領沃菲爾德到他的辦公室，請她坐下，溫和地告訴她，接下來該怎麼做。他們希望安排她住進「摔門區」（Slammer）。

陸軍傳染病研究院的「摔門區」是個醫療阻隔專區，設計用途是照護遭受危險病原體感染的人士，也同樣保護其他人不受疾病散布感染。區內含兩處醫院型式房間，設在更多加壓門和另一處化學淋浴區的後方。會面當天，沃菲爾德事先獲准帶我參訪全院，接著在我們開始交談沒多久，她便領我走過摔門區，還帶著一絲嘲諷的自豪，為我解釋那裡的特色。外面有一扇寬闊的主要出入口，門上標示：「阻隔室，未經許可不得進入。」那是陸軍傳染病研究院迷宮般通道的537號門。這裡就是新病人進入該專區的門戶，也是（倘若一切進展順利）這同一位病人最後走出的門口。萬一事情進展不順，那位病人就會在另一種情況下出來，而且不是走著出來，也不會通過537號門。其他所有進出人員，包括醫療照護人員和大無畏忠實朋友等人士，都必須通過一道比較窄小的門口，進入一間更衣室，裡面有一堆醫護服裝，疊好備妥擺在架子上，接著再穿過一道加壓鋼門，進入一間空氣淋浴室。淋浴室的另一側還有一道鋼門。兩道加壓鋼門永遠不會同時開啟。只要患者沒有顯現感染徵候，獲准訪客就可以身著醫護服、防護袍、戴上口罩和手套進入摔門區。倘若患者經證實受到感染，這處專區就成為現役生物安全第四等級區域，裡面的醫師和護理工作人員（這時沒有訪客可以進入）都必須身著全套藍裝。在這種情況下，醫護人員外出時都會淋浴徹底洗淨，把身上的醫護服裝擺進一個袋子，留待高壓殺菌處理。

沃菲爾德走在前面替我帶路。由於阻隔專區沒有人使用，我們可以穿便服通過淋浴間。我們進入第一道鋼門，就聽她砰一聲把門關上，觸發加壓動作，這時我聽到「咻」的一聲，感到耳內壓力變化。她說：「所以這裡才叫做『摔門區』。」

她在二〇〇四年二月十二日午後進入這處專區，那是在她出事之後第二天，她已經在一位陸軍律師的協助下，草擬好一份遺囑，還有一份預立醫囑（列明臨終醫療決定）。她的丈夫當時在德州接受高階軍事訓練，先前她也已經打電話告知狀況。事實上，她前一晚大半時間都和他講電話，靠他的遠距離支持撐過這段驚恐、憂懼時刻。談話當中她告訴丈夫：「如果我生病，拜託，**拜託**給我很多嗎啡。我見識過這種疾病，」——她在實驗室裡看過那種疾病殺死猴子的情形，不過從來沒見過它如何殺人——「我知道那很**痛苦**。」頭一個週末，他設法從德州飛過來，兩人在專區裡面，隔著他的乳膠手套，手牽手共度情人節。那天沒有隔著他的口罩接吻。

前面我已經提到，伊波拉病毒症的潛伏期，估算至少兩天；不過也可能超過三週。當然了，每個案例各不相同，不過在那時看來，二十一天似乎就是最上限。專家認定，接觸病毒的人若是在那段期間沒有表現出疾病徵狀，她就不會生病了。因此沃菲爾德被判待在摔門區二十一天。「那裡就像監獄，」她告訴我。接著她修正她的說法：「那裡就像監獄，**而且**你在裡面等死。」

另外還有一點也和監獄不同，在那裡要接受較多次驗血。沃菲爾德的朋友尼格利剛好就是領有證照的抽血技師，對伊波拉病毒也有充分認識，知道抽血對她本人有什麼風險，每天早上，尼格利都會幫她扎靜脈，抽走一些血液。同時她會帶一個甜甜圈和一杯拿鐵來回報沃菲爾德。尼格利的晨間拜訪是沃菲爾德一天的重頭戲。大概在頭一週期間，尼格利每天抽走五十毫升血液，這個分量相當充足（超過三湯匙量），可供多次檢驗使用，還有一些可以冰凍貯藏起來。有一種檢驗是使用分子生物學家都很熟悉的聚合酶連鎖反應（polymerase chain reaction, PCR）技術，用來在她的血中尋找伊波拉病毒的RNA（病毒的基因分子，相當於人類的DNA）片段。那種檢驗可以觸發響亮警鈴，不過有時並不可靠，就會得出假陽性結果，一般每份樣本通常都做兩次。另一種試驗則篩檢干擾素，一旦檢出就表示有可能感染了任何一種病毒。此外還有一種檢驗則著眼血液凝結作用的改變，這是萬一出現瀰漫性血管內凝血（DIC）的早期警報，DIC是種嚴重凝血現象，會讓不該出血的部位滲出鮮血。沃菲爾德鼓勵醫護人員想抽血就儘管抽。她還記得自己告訴他們：「萬一我死掉，我希望你們盡可能學到有關於我的所有事項」——她的意思是，盡可能學到有關於伊波拉病毒症的所有事項。「把所有樣本儲存起來。盡你所能分析所有事項。萬一我死了，拜託，拜託從這次經驗得到收穫。我希望你們學到東西。」她也這樣告訴她的家人：萬一發生最糟糕的情況，讓他們解剖我的屍體。讓他們盡可能搶救出所有資訊。

沃菲爾德知道，萬一她死了，她的遺體不會從537號門送出摔門區。剖檢驗屍之後，遺骸會通過高壓殺菌槽送出來，經過這種消毒釜處理，她的摯愛親友瞻仰告別時，棺內恐怕也不會有什麼令人樂見的遺容了。

第一週期間，她的檢驗結果全部正常，令人心安——不過有一項例外。有一天的樣本經第二次聚合酶連鎖反應檢驗回報呈陽性。報告說她的血中有伊波拉病毒。

結果錯了。這個暫定結果引來沃菲爾德一陣驚恐，不過進一步檢驗很快就糾正這個錯誤。哎呀，糟糕，對不起。沒關係。

接下來，陸軍傳染病研究院領導階層得知，沃菲爾德患有類風濕性關節炎，於是又掀起一場騷亂，因為治療用藥有可能抑制了她的免疫系統。「那件事情惹出這場軒然大波，」她告訴我。研究院高層某些大老表現得很驚訝、憤怒，然而其實這個狀況早就清楚寫在她的醫療紀錄裡面。「他們開了好多次視訊會議，和好多專家商量。所有人都想知道，為什麼免疫有問題的人，竟然能進入生物安全第四等級專區工作。」事實上也沒有證據顯示她的免疫系統運作不良。陸軍傳染病研究院的領導人從來沒有親自來摔門區看她，連透過玻璃窗探視都沒有，不過他發來一封電郵，宣告他要暫停她進入生物安全第四等級實驗室的權限，還要扣押她的通行證。沃菲爾德表示，這是給她的傷口灑鹽，她已經夠悽慘、夠煩惱了，竟然又給她「賞了一計耳光」。

經過兩個多星期吸血鬼式抽血作業和令人安心的檢驗結果之後，沃菲爾德開始湧起審慎信心，覺得自己不會死在伊波拉手下。她很虛弱、疲憊，她的靜脈也很疲憊，所以她要求將每日抽取血液樣本減至最低量。一天晚上，她脫衣時發現手臂出現點點紅斑，不知道那是不是開始長出伊波拉典型皮疹的先兆，於是又引來一陣紛擾慌亂。她在實驗室受感染的猴子身上看過這種斑點。當晚她躺在床上睡不著，老是想著那些紅斑，不過最後證實完全沒事。她服用安必恩（Ambien）安眠藥來幫她入睡。她有一台健身腳踏車，想運動時可以使用。她有電視和網際網路，還有一台電話。時間一週週過去，有關她處境的恐怖元素，在好消息和單調日子底下慢慢淡化。

她依然保持理智，得感謝親友出手協助，包括她的母親和幾位摯友（她們可以經常來探視）、她的丈夫（他沒辦法來）、她的父親（他一直沒有列入探視名單，以防萬一其他人全都受了感染、隔離，甚至死亡，還有他可以照顧她的兒子），加上若干帶點緊張的笑聲。她的兒子名叫克里斯汀（Christian），當時才三歲，由於年齡規範限制，不得進入陸軍傳染病研究院。不論如何，沃菲爾德也認為他還太小，不該讓他承擔知道事實真相的壓力；她和丈夫只向克里斯汀解釋，媽媽要出門三個星期，去做「很特別的工作」。她可以使用類似「摔門監視攝影機」的設備來進行視訊連線，她可以透過連線和外界的親朋好友見面聊天。嗨，是我，凱莉，在伊波拉村實況轉播，你今天過得如何？尼格利除了每天早上帶來甜甜圈和咖啡之外，每週五晚上還大膽偷渡一罐啤酒。起初食物是個問題，陸軍傳染病研究院裡沒有餐館，後來陸軍猛然發覺，原來他們有經費可以為摔門區內的患者供應外帶食品。從此沃菲爾德每晚都可以點一道弗雷德里克城的最佳美食：中國菜、墨西哥菜或披薩。她還可以和來訪的朋友共享，尼格利就是其中一個，尼格利會坐在保全攝影機底下的死角，掀開防護面罩來吃東西。這類高碳水化合物飲食帶來的慰藉，促使沃菲爾德和她的夥伴發明了一種遊戲：「**伊波拉讓你……**」然後填空造句。伊波拉讓你變肥；伊波拉讓你變傻；伊波拉讓你得糖尿病，因為吃了太多巧克力冰淇淋；伊波拉讓你珍惜當下每一點小樂趣和每一抹微笑。

二〇〇四年三月三日早上，**537**號門開啟，凱莉．沃菲爾德走出摔門區。她的母親和（特別獲准進入的）克里斯汀都在走道另一端的接待室等候。她帶著兒子回家。當天下午，她回到陸軍傳染病研究院，她的朋友和同事準備了食物、感言和氣球，為她舉辦一場出關派對。幾個月之後，經過了一段暫停進入期、一系列針對她免疫系統做的檢測、帶一點羞辱味道的再訓練和監督方案，還有一些不懈奮戰，她重新取得進入生物安全第四等級專區的權限。她又可以回頭逗弄那條險些奪她性命的惡龍的尾巴。

你有沒有考慮過不再回頭研究伊波拉？

「沒有，」她答道。

你為什麼這麼喜愛這項工作？

「我不知道，」她表示，接著開始沉思。「我是說，為什麼挑伊波拉？它每年只殺死幾百人。」也就是說，它還不是在全球產生重大影響的疾病，還有，儘管有些人提出種種聳人聽聞的情節，那些狀況終歸不大可能成真。不過她仍可以從科學方面來引證它吸引人的地方。舉例來說，這麼簡單的有機體，竟然能夠具備這麼強大的致命性，她對這項事實深感興趣。這種病毒只含微小的基因組，只夠製造區區十種蛋白質，卻造就出那個東西的完整結構、功能和自我複製能力。（相較而言，疱疹病毒所攜帶的基因，則約達十倍複雜度。）儘管基因組十分微小，伊波拉病毒卻相當凶狠。它能在七天內殺死一個人。「這麼小又這麼簡單的東西，怎麼竟然會危險到這種混帳程度？」沃菲爾德提出疑問，消停了一會，我等著。「這對我來說實在很有吸引力。」

她的兒子克里斯汀已經讀一年級，長得很俊，這時他從學校回到家裡。沃菲爾德這天大半時間都陪我度過，現在只夠再問一個問題。儘管她是個分子生物學家，不是生態學家，我仍提出伊波拉野地生活方面的兩個謎團：儲存宿主和溢出機制。

是的，也是非常耐人尋味，她同意。「它冒出來，害死一堆人，然後你還來不及趕到那裡，還沒有釐清任何事情，它就不見了。」

我說，它消失回到剛果森林裡面。

「它消失了，」她同意。「是啊。它從哪裡來，它到哪裡去？」不過那已經超出了她的研究範圍。

19 病毒的領地

試想一間生物安全第四等級實驗室，不見得非得是陸軍傳染病研究院的AA-5專區，而是全世界少數投入研究這種病毒的任何一家實驗室。想想他們可以這麼靠近病毒、井然有序且可靠穩健。伊波拉病毒在這批小鼠中複製，充斥牠們的血流。伊波拉病毒在那支試管裡面，凍硬了。伊波拉病毒在培養皿裡面，在人類細胞間形成病毒蝕斑。伊波拉病毒在注射器裡面；小心注射針。現在想想加彭東北部一片森林，就在伊溫多河上游的西側。伊波拉病毒無處不在，卻又處處不在。伊波拉病毒明明存在，卻下落不明。伊波拉病毒就在近處，或許吧，卻沒有人能告訴你，哪種昆蟲、哺乳動物、鳥類或植物，就是它的祕密藏身處所。伊波拉病毒不在**你的**棲地裡面，是你在**它的**棲地裡面。

費伊和我在二〇〇〇年七月健行穿越明凱貝森林時，我們心中就是湧現這樣的感受。我搭直升機進入之後第六天，我們離開孤立岩山區，遵循費伊的羅盤魚貫向西南跋涉，通過一片巨木森林，穿越一叢叢綿密交織、折磨惱人的錯雜蔓藤，涉過小溪和池塘，翻越溪流之間的低矮丘脊，走過了邊岸長滿濃密帶刺植被的泥濘沼澤，沿途落果大得像義大利滾球（bocce ball），行軍蟻橫越我們的路徑，一群群猴子在頭頂上方活動，非洲森林象數量眾多，豹子出沒，幾乎找不到人類來訪的跡象，還有大約一兆隻青蛙嘓嘓鳴叫。伊波拉病毒的儲存宿主想必也在那裡，不過就算和牠面對面相望，我們也認不出牠就是了。我們只能採取合理的防範措施。

走到第十一天時，費伊的森林探勘隊中有個人看到森林地面有隻冠毛長尾猴（crested mona

monkey），那是隻幼猴，還活著，不過已經奄奄一息，鼻孔淌出鮮血。牠有可能是失手從林木高處跌落才摔出致命重傷。不過……牠也可能感染了什麼東西，好比伊波拉病毒，所以才下來等死。那位隊員遵照費伊的一貫指示，並沒有碰那隻猴子。費伊隊中勤奮的班圖人和俾格米，總是渴望在晚餐鍋中添點肉類野味，不過費伊禁止牠們在保護區內狩獵，這次跨越明凱貝行程期間，他還向隨隊廚師下達更嚴厲的指令：在地上找到的一切死亡動物，都絕對**不准**煮給我們吃。當晚我們又吃了一頓棕褐色的燉肉，用冷凍乾燥肉添加罐頭醬汁調製而成，加上速食馬鈴薯泥當配餐。至於那隻瀕死的猴子，我強烈地盼望牠還留在原地。

隔天吃完晚餐，就著營火，費伊幫我從索非亞諾·埃托克（梅依波特二村兩名倖存者當中比較害羞的那個）口中套出一些二手證詞。我已經聽過那整段情節，包括有關索非亞諾個人損失的部分，都是從健談的東尼·姆波什那裡聽來的。至於魁梧、羞怯的索非亞諾本人，卻始終三緘其口。到這時候他終於和盤托出。由於他有口吃毛病，語句不順情況嚴重，有時候結巴停頓，彷彿永遠說不完整；不過索非亞諾繼續努力說明，雖不時出現中斷，不結巴時還是可以說得很快。

他先去了其中一處採金礦場，位置在更上游的區域。接著還在梅依波特二村盤桓，陪伴家人。那天晚上，他有個姪女說她覺得不舒服。大家都認為那是瘧疾，司空見慣了。隔天上午，情況惡化了。接著其他人也生病了。他們嘔吐、腹瀉，開始有人喪生。索非亞諾說，我失去六個親人。東尼說的人數沒錯，不過他有點搞錯他們是誰。一個叔叔、一個兄弟、一個守寡的嫂子，還有她的三個女兒。來了好些穿白衣的人，他們來接管。其中一個是薩伊人，先前就見過這種疾病。那是在基奎特城。那個薩伊人告訴我們，基奎特城死了二十個醫生。他們告訴我們，這種東西的感染力非常強。假使有一隻蒼蠅碰到一具屍體之後停在你身上，那你就會死。不過我把我一個姪女抱在懷中，她手腕上有一條靜脈點滴的管子。管子塞住了，液體倒流。她的手腫起來。索非亞諾又說，接著砰一下，她的血噴了我滿胸膛。不過我沒有生病。醫師告訴我，我必須接受治療，必須待在這裡二十一天，要隔離起來。我想，去他的鬼。我沒有接受治療。家人下葬以後，我就離開梅依波特二村，前往自由市，和另一個姊妹待在一起，躲起來。索非亞諾自己承認：因為我怕醫師會找我麻煩。

這是我們待在森林裡的最後一晚，接著就要繼續走四、五英里，前往會合地點補給物資，那是在費伊預先規劃的前進路線和一條道路的交叉點上。那條道路朝東通往馬科庫。到了那裡，費伊的部分隊員就會離開他。他們筋疲力盡，累壞了，也受夠了。其他人會待在他身邊，儘管同樣筋疲力盡，不過由於他們非常需要那份工作，或者是因為跟著他總比採金礦好，也或許還加上另一項理由：參與這般令人醉心又深富挑戰性的事業，本身就具有高度吸引力。他們和費伊還沒有走完全程，從這裡還得艱苦跋涉半年，橫越森林和沼澤，才會來到大西洋岸的終點。

索非亞諾打算留下來。更險惡的處境，他都經歷過了。

20 追捕嫌疑犯

本文撰寫期間，伊波拉病毒儲存宿主（們）的身分依然不明，不過已經有些嫌疑對象。好幾支不同研究隊伍都投入探索這個問題，其中最富威望，占有最大優勢，也最堅定不懈的是勒魯瓦領導的小組。前面提過，勒魯瓦在加彭法蘭西維的國際醫學研究中心工作，參加了梅依波特二村的應變行動，而且他還是那群身著神祕白袍來到村中的醫師之一。儘管他和他的同事並沒有救活多少個梅依波特二村病人（或者依照姆波什的說法，沒救活一個人），那次爆發卻改變了勒魯瓦本人。他所受的訓練專注於免疫學、獸醫學以及病毒學，直到一九九六年之前，都在研究另一種病毒對山魈免疫系統的影響。那種病毒稱為「猿猴免疫缺乏病毒」（simian immunodeficiency virus，簡稱ＳＩＶ，底下還會深入介紹）。而山魈則是種貌似狒狒的大型猴類，長了個紅鼻子，膨鬆的藍色顏脊，還有扭曲的臉部表情，這一切都讓牠們像是在生氣的陰鬱小丑。勒魯瓦對蝙蝠的免疫生理學也很感興趣。接著梅依波特二村和伊波拉就出現了。

「這就有點像是命運，」我來法蘭西維找勒魯瓦時，他這樣告訴我。

梅依波特二村事後，他回到法蘭西維國際醫學研究中心，在他的實驗室中更深入鑽研伊波拉。他和一位同為免疫學家的同事一起檢視爆發期間取得的血液檢體，研究當中的某些分子信號。他們發現了一種證據，暗示患者的醫療結果——他是否存活、康復，或者會死——和他染上的伊波拉病毒劑量或許沒有關聯，而是牽涉到患者的血球是否因應感染、立即製造抗體。倘若沒有產生抗體，那是為什麼沒有？是由於病毒本身以某種手法，迅速破壞他們的免疫系統功能，干擾了涉及抗體形成的正常分子互動序列嗎？病毒殺人是不是（在現今已是廣泛共識）首先造成免疫機能失調，隨後大量複製出令人難以負荷的數量，從而帶來更嚴重的悽慘後果嗎？勒魯瓦和他的免疫學家同事，加上其他一群協同作者，在一九九九年發表這項研究，接下來他的興趣轉移到伊波拉的其他層面：它的生態學和它的演化歷史。

伊波拉病毒的生態學涵括儲存宿主問題：它在爆發停歇期間藏在哪裡？另一個生態學相關課題是溢出：病毒採行哪條途徑，在哪些情況下從儲存宿主轉移進入其他動物，好比猿類和人類？提出這些問題是一回事，要取得有可能協助解答的資料，就比較棘手了。科學家怎樣研究這般行蹤飄忽的病原體的生態學？勒魯瓦和他的團隊進入森林，來到最近發現了受伊波拉感染的大猩猩或黑猩猩的位置，然後就在附近地帶開始大規模設陷阱捕捉動物。他們這是盲目摸索。伊波拉病毒有可能住在這當中某種動物體內——不過是哪種呢？

從二〇〇一到二〇〇三年間，勒魯瓦的團隊幾度來到加彭與剛果共和國，進入曾經遭受伊波拉侵襲的區域展開探勘，期間他們捕殺、解剖了一千多隻動物，採集血液樣本和內臟樣本。他們的收穫包括兩百二十二隻各種不同鳥類，一百二十九隻鼩鼱類和齧齒類等小型陸棲哺乳動物，加上六百七十九隻蝙蝠。回到法蘭西維的實驗室，他們使用兩種方法來檢驗樣本，尋找伊波拉的蛛絲馬跡。其中一種方法是設計來偵測伊波拉特異性抗體，凡是對感染做出反應的動物，體內都會出現這種抗體。另一種方法使用聚合酶連鎖反應（也就是沃菲爾德用過的那種）來篩檢伊波拉遺傳物質的片段。大家齊心協力檢視了占收集總數三分之二的蝙蝠類群，勒魯瓦有了發現：分屬三個物種的蝙蝠帶有伊波拉病毒感染的證據。

這三種全都是果蝠（fruit bat），體型又大又笨重，就像在澳洲窩藏亨德拉病毒的狐蝠。其中一種稱為錘頭果蝠（hammer-headed bat，學名：*Hypsignathus monstrosus*），這是非洲最大的蝙蝠，像烏鴉那麼大。民眾獵捕牠們來吃。不過就這起事例，證據把蝙蝠和病毒牽扯在一起，儘管很值得注意，卻非最後定論。十六隻蝙蝠（包括四隻錘頭果蝠）帶有抗體。十三隻蝙蝠（同樣包括部分錘頭果蝠）帶了伊波拉病毒基因組片段，這是聚合酶連鎖反應可以偵測得知的。總計得二十九隻，代表整個樣本的一小部分。而且就連那二十九隻，得出的結果看來也都模稜兩可。因為沒有哪隻蝙蝠的兩種檢測結果都呈陽性。十六隻帶了抗體的蝙蝠都不含伊波拉的RNA，反之亦然。再者，勒魯瓦和他的團隊在任何一隻蝙蝠體內，都沒有找到活的伊波拉病毒——在他們解剖的其他動物體內也完全找不到。

不論是否模稜兩可，二〇〇五年底當勒魯瓦和他的同事發表論文，刊出那些結果時，似乎也引來了矚目眼光。那是篇簡短的通訊文章，篇幅勉強超過一頁，卻是發表在全世界最受敬重的科學期刊《自然》上頭。論文篇名是：〈果蝠作為伊波拉病毒儲存宿主〉（FRUIT BATS AS RESERVOIRS OF EBOLA VIRUS）。正文本身採用比較審慎的試探性語氣表示，三個物種所屬的那群蝙蝠「有可能是〔這種病毒的〕儲存宿主」。有些專家的反應就彷彿這個問題差不多已經定案了，另有些人持保留而不評斷。十個月之後，勒魯瓦在和我見面談話時告訴我，「要確認蝙蝠正是儲存宿主，唯一欠缺的就是分離出病毒。從蝙蝠身上找出活的病毒。」那是在二〇〇六年。如今就我們所知，病毒依然沒有分離出來，倒不是由於他不夠努力。他說：「我們繼續捕捉蝙蝠——想辦法從牠們的器官分離出病毒。」

不過，勒魯瓦強調，儲存宿主問題只不過是伊波拉讓他潛心投入的一個層面。他另外還使用分子遺傳學方法，來研究病毒的種系發生學——整個線狀病毒譜系（包括馬堡病毒和形形色色的伊波拉病毒屬）的出身以及演化歷史。他也希望了解病毒的自然生命周期，它在儲存宿主（或多種儲存宿主）體內如何複製，如何在那些族群裡面存續。最後，了解自然生命周期相關事項，有助於披露病毒是如何傳染給人類：也就是溢出時刻。傳染是因為某種緣故直接發生（好比因為人吃蝙蝠），或者是經由中間宿主？「我們不知道有沒有從蝙蝠到人類的直接傳染，」他說，「我們只知道有從死去的大猿到人類的直接傳染。」唯有得知傳染動態——包括季節因素、爆發的地理模式，還有促使儲存宿主動物或其糞便得以與猿類或人類接觸的情境條件——公共衛生主管單位才有機會預測甚至避免後續的部分爆發。不過這裡有個險惡的循環：必須有更多爆發，才有辦法收集更多資料。

伊波拉很難研究，勒魯瓦解釋，起因在於病毒的特性。它很少出擊，它的感染歷程進展很快，它是不是痛下殺手，只需短短幾天就見分曉，它每次爆發只影響幾十人或幾百人，而且那些人一般都住在偏遠地區，和研究醫院與醫療機構都相隔很遠——距離他工作的法蘭西維國際醫學研究中心還更遙遠（從法蘭西維前往梅依波特二村，走陸路和水路得花兩天左右）。隨後，爆發能量在當地自行耗盡，走進一條死胡同，或者經外力介入而成功遏止。病毒就像森林游擊隊那樣消失無蹤。「無處下手，」勒魯瓦表示，道出一個原本很有耐心的人，一時無所適從的困境。他的意思是，除了繼續嘗試、繼續工作、繼續從森林採樣，還有一旦爆發疫情，也繼續應變出動，此外就無處下手。沒有人能夠預測，接下來伊波拉病毒何時會在哪裡溢出。「病毒似乎都自有主張。」

21 隨機?有跡可尋?

前面我已經提到，伊波拉的人類疫情爆發地理模式仍有爭議。所有人都知道模式呈現什麼模樣，不過專家對箇中意義各執己見。這種對立尤其牽涉到伊波拉病毒，也就是伊波拉病毒屬的五種病毒當中，出現得最為頻繁，現身地點遍及非洲多處位置，也因此最迫切需要解釋的那種。從它第一次有紀錄的現身直到現在，從揚布庫（一九七六年），到坦達拉（一九七七年），到伊溫多河上游採金礦場（一九九四年），到基奎特城（一九九五年），到梅依波特二村（一九九六年），到帛威鎮（一九九六年年尾），到加彭與剛果共和國的北部邊境地帶（二〇〇一至二〇〇二年），到姆博莫區（二〇〇二至二〇〇三年），到姆博莫再次爆發（二〇〇五年），接著就是比較晚近又兩度出現在現今剛果民主共和國境內開賽河（Kasai River）附近地帶（二〇〇七至二〇〇九年），看來伊波拉病毒似乎是在中非洲到處玩跳房子遊戲。這是怎麼啦？那種模式是隨機的，或者是有原因的？如果有，那是什麼原因？

這方面出現兩派見解。我把它們想成波動學派和粒子學派——我這是東施效顰，師法古典物理中探究光本質的波粒難題。回顧十七世紀，如果你還清楚記得高中物理學內容，那麼你就會知道，惠更斯（Christiaan Huygens）主張光是波構成的，而牛頓（Isaac Newton）則論稱光具有粒子性質。他們各自提出一些實驗根據來佐證他們的信念。幸虧兩個多世紀之後出現了量子力學，這才得以說明，光的波與粒子性質其實不可分，不適用二分法，而是一種不可言說的二象性，或起碼是由於不同觀測模式的侷限，才產生的一種人為概念。

伊波拉的粒子觀認為，這病毒已經相當古老，而且普遍存在於中非洲各處森林。每次人類疫情爆發，都是一起獨立的事件，主要都能以某種當下的起因來解釋。舉例來說，某人撿食受到感染的黑猩猩屍骸，屍骸會受感染是由於那隻黑猩猩生前撿食一塊水果，而那塊水果先前已經被一隻儲存宿主啃過。因此隨後那起人類疫情爆發事件，起因就是一起當地的偶發事件，所以每次爆發都代表一顆粒子，和其他事件彼此獨立。勒魯瓦是這種觀點的首要倡議人。「我認為病毒始終都存在於儲存宿主物種當中，」他告訴我。「有時會從儲存宿主物種傳染給其他物種。」

波動觀點暗示伊波拉並不是長期存在於中非洲全境——那其實是一種相當新的病毒，從某種病毒先祖演變而來，或許源自揚布庫地區，最近才進入其他位置，並在那些地點浮現出來。那些地方性爆發並不是獨立事件，它們相互連結並構成一種波動現象的環節。近幾十年來，病毒的分布範圍擴大了，到了新的地方，感染了儲存宿主新族群。依循這種觀點，每次爆發都代表一起可以用更深層原因來解釋的地方事件——也就是波動傳到此處。波觀點的主要倡議人是彼得．華爾希（Peter D. Walsh）。華爾希是美國生態學家，經常在中非洲工作，專研生態現象的相關數學理論。

有一次我請華爾希說明病毒的移動去向和方式，當時他表示，「我認為它是在儲存宿主當中，從一個宿主傳布到另一個宿主。」另一次談話是在自由市，那是位於加彭境內的一座繁華都市，市內零星散布著寧靜區域。伊波拉研究人員最後都會穿越這地方。「或許是某種族群數量很大，也不經常遷移的儲存宿主。至少它並不把病毒傳染到非常遠處。」華爾希並沒有說他知道儲存宿主是誰，不過那肯定是種數量很多，而且比較偏向定居型的動物。那是種齧齒類動物？小型鳥類？某種不遷徙的蝙蝠？

二分法的雙方各有形形色色、耐人尋味的證據，卻也都不夠確鑿。其中一類證據是伊波拉病毒不同變異體之間的遺傳差異，這類證據在不同時間和地點取得，或出自歷來所發現的病毒，或得自它們留下的蛛絲馬跡，而其原始樣本則採自人類受害者以及大猩猩等動物。伊波拉病毒的突變速率，整體看來和其他RNA病毒都可以相提並論（意思是相當迅速），而且伊波拉病毒不同品系之間的可檢測變異量，也可以是非常重要的線索，循此可以推知它們是在何處、何時出現的。華爾希和兩位協同作者在二〇〇五年發表了一篇論文，三人合作研究時便把這種遺傳資料和地理分析結合起來，據此推測認為，所有已知伊波拉病毒變異體，都是從一種非常類似一九七六年揚布庫病毒的祖先演變而來。

華爾希的協同研究人包括艾默理大學深受景仰的疾病生態學家暨理論學家萊斯利・里爾（Leslie Real），還有一位比較年輕的聰明同事，名叫羅曼・別耶克（Roman Biek）。他們一起提出了地圖、圖解和系統樹，描繪出三種距離之間高度相關，這三種距離是：和揚布庫相隔多少英里、和一九七六年事件相隔多少時間，以及和類揚布庫型共同始祖的遺傳差距。他們寫道：「整體來看，我們的結果清楚指向一個結論，那就是〔伊波拉病毒〕一九七〇年代中期從揚布庫附近一處發源地，向外逐漸傳遍中非洲。」他們的標題清楚分明道出主題：〈薩伊型伊波拉病毒的波狀散布〉（WAVE-LIKE SPREAD OF EBOLA ZAIRE）。它可能是（也可能不是）一種新的病原體——不過至少在這些地方算是新病原。（另一項證據，更晚近才發表的，則暗示線狀病毒可能已經存在數百萬年了。）不過到了相當晚近時期，或許是出了某種狀況，改造了病毒，解開了桎梏，讓病毒在人類和猿類當中傳布。「依循這種情節，這種特有的種系親緣結構、爆發日期和地點與揚布庫之間的差距有高度相關，以及遺傳差距和地理距離之間的相關，全都可以拿持續移行的〔伊波拉病毒〕感染波所造成的後果來予詮釋。」他們論稱，移行波釀成的一項後果是猿類大量死亡。部分區域的族群幾乎全被消滅——好比棲居明凱貝森林、洛希保護區，還有莫巴貝周邊地帶的大猩猩——因為伊波拉病毒就像海嘯一般，朝這些族群席捲而來。

波動假設就談到這裡。粒子假設也擁抱這大半相同資料，卻有不同的理解，他們沒有導出移動波，而是得出一種獨立溢出觀點。勒魯瓦的團隊也收集了更多資料，包括前往人類疫情爆發地點附近，從大猩猩、黑猩猩和遁羚的死屍採集的肌肉和骨頭樣本。他們在其中部分屍體（特別是大猩猩屍骸）檢驗出伊波拉病毒感染證據，還發現個別動物所含病毒的基因並不全然相同，差異雖小，卻很值得注意。他們也同樣檢視了好幾份人類樣本，採自從二〇〇一至二〇〇三年的加彭和剛果爆發期間，結果共辨識出八種病毒變異體。（這當中的差異程度，並不像伊波拉病毒屬之下五種病毒的差距那麼大。）他們指出，這般彼此互異的病毒，應該秉持「它們的遺傳特性相對穩定」這樣的背景脈絡來解讀。從變異體之間的這種差異來推估，不同爆發現場的病毒應該是長期分隔的，並不是某種新近湧來的一波相當一致的病毒。勒魯瓦的團隊寫道，「所以，伊波拉的陣陣爆發或許並不是其他人所謂的蔓延及於整個剛果盆地的單次爆發事件，」這段話是影射華爾希的假設，「而是肇因於儲存宿主傳給大猿類群的多起間歇性感染所致。」

我認為，勒魯瓦的粒子假設和華爾希的波假設之間的這種明顯牴觸，反映出兩邊互相誤解的爭議。這種分歧有可能肇因於檯面下的溝通，也肇因於若干競爭意識，即使他們發表的論文並不明確。最簡要概括而言，華爾希指的是，一波伊波拉病毒新近感染了某種或多種儲存宿主，從而得以席捲中非洲。根據華爾希所述，病毒從新確立的宿主根據地出發，在各處不同地點溢出，傳染給猿類和人類族群。那種過程的結果表現出來，看來就是人類疫情接連爆發，同時一批批黑猩猩和大猩猩死屍也紛紛出現——看來**簡直**就像是病毒橫掃中非洲，席捲了各處的猿類族群。然而當我們在自由市閒聊時，他卻堅稱自己從來不曾提過大陸波觀點，否認他有所謂大猩猩群出現死亡波濤，從一個群體感染給另一群的說法。他解釋，他的伊波拉波主要是在儲存宿主族群間移動，不是在猿類之間傳播。猿類死了很多，波及遼闊範圍，這點沒錯，而且就一定程度上，也因為猿傳猿感染而變本加厲，但是更宏觀模式反映的現象則是，病毒在猿類經常接觸的某種尚未確認的動物群中逐漸紮穩根基。就另一方面，勒魯瓦所提「多重獨立導入」的粒子假設，並不是和這裡所述的華爾希觀點水火不容，而是與大猿族群連續波理念扞格不入。

換句話說，這就像一個人大呼：**是蘋果！**另一個人則回應：**不是橘子，不對！**兩人可能都對，也可能都錯，不過，不論如何，他們的論據並不是完全針鋒相對。

所以……光是波還是粒子？「都是」，現代量子力學的回答模稜兩可。那麼華爾希的伊波拉病毒假設對？還是勒魯瓦說得對？最好的答案大概也是「都對」。最後華爾希和勒魯瓦合作寫了一篇論文，加上別耶克和里爾巧手扮演調停角色，提出了一種合乎邏輯的融通見解，來整合兩人各自就伊波拉病毒變異體系統樹的觀點（這些變異體全部根源自揚布庫），以及就錘頭果蝠和其他兩種蝙蝠為（較新的）儲存宿主的看法。不過就連那篇論文也留下了幾項未解問題，包括底下這項：倘若蝙蝠最近才開始受伊波拉病毒感染，那麼牠們為什麼沒有出現症狀？

就其他幾項基本觀點，四位協同作者倒是見解相同。首先，果蝠確有可能是伊波拉病毒的儲存宿主，卻不必然就是唯一的儲存宿主。說不定還有其他動物也牽涉在內——某種早就適應病毒的更古老儲存宿主。（果真如此，那種生物是藏在哪裡呢？）第二，他們都同意，已經有太多人死於伊波拉病毒症，不過人類死亡數目卻仍遠不及大猩猩那麼多。

22 我們都在同一條船上

那次我們在剛果西北部莫巴貝複合區搜尋大猩猩，毫無所獲，隨後卡瑞許和我，以及大猩猩專家嚮導巴洛，連同團隊其他成員，搭乘獨木舟沿著蒙比利河向下游航行三個小時回到營地。我們完全沒有採得大猩猩冷凍血液樣本，不過我仍然很高興能有機會過來看看。從蒙比利河下游，我們轉入一條支流朝上游行進，駕駛動力舟停靠上陸，隨後開車沿著一條泥巴路前往姆博莫鎮。二〇〇二至二〇〇三年間，伊波拉病毒爆發殺死一百二十八人，姆博莫就位於疫區中央。

姆博莫就是四個老師剛被砍死之後，醫療人類學家休利特抵達的地方，也就在那裡，他遇上了居民彼此猜忌，互控謀殺，還認為伊波拉死者是被巫術害死的。我們在一家小醫院停車，那是一群低矮水泥建物，排成U形，中間圍著一片泥土庭院，像一家簡陋的汽車旅館。那裡的房間都很小，就像一個個牢房，隔著一道百葉門直接看向庭院。我們待在大熱天下，翁德扎伊告訴我，短短一年之前，姆博莫的主任醫師凱塞琳・亞桑岡達科（Catherine Atsangandako）在處理伊波拉時出了名，因為她把一位患者關進醫院一個小房間，從百葉板縫隙為他遞送飲食。那名患者是個獵人，很可能是在處理某種野味時受了感染・他死在那扇百葉門後，死得很寂寞，不過那位醫師的嚴苛隔離措施廣受稱譽，認為她成功遏止了一場更大規模的疫情。

這天凱塞琳醫師本人出遠門。只能從一塊措詞嚴厲的紅字告示牌來見證她的強硬手腕：

ATTENTION EBOLA
NE TOUCHONS JAMAIS
NE MANIPULONS JAMAIS
LES ANIMAUX TROUVES
MORTS EN FORET

小心伊波拉
不准觸摸
不准處理
森林裡找到的死亡動物

姆博莫另有一個小小的特點：那裡是普洛斯珀·巴洛的故鄉。我們參觀了他的房子，去那裡要徒步走一條狹窄的偏僻小路，接著走一條草徑，然後就見房子的泥土庭院打掃整潔，一棵棕櫚樹下擺排了幾張木椅，迎接我們。我們見到他的太太艾絲蒂爾（Estelle），還看到他眾多子女當中的幾個。他的母親為我們端來棕櫚威士忌。孩子們推來擠去引爸爸注意；其他親戚也聚了過來，要和陌生訪客見面；我們合影留念。在這段開心交流當中，我們禮貌地請教了一些問題，從他們的回答得知在二〇〇三年那段悲慘歲月期間，伊波拉如何影響了艾絲蒂爾和她家人的若干相關細節，事發時巴洛出遠門，不在家。

我們得知，她一個姊妹、兩個兄弟還有一個孩子，都在那次爆發時喪命。至於艾絲蒂爾她本人，由於她和這些死者的連帶關係，城鎮居民都避免和她往來。沒有人願意賣給她食物。沒有人願意碰她的錢。至於他們是害怕感染，或者怕黑暗魔法，那就不得而知了。她不得已只好躲進森林。巴洛說，要不是約略就在那段時期，他教了她防範注意事項，恐怕她就會孤獨死去。巴洛教她的預防措施，就是當初他幫忙勒魯瓦醫師和其他科學家搜尋受感染動物時，從他們那邊學來的：所有東西都用漂白水消毒，要洗手，還有別碰死屍。不過現在悽慘的日子已經過去，有普洛斯珀的手臂環抱著她，艾絲蒂爾是個滿面笑容的健康年輕女子。

巴洛以他自己的方式來追憶那次爆發，他哀悼艾絲蒂爾的失親之慟和其他不同傷痛。他給我們看一本書，一本像家族聖經的寶書——不過那是一本野外植物指南——書末幾頁他寫了一串名字：阿波羅（Apollo）、卡桑德拉（Cassandra）、阿弗羅迪塔（Afrodita）、尤利西斯（Ulises）、奧菲歐（Orfeo），加上其他將近二十個名字。牠們都是大猩猩，那是他非常熟悉的一個群體，他在洛希大猩猩保護區工作時，每天追蹤、深情觀察的一群大猩猩。巴洛說，卡桑德拉是他最喜愛的一隻。阿波羅是銀背的公猩猩。他說，牠們全都在二〇〇三年爆發時不見了。不過其實牠們並沒有全部失蹤：他和其他追蹤人員尾隨那個群體的最後蹤跡，沿途找到了六具大猩猩屍骸。他沒有說是哪六隻。卡桑德拉呢，死在蒼蠅亂飛的屍堆裡了嗎？他說，真是非常痛苦。他失去了他的大猩猩家庭，也失去了人類家庭的好幾名成員。

巴洛捧書佇立良久，書頁翻開給我們看那些名字。他激動起伏，領會了研究伊波拉病毒和其他人畜共通傳染病的科學家，如何藉由他們的仔細觀察、他們的模型和他們的資料，學到了哪些事項。人類和大猩猩、黑猩猩和蝙蝠、齧齒動物和猴子和病毒：我們都在同一條船上。

Chapter

3

癔疾是怎麼來的，凡事總有個源頭

23 大英帝國的醫學偵探

一八七四年，十七歲的羅納德·羅斯（Ronald Ross）從印度來到西方，進入倫敦聖巴多羅買醫院（St Bartholomew's Hospital）學習醫學。一陣子之後，他開始投入研究瘧疾。

羅斯是大英帝國的真正子民。他的父親坎貝爾·羅斯（Campbell Ross）將軍是來自蘇格蘭高地的軍官，印度雇傭軍兵變（Sepoy Rebellion）期間，他在英屬印度陸軍服役，打過幾場鎮壓山地部落的激烈戰役。羅納德之前回過英國「家鄉」，在南安普敦（Southampton）附近一所寄宿學校苦讀受教。他想過要成為詩人、畫家，或者也許當個數學家；然而他是家裡十個孩子當中的長子，肩負繼承家業的壓力，父親決定讓他進入印度醫療團（Indian Medical Service）當軍醫。羅斯在聖巴多羅買醫院默默熬過五年，最後在印度醫療團資格檢定考試考砸了，對於日後獲頒諾貝爾醫學獎的得主來講，這可說是個不吉利的開端。

他年輕時發生了兩件事情，似乎很明確地預示了他確實很有天份，其中一件是他贏過一次學童數學獎，另一件是他在接受醫學培訓期間，曾經診斷出一位女士染上了瘧疾。那次診斷非同小可，因為當時瘧疾在英國幾乎是聞所未聞，就連那位女士居住的艾塞克斯郡（Essex）沼澤地帶也從未出現過。羅斯的這次診斷沒有留下記載，因為他和那位女士談起這種要命的疾病後，把她給嚇壞了，於是她就此消失無蹤，想必是回到艾塞克斯低地了。不論如何，羅斯在一年過後再次應試，勉強通過印度醫療團的資格檢定，接著就奉派到馬德拉斯（Madras，今稱清奈）上任。他就是在那裡開始注意蚊子，因為他住的平房裡面蚊子很多，讓他不勝其擾。

羅斯早年並沒有展現醫學偵探的才幹。他多方涉獵，過了幾年渾渾噩噩的日子，分心旁騖熱中雜學。他創作詩歌、戲劇、音樂和蹩腳的小說，還真心期盼能寫出開創性數學方程式。他在馬德拉斯醫院的醫學職掌，主要是開奎寧來治療身染瘧疾的士兵，再加上其他事項，每天只需投入兩個小時，因此他有許多時間來做點業餘閒事。不過那些業餘活動，最後還包括了尋思瘧疾。它的起因是什麼——是傳統觀點所稱的瘴氣嗎？或者是某種有感染力的蟲子？如果是蟲子，牠又是如何傳染疾病？該怎樣做，才能把這種疾病控制住？

度過了沒有特出表現的七年服役之後，他回到英國休假，修了一門公共衛生課程，學會了使用顯微鏡，娶了個妻子並帶她回到印度。這次他在邦加羅爾（Bangalore）一家小醫院任職，他開始用顯微鏡來檢視發燒士兵的血液抹片。他認真求知，過著孤立的日子，遠離科學社群和同儕研究人員，不過在一八九二年，他後知後覺聽聞一位法國醫師暨顯微鏡學家，在瘧疾病患的血中發現了一種纖小的寄生生物（如今稱為「原生生物」）。那位醫師名叫阿方斯．拉韋朗（Alphonse Laveran），早先在阿爾及利亞工作，後來轉往羅馬，他認為就是那種寄生生物引致瘧疾。後來羅斯又去了一趟倫敦，這次是靠那裡一位聲名卓著的恩師伸援方才成行，於是他親眼見到了瘧疾血液樣本中的「拉韋朗原蟲」，開始有些採納拉韋朗的觀點。

拉韋朗看出了重要真相，察覺瘧疾的病因出自微生物，並非瘴癘之氣。不過有關這種微生物如何在人體內繁殖，還有如何從一個宿主向外蔓延等，這些更為宏觀的問題當時卻依然懸而未解。瘧疾的病原是不是就像引致霍亂的微生物那樣，會隨著水進入人體內？或者牠們是否會隨昆蟲叮咬傳播開來？

最後羅斯終於發現了瘧疾寄生原蟲以蚊子當媒介的生命周期，還因此贏得一九〇二年的諾貝爾獎，這項成果在疾病研究編年史中赫赫有名，這裡就不贅述。那段故事相當複雜，一方面是由於寄生生物的生命周期繁複得令人稱奇，另一方面也因為羅斯本人是個很複雜的人，身受眾多外力影響，還有許多競爭者、敵人、錯誤理念和正確觀點，加上一些令人不快的非議。其中由兩個明顯要點，就足以顯示那則故事和我們所述人畜共通傳染病主題的關聯性。首先，羅斯勾勒的瘧疾寄生原蟲生命史，並不是他發現原蟲如何感染人類，而是他發現原蟲如何感染鳥類。鳥類瘧疾和人類瘧疾是不同的，然而這卻成為他的一項重要類比。其次，他後來還把這種疾病當成數學的一種應用題材。

24 從數學途徑理解疾病

數字可以成為認識傳染病的重要面向。以麻疹為例，乍看之下，麻疹看來全無數學的影子。麻疹的病因是一種副黏液病毒，表現為一種呼吸道感染，通常伴隨出現皮疹，發病之後會很快消失。然而流行病學家已經體認到，麻疹病毒就像其他病原體，也有宿主族群的最小群落數量門檻，低於這個臨界值，它就沒辦法長期存續並成為反覆出現的流行傳染病。這個數值是個重要的疾病動態參數，稱為臨界群落規模（critical community size）。麻疹的臨界群落規模，似乎落在五十萬人左右。這個數字反映出該疾病獨有的特點，好比病毒的傳播效率、毒力（依病案致死率來評量），以及一次接觸便賦予終生免疫力的現象。任何人口數低於五十萬的孤立群落，或有可能偶爾遭受麻疹侵襲，不過病毒在相當短暫期間就會死光。為什麼？因為病毒已經把感染機會消耗殆盡，不再有易受感染的宿主。族群內的成人和較大孩童先前都接觸過病毒，幾乎全都免疫了，而每年新生嬰兒的數量不足以讓病毒長久蔓延並循環現身。反過來講，當族群數量超過五十萬人，易受感染的新生兒數量也就足夠，能持續供應病毒感染所需。

麻疹還有一個關鍵面向，它的病毒並不是人畜共通的。倘若是的話——倘若它也能感染棲居人類族群附近的動物，或者與人類共同生活的動物族群——那麼臨界群落規模的問題就不必再提了。不再**有**人類族群最小規模的門檻，因為病毒始終能存續，待在左近，棲身另外那個源頭。不過還請記得，雖然麻疹並不在人類以外的動物族群內蔓延，卻和能夠那樣蔓延的種種病毒存有密切的關係。麻疹病毒歸入**麻疹病毒屬**，那一屬涵括犬瘟熱病毒和牛瘟病毒；麻疹病毒所屬的科別稱為**副黏液病毒科**，這一科包括亨德拉病毒和立百病毒。儘管痲疹並不經常在人類和其他動物之間傳遞，它所隸屬的演化支系卻偶爾在過去表現出這樣的傳播方式。

再舉個例子，來看看百日咳。百日咳的臨界群落規模和痲疹的數值略有不同，因為百日咳是不一樣的疾病，病因是另一種特性不同的微生物。兩者的差別在於傳播效率不等，毒力有別，還有感染期有長有短等等。就百日咳而言，臨界群落規模似乎比較接近二十萬人。這些考量重點，就成為許多花俏生態數學的利器。

丹尼爾・白努利（Daniel Bernoulli）是個數學家，他生於荷蘭，出身數學世家，號稱率先應用數學分析來研究疾病動態的第一人，在細菌致病論（這類理論有一大堆，不只一種）廣受採信之前許久，他老早就投入了這項工作。一七六〇年，白努利在瑞士的巴塞爾大學（University of Basel）當教授時，寫了一篇關於天花的論文，探討以全面免疫法來對抗這種疾病的成本與效益。他的事業生涯相當漫長，兼容並蓄，涵括數學研究，並拿來運用於非常廣泛的課題，包括物理學、天文學和政治經濟學，還有流體運動、弦的振盪，乃至於風險評估和保險相關概念。看來在白努利的多方興趣當中，天花研究簡直就是種異數，不過這個題材倒是必須涉及風險計算觀點。他在文中闡述，為全民接種小劑量天花物質（當時還不知道那是種病毒，只知道是某種會感染的東西）有風險、也有效益，不過效益大於風險。就風險方面，人為接種確實偶有造成生病致命的例子，儘管很希罕。比較常見的結果是，接種會激發免疫力。這是單一行動帶來的個人效益。為衡量集體行動帶來的總體效益，白努利計算了倘若天花完全根絕每年能拯救的人命數量。他的方程式披露，大規模接種的淨結果是，一般人的壽命會延長三年又兩個月。

在十八世紀晚期，一個人出生時的預期壽命（平均餘命）並不高，那三年又兩個月代表一段很可觀的增長。然而，由於天花的實際影響並不是把受感染民眾和未受感染民眾平均起來就能求得，於是白努利還以一種更切身相關、直截了當的手法來傳達他的結果。他用當時手邊生命表中一切死因統計資料來推估，倘若同一年次的一千三百個新生兒活在沒有天花的社會裡面，則其中六百四十四人能存活到至少二十五歲。然而倘若天花流行，那麼同一族群就只有五百六十五人能活到二十五歲生日。衛生官員和普通百姓可以想像他們屬於可以避免早死的那七十九個人之一，如此就能領會白努利那項數值論證的力量。

白努利應用數學來理解疾病的研究成果，開拓了一條新的途徑，卻沒有即刻帶動風潮。時光流逝，過了將近一個世紀，內科醫師約翰．斯諾（John Snow）運用統計圖表和地圖，來釐清哪處水源（尤其是惡名昭彰的布羅德街〔Broad Street〕抽水機）在一八五四年倫敦霍亂爆發期間感染了最多民眾。就像白努利，斯諾同樣不明白自己嘗試了解、控制的疾病，根源自哪種物質或生物（就這次事例是種細菌，稱為霍亂弧菌，學名：*Vibrio cholerae*）。不論如何，他的結果確實不同凡響。

接著到了一九〇六年，在路易．巴斯德（Louis Pasteur）、羅勃特．柯霍（Robert Koch）、約瑟夫．李斯特（Joseph Lister）及其他人以可信論證確立微生物和傳染病的連帶關係之後，一位名叫W．H．哈默（W. H. Hamer）的英國醫師在倫敦皇家內科醫學院（Royal College of Physicians in London）發表系列演講，就流行病的「悶燒」（smouldering）提出若干有趣觀點。

哈默特別感興趣的是，為什麼流感、白喉和麻疹等疾病，似乎都有某種周期模式，一再循環爆發重大疫情——病例數大幅增多，然後逐漸消退，過了某特定區間，又逐漸攀高。引人好奇的是，特定疾病每兩次爆發的間隔時段，似乎總是相當固定。哈默為倫敦市（當時的人口數是五百萬）麻疹疫情標繪出的周期約為十八個月。每隔一年半，就出現一波麻疹重大疫情。哈默猜測，出現這種周期的道理在於，每當族群中容易受感染（不具免疫力）的人數量所剩無幾，不足以維繫疫情，這時爆發會消退，接著一旦新生兒補足新受害者的人數之後，另一波爆發就跟著開始。再者，關鍵重點並不在於易受感染個體的數量，而是易受感染人群密度與具感染力人群密度的乘積。換句話說，這兩群人相互接觸，才是重點所在。族群內的已康復人士和具有免疫力的成員都不必納入考量：因為就疾病擴散的角度來看，他們只算是種填料和干擾因素。爆發要能延續，取決於具感染力人群和**可受**感染人群的相互接觸。這個觀點後來便稱為「群體作用原理」（mass action principle）。全都和數學有關。

同樣在一九〇六年，一位名叫約翰．布朗利（John Brownlee）的蘇格蘭內科醫師提出和哈默所述相左的另一種觀點。布朗利在格拉斯哥（Glasgow）擔任臨床醫師並兼醫院管理者。他參照好幾種疾病的疫情觀察紀錄，寫成一篇論文，遞交愛丁堡皇家學會（Royal Society of Edinburgh），文中他逐週或逐月將病例數的大起大落情況標繪成圖——涵括倫敦一六六五年鼠疫事件、格拉斯哥一八〇八年麻疹疫情、倫敦一八三二年霍亂流行、哈利法克斯（Halifax）一八八〇年猩紅熱肆虐、倫敦一八九一年流感爆發和其他時疫——接著還把這批折線圖拿來和得自某種數學方程式的起伏平滑曲線相互比對。方程式表現出布朗利有關爆發興衰起因的設想，倘若能與實證資料高度相符，這就證明（起碼就他看來）他的設想是對的。他論稱，每次流行病興起，都同時「有一種有機體獲得高度感染力，」病原體的致病性或效能猛然提增，隨後又急速下滑。流行病的衰退一般並不像它發作時那麼突然，而起因則是致病有機體的「感染力流失」所致。鼠疫桿菌山窮水盡了。麻疹病毒減緩或減弱了。流感變溫馴了。邪惡力量把它們一個個拋棄了，就像氣球洩了氣。布朗利的建議是，別浪費時間操心易受感染人的數量或密度。決定流行病發展進程的是「病原微生物的狀況」，不是人類族群的特性。

布朗利的精彩架構有個問題，其他科學家並不十分明白，他說的「感染力」究竟是指什麼？那是傳播效率（以每個病例的傳染人數來計算）的同義詞嗎？或者是毒力的同義詞？或者兼具兩種意思？另一個問題是，不論他所謂的感染力是指什麼，以病原體固有的衰退現象來解釋流行病的平息，布朗利的這項觀點是錯的。

這是瘧疾研究大師羅斯指出的錯誤。他在一九一六年寫了一篇論文，提出自己以數學研究流行病的途徑。羅斯在那時已經拿到諾貝爾獎，也獲冊封爵位，還發表了《瘧疾的預防》（*The Prevention of Malaria*），這部鉅著不只論述預防之道，實際上還從科學和歷史深度來探討這種疾病。羅斯體認到，由於寄生生物繁複多端，而傳染病媒又是那麼頑強，瘧疾大概是沒辦法「一勞永逸、予以剷除」——起碼在文明達到「遠遠更為高明的境界」之前是辦不到的。因此抑制瘧疾就必須長期納入為公共衛生措施的一環。在此同時，羅斯愈益專注投入他的數學興趣，這當中包括一項比他的瘧疾研究更寬廣的疾病理論，還有一種比他的疾病理論更為寬廣的「事項理論」（theory of happenings）。他所謂的「事項」似乎是指稱在族群內會相繼影響個體，最後普及全人口的任意事件，好比流言或恐懼，或是微生物感染。

在一九一六年的論文中，他開宗明義坦言自己感到驚訝，「探討流行病學課題的數學研究，竟然是這麼稀少，」接著他毫不故作矜持（也無絲毫謙遜）地指出，他本人早就成為率先把先驗數學思維（也就是從他自己發明的方程式，而非真實世界的統計數字開始）應用於流行病學的第一人。他展現禮貌，認可布朗利的「出色」成果，接著貶斥那項學說，否決布朗利有關感染力流失的觀點，改提出自己的理論，還以他自己的數學分析來佐證。羅斯的理論說明，當族群內的易受感染個體密度降到某個門檻以下，這時流行病會因此開始衰退。他說，各位看了就能知道，我的微分方程式和布朗利醫師引用的那套流行病資料是多麼吻合。布朗利的假設性「感染力流失」，並不是解釋流行病急遽衰退的必要概念，不論那是霍亂、鼠疫、流感或者其他疾病都一樣。讓易受感染人數減少到某個臨界點以下，才是首要——**突然間**，病例率大幅驟降，最糟糕的處境過去了。

在瘧疾研究非常早期的階段，羅斯的先驗途徑或許相當冒險，而且他的態度也顯得有點傲慢，不過他做出了有用的結果。他提出的易受感染人群相關洞見撐過了時間的考驗，歷經幾十年傳染病理論的研究，成為現代數學建模的資訊基礎。另外，他還有一點也對了：瘧疾確實很難「一勞永逸」徹底剷除。儘管他倡導的控制措施在某些地方（巴拿馬和模里西斯）確能有效壓抑瘧疾，在其他地區（獅子山共和國及印度）卻成效不彰，還有些結果只持續短暫時期。儘管羅斯享有諸般榮耀，掌握種種數學技能，胸懷雄心抱負，而且全心投入工作，他仍然未能戰勝瘧疾，甚至也提不出最終能徹底戰勝瘧疾的可行對策。他或許早就明白箇中理由：由於瘧疾實在太過錯綜複雜，和人類的社會、經濟處境以及生態條件葛蔓糾結，因此那個問題複雜得連微積分都沒辦法清楚表述。

25 追查瘧原蟲的起源

我在二〇〇七年頭一次撰寫人畜共通疾病相關文章，那是為《國家地理》雜誌寫的稿子，當時就有人要我知道，瘧疾並不屬於人畜共通疾病。有人告訴我，你還是不要把瘧疾納入比較好。瘧疾是種**靠媒介生物傳染**的疾病，沒錯，因為這當中有種昆蟲在宿主之間傳播疾病。然而病媒並不是宿主，牠們在生態學上隸屬於另一種範疇（有別於儲存宿主）；而且牠們採取不同的方式來因應病原體的影響。瘧疾寄生原蟲從蚊子傳染給人類，是更具目的性，也更為常見的情況，並不算溢出。病媒尋找宿主是為了取得自己所需的資源（就多數情況下，意指宿主的血液）。儲存宿主並不尋求溢出，溢出是偶然發生的現象，對牠們也完全沒有好處。所以瘧疾並不是人畜共通疾病，因為會感染人類的四種瘧疾寄生原蟲**只**感染人類。猴子有牠們自己的不同瘧疾，鳥類也有牠們自己的瘧疾。人類瘧疾是專屬人類的疾病，這是別人告訴我的，當時看來也確實如此。

適用於這些敘述的四種瘧疾，分別肇因於以下這些原生生物：間日瘧原蟲（*Plasmodium vivax*）、惡性瘧原蟲（*Plasmodium falciparum*）、卵形瘧原蟲（*Plasmodium ovale*）和三日瘧原蟲（*Plasmodium malariae*），全都隸屬同一個類群，那就是共含約兩百個形形色色不同物種的瘧原蟲屬（*Plasmodium*）。該屬的其他瘧原蟲多半感染鳥類、爬蟲類和非人類哺乳動物。而四種已知以人類為對象的瘧原蟲，都仰賴瘧蚊屬（*Anopheles*）的蚊子在人與人之間傳播。

這四種寄生生物的生活史繁複之極，歷經多次變態，接連出現不同型式，包括稱為**孢子體**

（sporozoite）的無性階段，瘧原蟲在這個時期隨蚊子叮咬侵入人類皮膚，接著轉移到人類肝臟；另一個無性階段稱為**裂殖子**（merozoite），從肝臟釋出並在紅血球中複製；還有一個階段稱為**滋養體**（trophozoite），在血球中攝食、生長，體型增長並轉變為**裂殖體**（schizont），然後裂殖體爆裂，釋出更多裂殖子，在血液中進一步繁殖，引發高燒；接著經歷一段稱為**配子母細胞**（gametocyte）的有性階段，這時原蟲便分化為雌、雄兩群配子，從下一輪受感染紅血球釋出，大批進入血流中。等到再有蚊子前來叮咬人類，原蟲便隨著鮮血大餐進入蚊子體內，進入有性階段；雌雄配子結合、受精，形成**動合子**（ookinete）；在蚊子的腸道內膜，動合子成熟形成卵囊，裡面充滿孢子體；瘧原蟲又變回孢子體了，等到卵囊爆裂，孢子體釋出，並移動到蚊子的唾液腺潛伏起來，隨時可以湧入蚊子的刺吸式口器，進入另一個宿主體內。倘若你能迅速讀懂這所有內容，那麼你在生物學界應該是前程一片看好。

這套精巧繁複的生命型式和一系列策略都具有高度的適應性，就蚊子和宿主而言，實在難以抵抗。這一點證明，歷經漫長時間，演化能夠產生出何等複雜多端的結構、手段和變形。反過來講，不相信演化、卻偏好智慧設計說的人，都該掩卷尋思，為什麼上帝要這樣大費周章來設計瘧疾寄生原蟲。

惡性瘧原蟲是四種瘧原蟲當中，對人類健康危害最烈的一種，在全世界有紀錄的瘧疾病例當中，約占了八五％——而且致死比率還更高。它引發的瘧疾稱為惡性瘧疾（malignant malaria）或鐮狀瘧原蟲瘧疾（falciparum malaria），每年殺害超過五十萬人，其中多半是非洲撒哈拉以南地區的孩童。有些科學家便曾提出，惡性瘧原蟲的高毒力反映一項事實，它是人類在比較晚近才接觸的種類，不久之前才從另一種動物宿主，轉移到我們身上。這種設想引領研究人員投入探究它的祖系源流。

當然了，凡事總有個源頭，而我們人類本身，又是比較晚近才出現的靈長類，因此我們推斷，人類最古老的傳染病，應該都是從其他動物宿主（起碼經歷些微變形之後）轉移到我們身上，這樣講總歸是很合乎邏輯的設想。人畜共通疾病和非人畜共通疾病的差別，是人為的區隔，其實牽涉到時間的先後，這種體認是合情合理的觀點。嚴格而言，人畜共通病原體（大約是六成人類傳染病的病因，這點前面我已經提過）是稱**當前一再**在人類和其他動物之間流通的病原體，而其他傳染病（占了四成，包括天花、霍亂、麻疹和脊髓灰質炎）的病源，想必是在過往時期完成跨種跳躍，侵入人類祖先的病原體所留下來的後裔。若說我們的**所有**疾病，追根究底全都是人畜共通疾病，這句話恐怕說得太滿，不過，人畜共通傳染病確實能用來驗證，我們和其他各種宿主之間，存有一種陰森、原始的連帶關係。

瘧疾就是這方面的實例。分子種系發生學在過去二十年的成果顯示，瘧原蟲屬系統樹中那四個會侵犯人類的種類，並不是根源自單一分支。它們彼此的關係不深，反而各自與瘧原蟲屬當中會感染非人類宿主的其他種類，具有比較密切的親屬關係。就分類學的行話來講，這四種瘧原蟲有**多元起源**。意思是指，除了瘧疾屬原本具有的多樣性之外，它們肯定都是獨立向人類跨種跳躍。瘧疾研究人員持續鑽研的問題包括：它們是從哪些動物跨種跳躍而來的？還有，它們從什麼時候開始感染人類？

惡性瘧疾在全球釀成相當重大的傷亡慘禍，因此特別受人矚目。早期的分子種系發生學研究顯示，惡性瘧原蟲和兩種鳥類瘧原蟲有一個晚近的共同祖先，因此那種寄生生物肯定是從鳥類跨種侵入人類的。雖然證據不多，不過從那項概念合理推論便能得知，那次轉移很可能發生在短短五、六千年前，和農業的發明同時出現。農耕讓人類得以在一地定居，形成農田和村落，而人類聚落也在這時首次達到相當的規模和密度。人類的這種群聚現象是新興傳染病要長久持續的必要條件，就像瘧疾有個臨界群落規模（麻疹也是，不過原因有別），一旦宿主數量太少，往往還會在局部地區消滅。簡單的灌溉工程，好比溝渠和蓄水池，大概就能提高跨種轉移的可能性，因為這能為瘧蚊提供優異的繁殖棲地。在東南亞，人類大約在八千年前開始馴化雞，這有可能也是個助長因素，因為前述兩種鳥類瘧原蟲之一，正是已知會感染家禽的雞瘧原蟲（*Plasmodium gallinaceum*）。

惡性瘧疾的鳥類起源觀在一九九一年提出，就這個領域而言，算是相當久遠了，但最近看來不是那麼有說服力。較晚近一項研究則指稱，惡性瘧原蟲已知關係最近的親屬是萊肯諾瘧原蟲（*Plasmodium reichenowi*），這種瘧疾寄生原蟲能感染黑猩猩。

我們在喀麥隆和象牙海岸的野生黑猩猩和（野外出生的）圈養黑猩猩體內，都可以找到萊肯諾瘧原蟲，推估它廣泛分布於中非洲和西非洲的黑猩猩棲地。它具有相當程度的基因變異——就全球範圍而言，比惡性瘧原蟲的變異程度更高——暗示它可能是種古老的生物，或者起碼比惡性瘧原蟲古老。再者，惡性瘧原蟲的已知變異體，似乎全都是從瘧原蟲屬的萊肯諾瘧原蟲系統樹細分出來的支系。這些洞見衍生自麻州大學（University of Massachusets）一支研究團隊收集的資料。團隊領導人史蒂芬・李契（Stephen M. Rich）認為，惡性瘧原蟲是從黑猩猩的萊肯諾瘧原蟲溢出感染給人類的。根據李契團隊所述，那種溢出大概只發生了一次，最早可能在三百萬年前，最遲發生於一萬年前。某種蚊子叮了一隻黑猩猩（那隻昆蟲就此受了萊肯諾瘧原蟲配子母細胞侵染），接著又叮了一個人（蚊子把孢子體傳播出去）。這株轉移的萊肯諾瘧原蟲，查覺自己身處陌生的宿主體內，卻仍設法存活並繁衍生殖。它經歷從孢子體到裂殖子，又變成配子母細胞的蛻變過程，充斥在第一個人類受害者的血流當中，然後又搭上另一隻蚊子便車。接下來就從那隻昆蟲開始它的後續旅程，進一步靠病媒傳染給在林中覓食的其他人類。一路上它突變、適應，從萊肯諾瘧原蟲轉變成惡性瘧原蟲。

這個情節意味著，人類的大規模農耕聚落，並不是瘧疾在人群紮穩根基的必要條件，因為在一萬年前（更別提三百萬年前），非洲那些地區並沒有這樣的聚落。李契團隊顯然認為農耕並非必要因素，他們提出的遺傳證據令人信服。李契的協同作者當中，有好幾位是人類學、演化學和疾病學界的出色人才。他們的論文在二〇〇九年發表，不過事情還沒有拍板定論。

二〇一〇年，另一支團隊發表了另一種觀點，他們的領導人是法國人類學家薩布麗娜．克里夫（Sabrina Krief）和瘧疾遺傳學家安納尼亞．埃斯卡蘭特（Ananias A. Escalante）。沒錯，他們同意，惡性瘧原蟲和萊肯諾瘧原蟲的親緣關係，有可能比它和其他任何已知瘧原蟲屬種類的關係都更密切。而且沒錯，它看來確有可能到了比較晚近時期方才溢出並侵染人類。不過請看這裡，他們說，我們找到了惡性瘧原蟲本身的另一種宿主，而且在溢出侵入人類族群**之前**，那種寄生生物似乎早就在這種宿主的體內演化，這宿主就是侏儒黑猩猩。

侏儒黑猩猩（*Pan paniscus*）是種行蹤飄忽的猿類，數量和分布範圍都很有限，也不常在西方的動物園展出（卻不幸成為剛果盆地南部蒙戈〔Mongo〕族人十分喜愛的珍饈）。侏儒黑猩猩和人類的親緣關係非常密切，原生於剛果河左岸範圍，地處剛果民主共和國森林區，至於比較魁梧、常見的一般黑猩猩（*Pan troglodytes*）則只居住在那條大河的右岸。克里夫的團隊篩檢了金夏沙市郊保護區內四十二隻侏儒黑猩猩的血液樣本，結果發現其中四隻體內一種寄生生物的基因組成與惡性瘧原蟲全無二致。克里夫團隊寫道，最合理的解釋就是，惡性瘧疾最早是從侏儒黑猩猩溢出侵入人類族群，發生時間有可能在過去一百三十萬年間。（不過，對克里夫提出批評的其他研究人員則提出了另一種解釋，他們認為，棲居金夏沙附近狹小保護區內的侏儒黑猩猩，是在近幾年或近幾十年間，才從攜帶人類惡性瘧原蟲的蚊子染上這種原蟲。）檢驗出惡性瘧原蟲陽性結果的侏儒黑猩猩，並沒有明顯的發病徵候，血中的寄生生物含量也很低，這似乎與遠古發生牽連的說法一致。除了這些描述和資料佐證結果，克里夫的團隊還另外提出一項假設和一項告誡。

他們的假設是：倘若侏儒黑猩猩體內的惡性瘧原蟲，和人類攜帶的種類十分相像，則那群寄生生物有可能依然在侏儒黑猩猩和我們之間往返傳播。換句話說，惡性瘧疾有可能是一種人畜共通傳染病（依循嚴格的定義，而非廣義）。剛果民主共和國境內森林中的居民，便有可能經常遭受侏儒黑猩猩血中所帶惡性瘧原蟲感染，反之亦然。

他們的告誡是：果真如此，則根絕瘧疾的偉大夢想就變得遙不可及。克里夫和研究夥伴並沒有強調底下這個觀點，不過各位從字裡行間就能明白：除非先把所有侏儒黑猩猩殺光（或者全部治癒），否則我們別指望能把所有瘧原蟲殺個精光。

不過等等！還有一項投入追查惡性瘧原蟲起源的研究，論文在二〇一〇年底發表，文中指出瘧原蟲侵襲人類之前的另一種可能宿主是西部大猩猩。這項成果登上了《自然》的封面報導，第一作者是當時在伯明罕阿拉巴馬大學（University of Alabama at Birmingham）的劉為民（Weimin Liu），還有碧翠絲．哈恩（Beatrice H. Hahn）的實驗室也做出了重大貢獻。哈恩在愛滋病研究圈子很出名，她在追蹤黑猩猩的第一型ＨＩＶ的根源，以及發展靈長類動物「非侵入性」病毒採樣技術（不必捕捉動物即可取得病毒樣本）方面扮演要重要的角色。簡而言之，若是從動物的少許糞便就能採到病毒，你就不必拿注射針去抽整管血。糞便樣本有時能提供必要的遺傳證據，不單適用於病毒，原生生物也同樣適用。劉為民、哈恩和他們的同事應用這些技術來尋找瘧原蟲ＤＮＡ，收集到的資料量遠遠超過先前的研究人員所得成果。克里夫團隊採抽血檢驗法，血液樣本取自四十九隻黑猩猩和四十二隻侏儒黑猩猩（多數是圈養或限制在保護區中的動物），而劉為民的團隊則檢查糞便，樣本採自將近三千隻野生猿類，包括大猩猩、侏儒黑猩猩和黑猩猩。

他們發現，西部大猩猩的瘧原蟲盛行率很高（受感染數約占族群的三七％），而且那些大猩猩體內的寄生生物，部分與惡性瘧原蟲幾乎一模一樣。「這就表明，」他們信心十足地寫道，「人類的惡性瘧原蟲根源自大猩猩，不根源自黑猩猩、侏儒黑猩猩或古代人類。」

此外，他們又說，人類惡性瘧原蟲的整個基因變化幅度構成「大猩猩惡性瘧原蟲演化輻射當中的一個單源譜系（monophyletic lineage）」。講明白點：人類的惡性瘧原蟲是大猩猩惡性瘧原蟲分支再細分出來的一個小分支，這暗示它是根源自單一溢出事件。也就是有一隻蚊子叮咬了一隻受感染的大猩猩，成為帶原者，接著又叮咬了一個人。蚊子的第二次叮咬把寄生生物傳播給一個新的宿主，這就足以解釋，這種每年依然害死超過五十萬人的人畜共通傳染病是怎麼來的。

26 流行病學的數學理論

對我來說，數學如同一種我不懂的語言，不過我仍然可以透過譯本來欣賞其他語言的文學作品。數學就像杜斯妥也夫斯基的俄文作品，或卡夫卡、穆西爾和托馬斯曼的德文作品。在學校時，我很努力學習微積分，就像學拉丁文一樣用功，結果發現自己根本沒有那種天賦，微分方程式的神祕音樂猶如《埃涅阿斯紀》（*The Aeneid*）的神祕音樂，對我而言根本都像對牛彈琴。所以我對數學一竅不通，是個門外漢。因此當我說，二十世紀早期有兩項關於瘧疾疫情和其他疾病爆發事件的疾病數學理論，不僅很重要，而且相當耐人尋味，同時其基本要旨也都可以為你我之輩所能理解，你應該可以相信。其中一項理論來自愛丁堡，另一項則源自錫蘭。

第一項理論隱含在一九二七年一篇論文的篇名裡面，那篇論文是〈論流行病學之數學理論〉（A Contribution to the Mathematical Theory of Epidemics），作者署名科馬克（W. O. Kermack）和麥肯德里克（A. G. McKendrick）。這兩位搭檔列在前面的那位，全名是威廉．科馬克（William Ogilvy Kermack），他的經歷比較令人難忘。和羅斯與布朗利一樣，他也是個蘇格蘭人，在學校攻讀數學和化學，後來才開始從事乳牛泌乳量的統計分析工作。每一位詩人都曾在某處首次聆聽夜鷹唱頌。科馬克從統計泌乳產量轉入皇家空軍，短暫服役之後重出社會當個平民，投入工業化學產業，接著大約在一九二一年進入愛丁堡皇家內科醫學院（Royal College of Physicians Laboratory in Edinburgh）的實驗室，負責化學計畫項目，直到一次實驗在他眼前爆炸。我是說真的爆炸，苛性鹼濺入他的眼中，於是他從此失明，當時他二十六歲。不過他並沒有因此自暴自棄、意志消沉，反而成為一位理論家。他重新找回信心，在旁人扶持之下繼續科學研究，學生幫他朗誦，同事在旁輔佐，讓他發揮超凡的數學心算本領。化學引導科馬克投入搜尋抗瘧疾新藥，數學帶領他致力於流行病學研究。

第二位作者安德森．麥肯德里克（Anderson G. McKendrick）則是位醫師，（也和羅斯同樣）一度在印度醫療團服役，這時已經是皇家內科醫學院實驗室的主管，因此也可以算是科馬克的老闆。兩人跨越階層關係，建立情誼。科馬克儘管失明，卻有永不滿足的好奇心，後來他投入鑽研好幾項不同主題，好比英國城鄉死亡率的比較，還有蘇格蘭婦女的生育率等，不過一九二七年和麥肯德里克合寫的那篇論文，則是他影響科學界最為深遠的重要貢獻。

論文提出了兩件事情。首先，科馬克和麥肯德里克描述了原型流行病三種因素的相互影響，這三種因素是：感染率、康復率和死亡率。他們假設受了疾病侵染並康復之後，就能獲得終身免疫力（好比麻疹患者就是如此），還以散文寫法有效勾勒出箇中動態：

> 一個（或多個）受感染者進入多人組成的群落，則群落裡那些人或多或少會受到這裡所述疾病之感染。藉由接觸傳染，受感染者把疾病傳給未受感染的人。各個受感染者分別經歷本身的病程，或康復或死亡，最後就從染病名單移除。在病程發展期間，一個人的康復或死亡機會，每天都有起伏變化。受感染者傳染給未受感染人士的機會，也同樣取決於疾病階段而定。隨著流行病的散布，群落內未受感染的成員會逐漸減少。

這就像隱藏在字裡行間的微積分，情形確實如此。他們完成密集繁複的數學運算，推導出有三個式子的微分方程組，分別描述三類存活的個體：易受感染者（S）、受感染者（I）和康復者（R）。疫病流行期間，人群類別會依循 $S \rightarrow I \rightarrow R$ 這種簡單架構來流動，病死的人則全都剔除，因為他們不再屬於族群動態的一環。隨著易受感染個體接觸到疾病並受了感染，受感染個體要麼就康復了（此時有了免疫力），不然就消失了，各類別的數值大小隨時都在改變，因此科馬克和麥肯德里克使用微分學。儘管我在高中階段學習微積分時不夠認真，但就連我都能了解（各位也應該可以），$dR/dt = \gamma I$ 就代表該族群在特定時刻的康復個體數量，反映了受感染個體數乘以平均康復率所得乘積。「康復者」（R）就談到這裡。「易受感染者」（S）和「受感染者」（I）的方程式同樣不容易看懂，不過也都合乎道理。這整套原理稱為ＳＩＲ模型。這是構思傳染病爆發的好用工具，至今在疾病理論學界依然廣泛運用。

最後，流行病疫情會結束。**為什麼**會結束呢？科馬克和麥肯德里克提出疑問。

> 流行病學最重要的問題之一，是要查明疫情終止是完全由於不再留有易受感染個體，或者儘管未受感染族群當中仍有眾多易受感染個體，卻由於感染率、康復率與致死率等不同因素的交互影響，才導致疫情結束。

他們就這樣引領讀者進入這兩種可能情況當中的第二項：有可能由於感染率、致死率及康復（而且得到免疫力）率之間產生某種微妙的交互影響，流行病才遭扼止並平息下來。

他們的另一項重要貢獻是確認了第四種因素的作用，那就是易受感染個體族群的「界限密度」（threshold density）。這個界限值是個門檻，在感染率、康復率與死亡率分別為特定比率的情況下，一旦群集的個體數達到這個門檻，流行病就會出現。所以一旦各位握有密度、感染率、致死率及康復率——四種因素交互關聯，基本上就如同熱度、火種、火花和燃料。當四種因素各自達到界限，湊在一起會產生界限平衡，這時火就點燃了，也就是流行病爆發。科馬克和麥肯德里克的方程組測度哪種情境會點燃這種疫情，並持續燃燒，最後悶燒燃盡。

他們的這項成果有個引人矚目的意涵，寫在論文的尾聲：「感染率的小幅提高，就可能釀成大規模流行病。」如今這則小小的警語已經大大獲得印證。那是一項很重要的真理，公共衛生官員每年到了流感季節都奉行不渝。另一項意涵是，並不是由於**所有**易受感染個體死亡或康復，流行病才了結。流行病會終止平息，是由於族群內易受感染個體的數量密度不再充分所致。記不記得哈默早在一九〇六年就說過這番話？羅斯也在一九一六年提出這個觀點。不過科馬克和麥肯德里克的論文，把它轉變成數理流行病學（mathematical epidemiology）的實務原理。

27 根絕瘧疾的理論

第二項疾病理論里程碑出自喬治・麥克唐納（George MacDonald）。他也是帶有數理天分的瘧疾研究人員（為什麼非得有這麼多蘇格蘭人不可？），在熱帶工作多年，最後當上了倫敦市羅斯熱帶衛生研究院（Ross Institute of Tropical Hygiene）的院長（這所研究院是羅納德・羅斯在更早幾十年前為自己設立的機構）。麥克唐納的田野經驗部分得自一九三〇年代晚期的錫蘭（今斯里蘭卡），先前不久，在一九三四至一九三五年間，那裡才爆發一場慘烈的瘧疾疫情，錫蘭三分之一的百姓患病，八萬人因此喪命。錫蘭那場流行病的嚴重程度令人震驚，因為瘧疾在該國司空見慣，起碼在那座島上好幾處地區都屬常見，每年重複溫和爆發，主要感染孩童。一九三四至一九三五年大流行的差別在於，先前接連幾年幾乎全無瘧疾事例，接著發生一場乾旱，讓蚊子繁殖棲地擴增（河川的水流停滯，變成靜水池塘），於是蚊群數量急遽倍增，攜帶瘧疾進入先前長期全無病例的地帶，而當地多數民眾——特別是年幼孩童——都不具有後天性免疫力。分別在十五年和二十年後，麥克唐納返回倫敦試行了解瘧疾是如何及為何偶然爆發大流行，他使用數學為研究方法，並以錫蘭為研究案例。

大概也就在這時，到了一九五〇年代中期，世界衛生組織開始規劃行動，期能一舉根絕瘧疾，而且範圍及於全球，不只在一、兩個國家境內予以控制或壓制。世界衛生組織敢這樣誇下海口——徹底勝利，毫不妥協——部分得自一項新武器，ＤＤＴ殺蟲劑的激勵。當時看來，那種殺蟲劑似乎能夠使蚊群滅絕，不讓牠們重現（ＤＤＴ和其他殺蟲劑不同，其他藥劑都不會留下致命殘餘物質）。世界衛生組織的策略，還帶有一項至關重要的元素，他們要徹底消滅人類宿主體內的瘧疾寄生原蟲，期望把「人－蚊－人感染循環」一刀截斷。達成這個目標的做法包括，採用瘧疾藥物來治療所有人類病例，持續密切監視來發現任何新病例或復發病例，接著也追蹤那群病例，直到把最後一批寄生生物毒死，完全逐出人類血流為止。至少當時是這樣想的。麥克唐納的著述，本意就是要闡明並輔佐那項行動。他的一篇論文一九五六年刊載在世界衛生組織發行的《簡報》（*Bulletin*），題名為〈根絕瘧疾的理論〉（Theory of the Eradication of Malaria）。

先前麥克唐納還在另一篇論文中提到，不論任何地方，只要瘧疾的「基本傳染因素出現非常小幅度的改變」，都可能觸發一場流行病。這就驗證了科馬克和麥肯德里克有關「感染率」小幅提高就會釀成大規模流行病的觀點。不過麥克唐納說得比較具體，這些基本傳染因素是指什麼？他明確列出整組清單，包括蚊子和人類的相對密度、蚊子的叮咬率、蚊子的壽命、瘧疾寄生原蟲完成一次生命周期所需日數，以及受感染人類保持對蚊子具有傳染瘧原蟲能力的延續日數。這些因素有些是已知常數（惡性瘧原蟲的生命周期大約為三十六天，人類病例的感染力大約持續六十天），另有些則為變數，取決於不同的情境條件，好比扮演傳染病媒的是哪種瘧蚊，還有附近有沒有豬隻來引開飢渴的蚊子。麥克唐納設計出一組方程式，來代表這所有因素可能如何互動的合理設想。他以錫蘭流行病相關知識來驗證他的方程式，結果發現兩邊密切吻合。

這就大致能證實他的設想正確無誤。他歸結認為，在錫蘭較少出現瘧疾的地方，若瘧蚊密度提升為五倍，加上可容許蚊子相對長命的條件（也就是有充分的時間叮咬、受感染，接著再次叮咬），便足以觸發流行病。眾多變數當中的一個增加為五倍，大火就此燎原。

麥克唐納方程式的最終產物是一個數字，他稱之為基本再生率（basic reproduction rate）。依他所述，這個比率代表「分布於某一群落中的傳染數，而其直接起因則為群落中出現了無免疫力的單一原始病例。」更明確來說，這是在疫情爆發之初，一個受感染個體進入一個（所屬個體均無免疫力，因此都很容易受到感染的）族群當中，從而產生的續發傳染之平均數。麥克唐納找到了一個至關重大的決定性關鍵指標。若基本再生率小於一，則疾病會消失。若是大於一（明確而言是大於一．〇），則疫情會散播。萬一基本再生率比一．〇大了許多，則疫情會**轟轟烈烈**變成大流行。他根據手頭資料推估，錫蘭那次疫情的基本再生率大概等於十。就疾病參數而言，那個數值算是非常高了，高得足夠釀成嚴重的流行病。不過就錫蘭那樣的情況來講，這還算是偏低的數值。就上限值而言，麥克唐納推想如下：一個人受了感染之後，沒有接受治療並持續八十天具有傳染性，每天接觸十隻蚊子，若是這些蚊子活過合理壽命，也擁有合理的叮咬機會，牠們就可以再感染五百四十人。基本再生率為五百四十。

世界衛生組織的根絕行動終告失敗。事實上，根據一位歷史學家的評斷：「那幾乎把瘧疾學整個摧毀。它把一門微妙又至關重要的科學，致力於理解、管理一種由蚊子、瘧疾寄生原蟲和人組成的複雜自然系統的學問，轉變成一場噴槍戰爭。」施用殺蟲劑和治療病患多年之後，衛生要員眼睜睜看瘧疾東山再起，凶猛反撲，席捲世界各區，再次肆虐當初投入那麼多金錢和努力的印度、斯里蘭卡（當時的名稱）和東南亞等地。除了瘧蚊養成對ＤＤＴ的抗藥性問題（後來證明這是個嚴重問題）之外，世界衛生組織的規劃者和衛生工程師，恐怕也沒有充分重視另一種考量因素——有關細小改變和巨大影響的考量。人類把瘧疾傳染給蚊子的能力非常高強。任何以消除人類宿主體內瘧疾寄生原蟲為目的的監控、治療計畫，只要漏掉了一個受感染的人，讓那個人被一隻未受感染的蚊子叮咬，一切就得從頭來過。傳染病向外蔓延，而且當基本再生率大於一．〇，疾病就會快速傳布。

當你展卷閱讀最近有關疾病生態學的科學文獻，你就會發現，裡面到處出現基本再生率——這種文章充滿數學，而且除非你有濃厚興趣，或者飽受失眠困擾，否則我是不推薦各位去閱讀的。那是這個領域的起始，也是結尾；那是傳染病分析的起點，也是終點。這個變數在方程式中寫成R_0，有學問的人懂得這要讀成「R鬧」（R-naught）。（講句老實話，他們使用R_0作為基本再生率當中**再生**〔reproduction〕一詞的代表符號，再用R字母來代表SIR模型當中的**康復者**〔recovered〕，這實在有點令人混淆。當然了，這是個不巧的巧合，只反映出兩詞的開頭字母都是R。）R_0能用來解釋並發揮有限度的預測功能。它劃出一條分際線，把在熱帶某處村莊發作又消失的小簇古怪感染和全球性大流行區隔開來。這是出自麥克唐納的構想。

28 梅毒與瘧疾

惡性瘧原蟲並不是唯一一種引來全球關注的瘧疾寄生原蟲。除了非洲撒哈拉以南地區外，人類瘧疾病例的禍首多半是間日瘧原蟲，它的毒力很高，在特別適應來感染人類的四種瘧原蟲當中列名第二。（另外兩種是卵形瘧原蟲和三日瘧原蟲，比較起來，這兩種都罕見之極，毒力也無法相提並論，引發的感染一般毋須醫療處置便會消退。）間日瘧原蟲的致死率低於惡性瘧原蟲，卻會帶來許多不幸，導致喪失生殖能力並造成不便，每年釀成八千萬起瘧疾病例，不過大部分都屬於非致命案例。它的起源在最近已經釐清，同樣是用上了分子種系發生學，而且參與研究的人員當中，也包括瘧疾遺傳學家埃斯卡蘭特，他先前在美國疾病控制與預防中心服務，如今任職於亞利桑那州立大學（Arizona State University）。埃斯卡蘭特和他的研究夥伴證明，間日瘧原蟲並不像惡性瘧原蟲那樣似乎伴隨最早期人類在非洲浮現，它也許先在東南亞定居，在那裡等待我們的祖先前往。證據顯示，和間日瘧原蟲關係最密切的，是感染亞洲獼猴的瘧原蟲。

我不打算摘述這項研究所得成果，我們已經談得夠深入了，不過我想提醒各位注意一個細小層面，從這裡不免要轉頭談起一個奇特的題外話。埃斯卡蘭特的團隊在二〇〇五年的論述指出，間日瘧原蟲和三種獼猴瘧原蟲的祖先在不久之前還沒有分家。其中一種是諾氏瘧原蟲（*Plasmodium knowlesi*），這種寄生生物出現於婆羅洲和馬來西亞半島，至少偶爾會感染當地的兩種靈長類動物：長尾獼猴和豬尾獼猴（pig-tailed macaque）。諾氏瘧原蟲在醫學編年史上占了一席奇特的地位，在二十世紀早期曾被用來誘發瘧疾高燒，從而參與神經系梅毒（侵犯中樞神經系的梅毒）的治療工作。

事情是這樣的。羅勃特・諾爾斯（Robert Knowles）醫師是印度醫療團的中校，一九三〇年代奉派前往加爾各答市（Calcutta）從事瘧疾研究。一九三一年七月，他取得一種新品系的陌生瘧疾寄生原蟲，採自一隻外地引進的猴子。他看得出那是瘧原蟲屬生物，卻不是他認得的物種。諾爾斯和一位資淺的同事，名叫達斯・古塔（Das Gupta）的助理外科醫師決定投入研究。他們把那種致病原注入其他幾種猴子體內，追蹤感染進程。這個神祕品系果真讓恆河獼猴（rhesus macaque）遭逢大禍，使那些獼猴發高燒，血液中出現大量寄生生物，很快喪命。然而它對綺帽獼猴（bonnet macaque）卻幾無絲毫影響。諾爾斯和古塔還把那種瘧原蟲注入三個志願人員身上（雖說是「志願者」，但他們能不能自主拒絕，始終令人懷疑），其中一位是個當地男子，腳被老鼠咬傷，來醫院求診。這個可憐人病得很嚴重，卻不是由於被老鼠咬傷，而是因為注射了瘧疾所致。諾爾斯和古塔觀察這群間歇性發燒的實驗受試者（包含猴子和人類），結果注意到發燒周期是一天，不是已知人類瘧疾的兩天或三天周期。諾爾斯和古塔發表一篇論文來描述這種不尋常的寄生生物，不過並沒有為它命名。不久之後，另一組科學家把它命名為諾氏瘧原蟲（*Plasmodium knowlesi*），以此表彰那位資深的發現人。

轉換場景，來到東歐。羅馬尼亞一位人脈很廣，名叫米哈伊・丘卡（Mihai Ciuca）的瘧疾研究人員，對諾氏瘧原蟲的特性和潛在用途產生興趣，他寫信到印度給諾爾斯的同事，要求提供一份樣本。後來猴子血液樣本送達，丘卡教授開始為神經系梅毒病患施打諾氏瘧原蟲製劑。看來很瘋狂，其實不然，即便對羅馬尼亞人來講，或許仍是稍顯急躁，因為諾氏瘧原蟲對人類的影響範圍，所知依然十分有限。儘管如此，丘卡只不過是依循一條治療路線來走，這種手法不只確有實效，還是科學界長年奉行的正規做法。回顧一九一七年，維也納一位名叫尤利烏斯・瓦格納－堯雷格（Julius Wagner-Jauregg）的神經學家，已經開始為晚期梅毒病人接種其他品系的瘧原蟲，結果他不只逃過了治療不當的指控，也沒有因犯下愚行遭到起訴，還獲頒諾貝爾醫學獎。瓦格納－堯雷格是個令人生厭的老派名士，嘴上蓄留納粹式小鬍子，是個脾氣暴躁的反猶太人士，他擁護「種族衛生」（racial hygiene）行動，支持強制精神疾病患者絕育的措施，不過他利用瘧疾施行的「發熱療法」（pyrotherapy）似乎對眾多神經系梅毒患者有所助益，否則那些人都會在收容所中痛苦熬過餘生。瓦格納－堯雷格的治療模式背後有種冷靜的邏輯——更正一下，是高熱的邏輯。療法生效的原因在於，梅毒致病原對溫度相當敏感。

梅毒的致病原是一種螺旋菌（spiral bacterium，別名螺旋體〔spirochete〕），稱為蒼白密螺旋體（*Treponema pallidum*）。這種細菌通常是病人在性接觸時染上的，接下來它就以螺旋移動方式鑽透黏膜，進入血液和淋巴結內繁殖，隨後若是患者特別不幸，它還會進入中樞神經系統，包括腦部，導致患者的人格改變、精神病、憂鬱、失智，甚至死亡。無論如何，這是早年還沒有抗生素藥物的情況；現代的抗生素可以輕鬆治癒梅毒。不過一九一七年時還沒有現代抗生素，而早年稱為灑爾佛散（Salvarsan）的含砷化學藥物，對於侵犯神經系統的晚期梅毒療效並不好。瓦格納－堯雷格注意到，當溫度明顯高於華氏九八．六度時，試管中的蒼白密螺旋體無法存活，就此解決了這個問題。他領悟到，只要讓受感染患者的血液溫度提高幾度，就有可能把那種細菌熱死。於是他開始為患者接種間日瘧原蟲。

瓦格納－堯雷格讓瘧原蟲在病人身上誘發三、四輪高燒周期，對那種密螺旋體施加強勁甚至致命的打擊，然後再施給奎寧藥劑來控制住瘧原蟲。「效果非常顯著，晚期梅毒的惡化病程止住了，」已故的羅勃特．德索維茨（Robert S. Desowitz）在一本書中這樣描述，他本人是位出色的寄生物學家暨活躍的作家。「瘧疾治療機構紛紛出現，遍及歐洲全境，這項技術還傳進美國，經好幾處醫療中心採用。成千上萬的梅毒病患就這樣脫離苦海，逃過死亡的命運。」瘧疾拯救了他們。

這當中有一家歐洲機構位於布加勒斯特市（Bucharest），丘卡教授是機構的副主管。羅馬尼亞對抗瘧疾已經有很長的一段歷史，想必也長年遭受梅毒為患。不過丘卡顯然覺得，比起其他各種寄生生物，諾氏瘧原蟲有可能成為對付神經系梅毒的更強大武器。他為好幾百名患者接種，接著在一九三七年，提出成效優異的報告。他的治療方案沿用到將近二十年後，這時問題出現了。由於丘卡一再讓諾氏瘧原蟲通過一個又一個的人類宿主（先把受感染的血液注射到一個人體內，讓裂殖子繁殖，接著再抽取那個人的受感染血液），已經讓他使用的瘧原蟲品系毒力變得愈來愈強——強得令人不安。經過一百七十次這樣的過程，他和同事對它愈益凶猛的毒力深感憂心，就此不再使用。這是最早出現的警訊，不過依然只是在實驗室內產生的作用。（由於這種寄生生物沒辦法在培養皿或試管中培育，必須通過宿主，才能夠補足寄生生物的數量；然而若是直接通過人類，卻會讓寄生生物擺脫枷鎖，解除它原本只能在蚊子體內完成生命周期的演化壓力。結果這種原生生物變成像是棒球場上的指定打擊球員，本身就非常擅長打擊，這下又不必擔任外野手的情況。）後來還會出現另一項證據，顯示野生型諾氏瘧原蟲本身對人類已經相當危險。

一九六五年三月，美國陸軍製圖局（US Army Map Service）一位三十七歲的勘測雇員在馬來西亞待了一個月，其中有五天在首都吉隆坡東北方森林地帶度過。基於醫療隱私理由（說不定還有其他原因），科學文獻從來沒有透露那位勘測員的姓名，只透露他的姓名開頭字母是B W。根據一份報告所述，B W在夜間工作，白天睡覺。嗯，想想看，這對勘測員來講是多麼古怪。這裡不是撒哈拉，在撒哈拉，白天熱得無法忍受，夜間才清涼，而且趁著月光活動也很方便。這裡是熱帶森林。那位勘測員為什麼那樣安排他的工作？或者他是在勘測什麼東西？（會發光的毛蟲？蝙蝠族群？自然資源？無線電波？）這些始終沒有獲得澄清，不過有人推測他是間諜。當時馬來西亞才剛獨立沒幾年，仍在努力對抗鄰國印尼由共產黨支持的蘇卡諾政權施加的壓力，因此印尼肯定也成為美國戰略關注的焦點，或者說不定（有一則謠言這麼講）他是在監測中國傳來的信號。無論如何，不管是基於政治因素或地籍測量理由，這位勘測員獨自在森林裡面待了許多夜晚，叮咬他的瘧蚊不在少數。回到加州的特拉維斯空軍基地（Travis Air Force Base）之後，他覺得不舒服——發冷、發熱、盜汗。真是令人意外的驚喜！三天不到，BW就入院住進美國馬里蘭州貝什斯達區（Bethesda）的國家衛生研究院臨床中心（Clinical Center of the National Institutes of Health）接受瘧疾治療。

國家衛生研究院的醫師在顯微鏡下檢查血液抹片，根據觀察到的寄生生物，診斷那是三日瘧原蟲。然而那項鑑定結果，卻和BW的發燒周期（只有一天）證據相左。接著出現了真正令人驚訝的事情：進一步檢驗顯示，他是染上了諾氏瘧原蟲，得了猴子的瘧疾。照講這是不可能的事情。「這起事件，」參與診療的四名醫師之一寫道，「構成最早的第一項證據，顯示猿猴瘧疾確實是人畜共通傳染病。」

換句話說，人類的某種傳染病，有時候也是獼猴的疾病。

不過BW的病例被視為異常情況，只是詭異條件下的一次特例。許多人都曾在馬來西亞叢林的戶外過夜，好比當地村民打獵時就會，但其中沒幾個會造訪美國，不論是來勘測、刺探或做什麼其他的事，也鮮少有人隨後還能得到妥善的醫療照護，診治他們的發燒病痛。這就是諾氏瘧原蟲三十五年來的情況，直到兩位微生物學家開始鑽研瘧疾在婆羅洲內陸某處聚落周邊發生的奇特模式為止。那兩人是一對夫妻，名叫巴爾比爾・辛格（Balbir Singh）和珍妮特・考克斯－辛格（Janet Cox-Singh）。

29 奇特的發病模式

辛格與考克斯－辛格兩人迂迴輾轉來到婆羅洲。

巴爾比爾．辛格生在馬來西亞半島一個錫克教家庭，家族起源於旁遮普，後來到英國接受大學教育，最後在利物浦拿到博士學位。珍妮特．考克斯從伯發斯特（Belfast）來到利物浦，也是來攻讀博士學位。一九八四年，他們在利物浦熱帶醫學院（Liverpool School of Tropical Medicine）相識，兩人志同道合，對瘧疾也都很感興趣。（利物浦熱帶醫學院是歷史悠久的醫學重鎮，正是培養這種興趣的理想處所；羅納德．羅斯本人離開印度醫療團之後，就是到那裡擔任教授，當時他還沒有在倫敦建立羅斯熱帶衛生研究院。）幾年過後，兩人結了婚，有了兩個小女孩，辛格和考克斯－辛格搬到東方（就辛格而言是回到東方），說得更明確，是到了馬來西亞半島東岸的吉蘭丹州（Kelantan）。

接著在一九九九年，他們得到機會，由一家新設的醫學院贊助進行研究，於是兩人搬到砂拉越州（Sarawak，舊譯砂勞越，婆羅洲島上馬來西亞所屬的兩個州之一），並在古晉（Kuching）的馬來西亞砂拉越大學（University of Malaysia Sarawak）建立實驗室。古晉是一座富有異國情調的歷史古城，位於砂拉越河沿岸，十九世紀中葉時，布魯克拉惹（Rajah Brooke）在這裡蓋了一座宮殿。阿爾弗雷德．華萊士（Alfred Russel Wallace）曾經來過這裡。如果你希望看到後街小旅店和河上小舟市集，推開自家後門就是婆羅洲森林，你會覺得這裡很迷人。古晉的意思是「貓」，因此暱稱「貓城」，通往城內唐人街的入口處就立著一座巨大的混凝土貓像。不過辛格和考克斯－辛格選擇那裡，可不是為了地方色彩，他們是來追蹤瘧疾。安頓下來不久，他們就聽說加帛（Kapit）傳來了一些古怪的資料，加帛是砂拉越州拉讓江（Rajang River）上游沿岸的一處城鎮。

加帛鎮是加帛省（Kapit Division）的首府，該省居民主要都屬於伊班族（Iban），他們住的是傳統長屋，划獨木舟在河上行動，在林中狩獵，並在森林邊緣的田地種植稻米和玉米。間日瘧原蟲和惡性瘧原蟲，是砂拉越最常通報的瘧疾致病原，三日瘧原蟲則名列第三，只占一小部分。這三種瘧原蟲的血液傳染階段能以顯微鏡來區分，檢驗很快、很容易做，把血液塗抹在玻片上就可以篩檢，而這也是沿用數十年的瘧疾診斷方法。不過報告中的統計數字似乎有些偏斜：辛格和考克斯－辛格得知，砂拉越州的三日瘧原蟲，很大一部分是出自加帛。為什麼？這種瘧疾在該省的發病率，看來高得令人稱奇，再者，加帛的多數病例都嚴重得必須住院治療，然而三日瘧一般來講病情輕微，甚至幾乎沒有症狀。為什麼呢？還有，加帛的病患主要是成人，他們先前應該接觸過瘧疾，已經具備免疫力；至於兒童就沒有免疫力，他們才應該比較容易受到三日瘧原蟲侵害。所以，這究竟是怎麼一回事？

巴爾比爾．辛格搭船朝上游前往加帛，採得八十名患者的血液樣本。他分別為每人扎手指，讓血滴在一片濾紙上。回到古晉，他和一位名叫阿南德．拉達克里希南（Anand Radhakrishnan）的年經研究助理拿樣本進行分子檢驗，使用的是聚合酶連鎖反應法，就瘧疾診斷方面，這是一種新標準，在其他眾多領域也同樣如此，用這種方法來做鑑別，精確度遠高於使用顯微鏡來窺探受感染血球。

聚合酶鏈反應能夠擴增DNA片段，隨後再為這些片段定序（讀出基因的拼字），窺測深度遠遠超過顯微鏡。藉此研究人員便得以檢視細胞結構底下的層級，逐字解讀遺傳密碼。這種密碼是以核苷酸寫成的（核苷酸是DNA和RNA分子的組成元件）。每個核苷酸都擁有一個含氮鹼基、一個糖分子，再與一個或多個磷酸相連。若說DNA就像兩股螺旋鏈撐起的螺旋梯，那麼含氮鹼基就是串連螺旋鏈的梯

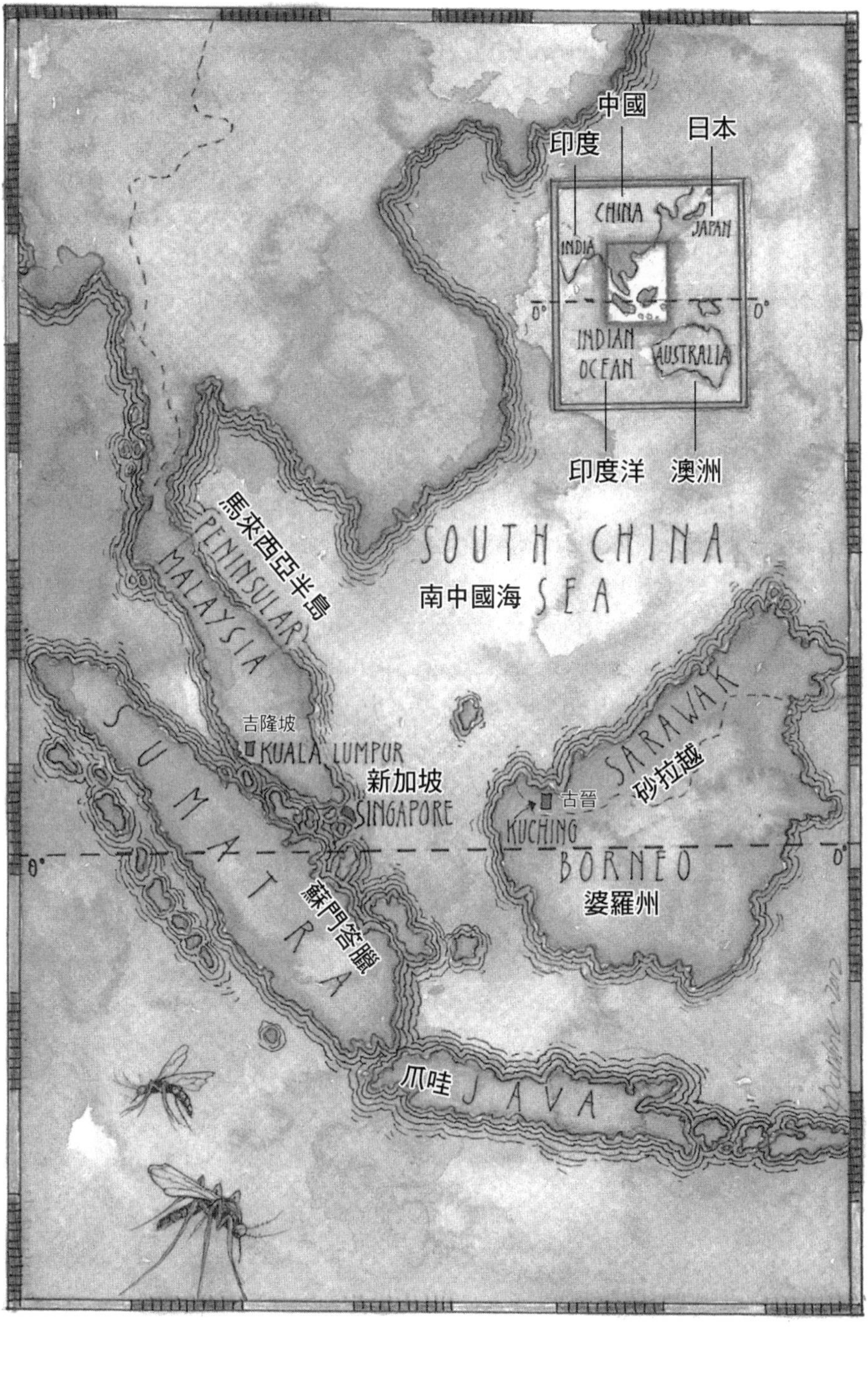
中國
日本
印度
CHINA
JAPAN
INDIA
0°
INDIAN OCEAN
AUSTRALIA
印度洋
澳洲
馬來西亞半島
PENINSULAR
MALAYSIA
SOUTH CHINA SEA
南中國海
SARAWAK
砂拉越
吉隆坡
KUALA LUMPUR
新加坡
SINGAPORE
古晉
KUCHING
SUMATRA
蘇門答臘
BORNEO
婆羅洲
爪哇
JAVA

階。鹼基是DNA的分子要素，DNA有四種鹼基，分別為腺嘌呤（adenine）、胞嘧啶（cytosine）、鳥嘌呤（guanine）和胸腺嘧啶（thymine），縮略寫成A、C、G和T，都是遺傳美妙拼寫遊戲的小字母片。你以前在Discovery頻道就看過這些，不過這是值得再讀一遍的基本知識，因為遺傳密碼是當今疾病科學家用來辨認病原體的一項必要關鍵證據。DNA轉譯成蛋白質過程中出現的RNA分子（還另有其他功能，稍後會有著墨）含有一種代替胸腺嘧啶的不同字母片，稱為尿嘧啶（uracil），於是拼寫遊戲的字母片就變成A、C、G和U。

在拉達克里希南的協助下，辛格與考克斯－辛格投入尋找具有瘧原蟲屬大致特徵的DNA和RNA片段，結果確實有所發現。不過這些片段並不是三日瘧原蟲的，也不是間日瘧原蟲或惡性瘧原蟲的。這些片段代表某種新的，或者說是比較沒有料到，也比較不熟悉的生物。

進一步檢驗和比對發現，八位加帛患者當中，有五位受了諾氏瘧原蟲感染。此外還有一條意外的線索，沒有哪間長屋出現群發病例。沒有群發病例，代表這些人並沒有經由蚊子相互傳布這種寄生生物。每位病人似乎都是從叮過獼猴的蚊子染上這種瘧原蟲。

30 從獮猴轉進人類

馬來西亞砂拉越大學的醫學和保健科學學院（Faculty of Medicine and Health Sciences）坐落於一棟亮麗的高樓大廈裡面，從新建大飯店和古老市場建築林立的古晉河岸市區搭上計程車，短短十分鐘就到了。我來到學院大樓拜訪巴爾比爾．辛格，上了八樓，在他的辦公室找到人。辛格年約五十歲，是個英俊的男性，和藹可親，身邊堆滿書本、論文和高爾夫球獎盃。他蓄留的鬍鬚已經開始由黑轉白，頭戴紫黑色纏頭巾，頸上掛著一副眼鏡。儘管他和太太明天就要出城，和婆羅洲其他地區的衛生官員開會，他們依然同意撥出一些時間給我。他們有關諾氏瘧原蟲肆虐加帛地區民眾的發現才出爐不久，這項發現影響到馬來西亞全境甚或其他地方的瘧疾治療，因此他們很樂意討論這件事。

巴爾比爾．辛格和我從那棟高樓建築穿過街道，前往一家非常普通的南印度咖啡廳，那是他最愛去的地方，他幫我點了一客印度香飯，還聊到他的祖父是如何從旁遮普遷到馬來西亞，還有他自己如何走遍利物浦。我聽他說起，諾氏瘧原蟲如何成功寄居森林樹冠中的長尾獮猴體內，而且不引發症狀。我聽他談起馬來西亞某處森林來了個勘測員，一個間諜，不過我們聊得天馬行空，餐飲又那麼可口，那段內情，我是到後來才真正搞清楚。回到辛格的辦公室，他熱切地為我講述瓦格納－堯雷格的故事，也就是梅毒的瘧疾發熱療法，還有羅馬尼亞的丘卡教授如何採用諾氏瘧原蟲來做這種用途，接著又一次提起那位神祕的美國勘測員，談他如何在野外染上這種猴子疾病。辛格給我看他電腦上的一些照片，螢幕上可見拉讓江畔的伊班族長屋。他說，有八個不同族群，不過多半是伊班人。這種長屋每棟都住了許多家庭，從五到五十個不等。這對血液研究調查大有幫助——你不必一家家分別拜訪。這裡還有一種常見景象：你看到綠油油的一片，以為那是青草，是嗎？不對，那不是草地，是山丘稻田。是稻子。他們還種玉米。到了收穫時節，百姓就夜宿田邊小屋，設法趕走前來偷吃莊稼的獼猴。他們不用槍射殺獼猴，因為子彈太貴了，而且從長尾獼猴身上也得不到多少肉。此外有些長屋還有個禁忌：如果你殺死猴子，牠的靈魂會來探訪你懷孕妻子的子宮，對胎兒帶來可怕的影響。獼猴的膽子很大，也非常頑強，不過當地人總是得讓牠們遠離田裡的稻米，但顯然也只能靠揮舞手臂、喊叫和敲打鍋盆了。民眾接連兩、三晚都待在那裡，當然會被夜間活動的林間蚊子叮咬，其中包括瘧蚊，也就是在附近傳播諾氏瘧原蟲的主要昆蟲。

「因此防治是個難題，」他說明。「你該怎樣防治這些？」不分男女都受了感染。他們要維持生計就得進入森林，而那裡就有許多獼猴，還有許多蚊子。

他給我看顯微鏡玻片放大影像，只見裡面滿是受瘧疾感染的人類細胞。在我看來就是一些圓圈和斑點。在他看來則是滋養體、裂殖體和配子母細胞。他講得很快。沒錯，倘若你本意是在尋找三日瘧原蟲，見了諾氏瘧原蟲就很容易誤判，這點我認同。難怪分子遺傳學方法為分類工作開啟了新的視野。難怪這麼久以來，這種人畜共通型瘧疾總是有誤診的情況。接著我們下樓到實驗室找他的妻子。

珍妮特．考克斯－辛格是位嬌小的女士，留一頭黑褐色短髮，五官秀麗，講話幾乎完全不帶伯發斯特故鄉口音。她坐在實驗桌上，和聚合酶連鎖反應儀相隔沒多遠，前方就是她使用的大型電腦螢幕。架子上擺了一盒盒乾燥並打包妥當的血液樣本濾紙，架子下是一批原始資料的珍貴檔案，她和她的丈夫得出的數據，大半都出自這批檔案。你可以把這些濾紙想像成ＤＮＡ肉乾。「我們開發出這種聚合酶連鎖反應法，這樣就可以拿濾紙上採集偏遠地方民眾的血斑，進行非常良好的瘧疾流行病學研究，」考克斯－辛格告訴我。砂拉越州加帛省確實非常偏遠，再沒有比那裡更偏遠的地方了。

附近地板上擺了好幾個大型的液態氮貯存槽，用來輸送冷凍檢體，以這種方法把血液運往實驗室會顯得比較笨重，但還沒有完全棄用，不過既然有了濾紙技術，依他們的目的，也就能免則免。辛格在第一趟溯江行程扎了八個人的手指，取得八份血漬樣本，並首次驗出諾氏瘧原蟲跡象，隨後他和考克斯－辛格幾度前往加帛醫院和附近長屋，繼續採集資料。他們還授權旁人使用濾紙技術，擴大資料收集範圍。他們把濾紙檢驗套組寄到砂拉越其他地區，發放到受過訓練的幫手手中，然後取回乾燥的寶貴血斑。他們使用老式的紙張打洞機（經仔細消毒以免汙染），在每張濾紙分別打下兩個深色小圓點，擺進聚合酶連鎖反應儀進行處理。兩個已經乾硬的小點大約含有二十微升血液，剛好足夠提取ＤＮＡ。接著那份ＤＮＡ必須經選擇性擴增，才能用來進行研究。考克斯－辛格開始為我說明他們如何進行，那種方法稱為「巢式聚合酶連鎖反應」（nested PCR），她一邊在一張期刊紙頁背面畫了張略圖，一邊為我講解。較小次單元、一千五百個核苷酸、核糖體ＲＮＡ……，我注視著那幅潦草圖解。他們取得擴增成果之後，馬上寄送到馬來西亞位於亞洲大陸的一家實驗室，進行基因定序。定序得出的結果是一長串字母，以遺傳密碼寫成的詞句，彷彿拼寫出噎到時發出的聲音（ACCGCAGGAGCGCT…!），接著這就可以輸入一個龐大的線上資料庫，和已知標的進行比對。她說，他們就是這樣從第一批樣本辨識出諾氏瘧原蟲，後來也是這樣處理其他眾多樣本。

考克斯－辛格的丈夫拿下一個盒子打開。「這是我們的血斑收藏品，」他面露一絲自豪說道。婆羅洲地處偏僻，我想也不會有許多科學記者來訪。盒子裡面整齊擺放了塑膠封套，每封都裝著一張吸水濾紙，大小不超過一張名片，紙卡上有一片銹跡黑斑。我仔細觀看，紙卡深色斑點中央附近有一個正圓形的孔。打出的圓點已不在原位，而是獻身向科學界透露它的祕密。如同ＤＮＡ碎紙滿天飛舞。

辛格暨考克斯－辛格團隊（就像所有科學家，他們也有助手和同事）投入研究加帛族群的頭兩年期間，便使用濾紙血斑和聚合酶連鎖反應，發現了一百二十個諾氏瘧原蟲病例。若是採用早期的診斷假設和方法，這所有人或多數人都會被判定為遭受三日瘧原蟲感染（三日瘧是良性的瘧疾），於是他們會接受到極少的醫療照護，甚或完全沒有。那麼他們就會遭受折騰或陷入更糟糕的處境。正確診斷並採用氯奎寧（chloroquine）一類藥物來積極治療，他們就能康復。描述這些結果的論文在英國的權威期刊《刺絡針》上刊出，文中提出了確鑿的證據，闡明勘測員BW古怪病例隱約指出的結論：諾氏瘧原蟲瘧疾是種人畜共通疾病。

從二〇〇一年到二〇〇六年期間，這支團隊擴大研究，又確認了好幾百起諾氏瘧原蟲感染病例，包括砂拉越的兩百六十六起，沙巴（Sabah，馬來西亞位於婆羅洲島上的另一州）的四十一起，還有馬來西亞半島吉隆坡附近東北方一區的五起——那處地區和一九六五年BW染病的地方大概相隔不遠。而且他們在能夠採得血液樣本的多數長尾獼猴體內，都找到了諾氏瘧原蟲，確認這類獼猴是一種儲存宿主。

更引人矚目的是，那支團隊還查出了四起人類死亡病例——四位瘧疾病患，各自前往不同醫院，都經誤診為三日瘧原蟲感染（醫院採舊法以顯微鏡檢視），最後病情加劇，全都不治身亡。事後採聚合酶連鎖反應法分析他們的血液樣本，方才發現四人都是染上了諾氏瘧原蟲。這些發現顯示，諾氏瘧原蟲引起的瘧疾不只是一種人畜共通疾病而已；證據也間接點出，患者之所以死亡，是由於醫師和顯微鏡檢驗師不了解箇中內情。她告訴我，那篇考克斯－辛格、辛格和同事提出四起死亡病例的論文，剛開始還遭期刊拒絕刊登。「因為我們說，這會……」

她的丈夫接口說完：「……造成死亡。」

「這種病是會死人的，」她附和。「他們不喜歡那種說法。」她說的「他們」，是指《刺絡針》的匿名審稿人。那份期刊的編輯群喜歡他們的頭一篇論文，卻基於審稿人的意見，退還這篇稿件，部分原因在於「查無確鑿證據說明四起病例之死因」。當然沒有確鑿證據，因為考克斯－辛格和辛格是以存檔的血液樣本來進行研究，只根據醫療文件來重建事情始末，追查當初那四人染上的病症，至於患者的遺體，由於年深日久，早就沒辦法剖驗了。「所以我們在這裡遇上了麻煩。」不過最後那篇論文仍然由另一本優良期刊採用，在二〇〇八年初刊出，掀起一陣不小的波濤。論文篇名道出核心要旨：〈諾氏瘧原蟲瘧疾廣泛感染各地人類並隱含生命威脅〉（*Plasmodium knowlesi* Malaria in Humans Is Widely Distributed and Potentially Life Threatening），這種疾病絕非罕見，更非無害。

科學是在實驗室和田野進行的過程，不過科學也是經由期刊來進行的交流對話。倘若一位科學家和多數同儕都相隔遙遠，那麼參與這種對話特別顯得重要，即便在電子郵件時代也不例外。基於這種背景，辛格和考克斯－辛格在第二篇論文之後，又寫出了另一篇文章，投遞給另一份期刊，總結他們的發現，也檢討先前的知識，並提出具體建言。這篇論文被冠上了「意見」稱號，等於是編輯的免責聲明，但是它的分量其實遠不只於此：那是一篇蘊涵深刻資訊的概要論述，是一篇思慮周延的文章，也是一記警鐘。文章沒有協同作者，由考克斯－辛格和辛格一起發聲，只有他們。這篇文章在我和他們見面之前不久刊出，我身上帶了一份副本。

他們寫道，諾氏瘧原蟲瘧疾並不是新出現的人類傳染病。它已經侵擾人類一陣子了，只是一直為人忽略。有三種亞洲靈長類動物成為它的儲存宿主，包括長尾獼猴、豬尾獼猴和印尼葉猴（banded leaf monkey）。其他幾種尚未確認的猴類，也可能窩藏這種寄生生物。這種瘧原蟲藉由蚊子叮咬在猴子之間傳布（也從猴子傳給人類）。病媒蚊隸屬一群關係密切的物種，即白踝瘧蚊（*Anopheles leucosphyrus*）暨其親屬種類，其中也包含婆羅洲的*Anopheles latens*。*Anopheles latens*是種住在森林裡的瘧蚊，習慣叮咬獼猴，不過遇上了機會，有必要時牠也會叮人。隨著愈來愈多人類進入婆羅洲森林，殺害或逼走獼猴、伐林、縱火，大量開闢油棕櫚園和小型家庭農場，同時他們也讓自己成為另一種宿主。（婆羅洲的森林在近幾十年來遭到高速破壞，如今森林覆蓋率已經不及五成；同時島上人口數則增長至一千六百萬上下。考克斯－辛格和辛格並沒有引述這些事實，不過顯然他們心中有數。）在這種情況下，考克斯－辛格與辛格寫道，「我們有可能正在為諾氏瘧原蟲轉換宿主搭建舞台，這點和有關於間日瘧原蟲的推想不謀而合。」他們所稱的宿主轉換，指的是從獼猴轉進人類。

他們也向我表達這種顧慮。「我們是不是為諾氏瘧原蟲創造了良好的開端，讓它們有機可乘呢？」這是考克斯－辛格提出的疑問。她說的「開端」，指的是一種生態機會。「蚊子該怎麼做呢？倘若我們開始占據那麼多棲地，那麼蚊子會不會適應在少了森林的環境中生存？」

她點滴道出那種想法，暫停一下，接著又開始往下講。「我真的相信，我們就站在某個臨界點上。而我們也應該留神觀察。我們應該非常、非常小心地注意情況，」她表示。「但願不會發生什麼事情。」不過當然了，後來她就會得知，總是會發生一些事情的。現在只剩哪種事情和何時發生的問題了。

31 從何而來？往哪兒去？

我和辛格與考克斯－辛格談話之後，又過了一些歲月，心中依然惦記著諾氏瘧原蟲。我還記得那兩位科學家提出的一個奇特觀點：諾氏瘧原蟲有別於其他瘧疾寄生原蟲，它能夠在好幾種靈長類動物的體內繁殖。它對溫血宿主的品味不拘一格。它感染長尾獼猴、豬尾獼猴和印尼葉猴，而且不會讓牠們感到太難受。它感染人類，偶爾有可能引發相當嚴重的瘧疾。它感染恆河獼猴——如同實驗室做出的結果——讓牠們注定在短時間內命喪黃泉。進一步實驗成果披露，它能夠感染各式各樣的靈長類，包括產自南美洲的狨猿（marmoset）、非洲的狒狒以及其他幾種亞洲獼猴。因此從生命周期無性繁殖階段（即在哺乳動物血液和肝臟裡面發生的孢子體到配子母細胞階段）棲身的宿主方面來看，諾氏瘧原蟲可說是個通才。通才往往都能在變動的生態環境中活得很好。

我還記得，他們的概述論文裡有一幅生動的圖解。那是一幅區域概圖，勾勒出印度、東南亞，和以婆羅洲為中心的島嶼範圍。從那幅地圖一看就知道，白踝瘧蚊類群和長尾獼猴的分布範圍是多麼遼闊。一條實線劃過那些蚊子的原生範圍，繞過印度西南部和斯里蘭卡並環成小圈，自成獨立的區域，接著還描畫出一個遠遠更為遼闊的不規則環狀圖，圈繞整幅地圖，像隻吞噬陸塊的巨型變形蟲。這個較大環圈納入不丹、緬甸以及半個孟加拉；還加上印度東北數邦，包括阿薩姆邦；中國南方，包括雲南和海南島，還有台灣；泰國、柬埔寨、越南和寮國；馬來西亞全境、菲律賓全境；還有印尼大半地區，向東延伸到峇里島和蘇拉威西島以外的範圍。那條界線以內的區域，依我粗略估算，涵括了八億一千八百萬人——也就是說，全球約八分之一的人口，都居住在這處相當遼闊的白踝瘧蚊類群分布範圍之內。長尾獼猴的分布範圍也可以在地圖上查到：以虛線勾勒的範圍，幾乎和瘧蚊的分布範圍相同，不過並沒有那麼大。

這八億一千八百萬人都有罹患諾氏瘧原蟲瘧疾的風險，這種講法會不會太過誇張？是的，太誇張了。首先，在這片遼闊的範圍內，長尾獼猴只出現在零星地帶，主要住在邊緣棲地，也就是經人類改造的地景和森林接壤的分界處。再者，除了瘧蚊和獼猴的地理分布範圍之外，另有其他因素也共同決定人類的染病風險。風險高低取決於瘧蚊會不會飛出森林來叮咬人類，還有人類是不是進入森林被蚊子叮咬。風險還取決於那處地帶是否留存相當規模的林區，如果沒有，那麼蚊子如何反應。隨著森林逐漸遭人伐除，森林中的蚊子是滅絕了呢？或者是適應了新的環境？這取決於寄生生物是否在人口族群深深扎穩了腳根，從此不再需要獼猴宿主了。這也取決於寄生生物是否移居某種新病媒的體內，是否得以藉由其他種類的蚊子——某些更樂意進入人類的長屋、村落和都市來尋覓叮咬對象的蚊種成員——來達成傳布的目標。換句話說，這取決於機遇、生態和演化。

於是諾氏瘧原蟲瘧的相關知識開始向外傳布，部分得歸功於辛格和考克斯－辛格的貢獻。至於那種寄生生物本身，是否也開始向外傳布，要查明這點就比較不容易了。各家期刊紛紛出現相關論述，記載更廣泛地區到處出現了好些案例。曼谷有名男子在泰國南部的森林地帶待了好幾個星期，在破曉日暮時候都被蚊子叮咬。新加坡有個年輕士兵在森林區受訓，林間滿是蚊子和獼猴。菲律賓的巴拉望島（Palawan）森林密布，島上也發現了五起病例。澳洲一名男子曾在加里曼丹（Kalimantan，印尼所屬婆羅洲各省統稱）森林地區附近工作，後來前往雪梨一家醫院求診。芬蘭一位旅客在馬來西亞半島玩了一個月，其中五天待在叢林，卻沒有使用蚊帳，回到赫爾辛基就發病了。中國和緬甸出現病例。以上全都檢驗出諾氏瘧原蟲陽性反應。沒有人知道，還有多少病例是沒有通報，或者沒有辨認出來的。

人類是比較新型的靈長類物種，因此我們的疾病也都比較晚近方才出現。我們有些病痛根源自其他生物。這些傳染病當中，有的只偶爾侵染我們，好比亨德拉和伊波拉，不過它們出現之後很快就踏入死胡同。另有一些則如同流感病毒和ＨＩＶ的情況，得以紮穩根基，在人群當中傳布，及於遼闊地域和偏遠角落，在整個棲地（也就是我們）開創持久勝利。惡性瘧原蟲和間日瘧原蟲也都是從它們的非人類靈長類源頭出發，取得這樣的成果。

諾氏瘧原蟲有可能身處一種過渡階段——反正就是種跨界的階段——而我們也不可能知道它未來有何打算。畢竟，它是種原生生物；它沒有什麼計畫。它只會隨情境做出反應。說不定它會適應靈長類宿主的變遷趨勢——猴子數量減少，人類數量增多——如同它的瘧原蟲屬表親在過往歲月的適應成果。在此同時，它也大聲提醒我們得注意一個關乎所有人畜共通傳染病的重要事項：不但要關注那種東西是怎麼來的，還得留意它會往哪裡去。

Chapter

4

SARS疑雲
和竹鼠養殖場的盛宴

32 飛機上的不速之客

二〇〇三年二月底，嚴重急性呼吸道症候群（SARS）病毒在香港搭上飛機，飛往多倫多。它悄悄來到加拿大，過了不到幾天就開始發威。它把那位帶著病毒進入加國的七十八歲老奶奶殺死，一週過後又殺害了她的成年兒子，還隨著那個兒子入院治療傳遍那家醫院。接著病毒迅速感染了其他好幾百個多倫多居民，其中三十一人最後都死了。受感染人士當中有個四十六歲的菲律賓女性，在安大略省從事看護工作，復活節時回到菲律賓家鄉，抵達隔天就覺得不舒服（不過她依然從事購物、拜訪親友等活動），在呂宋島上引發新的一波感染。於是SARS就這樣在六週期間，兩度搭機往返飛越半個地球。假使情況有所不同，這種疾病沒有在多倫多地面耽擱了那麼久，提早隨著旅客從那裡啟程，前往呂宋島、新加坡或雪梨，那麼SARS完成環球旅行的速度，說不定還會加快許多。

當然了，「SARS登上飛機」這種說法犯了借喻和擬人化語病，兩個毛病都是科學期刊論文作者不能碰的禁忌，不過像我這樣的人，觸犯了也沒關係。而且各位也知道我的意思：就這兩種情況，實際登上飛機的，都是攜帶了某種傳染性病原體的不幸女士。基於醫療隱私，官方報告都隱匿那位七十八歲多倫多老奶奶和那位較年輕看護員的身分，只以年齡、性別、職業和姓名起首字母來區辨（一如得到瘧疾的勘測員BW）。至於感染的病原體則仍屬未知，這得等到疫情爆發過後數週才鑑定出來，並加以命名。在那麼早期階段，還沒有人說得出，那究竟是病毒、細菌，或是其他什麼東西。

在此同時，它也來到了新加坡、越南、泰國、台灣和北京。新加坡成為另一個疾病傳染中心。在越南河內，一位華裔美籍商人把傳染病從香港帶了進來，那個商人病情嚴重，引來卡羅．歐巴尼（Carlo Urbani）醫師親自動手檢查。歐巴尼是世界衛生組織派駐河內的義大利籍寄生生物學家暨傳染病專家。不到十天，那個商人就死了；接著不到一個月，歐巴尼醫師也死了。歐巴尼死於曼谷一家醫院，他飛到那裡是要參加一場寄生生物學研討會，結果卻無緣與會。由於他在世界衛生組織成就了令人稱譽的卓越貢獻，他的死，也就成為一起指標事件，顯示一種更宏觀的模式已然浮現，那就是：在接觸到這種新疾病的醫護專業人員中出現高感染率和高致死率，而且這種疾病似乎能在醫院繁衍茁壯，還能跨越天際傳播。

它採行至少兩種運輸模式抵達北京，其中一種是經由中國國際航空的CA112航班，三月十五日從香港抵達。（另一條途徑是採汽車陸運進入北京，當時有個女性病患從山西省驅車前往首都尋求更好的治療；至於她是如何染上，還有她後來感染了哪些人，那就是另外的故事了。）那天，中國國際航空CA112航班從香港起飛，機上有一百二十名乘客，包括一位發燒併發嚴重咳嗽的男子。三小時後，飛機在北京降落時，機上已經有其他二十二名乘客和兩位機組人員，受了那名咳嗽男子身上病原微生物的致病劑量感染。接著那群人又把病原體向外傳播，單單在北京就有超過七十家醫院受了波及——是的，**七十家**——感染了將近四百名醫療照護工作人員，以及其他病患和探病的訪客。

大約就在這時，世界衛生組織日內瓦總部官員發布了一則全球預警，提醒大家注意出現在越南和中國境內的這批不尋常肺病案例。（加拿大和菲律賓也受到波及，不過由於稍後才經確認，警訊中並沒有提及。）那則聲明表示，在越南爆發疫情，起初出現了一個病患（歐巴尼檢查的那名），「住院治療起因不明的嚴重、急性呼吸道症候群。」裡面「嚴重」一詞後面跟了個頓號，顯示這組形容詞加名詞還沒有構成正式名稱。幾天過後，隨著這種跳房子遊戲般爆發模式持續開展，世界衛生組織頒布了另一項公開警告聲明。這則聲明寫成一則緊急旅遊建議，顯示這個病名已經從描述詞句轉變成正式名稱。「過去一週期間，」聲明寫道：「世界衛生組織接到超過一百五十起通報，疑似出現嚴重急性呼吸道症候群（SARS）新病例，那是一種非典型肺炎，病因仍未明。」這則建議援引世界衛生組織當任總幹事，格羅・哈萊姆・布倫特蘭（Gro Harlem Brundtland）醫師的鄭重言論：「這種症候群，嚴重急性呼吸道症候群，如今已經對全世界造成健康威脅。」我們最好齊心協力，布倫特蘭補充說明（言外之意是還得加緊行動），找出致病原，遏止疾病蔓延。

有兩個層面讓SARS帶來這麼嚴重的威脅，首先是感染力水平，特別是對醫療照護界而言，再來是致死率，都比常見的肺炎類型高出許多。另一個不祥的特徵是，不論這種新的致病原是什麼，它似乎非常擅長搭機旅行。

33 從廣東到香港

香港並不是SARS的根源地，那裡只是疾病向國際傳布的門戶……不過和根源地非常**接近**。整起現象在幾個月之前悄悄醞釀，發生在中國大陸最南方的省分——廣東。廣東省有繁榮的貿易，還有獨特的飲食烹飪之道，香港依附廣東，就像藤壺附著於鯨魚腹部一般。

香港一度是英國的殖民地，一九九七年回歸中華人民共和國——不過回歸基礎業經特殊安排，香港可以保留自有司法體系、資本主義經濟和若干程度的政治自主權。香港特別行政區涵括九龍和位於大陸的其他轄區，加上香港島以及其他幾座島嶼，香港特區和廣東接壤，雙方旅客、貿易川流不息。每天經陸路越過邊界的人數超過二十五萬。儘管兩邊商務關係通暢，往來又有地利之便，香港政府官員和廣東省省會廣州市，卻沒有太多直接接觸。廣州市人口有九百萬，距離邊境兩個小時車程，政治交流則需經由北京中央政府審核。那種限制很不幸也適用於兩地的科學和醫療機構，好比香港大學（Hong Kong University）和所屬頂尖醫學院，以及廣州呼吸疾病研究所（Guangzhou Institute of Respiratory Diseases）。雙邊基礎交流原本就不充分，更別提合作研究和分享臨床樣本，於是問題因此而生，還耽誤了對SARS的應變措施。問題最終解決了，然而耽擱卻已經釀禍。這種傳染病最早從廣東跨界進入香港時，幾乎沒有資訊隨之越過邊境。

廣東位於珠江流域，沿岸地區涵括香港、澳門、廣州和一處新興邊境大都會，稱為深圳，此外還有佛山市、中山市以及周邊其他都市，整片區域合稱為珠江三角洲。二〇〇二年十一月十六日，佛山一位四十六歲男子因發燒和呼吸窘迫病逝。他是這種新型疾患的第一起病例，或者說是流行病學追查確認的首例。他沒有留下血液或黏液樣本，無法做實驗室後續篩檢，不過由於他觸發了其他一連串病例（他的太太、一位來醫院探病的舅媽，以及舅舅和他們的女兒），強烈暗示他染上的是SARS。他的姓名同樣沒有透露，只描述他是一位「地方政府官員」。事後回顧，有關他個人概述方面，唯一引人側目的層面就是，他曾協助準備餐飲，接觸的食材包括雞、家貓和蛇。蛇肉出現在菜單上，在廣東並不稀奇。那裡是講究珍饈美食的省分，百無禁忌的肉食之地，納入美味肉品之林的動物清單，很容易被誤認為寵物店或動物園的圈養動物名單。

三週過後，到了十二月初，深圳一家餐廳的廚師病倒，表現相仿症候群。這位患者在快炒店工作，儘管他的工作並不包括屠宰野生動物和清理內臟，不過他仍有可能經手把肉切成肉塊或肉丁。他在深圳就覺得不舒服，通勤回到位於附近河源市的住家。隨後他就前往河源市人民醫院（Heyuan City People's Hospital）求診，在那裡感染了至少六名醫療照護人員，隨後才被轉診送往西南方約一百三十英里之外的廣州市，住進一家醫院。伴隨他搭救護車前往廣州的一位年輕醫師也受了感染。

不久之後，在十二月底和一月期間，這種疾病也開始在中山市出現，中山位於廣州以南六十英里處，從香港往西跨越珠江河口就到了。往後幾週期間，那裡確認出現二十八起病例。症候群包括頭痛、高燒、發冷、身體疼痛、持續嚴重咳嗽，並咳出血痰，還有肺部進行性破壞，最後肺部往往就會硬化、積液，造成氧氣缺乏，有時還會導致器官衰竭並因此死亡。中山市患者當中有十三位是健康照護人員，另有一位也是廚師，他的菜單包括蛇、狐、靈貓（體型稍小的哺乳動物，獴的遠親）和鼠類。

廣東省衛生廳官員注意到中山市的群發病例，派了幾組「專家」前往協助治療並推廣預防，然而在那時並沒有人真正稱得上專家，還沒有人專精這種神祕的未知疾病。其中一支團隊針對這種新型疾病準備了一份建議文件，裡面把它稱為「非典型肺炎」，簡稱「非典」。這個通俗卻又含糊的稱法，在三個星期之後為世界衛生組織採納，並在他們的全球預警當中用上這個詞彙。非典型肺炎可以指稱非歸因於肺炎鏈球菌（*Streptococcus pneumoniae*）等常見致病原的任何類型肺部感染。選用這個常見的稱法，可以淡化中山市事件，卻無法凸顯出那種獨特性和潛在嚴重程度。這種「肺炎」不只是非典型，它還是種反常、凶猛又很恐怖的疾病。

那份建議文件發送到全省衛生主管部門和醫院（對外卻都祕而不發），還列出了判別症候群和防止進一步蔓延的建議控制措施。但這些建議太過瑣碎，也來得太遲了。到了月底，一位最近才去過中山市的海鮮批發商進入廣州一家醫院，觸發了後來席捲全球的一波感染。

那位海鮮商人名叫周作芬。這個人很特別，他是SARS流行時的第一個「超級傳播者」。超級傳播者是由於某種原因，會將本身病症直接感染給更多人的患者，波及的人數遠超過一般受感染病人所能傳播的。前面提到R_0是麥克唐納引進疾病數學的重要變數，代表爆發開始時每個原發性傳染病例釀成續發性傳染的平均數量，而超級傳播者是遠遠超於那個平均數的人。因此當患者群中出現一個超級傳播者，他是實際上的關鍵因子，卻可能被普通數學忽略。「R_0患者數估計值有可能使得感染力的可觀個別差異變得不明顯，」根據J．O．羅伊德－史密斯（J. O. Lloyd-Smith）和幾位同事在《自然》期刊的論文敘述，這點從「嚴重急性呼吸症候群（SARS）經由多起『超級傳播事件』在全球浮現那段期間就看得特別清楚，在這些事件中，好幾位病患大量對外感染，釀成多得反常的續發性病例。」傷寒瑪莉就是個傳奇性的超級傳播者。羅伊德－史密斯和協同作者強調，這個概念的要點在於，倘若存有超級傳播者，而且在疾病爆發期間還能辨識確認出來，那麼控制措施應該著眼於隔離這些人，而不是把力量分散到整個更廣泛的人口群。反過來講，倘若你隔離了四十九個有感染力的患者，卻漏過一個人，而那個人恰好是個超級傳播者，那麼控制措施就失敗了，而你也要面對一場流行疫病。不過這個建議在二〇〇五年才提出來，已經是後見之明，來不及在二〇〇三年年初應用在魚販周作芬身上。

似乎沒有人知道周先生是從哪裡受到感染，不過猜想那不是從海產來的。魚類和海洋甲殼類從來沒有列入SARS致病原的可能儲存宿主。周作芬在一處大型魚市場開了一家店，他的活動圈子很可能也和其他牲口市場有些交集，包括家禽、野禽與哺乳動物等供應商。不論源出何處，總之感染站穩了腳跟，侵入他的肺部，引發咳嗽和發燒，逼得他在二〇〇三年一月三十日前往廣州醫院求助。他只在那家醫院待了兩天，期間感染了至少三十名醫療照護人員。他的狀況惡化，轉診到第二家醫院，那裡是專門處理非典型肺炎的機構。周作芬在轉診過程中掙扎喘息、嘔吐，還把痰液噴得救護車上到處都是，結果又感染了兩位醫師、兩名護理師和一位救護車駕駛。到了第二家醫院，醫師為他插管，以免他窒息死亡。所謂插管就是把一根軟管插進口中，通過聲門，再經由氣管向下導入肺臟，目的在幫他順利呼吸。從這起事例就可以看出另一條重要線索，能夠解釋為什麼SARS得以在世界各地有效地傳遍整家醫院。

插管是種簡單的程序，起碼就理論而言是如此，不過要在患者作嘔反射、唾沫噴濺和咳痰動作當中執行插管，卻有可能相當困難。為周作芬插管時尤其艱難，他的身材魁梧、注射了鎮靜劑，還發著高燒，儘管他染上的疾病還沒有辨識確認，負責照料的醫師和護理師卻似乎已經意識到，他們接觸到的事物是多麼危險。當時他們知道，這種非典型肺炎，不論這是什麼，比起普通肺炎更具有傳染性，也更致命。根據外國駐香港資深特派員區競衡（Thomas Abraham）的一份文稿所述，每當他們動手插入軟管，都會「噴出一陣」帶血黏液。區競衡繼續寫道：

黏液潑濺到地板，噴到器材和醫護人員的臉上和防護袍上。他們知道黏液具有高度感染性，在正常情況下，他們會盡快把自己清洗乾淨。然而這時有一位病危患者又踢又吐，一條管子插進他氣管一半，黏液和血液不斷噴出，他們完全沒有人能離開。

那家醫院有二十三名醫師和護理師受了周作芬感染，加上十八位病人和家屬。他自己有十九個家人生病。後來周作芬被廣州醫療界稱為「毒王」。他熬過這場病，然而被他感染的許多人都死了，有的是直接從他身上染病，也有些是經由一長串相繼接觸，最後才間接受了感染。

這批繼發性病例當中，有一位是六十四歲的醫師劉劍倫。劉劍倫是一家教學醫院的腎臟內科教授，他任職的醫院，就是最早為周作芬治療的那家。劉教授在二月十五日開始出現類似流感的症狀，距離他接觸周作芬已有兩週，隨後病情似有好轉——好得讓他感覺有辦法按照原定計畫，前往香港參加姪兒的婚禮。他和太太在二月二十一日從廣州搭了三個小時巴士跨界來港，晚上和家人團聚之後就下榻京華國際酒店（Metropole Hotel，二〇〇六年改稱九龍維景酒店），那是一家很受商務人士和觀光客喜愛的中等級旅社，位於香港九龍區。兩人住進九一一號房，位於長廊中央位置並面對電梯，這種情況後來成為流行病學調查的核心關鍵。

入住京華國際酒店當晚，發生了兩件至關重大的事情。教授的病情惡化；還有他似乎在九樓廊道打噴嚏、咳嗽，也或許（就看你相信哪種說法）有嘔吐現象。不論如何，他在那裡留下了相當數量的病原體，感染了起碼十六位其他房客和一位訪客。於是劉教授成為這場疫病的第二位已知超級傳播者。

當時有一位七十八的歲老奶奶同樣住進那家酒店九樓，我在前面提過她。她來自加拿大，和先生到香港探親，兩人買的是含機票和住宿的套裝行程，因此探親之後還在京華國際酒店住了好幾晚。她住九〇四號房，就在劉教授房間對面相隔幾步路。她的下榻期間和劉劍倫只重疊一晚——二〇〇三年二月二十一日那晚。說不定兩人曾經一起搭乘電梯，或許他們曾在走道擦身而過，說不定他們從來沒有正眼瞧過對方。沒有人知道，就連流行病學家也不清楚。我們只知道，隔天教授醒來，已經病得沒辦法參加婚禮，只自行住進離酒店最近的一家醫院。後來他在三月四日去世。

劉教授離開京華國際酒店隔天，那位加拿大老奶奶也結束香港行程離去。她受了感染，不過還沒有出現症狀，應該也還沒有不適感覺，於是她登上班機回到多倫多，也把SARS推上國際。

34 肆虐新加坡

另一條國際散播路線是從京華國際酒店傳往新加坡。一位名叫莫佩詩（Esther Mok）的年輕小姐前往香港度假購物，回來之後開始發燒。那是二月二十五日的事情，之前四晚，莫佩詩都和一位女性朋友共住京華國際酒店九三八號房，和劉教授的房間相隔約二十步路。

莫佩詩回到新加坡家中發燒持續不退，接著還開始咳嗽。三月一日，她去陳篤生醫院看醫生，那是一家大型公立醫院，設於市中心稍微偏北的一座簇新大樓。胸腔X光檢查顯示她的右肺出現幾片白斑，莫佩詩經診斷患了非典型肺炎並入院治療。為她診治的醫師當中有一位名叫洪詩娉（Brenda Ang），她是資深感染照會醫師，也恰好負責陳篤生醫院的感染管控工作。不過當莫佩詩帶著症狀入院時，醫院並沒有接到特別針對感染控制的相關警訊。「在那時候，」後來洪詩娉告訴我：「我們並不知道那是什麼病。」

事隔六年，洪詩娉答應為我重溫記憶中那段情節，儘管她提醒我，她的回憶有可能瑣碎不全，不過就許多要點，內容似乎都還相當精確。我們見面的會議室，設於陳篤生醫院景觀庭園的一棟小型獨立建物裡面；那個房間偶爾作為醫護人員的會議場地，也兼作實習醫學生接受巡房訓練時的教室，不過我們有一個小時可以使用。洪詩娉身材嬌小，講話直率，身著紫丁香印花裙裝。她遵循醫學慣例，謹言慎行，沒有透露莫佩詩的名字，只說她是個「年輕小姐」，也是「第一個指標病例」。身為感染照會醫生，洪詩娉親自診察那第一個指標個案。當時還有一位專科住院醫師（接受專科培訓的較年輕醫師）擔任助手，採集了莫佩詩的黏液樣本來進行培養。洪詩娉告訴我，那位專科住院醫師並沒有戴口罩。剛開始時，陳篤生醫院沒有人戴口罩來對抗這種傳染病，和洪詩娉不同的是，那位專科住院醫師生病了。

他的狀況和某些引人矚目的併發症都是隨後才出現。在此同時，洪詩娉和同事投入醫治莫佩詩逐漸惡化的肺炎，卻不知道那名年輕女子會成為另一位超級傳播者，她身上的疾病依然沒有確認，也尚未命名。

起初莫佩詩安置在一間開放式病房，病床間隔很窄，和其他患者相當接近，醫護人員就在旁邊來來去去。幾天過後，她呼吸困難，這才轉入加護病房。洪詩娉告訴我，事情不太對勁，那麼年輕的人，肺炎症狀怎麼會這麼嚴重——情況實在反常，於是在那週的星期五，當新加坡其他幾家醫院的醫師，齊集陳篤生醫院進行每週例行輪訪時，洪詩娉和同事便在會上提出這個非典型肺炎案例來討論。會上一位新加坡中央醫院（Singapore General Hospital）醫師聽取症狀和病史之後發言表示，那就怪了，我們也有一個非典型肺炎病例，同樣是個年輕女子，而且她也是最近才從香港回來。稍事查證之後，他們得知新加坡中央醫院的病例正是莫佩詩的朋友，而且她和莫佩詩下榻京華國際酒店同住九三八號房。這項發現令在場醫師不寒而慄。

往後幾天，更多非典型肺炎病患來到陳篤生醫院，其中多數甚或所有人都和莫佩詩有關。首先是她的母親。三天過後，她的教會牧師。那位牧師在莫佩詩住院期間前來探病、祈禱，這次回來卻變成了病人。隨後她的父親也來了，症狀是咳嗽且痰中帶血。然後是她的外祖母，接著是她的叔叔。到了月中，他們全都成為陳篤生醫院的病患。當莫氏家族接連發病、開始敲響警鐘，另一則不祥新聞也傳進洪詩娉耳中。那是在三月十三日星期四，一位行政助理通知她，莫佩詩原先那間病房的四位護理師都請病假。四位護理師在同一天生病請假——這絕對不是什麼正常現象。「這對我是決定性時刻，」我看著洪詩娉

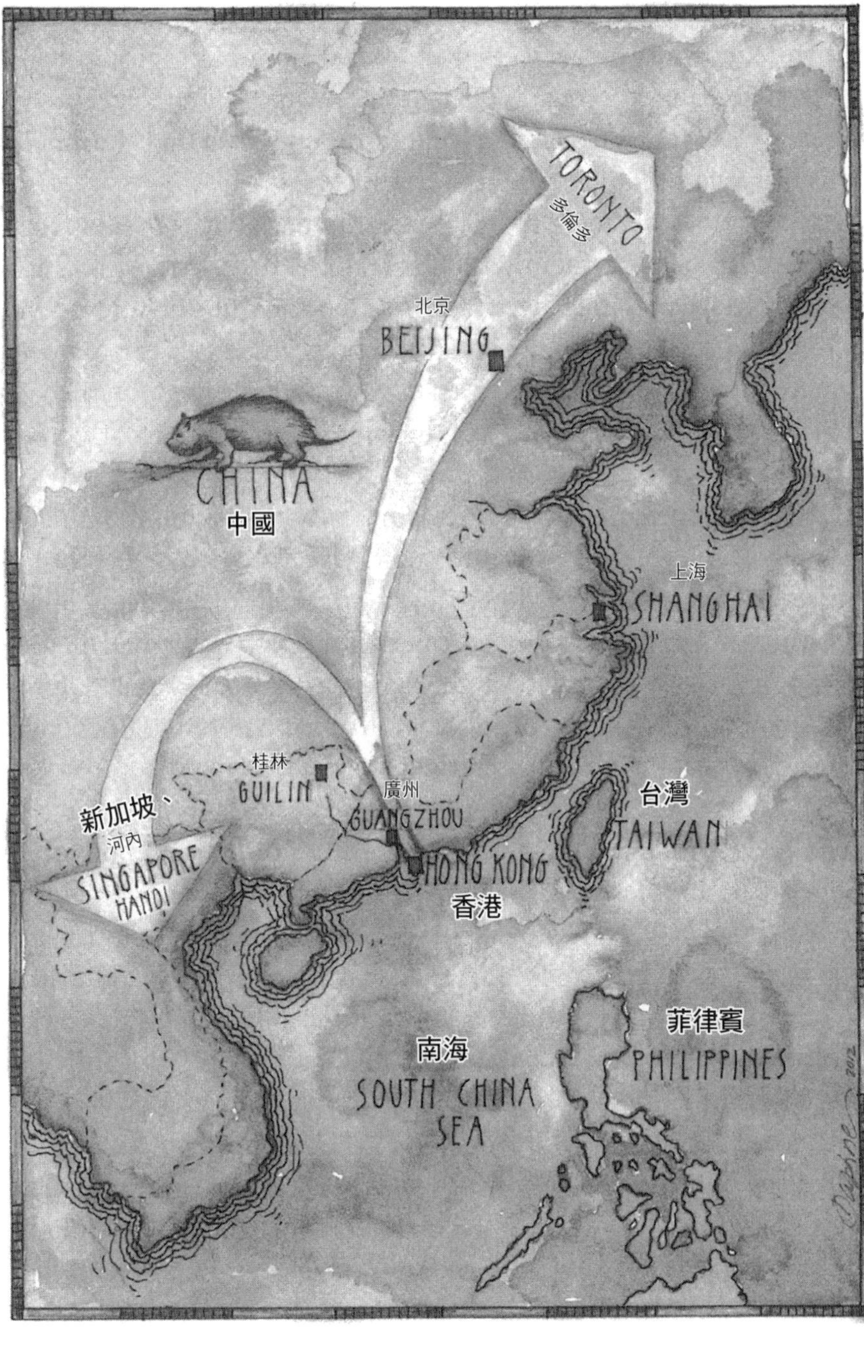
TORONTO
多倫多
北京
BEIJING
CHINA
中國
上海
SHANGHAI
桂林
GUILIN
廣州
GUANGZHOU
新加坡、
河內
SINGAPORE
HANOI
HONG KONG
香港
台灣
TAIWAN
菲律賓
PHILIPPINES
南海
SOUTH CHINA SEA

擺在我面前的潦草筆記，聽她不帶感情地告訴我，「事態發展加速進行了。」

相關事件也在全世界加速進行，不只發生在陳篤生醫院——不過洪詩娉和她的同事對這些事情還一無所知。在日內瓦，幾乎就在這同一時間，世界衛生組織發出一則有關一種「起因不明的嚴重、急性呼吸道症候群」的全球預警。新加坡衛生部官員很快進入狀況，得知三起非典型肺炎病例（莫佩詩和她的朋友，加上另一個人）是同時出現，全都可以追溯至香港的京華國際酒店。於是莫佩詩的情況也就可以從一個更寬廣的局面來審視。衛生部似乎有人打了電話找陳篤生醫院院長，於是院內召開一次高級主管會議。洪詩娉說，醫院院長、醫學委員會主席、護理部主任、擔任感染管控負責人的洪詩娉本人，以及其他人員全都來到**這個**房間，共同研商事態現況。

我問她：「來到**這個**房間？」

「這個房間」，她回答。「就是這個房間。」院長就是在這時告訴他們：「我想我們手頭就有一場疫病。我們必須組織起來。」

由於梁玉心（Leo Yee Sin）醫師先前已有處理一場立百腦炎爆發的經驗，奉派處理特別應變措施動員事項。新加坡衛生部建議陳篤生醫院領導階層做好收治病患的準備，因為我們會開始見到更多患者——第一批病人的親友，現在紛紛出現症狀。梁玉心組織大家開始行動。他們在一間病房外面架設帳棚，用來篩檢患者，還搬了一台X光機過來檢查可疑病例，審視肺部有哪些病變。多數病人都住進普通病房，病情比較嚴重的人就送入加護病房。隨後當第一間加護病房的滿床位，另外兩間便改裝成SARS加護病房，專門用來處理後續病人。隔離病人以及採取隔離護理方法是重要的管制措施，不過洪詩娉和同事依然不知道，他們隔離的是什麼疾病。「要記得，」她告訴我：「這整段期間都沒有任何診斷檢驗方法。」她的意思是，沒有檢驗法能偵測釀出禍端的傳染性病原體是否出現，因為還沒有人辨識出那種病原體。「我們純粹根據流行病學原理——是否曾經與感染源病人接觸來研判。」那是盲人摸象。

同一週的星期五，三月十四日，醫院籌劃已久的年度晚宴暨舞會，就要在眾人期盼下在威斯汀酒店（Westin Hotel）上場。晚會大致如期舉辦，不過洪詩娉和幾位同事坐在半空的餐桌前納悶，梁玉心哪裡去了？這個同事呢？那個人哪裡去了？哦，他們都在緊急關頭缺席了——在醫院裡搬動床位和其他設備，安排場地供急症使用。週六上午，洪詩娉自己也回頭加入這場混亂陣局。

基於感染管控負責人職掌，洪詩娉開始要求所有醫護人員穿上防護袍、戴上手套和高濾效N九五口罩，也就是比尋常外科口罩更緊貼臉型的那種。然而她卻遇上供應短缺，接著黑市價格飆漲，N九五口罩在新加坡從每副兩塊錢美金漲到八塊錢。不過，他們依然盡力而為。到了三月二十三日，那種疾病已經有國際認可的名稱，陳篤生醫院成為新加坡收治SARS患者的指定醫院，其他醫院的病人都會轉診來到這裡。探病受到限制。醫護人員都戴上口罩、手套，身著防護袍。

然而就在隔離和保護措施全面施行之前，卻又出了另一起超級傳播者事件，這次是發生在院內的冠心病加護病房。一位罹患糖尿病和心臟病等多重健康問題的中年婦女入院住進開放式病房，她在那裡受了一位醫療照護人員的感染，而那個人則是受了莫佩詩感染。後來那位中年婦女心臟病發，移到冠心病加護病房。她的非典肺炎症狀還沒有表現出來——起碼還不足以和她的冠心病危機相提並論。她在冠心病加護病房由心臟科主治醫師執行插管，還有一位心臟科住院醫師從旁協助。這次一如廣州毒王的情況，插管也似乎為疾病傳染創造良機。最後有二十七人在冠心病加護病房受了感染，包括五位醫師、十三位護士、一位超音波技師、兩位心臟科的技師、一位看護員和五名訪客。我是在後來一份報告上讀到那批人數資料。洪詩娉的說法比較有血有淚。她回憶道，那位心臟科主治醫師是個孕婦，執行插管時戴了口罩，儘管後來也患了病，總算是康復了。那位住院醫師，插管時就站在旁邊，並沒有戴口罩。「那是個小夥子。他病了一陣子，還把疾病帶回家中。他的媽媽，」洪詩娉說明：「他自己的媽媽照顧他，結果**她**也生病了。」

「他們有沒有活下來？」

「沒有。」

「兩人都沒有，」我說。

「實在太讓人心痛了。因為那個醫生還很年輕，才二十七歲。結果他的母親也死了。」

另有一位年輕醫師同樣暴露於感染，那是跟著洪詩娉的住院醫師——還記得他嗎？就是用喉嚨拭子為莫佩詩採樣的那位。他的遭遇反映了我們對這種症候群的懵懂認識，那時只知道它是某種高度感染性病原引發的，說不定是種細菌，也或許是種病毒，在我們面對面接觸時十分容易傳布這種病原體，特別在擁擠場合或親密接觸情況下更是如此。那位住院醫師在協助洪詩娉檢查莫佩詩過後幾天便搭上飛機。他飛往紐約參加一場傳染病研討會，從新加坡得飛行二十個小時，抵達時他開始感到不舒服。開完會，在啟程經由法蘭克福轉機回家之前，他打了通電話給新加坡一位同事，談話時提到他病了。那位同事通報新加坡政府，當局通報世界衛生組織，世界衛生組織警告德國政府，飛機降落法蘭克福時，德國官員已經到場，他們安排那位醫師進行隔離檢疫。他在法蘭克福一家醫院待了將近三個星期，同時他的太太和岳母也病了，一併接受隔離。班機一位機組人員（只有一位）也受了感染。和那位協助插管的心臟科住院醫師遭遇不同，法蘭克福的病患全都活了下來。

回頭談新加坡，衛生官員和政府部門通力合作制止進一步傳染。他們頒行強硬措施，而且範疇遠遠超出醫院之外——好比對可疑病例強制施行隔離檢疫，違者會遭判刑入獄並須繳交罰款、關閉一處大型公共市場、關閉學校、規定計程車駕駛每日進行體溫檢查——疫情爆發終獲遏制平息。新加坡是個非典型城市，施政強硬，秩序井然（這是很客氣的講法），所以特別有辦法處理非典型肺炎，即便這般凶狠的惡疾也不例外。二〇〇三年五月二十日，有十一個人因吐痰移送法庭，每人判罰三百美金。

到了七月中，最後一位ＳＡＲＳ病人離開陳篤生醫院，總計病患已經確認超過兩百多例。有三十三人死亡，其中依序包括莫佩詩的父親、她的牧師、她的母親和舅舅。莫佩詩本人活了下來。

35 面對新病毒

不論這些人是死是活，他們全都受了感染——不過是染上了什麼呢？

隨著疾病蔓延到世界各國，全球三大洲的科學家也各在自己實驗室中，研究從各個患者身上採得的樣本，包括組織、血液、黏液、糞便和其他惹人嫌惡的關鍵材料，嘗試分離並辨識出致病原。早期階段起的SARS名稱，反映我們對這種東西的認識只及於它的影響和衝擊，就像一隻隱形大野獸留下的足跡。伊波拉是種病毒，亨德拉是種病毒，立百是種病毒，SARS是種症候群。

SARS病原體的搜尋工作，在這些實驗室內如火如荼持續進行，卻由於一些混淆訊息和誤導而受了阻撓。就初學者而言，它的症狀有點太像流感——或者講得更明確一點，太像是最嚴重的流感。流感當中最嚴重的一種就是所謂的禽流感，其致病病毒稱為H5N1。短短六年之前，香港才經歷這種病毒的恐怖攻擊，它從家禽溢出，導致十八人受了感染。十八個病患看來還不是太多，恐怖的是，那十八人當中有六人死亡。衛生當局迅速應變，下令關閉活禽市場，還銷毀香港所有活雞，總計一百五十萬隻雞慘遭撲殺，隨後又實施七週消毒作業。這種嚴苛應變措施，加上H5N1只擅長從禽鳥傳人，在人與人之間傳布的能力不強，總算將一九九七年香港爆發遏止住了。然而在二〇〇三年二月，從廣東發出的電郵和簡訊紛紛傳來令人心驚的消息，說是「一種古怪的接觸傳染疾病」開始浮現，禽流感也再次侵襲香港。禽流感和SARS全然不同，不過在當時卻不容易分辨。

流感殺死一名三十三歲男子，他的八歲兒子也患了病（所幸沒有喪生）。流感說不定還殺了那名男子的七歲女兒，那是兩週之前發生的事，他們前往福建省（就在廣東東北方的相鄰省分）探親時，小女孩死於類似肺炎的疾病。那個小女孩有可能是和雞群接觸太過親密了；她的哥哥肯定就是那樣，後來他親口證實這點。父子兩人的鼻黏液樣本都呈現H5N1陽性反應，這似乎暗示，廣東各處紛紛傳出的病例通報，有可能同樣和禽流感有關。於是科學家拿手上的SARS樣本進行H5N1檢驗，卻是一場誤導。

另一項錯誤的見解，是以為SARS的致病原有可能是某種衣原體（chlamydia）。衣原體是一群歧異度很大的細菌，包括兩種和人類呼吸道疾病有關的菌種（還有一種比較常在青少年間流行，藉由性行為傳布）。有一種呼吸道衣原體是人畜共通型病原，能從鳥類（特別是寵物鸚鵡）跨種跳躍侵染人類。二月底時，中國一位非常資深的微生物學家在某些SARS檢體中，發現了看似衣原體的東西，於是基於他的薄弱證據——加上在中國科學界的高度威望——衣原體假說獲得北京衛生主管部門高層的過度信賴。但是中國至少另有一位知名研究人員抱持異議，主張倘若病因出自衣原體，那麼病患應該對抗生素治療有反應——結果他們並沒有。然而那位研究學者身處偏遠廣東的呼吸疾病研究所，北京不認同他的說法。

同時實驗室科學家也投入探索其他的可能性，洋洋灑灑包括：鼠疫、斑疹熱（spotted fever）、退伍軍人症（Legionnaires' disease）、斑疹傷寒、多種細菌性肺炎、季節性流感、血中大腸桿菌，以及新舊世界的漢他病毒等。SARS病原體追查工作之所以困難，部分在於科學家並不知道，他們尋找的是熟悉的病原，或者是與常見病原相似的新穎病原，或者是全新的病原。

此外，還有另一種可能：或許那是獸醫經常見到，不過對人類傳染病來講卻是全新品類的病原體。換言之，就是新興的人畜共通病原體。

前面我介紹了幾種實驗方法，都用上聚合酶連鎖反應來篩檢DNA或RNA的可識別片段，再結合分子檢定來測出抗體或抗原，然而這些做法都只能用來搜尋熟悉的病原體——或者至少是與常見病原非常類似的病原。這類檢測在回答「就是**這個**嗎？」的具體問題時，基本上只能給你「陽性」、「陰性」或「近似」三種答案，但用於尋找全新病原體就比較困難。除非你對目標微生物的分子識別標誌有概括認識，否則是沒辦法從識別標誌來檢測那種微生物的。因此實驗室科學家必須仰賴一種自動化程度較低的傳統途徑：把微生物放進細胞培養液中，讓它生長，然後用顯微鏡來檢視。

香港大學位於一處丘陵山巔，俯瞰鄰近鬧區，裴偉士（Malik Peiris）就是在那裡領導一支團隊，採行這條途徑，最後終於得出豐碩成果。裴偉士是牛津養成的微生物學家，生於斯里蘭卡，也在那裡長大，他的話聲輕柔，卓有見地，頭型渾圓，留著深色纖細頭髮。他主要以流感研究著稱，在一九九五年來到香港，緊接著那裡就出現禽流感大恐慌，他有理由認為，廣東傳出的疾病，以禽流感假說最為可信。他在二〇〇三年告訴一位記者：「我們心中首先冒出的想法是，H5N1病毒有可能養成了人傳人的能力。」不過他們檢驗了手中的SARS樣本，看看裡面有沒有H5N1或者其他繁多常見的嫌疑標的，結果找不到絲毫證據，於是他的團隊改變想法，認為他們面對的是一種新病毒。

接下來他們集中火力，試行培養那種病毒。這就表示，首先要給這種神祕生物安排一種活細胞環境，讓它能夠在裡面複製，等它在培養液增長出充分數量，對細胞造成充分損傷，那時就能見到它的身形。培養液中的活細胞必須是某種「不死的」細胞系（好比一位名叫海莉耶塔．拉克斯〔Henrietta Lacks〕的不幸女士留下的著名的海拉細胞〔HeLa cell〕），這樣它們才會永無止境繼續複製下去，直到有東西把它們殺死為止。裴偉士的團隊起初先為那種新的致病原提供五種不同的細胞系，這五種細胞先前都各自經過驗證，適合呼吸道病原體棲身，分別為：狗的腎臟細胞、大鼠的腫瘤細胞、流產人類胎兒的肺部細胞，以及其他細胞。結果運氣不好，沒有顯現細胞受損的跡象，因此也沒有出現病毒生長的證據。

接著他們嘗試另一個細胞系，取自一隻恆河獼猴胎兒的腎臟細胞。**好極了**，這次交上好運了。三月中時，他們在培養的獼猴細胞中見到了「細胞病變效應」（cytopathic effect），意思是有東西開始在那群細胞裡複製，並摧毀它們，從一顆細胞溢出侵入另一顆細胞，產生出一片肉眼可見的毀滅地帶。又隔了幾天，團隊用電子顯微鏡拍下了那種圓形病毒顆粒的影像，每個顆粒外表環列眾多棘突，狀似皇冠。這種結果完全出乎意料之外，於是團隊中的顯微鏡專家只好仰仗一種類似野外導覽的手冊，他查閱了一本病毒顯微圖鑑，尋找和它相符的病毒，這就像是見了一種新的鳥兒或野花時，你我都會做的動作。他在一群叫做冠狀病毒（coronavirus）的病毒當中，找到了相符的種類。冠狀病毒的特點是，各個病毒顆粒外緣都環列蛋白質突起，形成類似皇冠的外觀。

正如培養工作證實ＳＡＲＳ患者體內存有一種未知的冠狀病毒——至少某些病人是這樣——不過這也不見得表示，那種病毒就是病因。為建立因果關係，裴偉士的團隊拿在細胞培養中新發現的病毒，來檢驗ＳＡＲＳ患者的血清（因為那裡面可能含有抗體），這就像拿聖水來潑灑女巫。結果抗體辨認出那種病毒，產生強烈反應。根據這項證據，加上其他檢查驗證，裴偉士和他的同事在不到一個月內就發表了一篇論文，審慎宣布這種新的冠狀病毒是ＳＡＲＳ的「一種可能起因」。

他們對了，那種病毒被稱為ＳＡＲＳ冠狀病毒，而且不多加省略直接簡稱為SARS-CoV。這是歷來首見會釀成人類重症的冠狀病毒。（另有一些冠狀病毒也像其他眾多毒株同樣會引致普通感冒，此外另有一些則會引致小鼠的肝炎、豬隻的胃腸炎，還有火雞的呼吸道感染。）SARS-CoV的簡稱沒有不祥意涵。昔日發現了新病原體，會給它冠上比較富有地理色彩的稱號，好比佛山病毒或廣州病毒，民眾就會奔走相告：**當心啊，那個人染上廣州病毒！**不過到了二○○三年，所有人都體認到，這種稱號惹人不快，不受歡迎，對旅遊業也有不良的影響。

其他幾支團隊也各自獨立作業，致力分離出SARS致病原，大約都在相同時間得出相同答案。美國團隊以亞特蘭大的疾病控制與預防中心為基地，連同大批國際合作夥伴協力進行。歐洲有一組跨國人員通力合作，分別在德國、法國和荷蘭的研究機構推展工作。中國有一小群熱情、幹練，卻恭順服從的研究人員共組研究班子，他們領先裴偉士好幾週，分離出一種冠狀病毒，還拍下了照片。這群以軍事醫學科學院（Academy of Military Medical Sciences）為大本營的中國科學家卻很倒楣，他們震懾於衣原體學說和在北京推廣此論的權威人士，錯過了率先發表這項實質發現的機會。「我們太謹慎了，」其中一位成員事後表示。「我們等太久了。」

裴偉士和他那批夥伴確認了病毒，為它的部分基因組定序，把這些序列擺進其他冠狀病毒系統樹中進行比對，接下來合理的做法就是揣摩病毒的來歷。這種東西不會憑空出現。它一般都在哪裡藏身？生命史的詳情為何？天然宿主是誰？一位參與這項研究的年輕生物學家，在香港和我見面時談到了這個課題。那位科學家名叫潘烈文（英文名Leo Poon）。

「我們在人類樣本中發現的資料，」潘烈文表示：「暗示這種病毒對人類來講是新的。我的意思是，人類以往沒有被這種病毒感染過。所以這肯定是來自某種動物。」

不過是哪種動物，還有牠們怎麼恰好就把傳染病感染給人類？要找出這些問題的答案，恐怕只能進入中國南方的森林、街道、市場和餐廳去收集證據。期望他就那個題材多加著墨，我又提出問題：「那項田野工作你也參加了嗎？」

「沒有，我是個**分子**科學家，」他回答。我猜那就像是請教美國抽象畫家傑克遜．波洛克做不做房屋油漆工作一樣，不過潘烈文對我的問題並沒有見怪。他沒有參與，但他很樂意讚揚別人。他們有另一位同事，名叫管軼（Guan Yi），是一位狂放不羈的研究員，具有流行病學家的敏銳直覺，還有毫不妥協的膽識氣魄。管軼越界進入中國，與幾位地方官員合作，來到深圳最大的活禽活畜市場，拿拭子從待售動物的喉嚨、肛門和採得樣本。那批樣本就是循跡追查的第一步，引領潘烈文（進行分子生物學分析）、裴偉士、管軼本人——最後還包括全球各地的科學家和衛生官員——把他們的懷疑目光投注在一種名叫果子狸的哺乳動物身上。

36 指向果子狸

在一個擁擠的國家，有十三億人口要養活，民眾吃蛇無足為奇。廣東菜把狗肉納入食材又何必大驚小怪。在那種背景下，快炒貓肉有些令人嘆息，卻也顯得理所當然，毋須感到驚訝。果子狸（*Paguma larvata*）又稱白鼻心或花面狸，屬於靈貓科動物，實際上卻不是貓，牠所屬的靈貓科也包括獴。烹飪界把這等少見野生動物納入食材的風氣，以珠江三角洲為盛，不過和資源稀少、養家活口以及古老傳統都關係不大，真正的推手是商業繁榮和較晚近才出現的鋪張浪費習性。密切注意中國文化的觀察家稱之為「野味時代」。

其中一位觀察家叫做卡爾．太郎．葛林菲爾德（Karl Taro Greenfeld），二〇〇三年在香港擔任《時代》（*Time*）雜誌亞洲版編輯，負責監督該雜誌的ＳＡＲＳ封面報導，隨後不久就寫了一本相關書籍，叫做《中國症候群》（*China Syndrome*）。葛林菲爾德擔任編輯之前當過幾年記者，負責〈新亞洲〉（the new Asia）部份的報導，因此他機會見到民眾用什麼東西填肚皮。按照他書中的敘述：

> 中國南方對動物界食材向來百無禁忌，全世界的其他民族完全比不上。到了野味時代，野生動物美食的範圍、眼界和消費數量持續提升，幾乎把海、陸、空的所有物種全都納入。

野味被視為能掙得面子、取得成功和好運的手法。葛林菲爾德解釋道，吃野味不過是新近這類高檔消費炫耀排場的一個面向而已，其他手法還包括光顧上千名女子站在玻璃牆後待價而沽的妓院。當地的早期傳統崇尚別致料理、天然藥方和奇特春藥（好比虎鞭），美食風尚不過是順理成章的延伸，並且更進一步。一位官員告訴葛林菲爾德，如今單是廣州市就開了兩千家野味餐廳。葛林菲爾德在那名官員辦公室逗留的那一個小時內，該單位又發出了四張營業許可。

這些飯館都從廣東省的傳統市場進貨，那種集合市場面積遼闊，好比廣州的槎頭禽畜動物批發市場和深圳的東門市場，裡面有一列又一列的攤商大量供應活體動物食材。槎頭市場從一九九八年開始營運，不到五年就成為中國最大型野生動物市場之一，尤其以哺乳動物、禽鳥、蛙類、甲魚龜類和蛇類為大宗。二〇〇〇年底到二〇〇三年初期間，香港一組團隊來這裡進行長期研究，調查槎頭市場、東門市場以及廣東其他兩處大型市場販售的野生動物。研究團隊拿較早以前在一九九三年到一九九四年間完成的一項研究來進行比對，發現了一些變化以及新的趨勢。

首先，野生動物交易數量似乎增多了。其次，跨境交易的規模增加，包括合法交易和走私交易，還把其他東南亞國家的更多野生動物輸入中國南方。如今類似婆羅洲河龜（Bornean river turtle）和緬甸星龜（Burmese star tortoise）等肉量很多的珍貴瀕危物種，也逐漸在市場上出現。第三，商業動物養殖戶大量供應圈養培育的動物。養殖戶飼養一些蛙類和龜類，謠傳蛇類也是他們養殖的對象。廣東中部和鄰省江西南部的靈貓類動物小規模養殖戶也加入來滿足那種對動物的消費需求。事實上，市場上三種很受歡迎的野生哺乳動物——除了靈貓類的果子狸之外，還有鼬獾（Chinese ferret badger）和豬獾（hog badger）——似乎大半都來自養殖戶的飼育成果。研究團隊得出支持這項假定的證據，因為那些動物顯然都吃得很好，身上沒有傷痕，也比較溫馴。倘若是從野外捕捉來的，牠們就比較容易帶有被陷阱捕獲時留下的傷痕，以及拼死反抗與受到凌虐的跡象。

不過就算養殖場把這些動物養得健康、結實，來到市場卻得待在稱不上有益健康的環境。「那些動物擠在窄小的空間，通常都和其他野生動物或貓狗一類的馴養動物緊挨在一起，」研究團隊寫道。「許多都病了，或身上帶傷，缺乏基本照料。這些動物一般由市場內好幾家專門屠宰的攤商負責宰殺。」空格鐵絲籠垂直堆疊，動物排泄物直接淋在其他動物身上。那裡是喧鬧的動物精神病院。團隊指出，「市場還提供一種方便疾病蔓延的環境，」看來只像是順便一提，「動物疾病得以跨越宿主並傳布給人類。」

香港大學的微生物學家管軼天不怕、地不怕，他也興致勃勃涉入其中，來到深圳東門市場了解情況，還說服攤販讓他拿拭子為他們出售的動物採集樣本和血液。他究竟怎麼說服攤販，迄今依然令人不解——是靠強勢作風或個人魅力？口沫橫飛講道理？還是清楚說明科學緊迫性？——不過手握一疊港幣顯然也有幫助。他把二十五隻動物一一麻醉，用拭子採得黏液、糞便，還抽了血液樣本，接著把樣本帶回香港進行分析。豬獾洗清罪嫌。華南兔洗清罪嫌。歐亞河狸（Eurasian beaver）沒有問題。家貓沒有問題。管軼還採得六隻果子狸的樣本，這些就有問題了；跡象顯示，六隻全都帶有類似SARS-CoV的冠狀病毒。此外，從一隻貉（raccoon dog，野生犬科動物，模樣就像帶了浣熊花紋的過胖狐狸）採得的糞便樣本，也驗出了病毒陽性反應。不過整體資料大致指向果子狸。

這項發現率先指出SARS確實是種人畜共通疾病，二〇〇三年五月二十三日在香港大學一次記者會上發表。隔天香港權威英文報紙《南華早報》（*South China Morning Post*）便在頭版刊出記者會上發表的內容，標題寫道：〈科學家發現果子狸和SARS爆發有連帶關係〉（SCIENTISTS LINK CIVET CATS TO SARS OUTBREAK），同時還刊出了SARS系列相關報導。香港市民在那時候已經相當清楚，SARS傳染病不只是棲身在野生動物的體液血肉當中，還可以隨著人類的呼吸氣息在人與人之間傳布。《南華早報》和香港其他報紙先前都曾經刊出報導文章，連帶登出民眾戴外科口罩的生動照片——情侶戴上口罩接吻、醫院人員展示口罩和護目鏡、漂亮模特兒在車展上戴著汽車廣告口罩——還有醫院員工與士兵身著全套防護服執行感染管控工作。香港政府的物資供應部門為學校、醫療人員和負責第一線應變措施的衛生官員配發了七百四十萬個口罩，一般大眾對口罩的需求也很高。ＯＫ連鎖便利商店賣出了將近一百萬個口罩，莎莎美妝專賣店出售了一百五十萬個。口罩單價翻漲四倍。儘管人傳人警訊已經眾所周知，這種病毒源出哪種動物的相關訊息依舊引人高度關注。

果子狸相關消息並沒有先刊載在科學期刊上，而是直接在記者招待會上宣布，這並不是正統做法，卻也不是沒有前例可循。期刊發表要等待較長的時間，必須經過編輯作業、同儕審閱、還有來稿排序和前置作業期。規避這道程序是為了因應燃眉之急，紓減民眾的憂心和疫情的迫切處境，不過也可能是科學競爭使然。兩個月之前，亞特蘭大的美國疾病控制與預防中心才剛發布消息，表示他們的科學家已經鑑識出一種有可能是ＳＡＲＳ病原體的新型冠狀病毒，那次同樣是在記者會上發布，顯示他們也有急迫感受。疾病控制與預防中心的那次宣布完全沒有提到，裴偉士和他的團隊已經先發現了那同一種病毒，更在三天之前確認了新病毒和ＳＡＲＳ的連帶關係。疾病控制與預防中心那種搶奪發現功勞的行徑，大致瞞過了國際社會，卻把香港大學的科學家逼到牆角，只能奮起對抗亞特蘭大和其他地方的競爭者，也促使他們下達決心，在第一合理時間大力宣揚管軼的發現。

管軼的發現立即帶來一項後果，那就是中國政府禁止民眾販賣果子狸。由於箇中依然帶有不確定成分，因此政府也禁止市場販售其他五十三種野味動物。禁令不免會帶來經濟損失，使得動物養殖戶和貿易商必須配合政策、小題大做，到了七月底，官方正式評估風險之後撤銷禁令。政策逆轉的原因在於，另有一支研究團隊篩檢了果子狸，沒有發現絲毫ＳＡＲＳ病毒的證據。政策修正之後，人工養殖的果子狸又可以合法交易，不過野外捕獲的動物依然禁止販售。

自己的發現遭人質疑，管軼心中有些不痛快。不過他加速以科學管道，提出詳細說明和佐證資料（表格、圖解、基因組序列），寫成一篇論文，發表在十月的《科學》期刊。潘烈文、裴偉士及香港大學的其他同事，都納入眾多協同作者之林。管軼和研究夥伴以明智審慎的措詞陳述結論，強調果子狸受了感染，不見得代表果子狸就是病毒的儲存宿主。果子狸所受的感染，有可能出自「另一種未知的動物源頭，而那種動物才是真正的自然界儲存宿主。」果子狸有可能扮演增幅宿主的角色（就像澳洲那群受了亨德拉病毒感染的馬匹）。真正的要點在於，根據管軼和他的同事所述，東門和槎頭等傳統市場，為SARS樣冠狀病毒提供了傳布場所「來增殖並傳染給包括人類在內的新宿主，從公共衛生的角度來看，這才是至關重大的要點。」

論文刊出時，二〇〇三年的SARS疫情已經終止了。結算共有八千零九十八人受了感染，其中七百七十四人死亡。最後一起病例七月十五日在台灣發現並接受隔離。香港業經宣告為SARS絕跡區，新加坡和加拿大也經宣告為SARS絕跡區，全世界大概都已經是SARS絕跡區。講明白點，這些宣告聲明的意思是，目前並沒有SARS傳染病在人群當中肆虐。不過那種病毒還沒有根絕。這一是種人畜共通傳染病，所有疾病科學家全無疑義，堅信致病原依然潛藏在一種或多種儲存宿主，好比果子狸、貉或諸如此類的動物體內，說不定在廣東，也或許還包括其他地方。疫情結束，民眾歡欣鼓舞，不過有識之士欣喜之餘仍舊戒慎小心。SARS冠狀病毒沒有消失，只是躲了起來。它有可能捲土重來。

十二月底，它果真東山再起。就像地震餘波，一起新的病例在廣東出現。隨後不久又出現了三起，其中一位女病人是個服務生，接觸過果子狸。二〇〇四年一月五日，第一個病例確診當天，廣東當局又一次調整政策，下令該省養殖場和市場裡的果子狸必須全數撲殺銷毀。至於野生果子狸該怎麼辦，那就是另一個無解的問題了。

林業廳（野生動物貿易的主管機關）和衛生廳派出撲殺小組前往果子狸養殖場。往後幾天，超過一千隻圈養的果子狸遭悶死、燒死、煮死、電死或淹死，就像是中世紀用來對付撒旦貓的計畫。這項撲殺行動似乎把問題解決了，民眾也比較安心了。那種安心感受持續了，喔，一年或更長的日子——後來其他科學家證明，有關儲存宿主種類的質疑確實有憑有據，而且管軼採用審慎措詞也確實有先見之明，還有這整個情節有點深奧又複雜難解。哎呀，原來果子狸不是ＳＡＲＳ的儲存宿主。別提了。

37 蝙蝠才是禍首

香港野生果子狸的情況，我是從潘烈文那裡聽來的。當時我們在香港大學的醫學院大樓見面，會談地點在高層樓面電梯旁一處小型會議室。從大學所處山坡俯瞰屹立在山下的銀行和其他俐落光潔的摩天大樓，鱗次櫛比高高聳立中環，猶如晶亮的黑曜石。目光越過維多利亞港眺望，遠方底下是光怪陸離的市街、攤販、小巷、商店、麵館、住宅區和九龍各處觀光客目的地，包括京華國際酒店，不過當我下榻時，那裡已經消過毒，改了名。我從來沒有想過，在那種人車雜沓、充斥水泥高牆的熱鬧環境裡面，還找得出**多少**野生的東西，不過那是由於我的視野一直侷限於香港的都市面向。野生果子狸，**對了**，就在外面新界那邊，潘烈文向我擔保。

所謂「新界」這個名稱源自英國殖民時期，一八九八年港英政府向中國租借取得這片「新的領地」。如今構成新界的各處地帶，依然是香港特別行政區開發程度較低的區域，範圍從九龍北緣的界限街（Boundary Street）延伸到接近廣東的邊境，加上外圍島嶼，區內有森林、山嶺以及自然保護區，在地圖上留下了處處綠色區塊。潘烈文表示，就算已經進入二十一世紀，這些地方很可能仍然有野生的果子狸殘留下來。「鄉間到處都看得到牠們！」

流行病才剛平息，他所屬的香港大學團隊就開始在那裡設陷阱捕動物，追查冠狀病毒的證據。他們首先集中尋找果子狸，捕捉了將近二十四隻並採樣。他們每捕獲一隻果子狸，就用拭子採集呼吸道和糞便樣本——火速完成，謝謝合作——接著把牠釋回香港野地。每份樣本都採聚合酶連鎖反應法來進行篩檢，使用專門術語所稱「通用引子」（consensus primer），那是一小段合成DNA，作用就像是「通用型分子快速啟動器」，能擴增出冠狀病毒類群的共通RNA片段，不只適用於管軼在果子狸體內找到的SARS樣冠狀病毒特有的RNA。結果潘烈文找到了多少冠狀病毒？他答道：「完全沒有。」沒有發現，就暗示果子狸並不是SARS冠狀病毒的儲存宿主。「我們相當失望。」

不過就科學來講，失望有時正是導往洞見的門戶。倘若不是果子狸，那會是什麼呢？「我們做了個假設，倘若這種動物——這種尚未確認的生物——就是SARS的儲存宿主，那麼牠肯定分布得相當廣泛。」因此他們在幾處森林架設陷阱，看看能夠逮到哪些野生動物和野化的動物。最後捕獲的種類繁多，包括從恆河獼猴到豪豬、從錦蛇到斑鳩、從野豬到黑鼠，還有起碼一條中華眼鏡蛇（Chinese cobra）。聚合酶連鎖反應檢驗結果，同樣幾乎都呈陰性——幾乎都是。四十四種動物當中，只有三種呈現某種冠狀病毒感染徵候。這三種都隸屬小翼手類（microchiropteran），對你我這些普通人來講，小翼手類就是一些小型蝙蝠。

這當中只有一種動物，整群都展現高度陽性率，依糞便含病毒狀況來衡量，經採樣的多數個體檢驗結果呈陽性：那是種纖弱的小傢伙，稱為南長翼蝠（small bent-winged bat）。

潘烈文給我一份他的二〇〇五年論文副本（管軼和裴偉士也躋身協同作者之列，同享榮耀），那篇文章在果子狸撲殺行動過後約一年時發表，刊載在《病毒學期刊》（*Journal of Virology*）。潘烈文希望我能真正清楚他的發現，他說明：「這種蝙蝠冠狀病毒和SARS非常不同。」意思是，他並沒有聲稱自己找到了SARS冠狀病毒的儲存宿主。「不過這是頭一種在蝙蝠身上找到的冠狀病毒。」換句話說，他發現了一條有力的線索。

不久之後，一支由中國、美國和澳洲研究人員組成的國際團隊，根據他們在廣東和中國其他三處地點收集的樣本，發表了一篇透露更多內情的研究。這支團隊的領導人是中國一位名叫李文東（Wendong Li）的病毒學家，成員包括行事簡練的菲爾德，也就是發現了亨德拉病毒儲存宿主的那位澳洲人，以及兩位來自紐約的保育醫學聯盟（Consortium for Conservation Medicine）科學家。李文東這項研究有別於香港大學的採樣研究，他只針對蝙蝠。團隊在野外以陷阱捕蝙蝠，抽取血液樣本，並採得糞便與喉嚨拭子，然後把樣本檢體分別送往中、澳兩國的實驗室獨立進行重複分析，樣本本身經過雙重檢驗，強化了所得結果的可信度。

他們發現了一種冠狀病毒，和潘烈文發現的不同，卻與人類病患體內的SARS冠狀病毒非常類似。他們稱之為SARS樣冠狀病毒。他們的採樣結果顯示，這種SARS樣病毒尤其普遍見於特定幾類蝙蝠族群，全都隸屬俗稱蹄鼻蝠（horseshoe bat）的菊頭蝠屬（*Rhinolophus*）。菊頭蝠是一類小巧脆弱的動物，耳朵很大，鼻子凸出外翻，儘管鼻子難看卻很實用，似乎可以引導發出超音波尖鳴。牠們主要棲居洞窟，這種地形在中國南方十分常見：牠們在夜間外出覓食，捕捉飛蛾和其他昆蟲。這個屬含有各式不同種類，總計約有七十個物種。李文東的研究顯示，攜帶SARS樣病毒的蝙蝠主要有三種：大耳菊頭蝠（big-eared horseshoe bat）、菲菊頭蝠（least horseshoe bat）和皮氏菊頭蝠（Pearson's horseshoe bat）。倘若你在中國南方上館子吃飯，看到菜單上有這些蝙蝠，你最好還是別點，改吃麵條吧。

菊頭蝠群的病毒抗體陽性率很高，相較而言，果子狸族群的陽性率則為零，這是一項重大發現。不過還有更多成果。李文東的團隊還從糞便樣本擷取病毒基因組片段並完成定序。拿這些片段做比較分析，結果顯示蝙蝠身上SARS病毒的不同樣本之間，存有相當程度的基因多樣性——比從人類身上分離出的SARS冠狀病毒全部毒株的多樣性更高。這類病毒似乎已經在蝙蝠族群間存續了一段時期，期間還不斷突變、改變並產生歧異。事實上，人類SARS病毒的總體多樣性，可以嵌套在蝙蝠病毒的多樣性**當中**。那種嵌套關係以系統樹最能清楚描繪，李文東和同伴就畫了一幅，而且把那幅系統樹納入他們的《科學》期刊論文圖表一併發表。人類ＳＡＲＳ病毒是個單一分支，形單影隻，隸屬菊頭蝠病毒眾多分支當中的一支。

這代表什麼意義？這就表示菊頭蝠是冠狀病毒的儲存宿主，甚至有可能是唯一的儲存宿主。這表示在二〇〇三年爆發期間，果子狸肯定就是病毒的增幅宿主，卻不是儲存宿主。這表示沒有人知道，那年冬天是什麼情況觸發了廣東疫情，不過李文東和他的同事倒是可以推斷。（「寄放在蝙蝠身上具感染力的病毒，偶然與易受感染的增幅物種湊在一起，」他們寫道：「結果可能導致溢出，並建立一種市場周期，而這當中有一些易受感染的動物來維繫感染現象。」關聯性引發的感染。易受感染的動物有可能不只果子狸一種，還可能包括貉、鼬獾，或者誰知道是哪種動物。所以有嫌疑的多種動物都是野生供應鏈的一環。）這就表示，就算你把全中國所有果子狸全都殺光，ＳＡＲＳ仍會在你身邊存續不絕。這就表示，這種病毒——面對生態學上的限制和機會——在這種飲食文化中，成為「委託蝙蝠銷售的感染病原體」，按常理一定會來到肉品市場。這就表示，各位食客請當心。這也表示還需要進一步研究。

38 探訪市場與石灰岩洞

阿列克謝·赫穆拉（Aleksei Chmura）是美國一位年輕研究員，他的性情溫和、五官輪廓分明、歷練豐富，興趣廣泛。他在康乃狄克州長大，念大學時中斷學業、四出遊歷，當過烘焙師，受過廚師培訓，再轉行從事家具整修，後來修讀十年環境科學，繞了一圈又回到學術領域。我結識赫穆拉時，他在保育醫學聯盟——野生生物信託（Wildlife Trust，後來改稱「生態健康聯盟」）轄下一項計畫——擔任行政職，還一邊攻讀博士學位，投入蒐集南亞地區人畜共通疾病的生態學資料，尤其集中研究SARS。因此他當時正從蝙蝠採集樣本，邀我過來看看他的研究狀況。到了約定日期，他前來廣州接機，從他身上散發的榴槤氣味跡象，我想自己早該留意到，他吃東西百無禁忌。

我才剛抵達機場，就和赫穆拉與他幾位中山大學的朋友會合，大吃了一頓世界上最臭的水果點心。榴槤果實很大，長滿尖刺，就像吞了足球的河魨；剝開果皮，裡面有一瓣瓣黏稠乳白果肉，每顆果實約含八到十瓣，散發難聞的氣味。果肉嚐起來有如香草卡士達，聞起來像是某個你不想認識的人穿過的內衣。我們直接用手拿著吃，果肉冒出的黏汁沾到手指上，我們還把手指吸吮乾淨。這是代替花生和啤酒的餐前點心。接著我們上館子，赫穆拉為我們點了一盤豬紅（凝固的豬血，呈豬肝色的小塊，模樣像肝臟切丁）炒豆芽和紅辣椒。到了晚上，我的襯衫汗濕一片。歡迎來到中國。不過我迫不及待想知道赫穆拉做出哪些成果，期望從他無止境的好奇心沾點好處，必要時，我也願意陪著他吃遍四方，一邊聽取他的高明見地。

第二天，我們飛到廣州西北方的城市桂林。桂林市位於一處以喀斯特（karst）山勢地形和洞窟著稱的河谷。那裡的山峰陡峭聳立，像餐盤中的一顆顆肉丸子，不過那裡遍布翠綠林木，到處都是喀斯特可溶石灰岩風化形成的天然溶蝕窟、流槽、壺洞和岬角。那裡是觀光客的旅遊勝地，可以欣賞絢麗的美景，也是蝙蝠的好去處，如果牠想找個停棲處所，到那裡準沒錯。但我們去那裡，可不是為了欣賞美景。

不過在蝙蝠研究工作開始之前，赫穆拉先帶我去了一趟菜市場，見識一下目前桂林市「地上經濟」提供了哪些貨品。我沿著攤販間的窄小通道漫步，見到蔬菜整齊捆紮成束擺在攤上、水果小心堆疊、香菇經過精挑細選。紅肉由女販揮舞鋒利的切肉刀，在大塊木砧板上斬剁，大致以厚片、帶骨肉和肉塊的型式販售。鯰魚、蟹和鰻在灌氣水槽中緩慢扭動，牛蛙在黑暗中雜亂擠成一團。想想我們是如何毀滅動物，只為了滿足自己的肉食慾望，實在令人不寒而慄，但是這處地方似乎並不比任何地方的肉品市場更顯得古怪或更為病態。重點就在這裡，這是「事前／事後」對比的「事後」狀況，由此就能看出SARS對野味愛好產生哪種嚇阻作用。赫穆拉告訴我，近幾年這裡有什麼改變：野生動物的交易絕跡了。情況和二〇〇三年，甚至二〇〇六年他剛到中國南方採訪傳統市場的時候都判如天壤。

舉例來說，當初他在廣州槎頭市場可以見到鸛、海鷗、鷺、鶴、鹿、短吻鱷、鱷魚、野豬、貉、鼯鼠、許多蛇與龜、許多青蛙，還有家犬及家貓，全都當成食物來販售。當年他來到這個地方的時候，市場已經見不到果子狸，全都當成惡魔般撲殺了。他唸出來的清單，只是根據記憶，還有當年他審慎觀察食品市場販售哪些食材所得的結果。你還可以買到石虎、山羌、黃鼬、獾、中華竹鼠、蝴蝶蜥和中華蟾，加上一大堆其他爬蟲類、兩棲類和哺乳類動物，包括兩種果蝠。好一份美食菜單。當然還有鳥類：牛背鷺、琵鷺、鸕鷀、喜鵲，加上五花八門的鴨、鵝、雉、鵪鶉，以及鴿、秧雞、田雞、紅冠水雞、白冠雞、鷴、松鴉和好幾種口味的鴉。赫穆拉的一位華人同事告訴我，鳥類和蝙蝠的交易能以一句俗話一語道破：「天上飛的，除了飛機不吃，中國南方人什麼都吃。」他自己是個北方人。

SARS爆發和果子狸問題曝光，地方政府（想必是受了北京施壓）上緊螺絲，頒布新禁令，嚴格取締市場販售野生動物。野味時代並沒有終結，只是被迫轉入地下。赫穆拉說明：「中國還是有很多人相信，吃新鮮的野生動物對呼吸系統有好處，還能增強性能力，諸如此類。」不過如今要追蹤野味買賣已經很難，想測定規模就更棘手了。市場攤商變得小心翼翼，尤其提防看來就是外地來的人，好比赫穆拉這種講一口蹩腳中文的西方人，那種人說不準就是來刺探的。野生動物依然有得買，這毫無疑問，卻得暗中交易，或走後門，或半夜兩點到停在某處街角的廂型車那裡去買。如今要想吃上一頓緬甸星龜或者山羌大餐，你就得認識某位熟門熟路的人，付出高昂價格，特別安排在公眾看不到的地方私下交易。

至於赫穆拉這個人，我在和他共處進餐時發現，他對吃肉這檔子事情，抱持極端不尋常的態度——起碼對美國人來講是很不尋常。他並不嚴苛批判野味。他不排斥吃動物，任何動物幾乎來者不拒，只要不是非法取得、不屬於瀕危物種，也沒有染上（他來這裡研究的）有害微生物的都行。有天晚上，我們共用一鍋鮮美的小魚竹筍煲，邊嚼魚頭和脊骨時，我開口逼問，要他坦露心中的顧慮。我想我的問題應該相當簡單明瞭。哪種動物是你**不**吃的，赫穆拉？告訴我，哪些種類是超出底線的？靈長類？你吃不吃猴子？結果他眼睛眨都不眨就回答，吃啊，不過有個條件：猴子肉得看來可口才行。吃猿肉嗎？如果你在非洲，那你吃不吃大猩猩或黑猩猩？「我說不出底線在哪裡，」他答道：「差別在於要麼就吃肉，不然就不吃肉。要想測試我的話，那就拿人肉擺在我面前再說。」這樣講似乎有點殘忍、挑釁，或完全就是裝傻，其實不然，因為他真心誠意想坦率、合理地回答我的假設性問題。他的飲食指導守則完全沒有包含動物分類學。回到紐約之後，有一次他告訴我，他主要吃水果維生。

往後幾天，我們在桂林市內外周圍用陷阱捕捉蝙蝠。那片喀斯特山區地勢和所有侵蝕空穴，形成了眾多停棲處所。關鍵在於找出哪些洞窟目前住了蝙蝠。為了搜索合宜的地點，也為了協助網具捕捉和處理作業，赫穆拉找來好幾位中國學生幫忙，其中包括上海華東師範大學一位名叫朱光劍的年輕生態學家。朱光劍有多年處理蝙蝠的經驗，是個專業能手，他的手很牢靠、很穩，擅長處理纖弱的小動物，當牠們扭動身體設法掙脫細目網，或張口咬他試圖逃脫時，他仍能沉著應付。朱光劍的身材矮小、精瘦結實，動作靈活、擅長攀爬，探勘洞穴毫不膽怯，這些特質都讓他在研究野地蝙蝠時得心應手。另一位學生名叫楊劍，他熟知當地地形，負責帶隊找到洞窟。隨後三個下午，我們四人帶了網子和竿子，搭一輛計程車前往桂林市郊，下車後順著一條狹窄鄉道向前走去。傍晚時分是設網捕捉穴棲蝙蝠的好時機，可以趁蝙蝠夜間外出覓食之際捕捉牠們。

太陽西沉，朦朧暮光消失在桂林市煙霧後方，我們穿過村子外緣一片柑橘園，接著是一片豌豆田，再過去是一片高大雜草，然後走上山腰植被間一條隧道狀幽暗小徑，穿越坡邊叢生的棘刺、蔓藤和竹林。短暫穿行之後，我們來到了斜坡上一處不比古老地窖門大多少的山洞。朱光劍和楊劍爬進洞中消失了，赫穆拉和我尾隨進入。進了洞口就是一處窄小前堂穴室，遠方有一道低矮石縫，就像山岩的咧嘴笑臉，從那裡可以繼續前行。我們匍匐通過縫隙，爬到了第二處小型穴室之時，已經是滿身髒汙。幽閉恐懼症患者不宜。我們越過穴室，接著屁股著地溜過另一道低矮裂縫，滑下另一處兔子洞，進入第三個穴室（這整趟過程感覺就像被牛吞下，穿過多處胃室），那裡的空間更寬也更深。到了裡面我們發現，自己的位置比地面高出許多，就像待在二樓窗台。我們可以感受到小蝙蝠拍翅攪起旋風，吹過我們的臉龐。我不禁自問，牠們當中哪隻身上攜帶了這種要命的病毒？

到處都是蝙蝠，這是好事——不過從我們落腳的高處角落，到底能不能抓到蝙蝠？我看不出該怎麼辦。話說回來，我對其他事情也大都毫無概念。我用頭燈照明，在穴室傾斜壁面找到了容身地點，那是一處凹凸不平的窄小石灰石岩棚，我貼靠那處凸緣安頓下來，等著看接下來會發生什麼事情。結果讓我驚訝，赫穆拉和朱光劍撐開一面細目網，橫越我們才剛通過的洞口，把我們困在穴室裡面。現在蝙蝠也被困在裡面了。穴內的空氣溫暖舒適。嗯，好喔。捕網立刻開始攔下小動物，牠們觸網卡住時，發出幾不可聞的叫聲，就像蒼蠅陷入蜘蛛網。出口受阻，牠們沒辦法逃脫我們的掌握。我們就是蜘蛛。

赫穆拉和朱光劍很快解下蝙蝠，一隻隻擺進布袋，接著把袋子遞給我。我的工作是把袋子吊掛起來，就像洗好的衣物，吊在我先前橫架在岩石上的一根竿子上。看來蝙蝠吊掛的時候，都顯得比較鎮定、自在——就連裝在布袋裡面的蝙蝠也是這樣。在此同時，楊劍站在穴室底部，拿一支捕蝶網在空中揮舞，捕捉飛起來的其他蝙蝠，失手時，他還用英語輕聲咒罵。

這時我開始意識到一個陰森的想法，顧慮到人身安全：儘管我們是在尋找這些動物體內的SARS樣冠狀病毒，還在一處窄小密閉空間和牠們呼吸同樣的空氣，我們卻沒有人戴上口罩。連外科口罩都沒有，更別提N九五口罩。嗯，為什麼**是**這樣呢？我問赫穆拉。他答道：「我想這就像乘車不繫上安全帶。」他的意思是，我們這種接觸是經過計算後可以接受的風險。你飛往一個陌生的國家，在機場跳上一輛計程車，你時間很趕，也不懂那裡的語言——而且通常也沒有看到安全帶，對吧？你會不會跳下車，另外再攔一輛？不會，你會繼續前進，因為你有事情要辦。沒錯，你有可能在進城的路上喪命，但是大概不會發生那種事。要在緊迫環境底下做該做的事，你就得接受那種較高的風險。在中國一處蝙蝠洞中也是這樣。假使你真正擔心，一定要保護自己免受病毒為害，那麼你不只需要戴口罩，還得穿上全套泰維克（Tyvek）防護服，加上手套和護目鏡——說不定還得佩戴圓泡頭罩、防護面罩、全套正壓防護服，並以電池動力風扇供應過濾空氣。「那不是非常實際，」赫穆拉說道。

我說，喔，一邊繼續處理裝袋的蝙蝠。我沒辦法反駁，不過心裡卻在想，染上SARS——**那樣**就實際嗎？

回到桂林市的實驗室，赫穆拉分派待辦事項，構成類似生產線的程序，並指派朱光劍統籌辦理，楊劍負責協助，赫穆拉本人則只在棘手時刻出手介入；三人全都戴上藍色乳膠手套。朱光劍從一個個袋子分別取出蝙蝠，手法溫和，不過抓得很牢。他為蝙蝠秤重、測量尺寸，並確認屬於哪個物種，同時楊劍把資料記錄下來。*Rhinolophus pusillus*（學名），菲菊頭蝠（least horseshoe bat）。*Rhinolophus affinis*（學名），中菊頭蝠（intermediate horseshoe bat）。*Hipposideros larvatus*（學名），中蹄蝠（intermediate roundleaf bat）。朱光劍拿拭子為每隻蝙蝠採集口部和肛門樣本，把拭子遞給楊劍，然後楊劍取下前端棉球，放進試管保存。接著赫穆拉拿一根針狀工具，向前俯身，刺進蝙蝠尾部附近的一條小靜脈——只輕輕一扎，擠出一、兩滴血。他之前已經說過，你不能拿注射器從這麼小的動物身上抽取五毫升血液，你會把那隻可憐蝙蝠的血液抽乾，從猴子或果子狸身上才能抽取那種血量。兩滴血就足夠當作兩份樣本，每份都可以單獨用來篩檢病毒，完成重複分析。楊劍用微量吸管一滴滴吸取血液，注入有緩衝液的試管中。完整一組血液樣本和棉球會送往上海，另一組則送往紐約。

三人通力合作，所有工作事項都經分工，化為例行程序。依照慣例做事可以降低扎針風險，也不會由於笨手笨腳拖延進度，讓蝙蝠承受非必要的壓力，或者導致資料損失。處理過後，蝙蝠便從三樓實驗室窗口放生飛走——這是指大多數時候的情形。有時因無心之失會造成動物死亡，在捕捉、處理野生動物的過程，總是經常遇上這種不幸。這一晚，他們捕獲的蝙蝠當中有兩隻死亡。一隻是菲菊頭蝠，細小如同鼩鼱，牠是在洞窟中被楊劍的捕蝶網邊框打到，當場死亡。赫穆拉決定，若是無法放生，起碼該把死去的蝙蝠拿來解剖，儘量取得所有資料。

我站在赫穆拉後方看他工作，只見他拿小剪刀刺穿皮膚，向上一路剪開那隻小蝙蝠的胸膛。他用手把毛皮剝開——輕輕拉扯就夠了——露出顯著的胸部肌群，像紫紅色的牛腰脊肉（一般稱的沙朗牛排肉）。這種動物的身體構造就像太空飛鼠。赫穆拉剪開這批飛行肌，接著又剪開底下的骨頭，全都太脆弱了，禁不住他一剪。他用一根尖細的分量針，直接從心臟抽了些血液。他剪下肝、脾，放進不同的試管中。我注意到，這些工作全都不適用安全帶比喻；除了藍色手套之外，赫穆拉還戴上了一個N九五口罩。情況依然平淡無奇。我是直到後來才察覺，菲菊頭蝠和李文東團隊先前的發現有什麼連帶關係。菲菊頭蝠是那種病毒的嫌疑儲存宿主之一。

當工作結束，血液和器官都保存妥當，接著赫穆拉把屍骸裝進封口塑膠袋中。另一隻蝙蝠的屍骸也在解剖之後放進同一個袋子。我問他，這些屍體會送到哪裡去？他指著一個生物危險廢棄物的盒子，那個盒子專門用來收納有疑慮的物質。

「假如這些蝙蝠是當成食物的話，」他補充說明：「那牠們就放到那裡，」他指著牆邊一個普通垃圾桶。那是我們晚餐時討論內容的迴響，回應令人糾結的類別分際問題：「可吃的動物」相對於「神聖的動物」、「安全的動物」相對於「受感染的動物」、「危險廢棄物」相對於「一般垃圾」。他的重點同樣在於，那種界線分際劃得很隨意且不嚴謹，特別是在中國南方。

39 參觀竹鼠養殖場

幾天過後，我們搭車到桂林南方約七十英里處的荔浦縣，前往拜訪赫穆拉很感興趣的一家竹鼠養殖場。那趟行程花了兩個小時，我們搭乘相當豪華的客運車，車上有安全帶並提供瓶裝水。來到了荔浦客運車站，一邊等候我們的當地聯絡人時，我注意到一幅告示牌，上面列了安全限制規範。那幅告示是用中文書寫的，不過從插圖我可以看出，哪些東西不准帶上荔浦－桂林線客運車：不准帶炸彈、鞭炮爆竹、汽油、酒精、刀，也不准帶蛇。我們啥都沒帶。

韋尚政先生終於開著一輛白色廂型車抵達。他是個頭不高，身體健壯，待人很友善，很容易發笑，特別經常在他自己說話之後笑出聲，他並不是覺得自己講的話特別有趣，而是單純感受到生命的奇妙甘甜和歡欣滋味。反正那就是聽了朱光劍翻譯他講的話，還有看了他表現出樂觀態度，整個在我心中留下的印象。我們爬上他的廂型車，開了約六英里路，來到荔浦東北方一個村子，韋先生轉上一條窄巷，接著開過了一道大門，門楣一行書法寫了：田中小屋竹鼠養殖場。再進去就是一片庭院，三邊環繞煤渣磚造建築。建築兩翼是低矮的水泥欄舍。欄舍裡面養了銀灰色動物，眼睛很小，腦袋渾圓，看來就像巨大的天竺鼠，名叫中華竹鼠。韋先生帶我們參觀那裡的一排排欄舍。

欄舍很清潔，排水良好，每一欄裡面各有一個水盤，養了一到四隻竹鼠。中華竹鼠是中國南方和附近地帶的土生種類，有些籠子裡還有嚼食咬過的竹子，顯示牠的食性確實一如其名。牠的前齒就像河狸，適合啃咬竹子，不過就性情方面，竹鼠還比較像貓。韋先生捏著一隻竹鼠的後頸把牠抓起來，接著翻轉過來輕輕戳牠的大型陰囊。別對可愛的河狸做這種事。那隻動物幾乎不扭動。我們沿著成排欄舍前後走動，可以見到成鼠和幼鼠，一隻母鼠撫育兩隻跟小鼠一般大小的幼小竹鼠，還有一對竹鼠正在交配。韋先生說明，竹鼠很容易繁殖。他養的大半是母鼠，加上幾隻優良種鼠。上個月，他賣出兩百隻竹鼠，目前打算擴大經營，搭蓋新的棚舍。他很興奮地告訴我們，如今他已經是中國南方最大的竹鼠養殖戶。中國南方，沒錯，說不定還不只於此！擴張之後，他就能養五千隻竹鼠，到時他說不定就會成為全中國最大的竹鼠養殖戶！看來他這樣講並不是在吹牛，而是面對運氣眷顧展現出來的驚喜。生意興隆，日子過得順心，他想起生命的甘美，不禁哈、哈、哈笑了起來。他成名了！他告訴我們。他上了中國的電視節目！我們可以Google找到他！先前他在工廠工作，失業之後才決定嘗試做點新鮮事情，於是二〇〇一年他創辦了竹鼠養殖事業。

韋先生富有創業精神，勇於革新，目前他還養了兩對相當凶惡的大型豪豬，就怒氣沖沖待在一個房間後側的較大欄舍裡面。他採多角化經營，現在已經開始養殖豪豬，而且沒錯，牠們的後代也會被當成食物出售。這是供特殊場合食用的特殊產品，目標客層是比較富裕、也比較厭倦老套的美食家。韋先生表示，一對豪豬值一千美元。他並沒有抓起一隻豪豬，用手戳牠的陰囊。

我注意到一處欄舍邊上擺了好幾支皮下注射器。他是擔心場裡竹鼠的健康嗎？我問他。是的，非常擔心，韋先生答道，尤其是可別染上病毒。病毒是看不見的，病毒很危險。而且要是竹鼠病了，你的竹鼠養殖場也經營不下去了。他為我們示範如何為一隻生病的竹鼠打針，就打在小腿內側。他沒有說他注射的是哪種藥劑，大有可能就是某種抗生素（因而也不能用來對抗病毒），也不會是什麼新近才研發問市、連竹鼠批發商都買得到的ＳＡＲＳ疫苗。不過起碼韋先生的竹鼠在出售的時候，應該是不會染上常見的細菌型傳染病。在那之後會有什麼遭遇——當牠們被送往倉庫或傳統市場，關在籠子裡，和其他籠中動物擺在一起，任由蝙蝠、果子狸或貉對著牠們咳嗽、撒尿或大便——那就另當別論了。

參觀完畢，韋先生堅持留我們吃飯，他已經吩咐家人準備了一席小型盛宴。我們圍著一張矮桌，坐在小小的椅子上，中間擺了個電爐，韋先生的老母親在爐上擺了個大得嚇人的火鍋。接著她把一份份食材推進沸騰高湯，有切好的豬肉和鴨肉、某種像馬鈴薯的塊莖、金針菇、豆芽、小白菜，還有長得像牽牛花葉子的綠葉蔬菜。她攪了攪，添了幾撮鹽巴。鍋料很快熟了，漂了起來，混合起來就是一道燉鍋佳餚。我們用筷子夾食物，擺進自己的碗中。她還另外端上一盤烘烤竹鼠肉塊讓我們享用。

竹鼠肉的滋味清淡、細緻，隱約帶點甜味。竹鼠含許多細小的股骨和肋骨。我學到，吃竹鼠腿肉得用手指捏著吃，骨頭要啃乾淨，擺在自己碗邊桌上，這是有禮貌的做法，不然也可以直接拋在地上（韋先生的父親喜歡這種方式，老先生打赤膊，就坐在我左手邊），留給在桌下睡覺的那隻瘦貓吃。火鍋的高溫快把人烤乾了。韋先生是個模範東道主，他取出桂林的頂級佳釀，大瓶裝漓泉啤酒，冰鎮得恰到好處。幾杯下肚，我的食慾大振，回頭又在盤中挑揀上選鼠肉。

我開始明白赫穆拉的觀點：假使你是肉食動物，那你就吃肉吧，細分品類又有什麼好處？接著我想，假使要吃竹鼠肉，最好就是來這裡，到源頭這裡來吃，別等到那些可憐的動物被運走，和其他動物堆疊在一起，染上疾病才吃。野味不必用病毒來調味。

40 真有那麼簡單就好了

除了二〇〇四年年初餘波病例之外，SARS並沒有東山再起……目前還沒有。二〇〇三年爆發的已知病例正在解析當中，許多細節仍屬未知，眾多問題依然未解。蝙蝠是不是SARS樣冠狀病毒的唯一儲存宿主？果真如此，那是哪種蝙蝠？從菲菊頭蝠檢驗出的冠狀病毒，是不是SARS冠狀病毒的直接祖先？倘若是的話，原始溢出事件是怎麼發生的？那只是單一一次傳染——從一隻蝙蝠傳給一隻果子狸——或者是好幾次同類事件？還有，從果子狸傳染給人類——這發生了幾次，有幾次是獨立溢出事件？是不是曾經有一籠子受感染的果子狸，在市場上一隻隻賣出去，一舉把疾病向四面八方傳布出去？京華國際酒店九樓究竟發生了什麼事情？劉劍倫教授有沒有在廊道嘔吐，或者他只是打噴嚏、咳嗽——只是呼出氣息而已？在傳播經歷八千零九十八人的過程中，病毒怎樣演化？中國南方特有的烹飪文化，在這種危險病原體的傳播歷程，扮演了哪種角色？是否促使它向外傳往香港，接著又傳遍世界？韋先生的竹鼠在離開田中小屋竹鼠養殖場之後，去了哪裡？牠們有什麼樣的遭遇？和哪些動物混雜在一起？關在哪些堆疊的籠子裡面？染上了哪些排泄物，然後才被送到桂林、廣州和深圳的餐廳？為什麼有些人染上了這種病毒會成為超級傳播者，其他人就不會？SARS的R_0值有多高？病毒何時會再次浮現？這些問題多到可以成立一個檔案夾，赫穆拉只是眾多嘗試為這個檔案夾增添新資料的研究人員之一。

從二〇〇三年春季以來，科學文獻已經出現眾多SARS相關論述。這些論文多半著眼技術性狹隘課題，分別探討分子演化、儲存宿主關係或流行病學相關細節，不過也有一些論文採取更廣闊的視野，投入探究「**是什麼原因讓這種病毒變得那麼特別**」？還有「**我們從ＳＡＲＳ經驗學到哪些教訓**」？就後面這道問題，有個想法認為「人類運氣很好，逃過了這次劫難。」情況有可能更糟糕得多。二〇〇三年ＳＡＲＳ爆發是一次地方性疫情，不是全球性大流行。對這種爆炸性傳染病來講，八千起病例還算少數；死亡人數為七百七十四人，不是七百萬。有好幾項因素共同發揮影響，限制了這場爆發的衝擊力道，人類的好運只是其中一項。另一項是實驗室診斷的速度和優異表現，他們能夠很快找出並確認病毒，這群功臣包括裴偉士、管軼，還有他們的香港研究夥伴，以及中國、歐美各地的同行和競爭者。另有一項因素則是各地快速有效動員，採行隔離病患、追蹤接觸案例以及檢疫措施，包括中國南方（經過初期慌亂與否認疫情之後）、香港、新加坡、河內和多倫多；還有各醫院院內嚴密的感染管制措施，好比洪詩娉醫師在陳篤生醫院主張採行的做法。假使這種病毒侵襲的是另一種大都市——市政鬆弛、到處都是窮人、欠缺一流醫療機構——結果它就有可能溜出封鎖線、點燃慘禍，並波及數目遠遠更多的人群。

另外一項因素，說不定是最至關緊要的一項，出自ＳＡＲＳ對人體的固有影響方式：症狀通常出現得很早，患者在具有高度傳染性之前，往往會先表現出種種症狀。頭痛、發燒和發冷，甚至還有咳嗽等症狀都在先期發作，那時病毒還沒有大量釋出、感染旁人。就連二〇〇三年的幾位超級傳播者，也似乎都有這種現象。這種事發順序，讓許多ＳＡＲＳ病例得以辨識確診、住進醫院，並在他們達到感染高峰期之前就和旁人隔開。負面影響是醫院人員承受了續發性感染的第一波重大衝擊，這些衝擊多半出自重病病患；ＳＡＲＳ患者若是感覺自己還健康得能搭公車或坐地鐵上班，一般並不會感染給別人，這是有利的一面。這種因素為ＳＡＲＳ事件帶來非常深遠的後果——這不只是幸運，甚至是種救贖恩典。這種順序在流感和其他眾多疾病都是顛倒的，高度感染性往往比症狀更早出現，相差了好幾天。那是種惡毒的模式：危險在先，警告隨後才來。或許就是這樣，一九一八至一九一九年的流感大流行才在全世界釀成那等規模的死亡慘禍：在病症發展到最明顯、最令人虛弱的階段之前，患者早就具有高度的感染性。警告還沒傳來，病原早就脫離現場。還有，別忘了，那次全球性大流行是發生在全球化時代**之前**。如今一切事物環繞全球的速度都加快了，包括病毒在內。倘若當初SARS依循惡毒的模式，在症狀出現之前就開始有高度感染性，那麼二〇〇三年那次浮現，也就不會成為一次擁有僥倖好運以及應變得宜的爆發案例了。那段故事會比現況還更陰暗得多。

這種陰暗的情節還沒有上演，或許主角並不是這種病毒，而是另一種。「下一場大禍」來臨之時，我們可以猜想，它會依循這種惡毒模式，高度感染性比可察覺症狀更早出現。這種模式就像死亡天使，有利於病毒在都市之間和機場之間傳播。

竹鼠養殖場晚宴過後兩天，我在桂林市早早起床，向赫穆拉道別，搭上飛機回到廣州。我在那裡的機場盤桓了幾個小時，買了個火腿三明治和兩杯拿鐵，花的人民幣比我待在桂林一週期間上館子、吃麵攤的所有花費都更高。接著我搭上了轉機航班。同排隔壁是兩位年輕的日本旅客，一對情侶，或許才剛度過一趟浪漫的假期回來，他們也許去過了廣州或中國南方其他城市的旅館、公園、購物中心、市場、餐廳和擁擠的市街。他們沒有引起旁人注意，找到自己的座位安頓下來，準備度過這段前往香港的短暫航程。也許他們對自己的大膽冒險稍感不安，也或許啟程返回自己比較整潔的家園，會讓他們感到安心；說不定他們記得SARS相關新聞報導。我並沒有問問題，打攪他們。若不是他們都戴了外科口罩，我也不會注意到他們。

是的，我想，果真那麼簡單的話就好了。

Chapter

5

Q熱、鸚鵡熱和萊姆病

41 不見得全都是病毒

近幾十年來，新型人畜共通疾病的出現步調加快了，然而這類新興疾病卻不是我們這個時代的獨有現象。以下舉三段故事，就能驗證這個觀點。

Q熱（Q fever），也稱為Q型流感，即羊流感。在發現亨德拉病毒之前六十年，也就是維克．瑞爾的馬群開始在布利斯班那處郊區出現死亡事例之前六十年，另一種非常不同的病原體，也爆發了它有正式紀錄的第一次溢出事件，而且事發地點幾乎是同一個地方。那不是種病毒，不過從某種程度上而言，它的舉止就像病毒。那是種細菌，和其他多數細菌卻都不同。（普通細菌和病毒有幾個明顯不同之處：細菌是細胞構成的生物，並不是次細胞顆粒；細菌比病毒大得多；細菌靠分裂來繁殖，而不像病毒靠侵入細胞、並綁架細胞的機具來進行基因複製；還有細菌遇上抗生素一般都會死亡。）這種新的致病原會引發一種類似流感或斑疹傷寒的疾病。最早的病例出現在一九三三年，患者都是布利斯班屠宰場的工人，負責宰殺牛羊。他們染上的病痛，起初在治療他們的醫師圈子稱為「屠宰場熱」（abattoir fever），後來冠上了個比較晦澀的名稱，叫做Q熱，並從此沿用下來。暫且別去理會這個名稱的來歷。Q熱最引人矚目的事情是，即便到了抗生素時代的今天，基於一些非比尋常的生物學因素，這種細菌卻依然有辦法引致嚴重惡疾。

接下來是鸚鵡熱（psittacosis）。一九三〇年代，大約就在Q熱出現的同時，另一種古怪的人畜共通傳染病登上新聞版面。這也和澳洲有連帶關係，波及範圍卻是全球，而且看來它還藏身生病的鸚鵡體內，從南美洲隨著船運頭一次進入美國。那是在一九二九年底，恰好趕上可以贈送鸚鵡當禮物的聖誕佳節。一位不幸的受禮人是馬里蘭州安納波利斯（Annapolis）的莉蓮．馬丁（Lillian Martin）。莉蓮的丈夫在巴爾的摩一家寵物店買了一隻鸚鵡送給她。那隻鸚鵡在聖誕節倒斃，不是什麼好兆頭，接著馬丁太太在五天過後開始覺得不舒服。她患染的疾病，醫學界稱之為psittacosis（來自拉丁文，意思是「鸚鵡病」）；這種疾病通過鳥類傳染給人類，特別是鸚形目（Psittaciformes，意指鸚鵡和牠們的相近種類）的成員。引發的症狀有發熱，疼痛、發冷、肺炎，有時還會導致死亡。Parrot fever（鸚鵡熱）是美國在一九三〇年初為這種疾病冠上的英文稱號，當時警鐘響起，有些人接觸了不健康的進口鳥類後開始生病，馬里蘭州的情況尤其嚴重。一月八日，《華盛頓郵報》刊出了一段新聞，報導莉蓮．馬丁和她兩位至親的消息，其他報刊也紛紛轉載，典型的新聞標題如下：〈鸚鵡熱在安納波利斯感染三人〉。三日過後，同樣刊載在《華盛頓郵報》上的標題：〈巴爾的摩女士死於鸚鵡疾病〉。鸚鵡熱在往後數月期間，成為全國關注焦點，引發強烈甚至過度的反應，於是一位時事評論家表示，這整起事件是「群眾歇斯底里」的一個實例，可以和中世紀的鞭笞自殘激情和聖約翰之火相提並論。

接著出現的是萊姆病（Lyme disease）。這看來就像「詭異新細菌」現象的較新近版本。一九七〇年代中期，康乃狄克州萊姆鎮（Lyme）的長島海峽（Long Island Sound）附近，兩位母親心生警覺，她們注意到，不只自己的孩子診斷出青少年期類風濕性關節炎（juvenile rheumatoid arthritis），附近小孩竟然也出現了高度發病率。然而這種集中群發病例的機率，全非機緣湊巧所能解釋。康乃狄克州衛生部和耶魯大學醫學院開始提高警覺，這時研究人員注意到，關節炎診斷和特定皮疹模式總是同時出現。這種皮疹看來就像個紅色環圈，從一處定點向外發散，已知被蜱叮咬時，有時也會出現這種現象。蜱是硬蜱屬（*Ixodes*）的節肢動物，這個類群俗稱「鹿蜱」，在康乃狄克州東部林區和附近地帶數量非常多。

一九八〇年代早期，一位名叫威廉·伯格多費（Wilhelm Burgdorfer，小名「威利」〔Willy〕）的微生物學家，在某種硬蜱的腸胃道內發現了一種新的細菌，合理懷疑那就是致病因子。那是一種螺旋體，長螺旋狀的細菌，而且與疏螺旋體屬（*Borrelia*）的螺旋體非常相像。進一步研究確認它在類關節炎症候群扮演的角色，為了表彰主要發現人，於是那種細菌命名為伯氏疏螺旋體（*Borrelia burgdorferi*）。如今萊姆病已經是北美最常見的蜱媒傳染病，也是所有傳染病當中，增長最為快速的種類之一，特別在美國新英格蘭地區、大西洋岸中區各州和威斯康辛州為害最烈。萊姆病之所以這麼麻煩，部分原因在於伯氏疏螺旋體的生命史非常複雜，涉及範圍遠遠超過蜱和人。

萊姆病、鸚鵡熱和Q熱，這三種疾病特色迥異，卻有兩點共通特徵。它們都是人畜共通傳染病，而且都是細菌性疾病；它們出面提醒我們，非常惡毒、頑強的新型致病原，不見得全都是病毒。

42 鸚鵡熱致死事件頻傳

鸚鵡熱早在一八八〇年便經確認，當時瑞士的雅各・瑞特（Jakob Ritter）醫師描述了一戶人家的疾病爆發事例，症狀類似斑疹傷寒。那次有七個人生病，三個人死亡。由於疾病表現了像是肺炎的某些特性，暗示那是藉由空氣傳染，因此瑞特醫師稱之為「肺炎型斑疹傷寒」（pneumotyphus），不過他也還在摸索試探階段。儘管沒辦法確認病因為何，他倒是設法找出了那些人共同暴露於病原的位置：住家的書房。那個房間唯一與眾不同的特點是，裡頭有十二隻關在籠子裡的鳥，包括雀鳥和鸚鵡。

到了一八九二年，巴黎發生了一場規模較大的爆發事件，兩名動物經銷商從布宜諾斯艾利斯（Buenos Aires）進口一批五百隻鸚鵡。收貨之後，兩人都受了感染，他們的幾位顧客也受了感染，接著眾親友和一位負責診治的醫師，也同受感染。總共十六人喪命。疾病很快在德國、紐約冒出來，也在賓州的威爾克斯巴里（Wilkes-Barre）一家有販賣鳥類的百貨公司顯現蹤跡。一八九八年，疾病侵襲柏林金絲雀育種人協會（Berlin Union of Canary Fanciers）的年度展覽盛會，這證明所謂的「鸚鵡熱」不只可以藉由鸚鵡和牠們的相近種類來傳播，其他鳥類也能攜帶這種不明致病微生物。（金絲雀屬於雀形目〔Passeriformes〕，不是鸚形目的鳥類。）六位金絲雀育種人病倒，根據柏林一則新聞報導的敘述，「三人痛苦死亡。」

接著是一段暫歇期，就算不是這種鸚鵡媒介傳染病的發病率緩和下來，至少已經不再引來那麼深切的關注。第一次世界大戰開打，緊接著出現了流感大流行，民眾受夠了死亡和疾病帶來的哀傷和恐懼。

一九二〇年代肯定是比較歡欣的無憂無慮時期，不幸事與願違。根據該疾病一份歷史調查文獻所述，「一九二九年成為人類鸚鵡熱病原學（etiology）重新獲得關注的轉捩點。」病原學，這正是關鍵所在。爆發或許出現又平息了。除了股市大崩盤和景氣蕭條之外，一九二九年的不同之處在於，鸚鵡熱的病例相當多，使得**病因**研究不單更為實際可行，也更為迫切。

安納波利斯的莉蓮·馬丁是這新一波疫情的最早案例之一，儘管最後她康復了，其他人卻沒有那麼幸運。《華盛頓郵報》繼續追蹤事態發展，報導美國馬里蘭州、俄亥俄州、賓州、紐約州和德國漢堡的鸚鵡熱致死率消息。一月十三日，美國衛生署長打電報給九州的衛生官員，指示他們協助追查情況。明尼蘇達州、佛羅里達州和加州也陸續傳來病例通報，兩週之後，胡佛總統宣布對進口鸚鵡實施禁運。巴爾的摩衛生局細菌科（Bureau of Bacteriology）的科長親自剖驗受感染鳥類的屍體，結果他也患病不治。

美國公共衛生服務部（Public Health Service）所屬衛生實驗室（Hygenic Laboratory）的一位技師染病身亡。那位技師曾經協助研究員查爾斯·阿姆斯壯（Charles Armstrong）在實驗室的地下室進行鳥傳鳥試驗。他們的工作環境並不理想：地下室兩個房間裡面擠滿悽慘的鸚鵡，都裝在垃圾桶中，用鐵絲網當蓋子，羽毛和鳥糞四處飛濺，還有窗簾浸泡在消毒液中，以減少空飄微粒。那裡不是生物安全第四等級設施。阿姆斯壯也生病了，不過他沒死。衛生實驗室另有九位員工受到感染，然而他們甚至連關了鳥兒的地下室房間都沒有進去過。實驗室主任意識到，那棟建築已經遭受會引致鸚鵡熱的不明飄蕩病原體廣泛汙染，於是下令全面封閉。接著他親自下到地下室，用三氯甲烷把殘存的鸚鵡全都殺死，再用相同手法把牽涉到這項實驗的所有天竺鼠、鴿子、猴子和大鼠殺個精光，然後再把牠們的死屍全拋進焚化爐。這位耿直的漢子，這位躬親力行的行政主管，根據一項消息來源描述，「身材高大，臉上像林肯那樣凹凸不平，」他就是喬治·麥科依（George W. McCoy）醫師。結果麥科依醫師並沒有染上疾病，這恐怕也只能從擁有驚人的免疫系統以及時運亨通來解釋了。

一九三〇年鸚鵡熱流行病逐漸平息，鸚鵡恐慌大概也開始逐漸消弭，不過速度就慢了一點。三月十九日，美國代理海軍部長頒布一般命令，要艦上所有官兵棄養鸚鵡。後來麥科依重新開放衛生實驗室，阿姆斯壯康復之後回到實驗室，同時追查疾病起因的工作也持續進行。

43 神話破滅

罪犯不到一個月就找到了。那是一種具有若干不尋常特性的微小細菌，而且看來和引致斑疹傷寒的病原普氏立克次體（*Rickettsia prowazekii*）很像，因此命名為鸚鵡熱立克次體（*Rickettsia psittaci*）。這種細菌是從哪裡來的？一九三〇年爆發剛開始時，阿根廷遭影射為病鳥的來源，那麼胡佛總統的禁運令，應該可以堵住那個源頭。然而加州一些鳥類飼養場卻檢驗出有鸚鵡熱細菌潛伏，那些鳥商為家庭寵物店繁殖長尾鸚鵡（parakeet），這代表美國養殖戶窩藏傳染病的一種地方性儲存宿主，並藉由跨州貿易把牠們配銷出去。

於是當局打算摧毀所有受感染鳥群，然後再從澳洲進口健康的鳥來重建寵物貿易。從兩點看來，這項規劃似乎很合理。第一，美國人所稱的「長尾鸚鵡」是原產自澳洲的鳥類，在野地分布廣泛，數量極多，澳洲人稱為虎皮鸚鵡（budgerigar）。第二，澳洲本身儘管擁有非常多樣化的鸚形目鳥類，但據信並沒有鸚鵡熱。引進野生鳥類重新來過，或許可以讓美國鳥類產業擺脫鸚鵡熱為害。起碼那時是這樣想的。

儘管禁運橫亙，兩位美國科學家依然獲准進口了兩百隻澳洲長尾鸚鵡，都是才在阿得雷德（Adelaide）附近捕獲不久。他們想做一項實驗。他們假定那批進口鸚鵡的免疫系統都不曾接觸過美國這種鸚鵡熱菌株，打算用病原菌來感染那群鳥兒。然而其中一隻鸚鵡卻在抵達之後不久就死了，兩位科學家剖驗屍體，發現了鸚鵡熱立克次體。他們還注意到，那批進口鸚鵡另有一些看來很健康，然而就像加州鳥類飼養場的帶菌鸚鵡，同樣是潛伏性傳染案例。這項發現引發新的顧慮，擔心其他鳥類飼養場、動物園和美國各地的寵物店有可能潛藏了哪種東西，而這也強烈暗示，澳洲或許並不像表面看來那麼純淨。

弗蘭克・伯內特（Frank Macfarlane Burnet）就在這時登場。伯內特是澳洲科學界泰斗，才氣縱橫、生性古怪又複雜難懂，也是傳染病研究界的一位指標性人物。他後來受封為爵士，榮獲一項諾貝爾獎，加上其他好幾項殊榮，不過早在獲得那些榮耀之前，他已經在人畜共通傳染病學界開創個人聲名。伯內特生在一八九九年，排行老二，家中小孩最後累積到七人，他在學童時期就很孤僻但很有主見，讀過科幻作家威爾斯（H. G. Wells）的著作，不認同自己父親的膚淺道德觀，愛蒐集甲蟲，不喜歡參加社交活動，瞧不起學校的室友，在一部百科全書裡面讀到查爾斯・達爾文（Charles Darwin，後來成為他景仰的對象之一），強迫自己成為稱職的板球手（儘管不具有運動天賦），接著在大學階段養成不可知主義哲學觀。他不能適應教會生涯，對法律也不十分信服，於是選擇了醫學。他在墨爾本接受醫師培訓，接著卻發現自己對病患欠缺同理心，於是前往倫敦攻讀病毒學博士學位。他後來謝絕了倫敦大學提供的教席，回到澳洲做研究。他堅守民族主義，是個頑強的澳洲人。

到了晚年，伯內特已經是聲名顯赫的人物，卻依然鋒芒畢露，針對廣泛課題大放厥詞，經常發表奇言怪論，涉及的議題包括安樂死、殺死殘障嬰兒、原住民土地權、人口控制、菸草廣告、法國太平洋核爆、癌症治療無用論，以及（有別於他的微生物學專業的）分子生物學的價值（在他看來很低）。伯內特由於協助闡明了後天免疫耐受性的機制，在一九六〇年得到諾貝爾獎。在促進人畜共通疾病的理解方面，他扮演的角色起步得還更早得許多。一九三四年，他還是個年輕的微生物學家，在墨爾本的沃爾特與伊麗莎霍爾醫學研究所（Walter and Eliza Hall Institute of Medical Research）任職，當時就對鸚鵡熱產生興趣。

伯內特取法美國的研究，也幫自己從阿得雷德訂購了一箱鸚鵡和鳳頭鸚鵡，發現三分之一都受了感染。他又從墨爾本訂購了十二隻，其中至少九隻或許是帶原者。接著另一批同樣購自墨爾本的二十四隻，又檢出了更多陽性反應。說什麼澳洲沒有鸚鵡熱，談什麼那裡是人類墮落之前的伊甸園，神話全都破滅。

不過，倘若那個國家的野生鳥類族群都充斥這種細菌，為什麼該國民眾有那麼多人溺愛他們的虎皮鸚鵡和鳳頭鸚鵡寵物，卻似乎完全沒有受到感染？伯內特猜想，最可能的答案並不是什麼神奇的免疫系統，而是無知和診斷不確實。就算有患者在面前喘息，澳洲醫師也不知道那就是鸚鵡熱。為檢定那項猜測，伯內特開始追查人類個案，篩檢出**看來**像鸚鵡熱，卻有可能經診斷為流感或傷寒的病例。他和一位協同研究員發現了十七名病人，全都出現發燒、咳嗽、頭痛、肺炎等等症狀，而且他們全都接觸過寵物鳥類——有些是圈養的虎皮鸚鵡種鳥，另有一些則是最近才從野外捕獲的鸚鵡和鳳頭鸚鵡。他最感興趣的病患群組含十二個人，全都受了同一批葵花鳳頭鸚鵡（sulphur-crested cockatoo）的感染。

那批葵花鳳頭鸚鵡總計有四十九隻，由捕鳥人賣給墨爾本的一位工人。伯內特遵照醫學匿名慣例，稱呼那位工人為X先生。X先生做鳥類批發只因應季節偶一為之，賺點外快，他的鳥類商品養在自家後院的陰暗小棚屋內。那批鳥兒轉移到他的「鳥園」之後數週，疾病跡象首度出現了，當中有八、九隻死了。不過到那時候，X先生絲毫不浪費時間，馬上把其他七隻賣給街坊鄰居，還派十二歲兒子帶著另外二十隻前往當地市場。X先生的兒子生病了，女兒生病了，他的太太和岳母也都病了。五個鄰居和其他三個人同樣也都病了，他們每人家裡都養了一隻鳳頭鸚鵡，有的是向X先生買來的，也有的是向他兒子買的，這群患者有些病情嚴重。沒有人死亡。X先生本人沒有患病，這次沒有——有可能是由於世界上沒有公理正義可言，不過也更可能是由於他早年做鳥類買賣時接觸過鸚鵡熱立克次體，養成了後天免疫力。

伯內特是個生物學家，也是個醫師，他不只對人類感到興趣，對鳥類和細菌也同感興趣。他知道葵花鳳頭鸚鵡在樹洞築巢，一窩產下兩、三枚卵，捕鳥人通常在幼雛長出飛羽之前劫掠巢洞。他推斷幾乎所有幼鳥都在離巢之前（或被人抓走之前），也就是雛鳥階段染上那種細菌。「倘若鳳頭鸚鵡幼鳥被捕捉之後，飼養在良好環境下，」他和協同作者寫道：「牠就能保持健康，也不會對人類構成危險。」相同道理，野生鳥類族群的感染盛行率有可能很高，卻幾乎不會損害牠們的健康或釀成死亡。「話說回來，當鳥類擠在窄小空間，食物和日照都不足，牠們的潛伏性傳染就會蠢蠢欲動。」於是細菌開始繁殖並「大量排出」，隨著絨羽、糞便粉末和塵埃四散飄出籠子。這種細菌隨空氣傳播，就像摩西時代的災殃。民眾吸進細菌，染上疾病。伯內特知道，那個時代的澳洲政府完全不可能禁止販賣鳳頭鸚鵡，甚至也不會堅決要求飼養鸚鵡的條件必須合宜。不過事情就必須那樣做，他強硬地補充說明。接著，他掉頭去研究另一種疾病。

44 Q熱的曲折故事

那另一種疾病是Q熱。還記得布利斯班那群屠宰場工人吧？他們在一九三〇年代初期，染上了一種類似斑疹傷寒的神祕發燒惡疾。這起群發案例的調查工作，起初是落在一個名叫愛德華．德里克（Edward H. Derrick）的人肩上。德里克新近才奉派主掌昆士蘭衛生部轄下一處微生物實驗室。他使用接種過患者血液的天竺鼠來觸發一連串感染，接著再讓一隻天竺鼠從另一隻天竺鼠染上細菌。德里克就這樣建立系統，獲得「一個特殊的臨床實體」，那是一類新的病原體，檢驗難度極高，實驗室用來檢驗斑疹傷寒、波狀熱（undulant fever）或其他常見可能病症的一切正規做法，對它全都束手無策。不過由於德里克用顯微鏡看不到那種新的事物，把它擺進培養皿，也不能讓它滋長。據此他懷疑那是種病毒，所以他向伯內特求助。

一九三六年十月，德里克把一份天竺鼠肝檢體寄給伯內特，那份樣本事前經過實驗處理，染上了肆虐屠宰場工人的不知名病原體。伯內特和一位實驗室助理讓那份樣本的傳染鏈延續下去，繼續感染更多天竺鼠，以及一批接受了接種的小鼠。伯內特和助理動手檢驗細菌病原體，結果就如德里克的情況，同樣一無所獲。因此他們懷疑那是「一種濾過性病毒」，意思是一種十分微小的病原體，小得能夠通過一種設計來篩檢細菌的細密過濾裝置。他們從一隻受感染小鼠的脾臟採樣來製作細薄抹片，接著染色做顯微鏡觀察。三十年後，伯內特回憶表示：「最重大發現都歷經數週或數月逐漸累積。不過Q熱是個例外，只花了幾分鐘就確認那是種立克次體症。」他在部分脾細胞內見到了纖小的桿狀「包涵體」

（inclusion）。他嘗試從脾臟檢體的另一邊採樣，並使用不同染料，看能不能更清楚觀察。這次看到了大量的桿狀物，有些在脾細胞內，另有些則游離在外。「從那時起，我對於Q熱病原體的本質也就沒有絲毫疑問了。」他歸結認定，那是立克次體屬（*Rickettsia*）的一個新種，和導致鸚鵡熱的病原體沒有太大不同。

後來伯內特以他典型的直率風格，回顧說明那種疾病是怎麼命名的：

命名時遇上了一些麻煩。「地方官員排斥醫師圈子早期常用的『屠宰場熱』名稱。我在一篇年報論文裡面用過「昆士蘭立克次體熱」這個名稱來指稱這種病症，在我看來還相當合宜，不過關心昆士蘭好名聲的人士就覺得不妥。這時德里克多少算是身陷絕境，因為「X疾病」已經被先行占用來指稱如今的墨累谷腦炎（Murray Valley encephalitis），接著「Q」熱一詞冒了出來，其中Q代表query（疑問）。不過在往後一段很長時期，全世界都把Q和Queensland（昆士蘭）劃上等號，然而後來還發現，原來那種疾病普遍見於全世界，直到那時，「Q熱」才開始有了它自己的明確意義，成為那種疾病的名字。

在使用二名法的學名方面，德里克提議採用*Rickettsia burnetii*（伯內特氏立克次體）來表彰伯內特在尋找、確認致病原的過程當中扮演的角色。後來學名中的「立克次體屬」屬名由於分類法修訂而改掉了，不過「伯內特」這部分則沿用下來。

同時，在九千英里之外，同一種病原體也經由另一種迥異途徑接受了細密審視。位於美國蒙大拿州漢米頓（Hamilton）的洛磯山實驗室（Rocky Mountain Laboratory），有兩位細菌學家也在蜱的身上找到了那種細菌，採集地點在該州密蘇拉（Missoula）西北山區一處名叫九里（Nine Mile）的平民保育團營區。但那兩位學者並不是在尋找屠宰場熱。第一個動手搜尋的是戈登．戴維斯（Gordon Davis），他把採集到的蜱帶回實驗室，想要研究其他兩種疾病，洛磯山斑點熱（Rocky Mountain spotted fever）和兔熱病（tularemia）的生態。他把蜱放到在一群天竺鼠身上，觀察到一隻天竺鼠染上他認不出的疾病。那種疾病在某段期間只直接稱為「九里病原體」。

一年過後，赫羅德．考克斯（Herald Cox）進入那家實驗室，協助戴維斯完成分離，並確認那或許是種立克次體。接著另一個人也加入了戰局，他是一位傳染病學專家，在美國國家衛生研究院擔任高層職位，算是考克斯、戴維斯和洛磯山實驗室其他同事的頂頭上司，他是羅拉．戴爾（Rolla Dyer）醫師。戴爾醫師生性似乎有點頑固，不過也不是無可救藥。他強烈質疑考克斯有關九里病原體就是一種立克次體屬細菌的說法，於是馬上趕往蒙大拿州，來到考克斯的實驗室。考克斯拿出顯微鏡載玻片，給他看證據。於是戴爾改變看法，認可那項發現，還留在漢米頓幫忙，直待到考克斯完成工作才走，卻也讓自己染上了Q熱。回到華盛頓後十天，他感到「眼球刺痛」，接著開始發冷，然後又發熱，加上夜間盜汗，並持續了一週。或許人畜共通疾病還真的有公理正義可言。不過也或許沒有，只是Q熱的傳染性很高而已，因為到那時候，伯內特也染上了這種疾病，但他和戴爾最後都康復了。

至於考克斯，後來他的成就更進一步獲得印證。那種病原體在一九四八年經確認與其他立克次體屬的細菌都十分不同，有資格自成一屬，於是改名為伯內特氏考克斯氏體（*Coxiella burnetii*），來表彰他和伯內特的貢獻。這個名字沿用至今。

「沒有哪種疾病能激發出像Q熱那麼古怪的故事，」伯內特在一九六七年發表的簡短自傳中這樣寫道。首先，他聲稱，那些實驗室感染事例可說「破了紀錄」，好比他本人和戴爾都受了感染，還有沃爾特與伊麗莎霍爾醫學研究所的兩位祕書，也患了相同的疾病。（他或許是出於疏忽，沒把鸚鵡熱實驗室感染的死難紀錄納入。）其次，他注意到，在第一次世界大戰期間號稱「巴爾幹流感」（Balkan grippe）的疾病，發病率很高，尤以駐希臘德軍和駐義大利紐西蘭軍受害更甚。還有一批美軍集結搭船，「開航前在義大利南部巴利（Bari）附近待了一、兩晚，」等到船行返抵國門，已經有超過半數乘員生病。「後來或早或晚這所有病例全都確認為Q熱。」到了戰後，研究證明「伯內特氏考克斯氏體這種寄生生物是多麼變化多端，」它感染了加州的乳牛、希臘的綿羊、北非的齧齒類動物和昆士蘭老家的袋狸。它化為纖小的空飄微粒，從一種動物傳播給另一種動物，一般多藉由受感染雌性動物的胎盤或者乾掉的乳汁向外散布，經其他動物吸入後、在通過肺臟時活化，或者經由蜱蟲叮咬、直接進入血流。果真如他所說的變化多端。

「這當中有一段比較離奇的插曲，牽涉到為藝術科系學生開的一門英文課，」伯內特熱切地講述內情。「大約一九五〇年時，有一批從義大利訂購的經典雕像鑄模運到了，裝鑄模的板箱裡面塞了稻草，班上所有同學都上前幫忙拆封。他們所有人都染上了Q熱，卻沒有人知道稻草是怎麼受了汙染。」伯內特寫道，這整段情節「就是Q熱在全球各地都愈來愈受到廣泛認識的開端。」他說得對。

儘管如今我們知道，伯內特氏考克斯氏體是一種細菌，並不是半細菌半病毒的異類，然而它對人類健康的衝擊，卻沒有因為一九四〇年代抗生素的開發和量產而平息。晚近至二〇〇七年，Q熱還在歐洲一個現代國家釀成嚴重問題，那是和昆士蘭以及蒙大拿州都相隔很遠的荷蘭。

45 荷蘭小村出現異狀

荷蘭烏得勒支（Utrecht）東南五十英里處，北布拉奔省的平坦地形和錯雜道路當中，有一座名叫赫潘（Herpen）的偏鄉小村。那是個小地方，房舍多為紅磚建築：村郊有紅磚農舍，村內有紅磚小屋、鵝卵石鋪設的人行道，還有一棟漂亮的紅磚老教堂。有的農舍藏身修剪整齊的樹籬和整潔庭園之後，俯瞰牧草場和玉米田，這裡種出的作物都用來當作糧秣，飼養關在大型低矮紅磚欄舍裡面的牲口。儘管看來就像個農牧村，如今的赫潘卻是建築業勞工和承包商聚居的純住宅區。幾匹勞役馬懶洋洋站在牧草場上，旁邊陪著幾頭牛、綿羊和豬。不過當地經濟中的農業部分依然存在，主要依賴乳用山羊。這些山羊似乎就是二〇〇七年那次紛擾的根源所在。

母山羊一般都在正常產羔季節生下小羊，期間可以從一月開始，最晚延續到四月。分娩大致都進展順利，不過在該省分的部分農莊，包括赫潘地區的至少一家，許多母羊在孕期最後一個月間流產。就連足月羔羊看來也有些虛弱、瘦小，死亡率也高於常態。顯然有種東西正在侵擾羊群，大概是某種傳染病，有可能是新出現的，獸醫注意到這種情況，設法以抗生素來防止流產，結果並沒有幫助。一般大眾對這種情況幾無所知。

接著來了一次溫暖的春季——遠比平常更溫暖、也更乾燥。四月時，根據一位居民回憶所述，「連一滴雨水都沒有。」甚至在夏季來臨之前，村莊四周已經塵土飛揚。微風吹起。五月初時，民眾陸續開始生病。

當地有一位名叫羅勃・貝希林克（Rob Besselink）的醫生，在赫潘開了一間診所，他看到幾位患者出現了類似流感的古怪病痛，症狀有發高燒、嚴重頭痛、肌肉疼痛、呼吸困難和咳嗽。那是一種細菌性肺炎嗎？「我們開始為他們治療，」貝希林克後來說明：「結果他們對抗生素處方並沒有預期中的反應。」於是他和同事討論。「第一週過去了，我們相互轉告：『情況古怪。』因為我有三、四名患者出現相同症狀，而他也有兩、三名。」不到幾個星期，兩位醫師總共診察了約二十名符合這類情況的患者，其中將近十二人對抗生素沒有反應，只好住院治療。

大約就在同時，在北布拉奔省的另一處地區，一位名叫伊妮卡・韋爾斯（Ineke Weers）的醫學微生物學家，也聽到了相似的群發病例傳言。韋爾斯在一家區域型實驗室工作，她的訓練札實，經驗豐富，本身就是位醫師，還擁有微生物學的博士學位，從事傳染病診斷工作已歷二十一年——儘管如此，後續發展證實，對她來講，這依然是種新的事物。某家醫院有一位內科醫師提起，那裡的醫師最近看到相當數量的患者，都染上了一種對抗生素有抗藥性的非典型肺炎。韋爾斯知道那有可能是什麼東西嗎？她有沒有讀過那種症候群的任何資料？沒有，什麼都沒有，她答道。不過她主動打電話到附近一座大城登波什（Den Bosch，全名「聖托亨波斯」〔's-Hertogenbosch〕），找到市立健康服務局的官員，要他們提供任何線索、高見或建議。他們提不出什麼看法，他們沒聽說有旁人提過這回事情。

四天之後，貝希林克打電話到市立健康服務局那同一間辦公室，通報他在赫潘遇上的情況。再過兩週，北布拉奔省另一位全科醫生，也向市立健康服務局提出相仿狀況報告。疑難病例這樣群發出現，已經足夠觸發應變措施的啟動。醫師紛紛採集血液樣本，其中有些送往附近一家實驗室，另有些則送到了一家比較專門的實驗室，針對血清進行抗體檢驗。起初還有些混亂，不明白是哪種微生物引發那種「非典型肺炎」，最後情況明朗，兩家實驗室得出了相同答案：那是伯內特氏考克斯氏體，Q熱的病原體。

Q熱在荷蘭並非前所未見，過去五十年來，這裡很少見到它出沒。不過仍偶有研究觸及那種病症，根據調查結果，那種細菌只在牲口群中流傳，也很少釀成牛、羊或人類的明顯疾病。現在，北布拉奔省的爆發事例，已經引來北邊烏得勒支附近的國家公共衛生和環境研究院（National Institute for Public Health and the Environment，一般都用荷蘭文的簡稱RIVM來稱呼）的關注。那裡的科學家依實據大膽推測，乳用山羊牧場的高流產率（這可以追溯至二〇〇五年，並經診斷與Q熱有連帶關係）或許就是人類病例的根源。當時也知道，伯內特氏考克斯氏體能藉由空氣傳染。這時國家公共衛生和環境研究院也派遣人員南下，前往赫潘村和附近地區去做一項研究。總得有人去查明，山羊的下風處，究竟出了什麼狀況。

46 它一直都在

三年後，二月間一個陰鬱的日子，我獨自一人從烏得勒支開車南下到赫潘，灰色的天和灰色的霧，在平直的地平線上似乎和灰色的雪完全交融，分不出誰是誰。貝希林克醫師在村子大街上開了一家小小的診所，我來訪時，他剛結束工作，起身迎接。他很瘦，快五十歲了，燦爛微笑在消瘦臉龐雕出一道道皺紋。他身著黑色休閒外套、藍色變形蟲襯衫和褪色牛仔褲，模樣還比較像是搖滾樂團的首席吉他手，卻不怎麼像是你心中料想荷蘭醫師該有的形象。我請教他赫潘這處社區有什麼特點，他首先提了幾個答案，其中一點是，過去十年間，當地農牧業出現了個重大改變：山羊數量增多了。

這種變化其實早在一九八四年就已經開始，歐洲共同體在那時制定了牛奶配額，逼得荷蘭農場主不能再養乳牛。許多人繼續經營乳業，不過也開始擠羊乳。飼養乳用山羊的趨勢在一九九七和一九九八年之後日益轉強，那時由於傳統豬瘟（致病原是種病毒，不過並非人畜共通的病毒）爆發，導致大量豬隻慘遭撲殺，許多豬農遭受嚴重財務損失，他們深恐豬瘟東山再起，紛紛改養其他牲口。貝希林克告訴我：「於是他們開始飼養山羊，而且數量相當可觀。」這種情況在北布拉奔省和荷蘭全境都能見到。荷蘭的山羊數量從一九八三年大約區區七千隻，增加到二〇〇九年總計達三十七萬四千隻，其中二十三萬隻是乳用山羊。這些山羊大半整年都關進欄舍、養在室內，好比我在赫潘村郊見到的那種大型紅磚棚屋等建築裡面。或許你會認為，山羊養在有四壁和屋頂遮蔽的室內，應該可以把牠們散布傳染病的機會降到最低。不過我從貝希林克和其他人士身上得知，荷蘭山羊畜牧業特有的情況，卻能助長伯內特氏考克斯氏體從棚屋大量流出，隨風四處飄散。

伯內特氏考克斯氏體是一種頑強的致病原，不單能夠導致山羊流產，還大量聚集在流產排出的胎盤物質中。流產山羊的一克胎盤中，可能含有多達十億個細菌微粒。細菌還隨著乳汁、尿液、糞便，以及足月正常產下的羔羊一道排出。假定分娩和流產都發生在產羔棚屋裡面，那麼那種小東西又是如何逸出的？非常簡單，貝希林克解釋：山羊糞便和骯髒的稻草鋪墊材料，都由畜牧農戶鏟起、載到室外，當作田野肥料。於是細菌就可以從那裡隨風飄到附近村莊，猶如秋季焚燒葉片產生的宜人煙味隨意四散。

赫潘鄰近地帶，有兩處山羊牧場引來關注。一處是個規模不小的商業養殖場，裡面有將近四千隻羊，四月間慘遭流產風暴侵襲。另一處是個「業餘農莊」，養了不到十隻羊。國家公共衛生和環境研究院派遣調查小組追查爆發根源，他們南下來到那兩處牧場訪視，採集尿液、乳汁、糞肥，並從欄舍地面取得稻草，他們還用燈光誘引來捕捉昆蟲，也從飲水槽取得水樣。業餘農莊似乎是乾淨的。至於商業養殖場則除了乳汁、尿液和水之外，取得的每類樣本都含有伯內特氏考克斯氏體相關證據。貝希林克回顧：「養殖場裡面有許多考克斯氏體細菌。」那裡位於村子南邊，相隔只有一公里，根本就是隔壁鄰居。接下來的一年，那位養殖戶和家人受到一些責難。貝希林克說：「他有老婆、孩子，孩子都在這裡上學，所以日子很難過，大家都責備他們，當然了，怪他們惹出禍端。」那位山羊養殖戶完全沒有做出違法勾當，只是運氣不好，也說不定有點粗心大意，不過他的收入減損，心神不寧，晚上也睡不好。村裡一位醫師逐漸知道這些狀況。養殖戶的孩子都覺得很丟臉，他的羔羊也遭人懷疑是在周圍充滿劇毒微生物的環境下出生的。

阿諾・德・布勒恩（Arnout de Bruin）是有演化研究背景的分子生物學家，隸屬國家公共衛生和環境研究院派往赫潘那支調查團隊的一員。研究院總部位於烏得勒支郊區，那是有圍籬環繞的一群複合建築，我到那裡和他見面時，他蓄留了一腮幫子短鬍，身著褐色T恤，上面寫著：北達科他州校隊。他是個聰明的年輕人，經常提出稀奇古怪的鬼點子。德．布勒恩興高采烈地告訴我一件好玩的事情，當初他會到南方那邊介入這起爆發事件，完全是由於事發當時，他正在研究Q熱是否有可能成為生物恐怖威脅。（那種細菌歷來都很能引來黑暗勢力的注意；美國的生物戰研發人員曾在一九五〇年代投入鑽研，蘇俄也曾經著眼研究。四十年後，日本邪教組織奧姆真理教在一九九五年釀成東京地鐵沙林毒氣攻擊慘禍，事前他們似乎也曾考慮過這種細菌。）德．布勒恩所屬該計畫團隊是支「生物災難」應變小組，這時他們已經開發出聚合酶連鎖反應的引子，可以用來檢驗樣本是否含有伯內特氏考克斯氏體。於是當北布拉奔省的病例開始愈積愈多，兼及山羊和人類案例，而衛生官員也迫切需要追查根源，這時他們便要求德．布勒恩的團隊出手協助。好，當然，沒問題。他和夥伴掌握機會，實地測試他們的嶄新分子學工具。官方獸醫知道大型商業養殖場群發流產慘況，提議小組前往調查，於是他們依言前往那處地方。

「那個養殖戶說：『這裡是安全區，然後**這裡**是不安全區，因為這裡就是那群流產山羊站過的地方，』」德．布勒恩告訴我。「所以我們採集種種不同樣本。用拭子採集表面區域的樣本，從飲水桶採水樣，採集山羊陰道拭子樣本。我們還採了哪些？對了，好比蟲子，從捕蟲燈那裡抓。塵埃微粒、乾草、糞肥。」他冷笑。「我們到處都找到病菌。」

我問道，你們當時穿戴了哪些防護裝備？口罩、防毒面具？他回答，沒有，他又發笑了，笑自己愚蠢，也笑督導大意、毫無警覺。「結果沒有人生病。」也許他和同事都很幸運。基本上，那位養殖戶認為自己的哪片產業範圍應該詳細檢視的說法都錯了。「我們在各處都找到那種病菌，」德．布勒恩又講了一遍。沒有所謂的安全區或不安全區，因為整個養殖場都受了汙染。

他告訴我，根據實地採集的樣本和實驗室所得結果，有些衛生官員變得熱切，急於做出太過頭的結論。「他們立刻表示：『哦，這就是源頭了！』我們則說：『啊，這是源頭之一。』」結果沒有人查驗鄰近其他牧場，因為任何一家都有可能釋出伯內特氏考克斯氏體飄到空中。德．布勒恩的建議是，那些牧場也應該檢驗。同時他的團隊則投入處理疫情應變研究的其他層面。

他們在赫潘地區採集了四百四十三人的血液樣本，結果發現證據顯示其中七十三人最近曾經感染伯內特氏考克斯氏體，另外三十八人以往曾經受過某種感染。研究團隊從問卷資訊找出陽性反應與不同潛在接觸型式的匹配情形。這項分析最搶眼的成果是，和動物直接接觸並**不是**造成感染的重大風險因子。飲用生乳也不是。有些病例——只占少數，低於四成——和接觸乾草、稻草與糞肥等農業副產品有關。團隊由這些資料縮小範圍，歸出該地區Q熱的最可能根源是「風媒介傳染」。禍根包括山羊的高度感染率、接二連三發生流產、養殖戶把產羔棚屋廢棄物當成田野肥料的做法、細菌本身的固有特質（底下還會更深入介紹），還有四月的乾燥氣候，加上東風，這所有因素結合在一起，讓赫潘村上空籠罩伯內特氏考克斯氏體雲霧。

協助收集、分析資料之後，德．布勒恩本人已經清楚知道那種細菌是多麼擅長藉由空氣對外傳染。隨後當流行病延續進入二〇〇八和二〇〇九年之時，他對於田野採樣作業也愈來愈戒慎小心。「我說：『嘿，下次除非有防護裝備，否則我們哪裡也不去了——因為我們是待在實驗室的人，對這種細菌並沒有免疫力。』」他說，倘若你是牲口養殖戶，那麼你先前或許已經接觸了Q熱，不過由於感染量很小，所以從來沒有引發明顯疾病，而你也由此發展出免疫力。結果發現，這種情況在荷蘭養殖戶和獸醫界都非常普遍——卻沒有發生在分子生物學圈子。「所以我們都帶了口罩去。」不過戴著口罩工作實在很困難——你的呼吸不順，眼鏡或護目鏡蒙上霧氣，到最後你就會覺得，除非必要，否則你連一分鐘都不想多戴上那種配備。怎樣做不切實際，怎樣做才安全，要想在當中劃條分際線是很荒誕的事情，從這裡，德．布勒恩看出了另一種黑色幽默。他回顧一次開車到南方調查另一起重大疫情的現場。「我來到那處農莊，唯一可以讓我停車的地方就在欄舍前面。然後我打開車門，這時刮起一陣強風，從欄舍那邊吹過來。」他走出車外。對著風呼吸。他想：「好吧，那我**現在**是不是要戴上口罩？」這次我們都笑了。

疫情持續，二〇〇八年情況惡化，到了二〇〇九年又更糟了。到了當年年底，有紀錄的病患數，從二〇〇七年五月出現第一波警訊起算，已經累積到三千五百二十五例，其中多數仍舊出在北布拉奔省。這種感染一般都表現為發燒、肺炎，部分患者會出現肝炎。總計至少十二人不治，致死率不高，比不上其他幾種恐怖病毒，但是別忘了，這是一種細菌傳染病，照講應該能以抗生素來治療，所以也算相當嚴重了。

二〇〇八年一次群發病例發生在奈梅亨城（Nijmegen）的一家精神疾病照護機構。當時有三位精神疾病患者染上了非典型肺炎住入醫院治療，於是市立健康服務局篩檢所有患者、雇員和訪客，找到二十八例伯內特氏考克斯氏體感染患者。根源在那裡？奈梅亨附近有一家山羊養殖場，曾經遭受流產風暴侵害，山羊陰道拭子採樣確認那是Q熱。細菌有可能從流產羔羊釋出、隨風四處飄移。不過這起事例還可能出自另一種更直接的起因。精神照護機構在院內草地養了一小群綿羊，當年產羔季節有隻羔羊被母羊拋棄——羔羊隨後由一位病人收養，帶進她的寢室，每天用奶瓶餵養六次。其他幾位患者也經常擁抱、撫慰那隻寵物羔羊。看來這是某人想出的治療點子，後來那隻羔羊卻經檢驗出Q熱陽性反應。

我和德．布勒恩談話之後，隔天就開車北上，前往萊利斯塔德市（Lelystad）附近的中央獸醫研究所（Central Veterinary Institute），那是一家大學的附屬機構，其中一個部門的部分職掌是研究危險的人畜共通病原體。不論荷蘭是出了什麼情況，才接連引爆這幾波疫情，很明顯都同時涉及獸醫和人類健康相關課題。中央獸醫研究所的那個部門，藏身一條小路旁的樹林叢中，很不顯眼，我在鄰近地區繞了兩圈才找到。到了那裡，由亨德里克－楊・魯斯特（Hendrik-Jan Roest）前來迎接，他是獸醫科學家，身材修長，戴著無邊框眼鏡，身著藍色休閒毛衣，個子高得可以在荷蘭國家籃球隊打前鋒。他隨即又帶我回到外面，透過窗戶參觀一處生物安全第三等級實驗室，那裡就是他和技術人員培養伯內特氏考克斯氏體的地方。我透過那扇小窗可以見到裡面有幾個恆溫箱，還有一座模樣像廚房抽油煙機的負壓氣流通風櫥，他的女技師在工作檯工作時，就可以把周圍的細菌抽走。魯斯特告訴我，他們在這棟建築裡面也研究其他東西，包括西尼羅熱、裂谷熱和口蹄疫。我問他，你們荷蘭也有裂谷熱嗎？他回答，還沒有。

回到他的辦公室，魯斯特為我描述伯內特氏考克斯氏體的相貌，列出讓它變得那麼與眾不同又難以應付的諸般特質。首先，那是一種細胞內細菌，意思是它在宿主的細胞裡面繁殖（如同病毒的做法，不過採行的是不同的機制），它不在細胞外的血流或腸道內複製，在細胞外比較容易被免疫反應當成標靶。再者，它具有兩種生命型式，也就是一大一小的細菌顆粒，各具不同特性，分別適應生命史上的不同階段。大型菌能在宿主細胞內大量複製，接著變形轉為更強韌、穩定的小型菌。小型菌幾乎就像個孢子，擁有適於在外部環境存活的封包構造。（這種小型菌的尺寸極小，或許就是這樣，伯內特和其他人才誤以為那是「一種濾過性病毒」，意指一種十分纖小的微生物，小得能夠通過設計用來篩除普通細菌的過濾裝置。）它耐乾旱、耐酸，還能抗高溫、低溫和紫外光。它能在鹹水中存活超過六個月。難怪它那麼有辦法四處移動，不只能在宿主之間轉移，還能從一處地方移動到另一處地方，甚至做洲際旅行。

「有沒有人知道它是從哪裡來的？」

「我想它一直都在那裡，」魯斯特答道。

一直都在？一直都在**所有地方**？在蒙大拿州，考克斯發現它的地方；還有在澳洲，伯內特發現它的地方；還有在荷蘭，你現在發現它的地方？他回答，不是，不見得所有地方都有，紐西蘭並沒有發現伯內特氏考克斯氏體的紀錄。目前還沒有。

那麼為什麼這種疾病直到最近，從二〇〇七年起，才在北布拉奔省惹出那麼大的麻煩？當我問起有關乳用山羊數量增長的情況，他說那種想法太簡略，先撇開不談，接著他開始給我看電腦上的照片和圖表。其中一幅影像顯示一棟巨大的建築，就像個火車站，裡面裝滿了白山羊。

「他們就是**這樣**養殖山羊。」

「哇！」

「那些羊舍都很龐大，非常龐大。」

「好大的羊舍，」我認同。

另一張照片讓我們更清楚看見他所稱的「厚墊料羊棚」，那是用來飼養好幾百隻或好幾千隻乳用山羊的標準欄舍布局。棚屋地板往下凹陷、低於地平面，鋪設水泥，這樣可以容納幾週或幾月分量的乾草鋪料以及羊的糞便和尿液，散發異香的有機廢物愈積愈深，再加上腐敗增溫，形成滋長微生物的美妙溫床。養殖戶會儘量拖延乾草墊的使用期限，他們定期添加新乾草，設法提高硬度，也讓棚舍不那麼髒亂。「整堆糞肥和稻草慢慢愈積愈厚，」魯斯特說明：「於是羊群活動的平面也向上升高。」自己的排泄物深達足脛，母羊在其中踩來踩去，把草料轉變成乳汁。糞肥堆高，緩緩分解，裡面窩藏了不計其數的大量伯內特氏考克斯氏體，「在堆肥深處活蹦亂跳。」等到羊棚凹處的墊料滿到邊緣，任何一隻受了感染的山羊，也可能已經把傳染病散布給其他許多隻或多數山羊了。接著那群山羊被趕到外面，讓機具進場，開始剷除作業，珍貴的糞肥轉運到農田和牧草地，此時數十億細菌形成的耐命小型菌，乘著微風踏上征途。

荷蘭風格的乳用山羊密集畜牧法，就是導致晚近幾次爆發的因素之一，魯斯特說明。第二項因素和第一項因素相互依存，那就是人與人相隔很近。荷蘭是個擁擠的國家，一千六百萬人住在半個印第安納州的土地上，而且那種高密度山羊養殖場還坐落在城鎮都市附近。第三項因素是氣候，是的，非常乾燥的春季氣候，從二〇〇七年開始，每年都是這樣，無疑也加劇了細菌的空氣傳布作用。魯斯特猜想還另有第四個因素，他說，說不定致病原本身的性質已經改變了。演化激變有可能促成生態跳躍。

他的分子生物學資料顯示，那種細菌有個遺傳品系已經占上了主導地位，他的團隊總共辨認出十五個品系。「在高風險地區的所有養殖場，」他所稱高風險地區指的是北布拉奔省和鄰近幾處地帶，「還有在區外的兩處乳品農場，」也都驗出陽性反應，「檢出了同一種基因型，比例達到所有樣本的九成。那就是我們所稱的CbNL-01。」CbNL-01似乎是個花俏的密碼，其實它只代表「伯內特氏考克斯氏體，荷蘭，基因型一號」（*Coxiella burnetii*, Netherlands, genotype #1）。這種不成比例的現象，暗示那個品系經歷了一次突變，讓它變得特別具有攻擊性，效能和傳染性都很高，也特別凶殘。

荷蘭官員試行以強勢（卻偶爾前後矛盾）的管理措施來應付這次危機。二〇〇八年六月，在奈梅亨精神病照護機構患者間爆發疫情過後不久，Q熱成為乳用山羊和乳用綿羊的「法定通報」疾病，意思是獸醫必須在羊隻出現流產風暴時通報政府。（就人類感染方面，從一九七五年開始，這就是種法定通報疾病。）還有一條法規也在同一天頒布施行：一旦欄舍或厚墊料羊棚受了感染並經通報爆發疫情，隨後三個月的期間，該養殖戶不得移除那裡的糞肥。然而乳用山羊養殖場爆發模式依然持續，人類病例數也不斷加速增長，過了將近一年，到了二〇〇九年四月，一項羊隻接受Q熱疫苗強制接種計畫開始實施。這道命令適用於飼養數量高於五十隻羊的養殖場，兼及於所有乳用山羊和乳用綿羊，也適用於一般大眾有可能與受感染動物親密接觸的地方，包括動物園和「療癒農場」（如奈梅亨那處）。到了二〇〇九年十一月，接受疫苗施打（由政府出資）的山羊和綿羊數，總計超過了二十五萬——然而人類病例數在那一年卻高得令人心驚，荷蘭各家媒體也紛紛傳達各界的憂心。於是到了二〇〇九年十二月初，政府頒布法令禁止繁殖山羊：不准再有母羊受孕，直至另行通告為止。仔細斟酌就會知道，那道禁令太狹隘，也施行得太遲了，許多母羊已經配種。一週過後，政府採納專家小組的建言，宣布凡是受感染乳品農場的所有懷孕山羊和綿羊（包括最近才接種疫苗的）都須撲殺。

許多獸醫小組奉派四出執行法令。一位乳業人士在等候撲殺小組時告訴記者，如果有他在場陪伴，他的羊就比較不會焦躁不安，不過「我完全不知道自己能不能看得下去。」撲殺結果總計包括大約五萬隻死羊，還有一群群氣憤受挫的養殖戶，政府補償他們每隻羊的價值，卻不補償在羊群重建階段的營收損失和他們的情感傷痛。魯斯特告訴我：「這對獸醫來講也相當痛苦，」而且他從本身經驗也能知道，「對獸醫顧問群來講，」一同樣痛苦。

儘管施行了這所有措施，而且懷孕的山羊也從荷蘭大地失去蹤影，但是Q熱並沒有消失——沒有立刻完全消失。這種細菌依舊存在，數量仍然不少。一經轉變成頑強的小型菌，它就能在受感染養殖場的惡臭廢物當中存活長達五個月，而它的大型菌能在種種不同動物的體內複製。那種細菌十分強悍，特化程度又不高，能侵入各式各樣的宿主，而且已知它們不只出現在山羊和綿羊體內，還見於牛、齧齒動物、鳥類、變形蟲和蜱。那種生物相當積極進取，而且誠如伯內特所說，它還變化多端。

等到管制措施發揮若干效用之時，已經又過了一個春天，這次完全沒有新生羔羊，也沒有流產的羊胎。人類新病例的出現率從二〇〇九年高峰降了下來，到了二〇一〇年七月中，荷蘭只多出了四百二十例Q熱確診病患。政府部門官員可以審慎樂觀地認為，民眾的健康危機已經控制下來了。醫師可以稍微鬆了一口氣。乳品農場主人可以哀悼自己的損失。不過科學家知道，伯內特氏考克斯氏體並沒有消失。昔日它曾經靜靜帶等待理想條件出現，往後也可能再次等待。

47 人與微生物之間的生存競爭

回頭來談澳洲，大約就在伯內特投入研究Q熱和鸚鵡熱之時（他這兩項研究儘管做得漂亮，卻吝於深入），他也開始更廣闊地思索傳染病相關課題，而且主要多從生物學視角入手，並不受限於醫學觀點。一九三〇年代晚期，他就此題材起草一本專書，起頭幾頁先向十九世紀締造細菌學的偉大人物致敬，特別是巴斯德和柯霍，這兩人的成果，最後為潔淨的飲用水、像樣的汙水處理、不受腐敗汙染的食物和外科消毒技術提供了理性的根基。這份敬意是有保留的，到第二頁就終止，隨後伯內特開始進入正題。

他寫道，那兩人和他們的同事「整體來講都忙著鑽研細菌釀成的疾病，還有這些疾病的可能預防方法，除此之外就完全沒辦法思考其他事情。」他們幾乎不曾關心微生物本身的課題，也沒有想過「如何把它們的本質和活動納入整體生物學架構來考量。」細菌學家多半是接受醫學訓練的人士——伯內特本人投入細菌學研究之前也是如此——所以「他們對一般生物學的問題，興趣都非常有限。」他們關切疾病的治療和預防，這當然很好；卻也較少關切如何從生物學現象，從不同生物間關係的角度來考量傳染病，然而基本上，就像其他如掠食、競爭與分解等關係，這種關係是同等重要的。伯內特寫這本書的目的，就是想要稍微糾正那種偏差。伯內特在一九四〇年發表《傳染病的生物學觀點》（*Biological Aspects of Infectious Disease*），同時在這顆擁擠、變動的行星上，為通往人畜共通傳染病現代知識之路豎立了一座里程碑。

伯內特並沒有說，這種較寬廣的視角是自己獨有的創見。他體認到那是一種有益的趨勢。生化學家已經開始運用他們的專業方法來探究疾病相關問題，結果相當成功，如今我們對於生物個體的層級（甚至單細胞生物）也產生了新的興趣，視為在自然環境中具備高度適應性的生物，且具有自身的生命史。他寫道：

能夠理解賞識生物學現代發展的其他研究人員逐漸發現，**依循生態學路線**來審視傳染病是有益處的，依照這種思路，傳染病是人與微生物之間的**生存競爭**，而且就一般特質來看，這種競爭和自然界物種之間的其他多類競爭都是相同的。

文中的重點是我強調的。「依循生態學路線」來思索「生存競爭」（這個用詞直接引自達爾文）是伯內特特別提出的觀點，這是一本談病原體的生態學和演化的書。

他偏好採用鬆散定義的「寄生生物」。「生命的寄生模式，基本上和掠食性肉食動物雷同。寄生只是從活體動物組織取得食物的一種手段，」不過就寄生生物來說，攝食的速度往往比較慢，也比較傾向在獵物的體內進行。小型生物吃較大的生物，一般都從裡面往外吃。我在本書開頭提到了獅子和牛羚、貓頭鷹和老鼠，那時想要傳達的正是這種觀點。

伯內特指出，就長期而言，寄生生物要面對的主要困難是傳染的問題：如何讓後代從一個宿主散布到另一個宿主。為了達到那個單純的目的，如今已經發展出形形色色的方法和特質，包括大量複製、藉空氣散布、能抵抗環境的生命史階段（就像伯內特氏考克斯氏體的小型菌）、藉血液和其他體液直接轉移、影響宿主的行為（好比狂犬病毒能促使受感染動物表現出咬噬行為）、取道中間宿主或增幅宿主來傳布，以及利用昆蟲和蛛形綱為媒介來運輸並注入宿主體內。「不過情況清楚顯示，」伯內特寫道：「不論寄生生物採行哪種宿主對宿主轉移手法，每當易受感染族群的密度提高，會促進寄生生物從受感染個體向未受感染個體傳布。」密度提高，意即宿主擁擠群聚會讓病原體茁壯。伯內特是否受到傳染病早期數學研究成果的影響（包括羅納德．羅斯的微分方程式，以及科馬克和麥肯德里克一九二七年的論文），我不得而知，不過他在這本具高度權威性又淺顯易懂的書中，以淺白文字寫出了其中若干相同觀點。

《傳染病的生物學觀點》後來經過修訂，並於一九七二年重新發行，書名改為《傳染病的自然史》（*Natural History of Infectious Disease*）。儘管如今看來，就連修訂版也顯得過時（由於新疾病的出現，以及新洞見和新方法的出現），那本書總歸為那個時代做出了寶貴的貢獻。書中沒有提出深奧的數學模型，只平鋪直述談論疾病科學家做些什麼，還有他們該做什麼。他們該做什麼，依他所見，就是不單著眼醫學考量，還得從生態學和演化觀點，來思考有感染性的病原體。

鸚鵡熱病是他提出的範例之一。這種疾病很能吸引他的注意，因為和澳洲有關（對他來講，那是一種本土致病原），加上範圍及於全球，還能闡明一種討喜的觀點。「就像其他許多傳染病，鸚鵡熱剛開始時被看成一種嚴重的人類流行病，然而隨著它的本質逐漸為人理解，真相也愈來愈清楚，原來流行病階段只是一種比較不常見的偶發事項。」細菌有它自己的生活要過，感染人類只是其中一部分——也稱得上是偏離常軌。

伯內特重新闡述了鸚鵡熱的種種感染事例，涵括加州養殖的長尾鸚鵡、澳洲野生的鳳頭鸚鵡，還有墨爾本勞工階層的愛鳥人接觸了從X先生後院陰暗欄舍賣出來的鳥兒而受感染。伯內特指出，鸚鵡熱的傳染性一般並不是非常強。它在野生鳥類族群內流傳，幾乎從不惹出事端。我們可以合理假定，「讓那些鳳頭鸚鵡在野外自然生活，牠們永遠不會表現出任何症狀。」然而捕鳥人，還有扮演掮客的X先生，卻破壞了牠們的自然生活。「在擁擠，汙穢的圈養環境，沒有運動和陽光，迸發任何潛伏性感染都是意料中事。」這種充滿壓力的緊張情境，讓鸚鵡熱衣原體（*Chlamydophila psittaci*，即鸚鵡熱立克次體，這是它在又一次分類學修訂之後冠上的學名）得以複製並爆發出來。

伯內特寫道，這種情況和其他相仿事例，體現出有關傳染病的一個普遍真理。「傳染病是人和他的寄生生物之間的一場衝突，若是在不變的環境裡，這種平衡往往會達成一種實質平衡，一種巔峰狀態，兩個物種在這種狀態下都能無止境存續。然而，人類棲身的環境，卻不斷被他自己的活動改變。所以他的疾病幾乎還沒有取得那樣的平衡。」伯內特就大觀點方面說得很對，包括底下這點：人類造成的環境破壞，就是流行病橫行的起因。然而他未能預見往後會具體出現哪些狀況。他的書出版於一九四〇年，除了鸚鵡熱之外，內容也專注討論好幾種傳染病：白喉、流感、結核病、鼠疫、霍亂、瘧疾和黃熱病。這些都是耳熟能詳、聲名狼藉的古老病蟲害，儘管認識十分有限，辨識卻相當容易。我們的新興病毒摩登時代，完全超出了他的探照燈照射範圍。

48 萊姆病爭議不斷

伯內特沒有提到萊姆病，不過由於和Q熱以及鸚鵡熱同具一項重要特性，這裡我要提出來談。關於這種新興或再浮現的傳染病，最基本的一點是，它的致病原並不是病毒。就如同伯內特氏考克斯氏體和鸚鵡熱衣原體，萊姆病的病原體也是一種反常的狡猾細菌。

萊姆病卻引發了激烈爭議，這是Q熱和鸚鵡熱都沒有的現象。科學界和醫學界的各門各派，加上得病的或假定得病的人士都各持己見，甚至連誰有病、誰沒有病（**特別**是就這點），他們都無法取得共識。美國在最近某一年份的萊姆病例通報數約達三萬例，而十年平均通報數超過每年兩萬例。你很可能認識某位萊姆病患者，說不定你自己也有這種病。不論以哪種標準來評斷，它都是美國通報最頻繁的病媒感染型疾病。不過，一年有三萬病例，是否代表美國受感染人數的實際總數？或者那只是實際病例數當中的一小部分，多數病例其實並沒有診斷出來？傳言有一種「慢性萊姆病」能逃過常規診斷檢測法，而且任憑醫師開藥方以抗生素治療，疾病依然存續，患者苦不堪言，因為他們沒辦法讓醫師或保險公司相信自己的確受了感染，真有這種事情嗎？伯氏疏螺旋體是不是潛藏在身體裡，日後才因故舊病復發？

這些觀點的相關爭議，從診察室一路延燒到法庭，於是萊姆病不再只是同類傳染病當中最常見的一種，還是最具政治化亂象的疾病。舉例來說，美國傳染病學會（Infectious Diseases Society of America）在二〇〇六年的治療指引當中，隱指「慢性萊姆病」是種假象。更明確而言，學會寫的是：「患者接受了萊姆病建議治療方案之後，就完全找不到令人信服的生物學證據，顯示他們體內依然存有症狀性慢性伯氏疏螺旋體感染的現象。」這種建議治療方案包括施用抗生素（好比去氧羥四環素〔doxycycline〕或胺羥苄青黴素〔amoxicillin〕）兩到四週，應該就能夠治好疾病本身。另外由美國傳染病學會審慎命名的「後萊姆病症候群」（post Lyme disease syndrome）就是另一回事了，這個標籤的含意是：這些人是心理案例。這種不相信萊姆病感染有可能長期拖延的輕蔑態度，惹惱了許多遭受莫名折磨的患者，他們相信自己有病，在諮詢了某些私人醫師，得到與美國傳染病學會相左見解之後，覺得自己必須使用高劑量的靜脈注射抗生素，治療時間也更久，需時數月或數年。依慣常觀點來看，這種療法實際上有可能損害患者的健康，最後還可能導致保險公司不願意支付費用。

二〇〇六年底，康乃狄克州檢察長理查·布盧門撒爾（Richard Blumenthal，後來擔任美國參議員）針對美國傳染病學會展開一項反壟斷調查，檢討他們如何制定學會的萊姆病治療指引。這當中有沒有利益衝突？布盧門撒爾認為有。他說，美國傳染病學會的萊姆病指引破壞了自己的公信力，因為這「縱容具有財務利益的人士——在製藥公司、萊姆病診斷檢查、專利，或者與保險公司諮詢協議方面——排除分歧的醫學證據和見解。」不過他也強調，他的審查著眼於指引的制定程序，並非科學本身。兩年之後，美國傳染病學會和布盧門撒爾議定折衷解決方案，打算由一個新的獨立小組來審查指引。到了二〇一〇年，獨立審議小組無異議為原始指引背書。他們也認定「沒有令人信服的生物學證據，顯示有慢性伯氏疏螺旋體感染的存在。」此外他們還提出告誡，指稱長期靜脈注射抗生素療法不只無效，還有可能造成致命的血液感染、藥物反應、破壞正常腸道細菌群（幫助消化的益菌），一旦其他細菌站穩腳跟，就會導致腹瀉，還會生成抗生素抗藥型「超級致病原」（superbug），這不只對接受這種治療的患者構成威脅，還會危害我們其他所有人。

這整段故事另有一重錯綜糾葛，儘管萊姆病在一九七五年之前從來不曾引人注意，彷彿是一種新出現的問題，其實說不定已經存在了很長一段時期，而且不只出現在美國，還在歐亞兩洲流傳。幾十年來，這種疾病都若隱若現，藏頭露尾，只能從若干症狀檢測察覺，卻不曾確認為單一起因造成的單一症候群。唯有事後回溯，才能從蛛絲馬跡拼湊出一種模式，並給予名稱。

這段「史前時期」從一九〇九年開始，當時瑞典一位名叫阿爾維德·阿夫塞柳斯（Arvid Afzelius）的皮膚科醫師通報，有一位女士遭篦子硬蜱叮咬，長了玫瑰紅皮疹，皮疹像同心漣漪般一圈圈向外蔓延。阿夫塞柳斯稱這種狀況為「遊走性紅斑」（erythema migrans），並為一份德國期刊撰寫相關論述。那份期刊主要專門探討梅毒，那是當年皮膚科醫師的一項重要課題。（這兩種疾病有某些相似之處：梅毒是一種細菌疾病，致病原隸屬螺旋體科，那一科包含伯氏疏螺旋體，萊姆病的病原體。）阿夫塞柳斯並沒有聲稱自己知道那位女士的皮疹起因，不過往後十二年間，他在另五位患者身上看到了類似的模式。歐洲其他醫師也開始注意到這種環狀皮疹，每個都像中間帶有一個細小紅點靶心的標靶。部分病例的皮疹和不明節肢動物（昆蟲、蜘蛛或蜱？）的叮咬有連帶關係，通常還伴隨出現更嚴重的症狀。一九三〇年，瑞典另一位名叫史文·赫勒斯特倫（Sven Hellerstrom）的皮膚科醫師通報表示，他見到一位男性長了這種特有紅疹，病患還併發腦膜炎。過了幾年，赫勒斯特倫發現，源自蜱蟲叮咬而且有時併發腦膜炎的環狀皮疹，在斯德哥爾摩地區絕非罕見事例。

從赫勒斯特倫醫師最早提出通報過了將近二十年後，他跨越大西洋前往辛辛那提參加一次醫學研討會，並在會上陳述這項長期持續的工作。他推斷，皮疹和腦膜炎症候群的病因是一種螺旋體。由於美國的南方醫學會（Southern Medical Association）出資贊助這次研討會，因此赫勒斯特倫的一九四九年演講內容，便以書面刊載在《南方醫學期刊》（*Southern Journal of Medicine*），若非如此，一位瑞典臨床醫師也不大可能用上這處發表管道。這不是什麼備受矚目的刊物，阿夫塞柳斯與赫勒斯特倫等其他人士的論文，也都不是備受矚目的論述，當然了，當時並沒有網際網路，沒有Google，沒有PubMed，也沒有其他方法可以像這樣按幾個鍵就調出隱晦的文獻。不過憑著良好的記憶、廣博的學問和好運氣，有可能達到相同目的。

最後這個目的也達到了。二十多年過後，魯道夫．斯克里門蒂（Rudolph J. Scrimenti）終於有理由回想起在醫學院時代讀過的赫勒斯特倫的論文。斯克里門蒂同樣是位皮膚科醫師，在密爾瓦基（Milwaukee）執業，一九七〇年成為美國率先通報第一起遊走性紅斑病例的醫師。那個病人是一位醫師同行，在威斯康辛州中部獵松雞時遭蜱蟲叮咬，皮疹從叮咬處向外蔓延，最後把他的胸部、右腋窩和背部這整個範圍繞了大半圈。斯克里門蒂用盤尼西林來治療這些症狀。他發表了一份簡短報告，內容呼應赫勒斯特倫的猜測，認同那有可能是某種螺旋體引發的病症，不過斯克里門蒂沒有找到那種細菌。

這一切全都隸屬醫學根基的一環，所以當耶魯醫學院的醫師聽說康乃狄克州萊姆鎮發生了青少年期類風濕性關節炎群發事件，前述成果都已經有現成資料——卻也非唾手可得。其中一位醫師是艾倫．斯蒂爾（Allen C. Steere），在風濕科任職第一年。風濕病學是研究關節疾患的學問，包括類風濕性關節炎，這是一種自體免疫狀況，不是傳染病。斯蒂爾認為青少年期類風濕性關節炎完全不該有這種群發現象。那種病症不會在病患間傳布，不會藉由飲用水感染民眾，不會像Q熱那樣隨風飄蕩……會嗎？

斯蒂爾和同事對上門求診的病例進行追蹤研究，還做了些流行病學外勤工作，結果在大致相同的地區發現了更多病例，於是他們開始把那種症候群稱為「萊姆關節炎」（Lyme arthritis）。斯蒂爾的團隊還注意到，在相當比例的患者身上伴隨出現某種症狀：環狀的紅色皮疹。另有一些醫師也在康乃狄克州和鄰近的紐約州部分地區看到這種古怪的皮膚炎，並開始尋思。那是某種昆蟲叮咬引發的嗎？那是歐洲文獻敘述的同一種狀況，也就是遊走性紅斑嗎？約略在那時，到了一九七六年夏天，一位名叫喬．道漢（Joe Dowhan）的田野生物學家，在萊姆鎮東方幾英里外森林地區工作時遭蜱蟲叮咬。他把蜱蟲從小腿取下，裝進一個罐子裡。道漢之所以會注意到，是由於這和他在事業生涯期間遇到的多數蜱蟲附著經驗都不相同，那次叮咬留下了一個令人疼痛的細小叮痕。三天之後，他長出皮疹。隨著紅色環圈逐漸擴大，他想起從前讀過一篇文章，裡面談到斯蒂爾的研究成果。於是他打了電話，約好看診，接受了一次檢查，然後就把那隻蜱蟲交給斯蒂爾。

道漢的標本經鑑定為肩板硬蜱（*Ixodes scapularis*），英文俗名是鹿蜱（deer tick），那是分布範圍遍及美國東部和中西部的節肢動物。這種蜱成為萊姆病由來的一條很重要、卻也曖昧不明的線索。循線追查能導出真知灼見，卻也引人陷於混淆。首先是真知灼見。沿著康乃狄克河下游地帶的田野工作披露，河川東岸的小林地和灌木林間有眾多肩板硬蜱，數量遠比西岸更多，而萊姆村也正是位於東岸。有了那項發現，加上人類病例在東岸又遠遠更為常見，兩項事實結合起來，更令人懷疑「鹿蜱」就是該疾病的一種病媒。這時就連斯蒂爾和他的風濕科醫師同事也不用「萊姆關節炎」這個稱法了，而改稱為「萊姆病」。

「混淆部分醞釀得比較緩慢。」倘若「鹿蜱」攜帶了病原體（不論那是什麼），並叮咬了道漢這等人士從而造成感染，那麼人類病例數量那麼多，必然也反映了蜱蟲數量同樣相當多，而蜱蟲數量那麼多，必然也反映了康乃狄克州那幾片海岸郊區林地，應該住了大量鹿群。對吧？

不對。這是有如西洋棋局那般繁複多端的生態系，並不像跳棋那麼清楚分明，同時箇中因果關係也完全不是那麼單純。後來的研究業已顯示，「鹿蜱」的生活相當複雜。

49 螺旋體研究重新熱門起來

值此同時，伯格多費則開創關鍵成果，發現了病原體，為它命名，還幫這種釀成神祕群發病例的病原體確立一個生物學身分。

伯格多費是位微生物學家，生於瑞士，也在瑞士接受完整的教育和訓練，他的下巴寬闊得像柄鏟子，微笑時雙唇緊抿，一顆腦袋又大又圓，活像物理學大師波耳（Niels Bohr），而且他對醫學昆蟲學深感興趣。他的博士論文著眼探究達氏疏螺旋體（*Borrelia duttonii*），那是一種蜱媒螺旋體，在非洲引發名叫回歸熱（relapsing fever）的疾病。等到那項計畫完成之時，伯格多費已經解剖了好幾千隻蜱，詳細檢視牠們的內部構造。他還發明了一種實用方法，能迅速判別手中的蜱是否攜帶螺旋體：只要剪下蜱的一支腿，用顯微鏡檢視滲出的體液，也就是血淋巴（hemolymph）。一九五二年，他移民美國，進入蒙大拿州漢米頓的洛磯山實驗室，也就是考克斯和戴維斯當初從事Q熱研究的那同一家機構。事實上，後來戴維斯還成為他在那裡的早期贊助人，而且往後那幾年期間，伯格多費運用戴維斯建立的飼育蜱蟲群落，繼續研究疏螺旋體（以及那種細菌在美國引發的種種回歸熱變異型式）。有些實驗室科學家採用果蠅做研究，另有些則使用小心培養的近親系小鼠，戴維斯和伯格多費則培養出一箱箱蜱蟲。

接著風向改了：一位高層長官告訴年輕的伯格多費，回歸熱已經是一種「過去的疾病」，不再是政府支持的研究，並建議他改挑另一項專門研究領域。根據伯格多費本人後來的記述，他沒有完全遵照那項建議。他在洛磯山實驗室繼續待了下來（儘管那裡地處偏遠，卻是個重要的研究機構），主要研究鼠疫、洛磯山斑點熱和其他惡名昭彰的疾病，同時把他的蜱媒螺旋體特殊興趣當成「一種兼差工作」，繼續鑽研下去。戴維斯退休時，伯格多費接收了那位老先生的實驗室技術員以及他飼養的蜱蟲群落。這一切便讓伯格多費有辦法勝任最後在萊姆病研究領域扮演的角色。將近三十年過去了，伯格多費自己的事業生涯也即將結束之際，他一輩子的興趣成為當時的迫切要務。到了一九七〇年代晚期，斯蒂爾等人已經開始懷疑，他們起初稱為「萊姆關節炎」的疾病，其實是一種蜱媒傳染病，到那時候已經感染了五百一十二位病患，多數住在美國東北海岸和威斯康辛州。隨後不久，美國疾病控制與預防中心還會再通報好幾百起案例。大約就在同時，從萊姆鎮越過長島海峽，正對岸的紐約州雪特島（Shelter Island）上，有一位家庭醫師收治了一位患者，病史相仿，同樣染上不尋常的發熱病痛，似乎是被蜱蟲感染。由於雪特島那時是個衛生條件不佳的小地方，還有其他蜱媒疾病流傳，因此島上有萊姆病只是好幾種可能假設之一。接著從雪特島採集的一批蜱蟲，送到了蒙大拿州伯格多費的實驗室，由他切開腸腔檢查，結果發現超過六成的蜱窩藏了某種螺旋體。後來伯格多費回顧說道：「我們不再聽人說起『別再研究螺旋體了。』」螺旋體研究重新熱門起來。那些蜱的體內住了纖小的螺絲狀生物。

伯格多費和同事讓受感染的蜱寄生在實驗兔身上，兔子長出了環狀皮疹，而且就像漣漪般從叮咬處向外擴散，和在人類病患身上看到的醒目環狀模式一模一樣。伯格多費團隊還把從蜱蟲體內取得的螺旋體拿來培養，接著以萊姆病患血清所含抗體來進行檢驗。檢驗得出一些陽性結果，加上兔子的反應，證實他們已經找到了萊姆病的病原體。就這樣，在自己日後開心稱為「萊姆之光」（Lymelight）的領域，伯格多費贏得特有地位。不久之後，當其他研究人員寫論文來正式確認那種螺旋體的身分之時，便將它命名為*Borrelia burgdorferi*（伯氏疏螺旋體）來表彰伯格多費的貢獻。這則有關實驗室科學的美麗神話，唯一令人糾結困擾的問題就是，那種蜱蟲的身分依然成謎。

50 鹿蜱引發誤解

這個令人困惑的問題可以從兩個層面來看，其中一個就我們的目的來說比較有吸引力。而比較沒有吸引力的那種困擾牽涉到學名。棲居新英格蘭海岸地區、體內攜帶萊姆螺旋體的蜱蟲是肩板硬蜱嗎？或者，牠們屬於另一個目前文獻尚未記載、但往後應該擁有自己的科學身分的相似物種？有一段時間，那些攜帶萊姆病的蜱被認為是新的物種，稱為*Ixodes dammini*（丹敏硬蜱），隨後分類學界審慎斟酌，最後才在一九九三年取消那種細分做法，恢復*Ixodes scapularis*（肩板硬蜱）的稱呼。這種反反覆覆的現象，完全是分類學實務上的慣例，反映出分割派（喜歡劃分出眾多物種和亞種的人）和統合派（喜歡裁減類別的人）之間的長期拉鋸。分割派一時取勝，最後則由統合派取得優勢。

第二類困擾的影響就比較深遠，起因在於那種蜱的非正式名稱太不明確。肩板硬蜱還有個大家耳熟能詳的名稱，叫做黑腿蜱（blacklegged tick）。當初誤判把牠劃分為一個新種時，牠也得到了一個新的俗名（卻也不是**非常**通俗），叫做「丹敏東北鹿硬蜱」（Dammin's northeastern deer ixodid），這個拗口的稱法後來簡稱為「鹿蜱」。當然了，命名會影響認知，「鹿蜱」這個名稱加深了我們對這種小生物的誤解：這種會吸血、會傳染疾病的節肢動物，因故與鹿具有某種特殊的關係。這樣想就錯了。

稱牠為「鹿蜱」引發一種循環謬誤。倘若白尾鹿是「鹿蜱」賴以取得養分的宿主，而「鹿蜱」是把萊姆病感染給人類的病媒，那麼合理推斷，鹿群數量增多，肯定會加劇人類的感染現象。這**確實**很合乎邏輯，卻是錯的。這種演繹推理順理成章，但問題在於首要前提過於簡化，還引人誤解。這種名叫「鹿蜱」的肩板硬蜱，並不仰賴鹿來取得養分。

一位名叫理查・歐斯費德（Richard S. Ostfeld）的生態學家，投入了大量心血來釐清這種亂象。歐斯費德花了二十年時間，調查紐約市郊伯氏疏螺旋體出現地區的生態系。他還檢閱在其他地方完成的研究，審視最後歸出的結論（其中有一些是錯的）。他發現，白尾鹿是引人走錯方向的誤解。歐斯費德就此主題寫成一本專書在二〇一一年發表，書名為《萊姆病：一個複雜系統的生態學》（*Lyme disease: The Ecology of a Complex System*）。他寫道：「萊姆病風險與鹿群數量存有緊密連帶關係的理念源自一些田野研究，而這些研究從發現萊姆病細菌病原體，確認蜱是這種細菌的病媒之後不久就開始。」他指出，那些研究都做得很詳盡，態度相當積極，卻也恐怕失之太過，一心一意想取得簡單答案，用來推動公共衛生措施。那些研究的基調都是要「捉拿嫌犯——找出**關鍵物種**」。一篇期刊文章指稱，白尾鹿「絕對就是〔蜱的〕宿主」。根據另一項研究，鹿是北美洲萊姆病拼圖「不可或缺的一片」。還有一篇概述論文，作者是對這個醫療議題具有極高敏銳度的醫師，原本寫得相當出色，卻緊緊抓住相同結論，寄望以此來解釋，為什麼萊姆病似乎是一種新興疾病，他寫道：「倘若萊姆病螺旋體已經存在那麼久遠，為什麼只在過去幾十年間才開始浮現，成為眾所公認的醫學實體？這道問題可以用一個字來回答——鹿。」他們全都認定：鹿、鹿、鹿。答案只有一個字，似乎直指萊姆病問題的務實解答：減少白尾鹿數量，來減少受感染蜱蟲數量。

就這方面，也有人做了嘗試。早期一次行動中，麻州的野生生物學家在鱈魚角外海一座小島上射殺了七成的鹿；之後研究人員清點一種鼠類身上的微小未成熟蜱蟲，評估那次行動的成效。結果發現，這種鼠類身上的蜱蟲數量，起碼和撲殺鹿群之前一樣多。此後數年期間，緬因州、麻州、康乃狄克州和新澤西州的部分地方都鼓勵獵殺鹿群，期能壓低鹿群數量，同時研究人員也再次監測撲殺行動對蜱蟲族群數的影響。例如，最近麻州多佛鎮（Dover）便宣布，為因應當地衛生單位和萊姆病委員會的建議，該鎮第一次在所屬公有空地獵殺鹿群。十九隻鹿（十六隻母鹿和三隻公鹿）喪失性命，隨後多佛一份報紙信心滿滿地解釋：「一個地方的鹿群數量愈多，萊姆病傳給人類的機會也愈高。」

唉，其實沒有這回事。那條簡單的式子和沼澤瘴氣帶來瘧疾之說同樣荒謬。

這些民間行動背後的前提是，相關土地上的鹿「太多了」，由於數量過多，才導致萊姆病從一九七五年以來不斷出現。那些地方確實有**許多**鹿。自從十八和十九世紀的艱困歲月以來，美國東北部的鹿群數量已經強勢反彈（起因包括森林重新生長、沒有大型掠食動物、較少有人為了取肉而獵殺鹿群，以及其他因素）。比起一六三七年佩科特戰爭（Pequot War）時期，如今康乃狄克州的鹿群數量說不定還更多。不過，誠如歐斯費德的研究所示，白尾鹿的數量與你在（比方說）科克蓬塞特州立森林（Cockaponset State Forest）中漫步時染上萊姆病的機率，說不定也毫無關聯。為什麼？

「任何傳染病先天上都是一種生態系，」歐斯費德寫道。而生態學是很複雜的。

51 萊姆病學界的異端

紐約密爾布魯克（Millbrook）的凱利生態系統研究院（Cary Institute of Ecosystem Studies）裡，歐斯費德坐在他的辦公室，四壁和門上都貼掛了與蜱有關的幽默裝飾，他告訴我，他是鹿和萊姆病學界的「異端人士」。

不過他可不是恭聆天啟聖諭的異端，他是手中握有資料的異端。

歐斯費德年約五十幾歲，身體健壯，性情開朗，蓄留褐色短髮，戴著一副橢圓框眼鏡。他的主要研究興趣是小型哺乳動物，他研究這些動物如何互動、哪些因素會左右牠們的分布和數量、牠們的存在與否對外界的影響，還有牠們身上攜帶的東西。自一九九〇年代早期以來，他的凱利團隊已經在密爾布魯克和鄰近地區的各處森林區塊設陷阱活捉了成千上萬隻小型哺乳動物，其中多半是鼠類、花栗鼠、松鼠和鼩鼱，不過也有體型大如負鼠、臭鼬和浣熊等動物。起初他的研究和萊姆病毫無關係；他是在追查白足鼠（一種本地囓齒類動物）的族群周期，多種小型哺乳動物都經常表現出那種族群周期，先度過數量相對較為稀少的年份，來年變得很多，再來那年，數量還更多，接下來卻崩盤衰頹，又恢復稀少的狀態，彷彿受了某種神祕節律的宰制。許多哺乳類生態學家都曾經投入研究這種周期，試行判定其起因。是哪種力量驅動族群盛衰？

歐斯費德對這些現象的後果更感到興趣。當動物A的數量多得超乎尋常，對動物B、C和D的族群數有可能帶來什麼影響？更明確而言，他想知道，當白足鼠的族群數大幅增長，是不是憑著牠們大量取食毛蟲，就能控制某些有害蛾類的爆發性增長。他設陷阱捕捉這類動物，加以檢視，留下耳標識別記號，再把牠們釋回下層植被。作業期間，他注意到有些動物的耳朵長了一些黑色的小東西，就像冒號的黑點那麼小，那是幼蜱。那些鼠類都受了感染。牠們為肩板硬蜱的未成熟幼體供應鮮血餐飲，那就是歐斯費德所知的黑腿蜱（不是「鹿蜱」）。他在書中的前言寫道：「我就是這樣才開始對萊姆病生態學產生興趣。」

在那二十年間，歐斯費德和他的團隊採集了一隻又一隻的哺乳動物和蜱蟲，累積了一套龐大的資料體系，那項工作依然持續當中。他們使用薛爾曼活捕陷阱（Sherman live trap，塔拉哈西市〔Tallahassee〕的可靠供應商H．B．薛爾曼公司生產），用燕麥為誘餌，擺設在森林的枯枝落葉層。他們捕獲動物後，很快檢查牠們的身體狀況並清除蜱蟲，隨後大半釋放。像他這樣研究小型哺乳動物的生物學家，日常蒐集資料時都必須遵循「陷捕及釋放」程序，因此一般都會養成處理活齧齒類動物的高明技巧——手法輕柔又很有效率。歐斯費德的團隊發現，只需約花一分鐘時間的縝密檢查，他們就能檢測出鼠類身上的九成蜱蟲。（如何估計出這種田野檢查有多徹底？他們會挑一些鼠類擺進籠中，圈養一段時間，等所有蜱蟲掉落籠子底下的水盤裡。接著他們清出老鼠糞便和殘屑中的蜱——歐斯費德表明，這是一種「很骯髒又富有挑戰性的工作」——然後清點出比較完整的總數，接著就與先前田野作業所見數量做比較。）就花栗鼠而言，快速肉眼檢視法的成效幾乎一樣好。其他小型哺乳動物，包括松鼠和鼩鼱，身上攜帶蜱的數量就比較高，也比較不好清點，不過歐斯費德的團隊依然能夠做出合情合理的估計。

那群研究人員發現，幼蜱十分微小，就連體重僅五克（和兩個美金一角硬幣約略等重）的小小假面鼩鼱（masked shrew），身上平均都有五十五隻幼蜱。這麼多寄生蟲，會讓那麼纖弱嬌小的動物，蒙受十分沉重的負擔。體型較大的短尾鼩鼱（short-tailed shrew），身上平均有六十三隻蜱。按照歐斯費德的估計（同樣出自陷阱捕捉所得資料），密爾布魯克每英畝林地約住了十隻短尾鼩鼱，由此累計出相當數量的蜱蟲，整片森林爬滿會吸血的黑點，前景堪憂，然而黑腿蜱除了吸食鼩鼱的鮮血之外，也從來不吃其他東西。

不過，這種蜱也確實吃其他東西。牠的生命周期相當複雜，就像昆蟲，黑腿蜱也會經歷變態過程，必須度過兩個未成熟階段（幼蜱和若蜱）之後才能化為成蜱。牠在這些階段必須各從脊椎動物宿主取得一頓鮮血大餐來供應變身所需滋養；成蜱還另外需要一餐鮮血來補充繁殖所需的能量和蛋白質。就多數情況，脊椎動物宿主都是哺乳動物，不過也可能是蜥蜴，也或許是在地表築巢的鳥類，好比棕夜鶇（veery），因為牠們在枯枝落葉層活動時，總會接觸到幼蜱。實際上，黑腿蜱是相當廣博的通才，牠的已知宿主菜單，包含超過百種的北美脊椎動物，涵括範圍從知更鳥到牛，從松鼠到狗，從石龍子到臭鼬，乃至於從負鼠到人。歐斯費德告訴我：「這些蜱的胃口好得令人不敢相信。」

雌成蜱整個冬季都飽食鮮血，接著到春季開始產卵，仲夏時節幼蜱孵出。無論幼蜱或成蜱都不能移動得非常迅速，也走不了非常遠。牠們不能飛，動作也不像跳蚤或彈尾蟲（springtail）那麼靈便，牠們就像纖小陸龜那般爬來爬去。不過據歐斯費德所述，牠們對化學和物理信號似乎「極其敏感」，也因此能夠找到安全處所，度過寒冬。牠們還擅長找出會排放二氧化碳、發出紅外輻射的宿主。牠們能嗅到食物。牠們的行動雖不敏捷，卻很能掌握機會，也很警覺，能伺機而動。

蜱的完整生命周期計需兩年，包含三段不同的寄生吸血時期，分別涉及不同種類的脊椎動物宿主。蜱蟎學家（acarologist，研究蜱和蟎的生物學家）使用一個極度誇張的詞彙，來描述蜱蟲如何尋找下一個附著對象，如何爬上草莖尖端或葉片外緣，接著伸出前腿，嗅聞信號，擺好姿勢抓住新的宿主；那個詞彙是「搜索」（questing）。某個生命期的個體愈小，牠的「搜索」行為也愈可能發生在貼近地表低處。這樣會帶來一個結果，並反映在歐斯費德和同事建立的資料裡面，結果就是，有兩種鼩鼱為該研究區域的所有幼蜱提供了約三成的鮮血大餐。白足鼠扮演幼蜱吸血宿主的重要性居次。

白尾鹿似乎扮演一個非常不同的角色。牠們主要只對成蜱發揮重要作用——不單為牠們供應血液，還為雄性黑腿蜱提供會見雌蜱的場地。十一月間，康乃狄克州林間的白尾鹿，就像下曼哈頓區週五夜晚人潮洶湧的單身酒吧，裡面擠滿尋歡作樂的人。一隻可憐的母鹿身上有可能寄生了一千隻黑腿蜱成蟲。雄蜱爬過鹿皮，遇上一隻耽溺於吸血的雌蜱——困陷在那裡，動都不動地吸血——於是雙方開始不怎麼優雅地交配。節肢動物並不追求浪漫的性愛。一旦雌蜱吸完血，雄蜱也完成這次結合，牠們都從鹿身上跌落下來，把地方讓給其他蜱蟲。以這樣的交流狀況，在蜱蟲為期四週的生育季節當中，一隻白尾鹿就能供應產生兩百萬顆受精蜱卵所需的血液。倘若這當中有半數孵化，結果就是每隻鹿可以養出一百萬隻幼蜱。

這種資料和計算結果，使得歐斯費德成為異端人士，對於鹿在萊姆病系統扮演的角色有獨特看法。當時盛行的假設是，鹿愈多就能產出愈多蜱蟲，從而釀成更高的染病風險。他告訴我：「不過事實看來卻是，你只需要**少數**鹿隻，就足以支持非常大量的蜱蟲族群。」類似康乃狄克州海岸地帶這樣的區域，說不定還有其他重要的風險因子，好比白足鼠和鼩鼱的數量。誰知道呢？

不過暫且打住。我們這裡處理的是生態學，因此問題很複雜，另外兩個因素也必須納入考量。其中一個是不變的事實，另一個則會變動。不變的事實是，伯氏疏螺旋體感染並不會在黑腿蜱族群間垂直傳播。講得明白一點：那並不會遺傳。就那百萬隻幼蜱而言，牠們全都出身當初吸食單一鹿隻血液的雌蜱，而且就算每一隻產卵的母蜱，還有那隻鹿全都受了感染，幼蜱孵化時，也完全不會攜帶伯氏疏螺旋體。幼蜱乾乾淨淨、健健康康地來到這個世界。每一代蜱蟲，都必須重新遭受感染。大致來講，真相大概就是，幼蜱是在受感染宿主——老鼠、鼩鼱或其他任意物種——身上吸血時染上了螺旋體。幼蜱蛻皮變成若蜱，接著，倘若牠的下一餐是取自一隻未受感染的宿主，則若蜱會把病原體感染給那隻動物，牠會把螺旋體連同自己的抗凝血唾液一併注入宿主的傷口。「倘若哺乳動物沒有讓蜱蟲染病，」歐斯費德表示：「那麼往後蜱蟲也不會讓哺乳動物染病。」伯氏疏螺旋體就是靠著這種交互感染，才能在蜱蟲和宿主族群都保持那麼高的盛行率。

會變動的因素和非遺傳性不變事實連帶有關，歐斯費德與其他人把那個變數稱為「儲存宿主能力」（reservoir competence），這是用來衡量特定宿主動物（倘若已經受了感染）把感染傳布給吸血蜱蟲的可能性。不同物種的儲存宿主能力高低不等，最可能的決定因素則是物種對抗病原體的免疫反應強度差異。倘若免疫反應虛弱，血中滿含螺旋體，那個物種就會成為「能力」高強的伯氏疏螺旋體儲存宿主，能把病原體感染給叮咬牠的大半蜱蟲。倘若免疫反應強勁有效，能抑制血液媒介傳染性螺旋體的含量，那個物種就是「能力」較弱的儲存宿主。歐斯費德團隊研究圈養動物以及在牠們身上吸血維生的蜱蟲，顯示白足鼠是萊姆病螺旋體儲存宿主能力最高強的物種，花栗鼠的儲存宿主能力遠遠屈居第二，鼩鼱則緊隨其後。

有一件事情使得情況更加複雜：白足鼠除了儲存宿主能力非常高強之外，理毛本領還非常差勁，很不懂得如何清除蜱蟲，這些蜱蟲主要都叮咬白足鼠的臉部和耳朵。於是白足鼠身上的蜱，有很大比例都能生存到末期階段。鼩鼱也很不擅長自我梳理，這實在很不幸，也因此那種白足鼠和鼩鼱，為蜱蟲的取食、感染、存續和成功變態做出的貢獻，才高得那麼不成比例。依循這個標準，花栗鼠的整體重要程度便得退居第三。

還有一個要點，重要性或許不如前述相對排比，不過更具有普遍意義，那就是有四種小型哺乳動物合起來，在這個系統當中占有這麼大的分量。歐斯費德和他那幫人馬匯集的總結統計數字指出，在紐約州密爾布魯克附近一處典型的森林區「搜索」下一個宿主的若蜱，有高達九成在幼蜱階段都曾經從四種宿主之一吸血（並因此受了感染），這四種動物包括白足鼠、花栗鼠、短尾鼩鼱和假面鼩鼱。四種動物並沒有養大九成的黑腿蜱若蟲，不過由於儲存宿主能力和梳理效率的差距，後來受了感染並危害人類的若蜱，卻有九成都由牠們餵飽。要不要我再說一次？四種小型哺乳動物為十分之九的病媒蜱推波助瀾。

所以就別再提鹿群數量吧。白尾鹿和萊姆病系統確實有連帶關係，不過那如同微量元素，只是一種觸媒。鹿的存在很重要，不過數量多寡卻不是那麼重要。那群小型哺乳動物，在決定人類承擔的疾病風險規模方面，扮演遠遠更為關鍵的角色。偶然幾年橡實大豐收，促成鼠類和花栗鼠族群大爆發，比起獵鹿人的一切可能作為，這一點還更有可能影響康乃狄克州孩童的萊姆病例數。除了協助（受感染的和未受感染的）黑腿蜱存活下來之外，白尾鹿和萊姆病流行現象幾乎毫無關聯。白尾鹿不會增加森林裡面的感染盛行率，牠們並不把螺旋體或新近孵化的蜱蟲傳染給人類。歐斯費德告訴我，牠們是終端宿主。

話說回來，他表示：「我們恰好也是終端宿主，因為一旦我們受了感染，傳染病就哪裡都去不成。這種病只留在我們的體內，不會傳回給蜱蟲。所以我們是無能的儲存宿主。」老鼠和鼩鼱讓蜱蟲生病，蜱蟲讓我們生病，但我們不會讓任何人生病。一個人染上了伯氏疏螺旋體，那種螺旋體就不再傳染下去。它不會隨著噴嚏或握手向外移動，它不會順風飄移，它不是性病。這是很有趣的生態學課題，不過就染上了萊姆病的患者來講，這大概是一種冰冷的慰藉吧。

52 一種錯綜複雜的系統

歐斯費德不只是對伯氏疏螺旋體在美國森林中的奇妙、繁複動態很有感覺，對人類受害數量同樣感應敏銳。他給我看了紐約州杜且斯郡（Dutchess County）的一些數字，範圍涵括密爾布魯克和凱利生態系統研究院，年份從一九八六到二〇〇五年。人類感染的二十年趨勢呈陡峭上升，特別在一九九六到二〇〇二年間幾度出現高峰。一九九六年總計有一千八百三十八起萊姆病通報案例。隨後是一段可觀的下滑時期，直到二〇〇二年又出現了將近兩千起新病例通報。

儘管如此，我們最好還是從生態學角度來理解這種現象，別只把它看成一種醫學問題。「萊姆病之所以染上人類，是由於我們在不經意之間，成為野生動物與蜱蟲互動關係的受害者，」歐斯費德說明。「我們是闖入者，介入了蜱蟲和這些宿主——儲存宿主——來回散布細菌性傳染病的系統。」他解釋，一九九六年和二〇〇二年的高峰現象，可以從一個角度來理解，峰值反映了當地森林的秋季豐碩產量。白足鼠愛吃橡實，由於這種老鼠繁殖很快，成熟也很快，因此當食物充裕，牠們就會爆發高度繁殖力，累積大堆果實之後（隔了兩年）鼠群也隨之激增。一對老鼠在食物豐沛的情況下，一年內就能產生五十到七十五隻小鼠的淨增長。更多橡實，更多老鼠，更多受感染的蜱蟲，更多萊姆病。

杜且斯郡是美國東北一處寧靜的度假區，緊鄰卡茨基爾山（Catskills）東緣，若是走紐約州塔康尼克公園大道（Taconic State Parkway），離曼哈頓也只有兩個小時車程。那裡有起伏山丘、石牆圍籬、小城鎮、老舊公路旅館、引導雨水匯入哈德遜河的窄小渠道和溪流、高爾夫球場，還有城郊街坊，當中也包括了一些庭院寬敞、闊葉喬木掩映，周圍環繞樹籬或野生灌木叢的雅致住家。住宅區一片翠綠，連商業區和購物中心也都綠意盎然。人類群聚地帶之間和周邊區域都滿布公園、小林地和森林區塊，主宰這些地方的不是人類，是櫟樹和槭樹。這些森林區塊的下層植被到處可見苔蘚、落葉、小檗、繁縷、橡實碎塊、毒漆藤、野蘑菇、腐木、潮濕窪地，同時蠑螈、青蛙、鯢、蟋蟀、鼠負、蚯蚓、蜘蛛和襪帶蛇也都在這些地方繁衍生息。當然還有蜱，多得數都數不清的蜱。我前往訪視之前，根據杜且斯郡衛生當局紀錄，在這處居民人口總數不到三十萬的地區，又多出了一千兩百四十四例萊姆病患者。這已經足夠讓你遲疑，不敢進入林間蹓躂。

歐斯費德和他的團隊卻沒有條件那樣謹小慎微，因為那些森林區塊是他們收集所需資料的地方。那天稍早我跟隊走了一趟，伴隨他和幾位年輕同事，巡視陷阱設置路線。他們當中有個名叫傑西・布倫納（Jesse Brunner）的博士後研究員，他來自蒙大拿州赫勒拿市（Helena），留了一臉大鬍子，已經開始禿頂，貢獻多年的時間在探索萊姆病盛行率和大小森林區塊的物種多樣性是否存有連帶關係並鑽研箇中相關性。另一位團隊成員是香儂・杜爾（Shannon Duerr），她是歐斯費德實驗室聘僱的技術助理員，目前本身也染上萊姆病，正接受胺羥苄青黴素治療。我們穿越樹林時，我注意到歐斯費德把牛仔褲褲腳塞進襪子裡面，還有他處理捕獲的動物時，都先戴上了乳膠手套。布倫納先拿一隻白足鼠示範他的處理手法，接著就把那隻白足鼠遞給我。

我抓著白足鼠，依照指示輕柔捏起牠肩膀的皮膚。牠的雙眼又黑又大，向外鼓起並流露恐懼，像BB鋼彈那樣閃爍光輝。牠的雙耳很大，天鵝絨般光滑。毛皮很柔軟，帶了褐灰色。我看到牠的一耳上頭附著了好幾個黑點，每個都不比英文句號的黑點大。布倫納說那就是幼蜱，牠們才剛黏附上去，幾乎還沒開始吸血。另一耳上有一個比較大的黑色團塊，大得像大頭針針頭，那隻幼蜱附著得較久，這時已經充血腫脹。布倫納告訴我，到了這個季節，白足鼠大概已經從若蜱叮咬染上了伯氏疏螺旋體。至於吸血腫脹的幼蜱則或許才剛從白足鼠染上螺旋體。所以我手中那隻白足鼠身上，很可能有兩種受感染的帶原者。就在我全神貫注聽布倫納講話這當兒，白足鼠也察覺我一時失神，於是縱身掙脫我的掌握，觸地跑走，消失在矮樹叢間。於是這種生命周期得以延續下去。

那天下午，我和歐斯費德在他的辦公室中聊天，我提起一個實際的問題：假定你有好幾個年幼的小孩，在密爾布魯克這裡定居，住在你的夢想住宅裡面，還擁有三英畝的漂亮草地和灌叢林地——你希望有哪些措施來防範萊姆病？有各式各樣的惡劣做法可供選擇。責成郡府噴灑殺蟲劑？要州政府負責撲殺鹿群？在森林中架設陷阱（不是薛爾曼式活捕陷阱，而是奪命陷阱），並以乾酪來誘殺鼠類，在灌木叢放火把牠們趕盡殺絕？你會不會把庭院鋪平，周圍挖掘壕溝，並在裡面灌油？你會不會在小孩到外面玩耍之前，在他們的腳踝戴上防蚤防蜱的驅蟲環圈？

不會，全都不會。歐斯費德答道：「假使我知道，那片土地能支持健全的動物族群，包括貓頭鷹、狐、鷹、鼬鼠和各種松鼠——全都是能控制白足鼠族群的動物群落成員。這樣我就會放心得多。」換句話說，他談的是生物多樣性。

這是他不假思索，直接道出的最醒目結論，出自二十年研究所得：萊姆病風險似乎隨著特定地區的本土動物種類減少而向上攀升。為什麼？或許是由於不同物種的儲存宿主能力高低有別所致，其中白足鼠和鼩鼱的儲存宿主能力都很高強，而其他或與牠們共享棲地的幾乎所有脊椎動物宿主，儲存宿主能力則都很低落。如果有儲存宿主能力低落的宿主存在，能力最強的儲存宿主的影響力量會被能力低的其他宿主稀釋了。在生態角色完備不缺的森林區塊——裡面有鷹、貓頭鷹、狐、鼬鼠和負鼠等中型掠食者，以及松鼠和花栗鼠等嬌小的競爭物種——白足鼠和鼩鼱的族群規模就會相對較小，因為掠食和競爭會控制牠們的數量。從而壓低了平均儲存宿主能力。就另一方面，在物種多樣性低落的森林區塊，幾乎肯定可以見到白足鼠和鼩鼱在那裡毫無節制地大量繁殖。任何地方只要有牠們茁壯繁衍，把傳染病有效感染給叮咬牠們的蜱蟲，那裡也就有伯氏疏螺旋體茁壯繁衍。

這項洞見促使歐斯費德開始思索另一道有趣的問題，一個和公共衛生有直接牽連的問題。哪處森林區塊的物種多樣性低於其他區塊？更實際的說法是：哪片小林地、綠地或公園，暗藏最高的萊姆病接觸風險？

記住，任何森林區塊，只要周圍環繞道路、建築物以及其他人為衝擊，就某個程度來講，那裡都是個生態孤島。那裡的陸棲動物群落會和外界隔絕，因為想要進出的個體都會被壓扁。（鳥類是個特例，不過牠們一般也遵循這相同的模式。）同時請注意，大型孤島能支持的多樣性，通常都高於小型孤島的多樣性。馬達加斯加的多樣性豐富程度高於斐濟，而斐濟的多樣性豐富程度又高於波納佩（Pohnpei，密克羅尼西亞聯邦的小島）。為什麼？簡單回答，陸地面積愈大，棲息地多樣性愈高，能在這裡生存的動物種類也就愈多。（這道簡單答案背後的複雜細節，都在一門稱為島嶼生物地理學〔island biogeography〕的學域裡面處理，這方面歐斯費德還相當熟悉，因為那門學問在一九七〇年代和一九八〇年代期間深切影響了生態學思維，我對這門學問也很熟悉，因為我在一九九〇年代，寫了一本這方面的書。）運用那項原理來權衡紐約州杜且斯郡的情況，結果便得出一項預測，小型森林區塊——巴掌大的小林地——所含動物種類會少於面積較大的森林地帶。這就是歐斯費德完成的事項，他把面積相關多樣性預測結果當作一項概略假設，接著就到現場實地研究來檢定那項假設。我前往密爾布魯克拜訪時，他已經有辦法表示，那個模式看來確實是真的，同時布倫納的博士後研究也繼續針對這同一課題更深入鑽研。

時光流逝，從我和歐斯費德那次談話已經過了五年，這時他持續累積了二十年的調查成果，對這項假設也更有信心了。這變成他的《萊姆病》專書的一項重要主題。隨著他對這些一般原則的信心與日俱增，這些原則在不同情境的種種展現方式也日益獲得認可。如今，他得出的所有結論，都因應不同條件，經過審慎修改。不過基本發現都是很明確的。

像杜且斯郡這種地區裡的窄小林地區塊，很可能只窩藏了幾種哺乳動物，其中一種是白足鼠。這種老鼠很擅長開拓新棲地，求生、繁殖的本領都很高強，也很擅長掌握機會，牠是趕不走了。由於罕有掠食、競爭動物，牠的族群數量大致上不受約束，保持在相當高的平均水準起起伏伏，若是夏季橡實大豐收，隨後還會大幅向上攀升。鼠類會蜂擁侵擾窄小林地，就像老鼠結隊隨吹笛手沿著哈梅恩道路出走。那裡還有大批蜱蟲。蜱蟲熱切吸食白足鼠血液，而且存活率很高，因為白足鼠並不像負鼠、貓鵲，或甚至於花栗鼠那麼擅長梳理自己，沒辦法好好清除幼蜱。同時又由於白足鼠是儲存宿主能力十分高強的伯氏疏螺旋體宿主，窩藏、散布病原體的效能都高，因此多數蜱蟲都染上了那種螺旋體。

若是森林面積較大，動植物群落的多樣性比較豐富，那麼箇中動態也就不同了。面對十幾種或更多種掠食動物和競爭物種，白足鼠的數量會比較少；體內有螺旋體寄生的其他哺乳動物，儲存宿主能力比較低，也比較不能容忍飢渴幼蜱；得出的淨效應就是較少蜱蟲受到感染。

歐斯費德以他的書名警告我們，這是一種錯綜複雜的系統，儘管如此，萊姆病的某些要點依然顯現得相當明白。他寫道：「我們知道，在一塊小林地中散步，比在附近一大片遼闊森林散步來得危險。我們知道，在橡實豐收年之後隔兩個夏季進入那片櫟樹林間健行，風險遠比在橡實歉收之後進入那同一片林地健行來得更高。我們知道，裡面住了多種哺乳動物和鳥類的森林，比起只支持較少種類的森林更為安全。我們知道，樹林裡面的負鼠和松鼠愈多，萊姆病風險也愈低，依我們推斷，貓頭鷹、鷹和鼬鼠也都有相同影響。」至於白尾鹿，牠們確實也有牽連，卻也絕非首要因素，所以別聽到什麼都照單全收。

歐斯費德補充說明，有些人把「所有生命都有連帶關係」看成生態學的核心真理。沒這回事。那只是語焉不詳的老生常談。科學的真正重點是要查明，哪些動物之間的關聯比其他種類都更密切，以及那是哪種關係，還有一旦出現改變或受了干擾，會發生什麼後果。

53 我們學到了什麼？

歐斯費德和他的同事已經告訴我們，萊姆病的指標教訓之一是，在受到干擾、支離破碎的生態系當中，人畜共通傳染病很容易溢出，若是在多樣化的完整生態系當中，溢出的機會就少了。不過另外還有一個教訓，和歐斯費德的成果就沒有什麼關係，而且沒辦法從薛爾曼活捕陷阱加燕麥誘餌這個層級來探究。這個教訓得自一則比較根本的事實——伯氏疏螺旋體是一種細菌。

它是一種細菌，卻也具有若干古怪的特質。舉例來說，受到抗生素攻擊時，伯氏似乎會退守轉為一種不易攻破的防衛型式，進入一種號稱「圓體」（round body）的似胞囊階段。圓體能抵抗破壞，而且極不容易檢查出來。萊姆病患者接受了二到四週的胺羥苄青黴素或去氧羥四環素標準療程，表面看來已經康復，但體內說不定還藏了圓體，往後仍有可能舊病復發。就連「慢性萊姆病」這種紛爭，這種讓受苦患者、有不同見解的醫師、及美國傳染病學會相持不下的症候群，說不定能夠以圓體來解釋。也或許不行。此外，可別把伯氏疏螺旋體的圓體與伯內特氏考克斯氏體的小型菌混為一談。後者是Q熱的病原體，形狀也類似胞囊，不過它見於荷蘭，隨風四處飄蕩，帶著分娩山羊的傳染病吹向下風地帶。從來沒有聽人說過，至少目前還沒有，萊姆病也能夠這樣隨風飄送到其他地方。伯氏疏螺旋體的圓體和伯內特氏考克斯氏體的小型菌清楚告訴我們，就算在抗生素時代，依然有可能遇上神出鬼沒又強悍刁蠻的細菌。這些微生物提醒我們，就算你不是病毒，還是可能在二十一世紀引發嚴重、棘手、玄妙莫測的人畜共通疾病疫情。不過，病毒仍舊比較厲害。

Chapter 6
病毒上場

54 難以捉摸的微小顆粒

就像暗物質以及海王星外的X行星，病毒一度是種無形無影的神祕事物，直到進入二十世紀許久之後，謎團方才破解。病毒會引發極端嚴重的後果，卻又無從察覺，就像中子。

安東尼・范・雷文霍克（Antoni van Leeuwenhoek）發現許多微生物，但並不包括病毒，兩百年後，巴斯德和柯霍完成細菌學的突破性發展，依然沒有發現病毒。巴斯德確實研究了狂犬病，甚至還開發出一種疫苗，不過他研究的是那種疾病，從來不曾著眼狂犬病毒本身，也不怎麼明白那是什麼。到了一九〇二年，美國軍醫威廉・戈加斯（William C. Gorgas）在古巴推行滅蚊計畫，消滅了那裡的黃熱病，卻連那種蚊子攜帶的是哪種傳染原都一無所知。那就像是獵人蒙上雙眼，單憑鴨子的嘎嘎叫聲來射殺獵物。甚至於一九一八至一九一九年間奪走全球五千萬條人命的流感病毒，在當時民眾心目中都像鬼魅幻影，是不見形跡的不明事物。病毒沒辦法用光學顯微鏡來觀察；不能生長在化學營養成分調配的培養基上；它們不像細菌，不能用陶瓷濾器來捕捉。我們只能憑推論，得知病毒的存在。

為什麼這麼難以捉摸？因為病毒渺小到極點，構造簡單，卻又獨具巧思、非比尋常、經濟簡約，有時還微妙得邪門。甚至連病毒是否具有生命，這個問題都難倒專家，大家各持己見，莫衷一是。就算病毒沒有生命，最起碼它們也是根據生命原理運作的快捷式機械。它們會寄生。它們會競爭、攻擊、躲避。它們會掙扎奮鬥。病毒和所有生物一樣，都遵行相同的基本要務——生存、繁殖、讓自己的世系永續傳承——而且使用達爾文天擇原理形塑的複雜對策來落實這些事項。它們會演化。如今地球上的病毒都很能適應它們該做的事，因為唯有最適者才能生存下來。

「病毒」這個詞彙的歷史，比起如今它所指稱的研究課題古老得多。病毒的英文是virus，直接使用拉丁文的virus，意指「毒物、植物汁液、黏液」。你甚至還可以發現，這個拉丁文用詞也能表示「有毒黏液」。英文以這個詞彙來代表致病原的用法，最早出現在一七二八年，不過在十八世紀其餘時期，縱貫十九世紀，隨後又過了好幾十年，這個詞彙始終沒有清楚的定義，既可以含糊指稱任何具傳染性的微生物，也用來代表我們如今稱為病毒的特定一類實體。晚近至一九四〇年，就連伯內特偶爾也會漫不經心把Q熱微生物稱為「病毒」，即便當時他已經十分清楚那種病原體是細菌。

病毒的影響早就為人所知，遠比發現病毒本身要早上許久。天花、狂犬病以及麻疹帶來的巨大痛苦，臨床界早都耳熟能詳，數百年甚至數千年下來，我們卻始終不知道致病原是什麼。急性疾患和疫病爆發是怎麼來的，這方面有各式各樣的創意說法——有人認為禍首是瘴氣和惡臭，或者腐敗、汙穢的事物，或者貧窮、神意、邪惡的魔法，也許是寒氣或受潮的雙腳——最後才慢慢得知，那是傳染性微生物所致。

大約在一八四〇年，德國一位名叫雅各布．亨勒（Jakob Henle）的解剖學家開始懷疑，是否有某種有毒的顆粒——生物或其他東西——渺小得沒辦法用光學顯微鏡來觀察，卻又能夠傳染特定疾病。亨勒並沒有證據，他的構想也沒有立刻為人採信。一八四六年，丹麥一位名叫彼得．帕努姆（Peter Panum）的醫師，親眼見識位在蘇格蘭以北的法羅群島（Faroe Islands）爆發一場麻疹疫情，從發生在那群偏遠島嶼的流行病，他得出了幾項敏銳的推理，勾勒出那種疾病有可能如何在人與人之間傳遞，也推斷出為什麼在接觸之後會延遲兩週方才出現症狀（這就是如今我們所稱的潛伏期）。柯霍在哥廷根（Göttingen）求學時曾經追隨亨勒做研究，隨後在一八七〇年代和八〇年代，他開創了超越觀察和假想的實驗成果，辨認出引致炭疽病、結核病以及霍亂的病原微生物。

柯霍的發現，加上巴斯德、李斯特、威廉・羅伯茨（William Roberts）、約翰・伯登・桑德森（John Burdon Sanderson）與其他人開創的成果，為十九世紀晚期紛呈出現的系列觀點提供了實證基礎，這套觀點後來一般統稱為「疾病菌源說」（germ theory of disease），由此開始，人類便逐漸擺脫瘴氣、傳染性毒素、體液失衡、感染性腐敗和魔法等諸般老舊觀點。然而柯霍、巴斯德和李斯特所關注的病原微生物，主要仍只侷限於細菌（巴斯德有關狂犬病的高明猜想除外）。

細菌不是那麼難以捉摸。把它們擺在普通顯微鏡底下就看得見。細菌可以培養，只需使用尤利烏斯・佩特里（Julius Petri，柯霍的助手）發明的培養皿（Petri dish，意即「佩特里皿」），裡面盛裝營養豐富的洋菜培養基，細菌就會在上頭滋長。細菌比病毒大，也更容易掌握。

接下來的真知灼見來自農學，而非醫學。一八九〇年代早期，俄羅斯一位名叫德米特里・伊凡諾夫斯基（Dmitri Ivanofsky）的科學家在聖彼得堡（St. Petersburg）研究嚴重危害帝國境內各農場的菸草鑲嵌病（tobacco mosaic disease）。菸草病株葉片會出現斑點或紋路，植株生長緩慢終至凋萎，導致產量降低，造成農戶財務損失。先前的研究顯示，這種疾病是會傳染的——以實驗手法從受感染葉片萃取汁液，塗上另一株植物，結果疾病也傳了過去。伊凡諾夫斯基重做傳染實驗，並增添一個步驟。他使用張伯倫氏濾器（Chamberland filter）來過濾葉片汁液，這種過濾器是以未上釉瓷器製成，帶有纖小細孔，能濾除細菌、淨化水質。伊凡諾夫斯基在報告中寫道：「染上菸草鑲嵌病的菸葉汁液過濾之後，依然具有感染性，」這段敘述構成病毒的第一項操作定義：具有感染性，卻又是「可濾過的」，意思是病毒極小，能通過細菌無法通過的孔洞。

不久之後，荷蘭一位名叫馬丁努斯・拜耶林克（Martinus Beijerinck）的研究員獨立做出相同的結果，接著還更往前推進一步。他從受感染植物取得汁液，過濾之後予以稀釋，用那份稀釋酊劑來感染另一株植物，結果發現，不論具有感染力的是什麼東西，稀釋之後仍然能夠完全保有感染植物的活力。這表示它能在第二株植物的活組織內自行複製，而這也表示，那種東西並不是毒素，不是某些細菌生成的有毒分泌物。若是毒素，稀釋之後的效能應該就要減弱，而且也不會自行恢復活力。結果這種東西卻會這樣。然而在只裝有濾過植物汁液的容器裡，它卻並不滋長。它需要其他東西。它需要植物。

所以，根據拜耶林克、伊凡諾夫斯基和其他幾位同業專家累積得出的成果，菸草鑲嵌病的病原體是某種比細菌小的實體，無法用顯微鏡觀察，而且能夠（也只能在）活細胞內繁殖。這就是病毒的基本側寫，不過當時依然沒有人見過它們。拜耶林克猜想，菸草鑲嵌病的病原物質是一種液體，於是稱之為「傳染性活體流質」（contagium vivum fluidum）。後續研究（包括一九三〇年代電子顯微鏡發明後獲得的成果）證實，就這點而言，他錯了。病毒並不是一種液體，它是一種固體，一種微小的顆粒。

以上都屬於植物方面的病毒。最早發現的動物病毒是引致口蹄疫的那種病毒，同樣會導致農業病害。口蹄疫會在牛和豬之間交互感染，就像噴嚏飛沫在微風中飄散，有些牲口因此死亡，另有一些則遭撲殺。一八九八年，德國北部一所大學的弗雷德里希．呂佛勒（Friedrich Loeffler）和保羅．弗羅施（Paul Frosch）沿用拜耶林克的過濾、稀釋技術，證明口蹄疫的病原體也是一種能夠通過過濾器、而且只能在活細胞內複製的實體。呂佛勒和弗羅施更指稱，那有可能只是一整類致病因子當中的一種而已，那是尚未發現的門類，裡面有些種類說不定還會感染人類，引發好比天花這樣的現象。到頭來，最早在人類身上辨認出來的病毒傳染病卻不是天花，而是黃熱病，在一九〇一年確認。大約就在戈加斯推動滅蚊計畫，設法解決古巴黃熱病實際問題之時，另一位美國軍醫瓦爾特．瑞德（Walter Reed）和他的微生物學家小組也證明，黃熱病的致病因子確實是由蚊子傳染。然而，他們依然見不到這種因子。

後來科學家便開始使用「濾過性病毒」這個稱號，儘管有些拙劣，卻比舊有的「有毒黏液」用法更為精確。舉例來說，漢斯・津瑟（Hans Zinsser）在一九三四年發表了一本記述醫學探索過程暨發現的《老鼠、蝨子和歷史》（*Rats, Lice and History*），還在那本經典紀事中聲稱自己曾經「受到所謂『濾過性病毒』病原體相關研究的鼓舞。」津瑟寫道，許多流行病「的病因都是這類神祕的『東西』——好比天花、水痘、麻疹、流行性腮腺炎、脊髓灰質炎、腦炎、黃熱病、登革熱、狂犬病和流感，更別提動物界中其他許許多多重大疾病。」津瑟也體認到，這類動物疾病當中，有些說不定也和第一類疾病重疊，同樣屬於人類流行病。他補上一個關鍵要點：「這就彷如細菌疾病，在人類和動物界之間有寄生生物的活躍交流。」津瑟是思慮周延、訓練有素的微生物學家。他在八十年前就意識到，病毒有可能釀成最邪惡的人畜共通傳染病，這個事實直到晚近才被發現。

55 用蛋白質裹著的壞消息

病毒很難在試管內培養，因此早期研究人員看不到它們，在實驗室內無從著力，不過那也是探究病毒本質的一條線索。把病毒擺進含有化學營養成分的培養基裡面，它並不會生長，這是由於病毒只能在活細胞裡面複製。用專業術語來講，它是「絕對細胞內寄生生物」（obligate intracellular parasite）。病毒的尺寸很小，基因組也很小，精簡到只足夠讓它伺機進行依附式生存。它自身不含有繁殖機具。它四處揩油、偷盜。

「很小」是指多小？普通病毒大約為普通細菌的十分之一大小。採用公制單位來說，圓形病毒的直徑大約從十五奈米（也就是**十億分**之十五米）到三百奈米不等。不過病毒並不都呈圓球形，有些呈圓柱狀，另有一些像繩索呈細長狀，還有些看來就像拙劣的未來派建築或登月小艇。不論是哪種形狀，病毒的內部容積都十分微小。塞在這般細小容器裡面的基因組，也相應有其侷限，核苷酸數目從兩千到最多約一百二十萬不等。相較而言，小鼠的基因組所含核苷酸數目約為三**十億**。界定一個胺基酸需要三個核苷酸鹼基，構成一個蛋白質平均約需要兩百五十個胺基酸（不過有些蛋白質還大上許多）。基因的用處就是製造蛋白質；細胞或病毒內的其他一切事項，全都是後續反應的產物。所以只含區區兩千個字碼的基因組，甚至含一萬三千個（流感病毒）或三萬個（SARS病毒）字碼的基因組，都可說是非常寒酸的工程規格。然而，即便以微小得只能編寫出八到十個蛋白質的基因組規模，病毒卻仍有可能相當狡猾，而且表現出高度效能。

病毒面對四項基本挑戰：如何從一個宿主轉到另一個宿主身上；如何鑽進那個宿主體內的細胞；如何接管那顆細胞的配備和資源，來生成自己的多重副本；還有如何回到外界——擺脫細胞，離開宿主，繼續侵入下一個宿主。病毒的結構和基因功能都打造得非常精簡，堪可達成這些使命。

彼得．梅達華（Peter Medawar）爵士是英國的傑出生物學家，和伯內特在同一年獲得諾貝爾獎，他把病毒定義為「用蛋白質裹著的壞消息」。梅達華心中所想的「壞消息」是遺傳物質，這種東西利用宿主生物的細胞來藏身、繁殖，同時經常（卻非總是）對宿主造成傷害。病毒的蛋白質包裹材料稱為衣殼（capsid）。衣殼也稱為殼體，具有兩種功能：能在必要時保護病毒的內部構造，並協助病毒進入宿主細胞。位於細胞外的個別病毒單元，都是完整的顆粒，稱為病毒體（virion）。衣殼也決定病毒的外形。舉例來說，伊波拉病毒和馬堡病毒的病毒體都呈長絲狀，因此劃歸為線狀病毒這一類。其他有些病毒的顆粒呈圓球形或卵圓形，另有些則呈螺旋形或者狀似二十面體（就像巴克明斯特．富勒〔Buckminster Fuller〕設計的足球結構）。第一型ＨＩＶ顆粒呈球形。狂犬病毒體的模樣就像子彈。一碟伊波拉病毒體混亨德拉病毒體，看來就像髮絲細麵拌一些酸豆醬。

許多病毒都額外包覆了一層套膜（envelope），套膜不只由蛋白質組成，還包含取自宿主細胞的脂質分子——某些情況下，病毒體脫離細胞時會從細胞膜把脂質一併帶走。病毒體的套膜外表面有可能滿布大量尖刺狀分子突起，就像老式水雷的引爆觸桿。這些尖刺具有非常重要的功能，每種病毒分別具有專屬的尖刺，構造就像鑰匙，能與目標細胞外表的分子鎖匹配；病毒體靠著尖刺，讓自己附著上目標細胞，就像太空船和另一艘太空船對接，接著尖刺就打開入口侵入。尖刺的專一性不只約束特定病毒能感染的宿主種類，還侷限該病毒可以用最高效能侵染的細胞種類——神經細胞、胃細胞、呼吸道上皮細胞——從而決定病毒有可能引致哪種疾病。儘管尖刺對病毒具有這等用途，卻也成為容易遭受攻擊的弱點所在。它們是受感染宿主免疫反應的主要標靶，白血球製造的抗體分子能抓住尖刺，防止病毒體附上細胞。

可別把衣殼和細胞壁或細胞膜混為一談，這些結構只是功能相仿。自從病毒學創建之初，學界就從反面角度來定義病毒（**沒辦法**用濾器篩除、**沒辦法**用化學營養成分來培養、**不**完全算是活的），最基本的反面公設則是，病毒體並不是細胞。病毒的運作方式和細胞不同，不具備和細胞相同的能力或弱點。這些特點反映在一件事實上，病毒不怕抗生素——抗生素是一類很有價值的化學物質，能用來殺滅細菌（細菌也是細胞），或起碼能妨礙細菌生長。青黴素（盤尼西林）的作用是阻止細菌製造細胞壁。胺羥苄青黴素是青黴素的相似合成物質，也有相同的功能。四環黴素（tetracycline）能干擾細菌的內部代謝作用，妨礙細菌製造生長、複製所需的蛋白質。病毒沒有細胞壁，也沒有內部代謝作用，因此對這類殺菌藥劑的效用毫無所懼。

病毒衣殼內部一般都只含遺傳物質，也就是能製造出具有相同模式的新病毒體的一組指令。這組指令只有在病毒介入活細胞的運作之後才能執行。病毒的遺傳物質本身可為ＤＮＡ或ＲＮＡ，實際就看是該病毒屬於分類學上的哪一科而定。兩類分子各有優缺點，不過都能記錄資訊並表現出來。含ＤＮＡ的類群包括疱疹病毒、痘病毒（poxvirus）和乳突病毒（papillomavirus）；此外還有六個你從來沒聽過的病毒科也含有ＤＮＡ，好比虹彩病毒（iridovirus）、桿狀病毒（baculovirus）和肝炎病毒（hepadnavirus，其中一種會引致B型肝炎）。其他多科病毒則把遺傳資訊儲存成ＲＮＡ型式，包括線狀病毒、反轉錄病毒（retrovirus，例如聲名狼藉的第一型ＨＩＶ）、冠狀病毒（含ＳＡＲＳ冠狀病毒），以及其他多達約十二科的病毒，比如麻疹病毒、流行性腮腺炎病毒、亨德拉病毒、立百病毒、黃熱病毒、登革病毒、西尼羅病毒、狂犬病毒、馬丘波病毒、胡寧病毒、拉薩病毒和屈公病毒，加上所有漢他病毒、所有流感病毒以及普通感冒病毒。

ＤＮＡ和ＲＮＡ的不同之處，決定了各種病毒之間一項極端重大的差異：突變率。ＤＮＡ是雙股分子，也就是著名的雙螺旋，因為兩股長鏈藉由核苷酸鹼基對之間非常獨特的關係匹配在一起（腺嘌呤只與胸腺嘧啶配對，胞嘧啶只與鳥嘌呤配對），因此自我複製時，若鹼基的位置出現錯誤，一般也都能夠修正過來。這種修正作業由ＤＮＡ聚合酶負責執行，這種聚合酶能夠根據其中一股催化建構出新的一股ＤＮＡ。倘若腺嘌呤放錯位置，與鳥嘌呤配對（腺嘌呤不是鳥嘌呤的正確對象），ＤＮＡ聚合酶能認出錯誤，退回到前一個配對，修正錯誤的結合，接著繼續進行下去。所以多數ＤＮＡ病毒的突變率都相當低。

ＲＮＡ病毒是以一條單鏈分子編碼形成，沒有這種修正配置，沒有這種搭檔系統，沒有這種負責校讀的聚合酶，因此得承擔高出數千倍的突變率。（在此請各位注意，有一小群ＤＮＡ病毒把遺傳密碼編寫在單股ＤＮＡ上，突變率也都很高，就像ＲＮＡ病毒。同時也有一小群ＲＮＡ病毒具有雙股分子。凡有規則，就有例外。不過這裡我們就不理會那些次要的異常事例，因為這件事本身已經夠複雜了。）這個基本要點十分重要，我還要再講一遍：ＲＮＡ病毒的突變頻率漫無節制。

突變會帶來新的遺傳變異，變異是天擇的運作原料。突變大多有害，會帶來嚴重功能障礙，把突變型生命體推上演化絕路。不過偶爾突變巧具用途，並能適應環境。突變出現得愈頻繁，生成優質突變的機會也愈高。（突變愈多，則生成有害突變的機率也愈高，這會害死病毒；也因此突變率有最高上限。）所以ＲＮＡ病毒的演化速率，有可能高於地球上的其他任何生物。也就是這樣，它們才那麼反覆無常、難以逆料，又那麼難纏。

儘管梅達華曾以妙語評斷，但卻非所有病毒都是「裹著蛋白質的壞消息」——起碼對於受感染宿主來講，病毒不見得都是壞消息。有時甚至是好消息，某些病毒能為宿主提供有益健康的服務。「感染」不必然都會伴隨出現重大損害，這個詞只代表某種微生物已建立起勢力。病毒不見得必須先讓宿主生病，才能達成任何成果。它的私利目標只是能夠複製，並傳播出去。病毒會進入細胞，沒錯；接著擾亂細胞的生理機具來自我複製，沒錯；而且病毒離開時還往往會摧毀那群細胞，這也沒錯；不過遭破壞的細胞或許還沒有多到會帶來真正的損害。病毒有可能悄無聲息地棲居宿主體內，不造成破壞，只適度複製，並從一個宿主感染到另一個宿主身上，也不引發任何症狀。舉例來說，病毒和儲存宿主的關係，往往牽涉到這樣一種休戰協定，有時是歷經長遠交往和許多世代的相互演化適應才達成這樣的狀況，病毒變得愈來愈溫和，宿主也變得愈來愈寬容。這也正是定義儲存宿主的部分要項：沒有症狀。並非所有病毒與宿主的關係都朝著這種友善的狀態演變，這是一種特殊的生態平衡型式。

就像其他所有生態平衡，這也是一種為期短暫的偶發臨時狀態。一旦發生溢出事件，把病毒送進了一種新的宿主，停戰協定就廢止了。寬容性並不會隨之轉移，平衡局勢打破了，嶄新的關係就此開展。病毒才剛在陌生宿主體內站穩腳跟，它有可能是個不惹是生非的過客，也可能惹出些許事端，不過也或許是苦難的根源。這就要看情況囉。

56 害死一位年輕科學家

有一種病毒的非正式名稱是疱疹B病毒（herpes B virus），原本默默無聞，隨後由於紐約大學一次實驗室意外事故，才在一九三二年一躍成為醫學界的矚目焦點。這種病毒如今有個比較明確的稱法，叫第一型獼猴疱疹病毒（Macacine herpesvirus 1），指稱其天然儲存宿主：獼猴。當年有一位名叫威廉・布雷布納（William Brebner）的年輕科學家正從事脊髓灰質炎疫苗的開發研究。那種工作必須用上猴子，最好的動物實驗對象是隸屬獼猴科的恆河獼猴（*Macaca mulatta*）。由於當時還沒有辦法在玻璃培養皿中培養脊髓灰質炎病毒（後來終究能夠辦到，不過得先設法把活細胞養在培養基裡面，當成病毒宿主之後才行得通），因此通常都把恆河獼猴當成病毒培養器，並兼做受試對象。脊髓灰質炎並不是人畜共通傳染病，除了攻擊人類之外，一般並不侵染任何動物；不過只要借助皮下注射針，也可能讓它在猴子體內滋長。做實驗的人必須從一隻（經人為處理受到感染的）猴子身上取得脊髓灰質炎病毒，然後施打注入另一隻猴子的腦子或脊髓裡，接著讓連鎖感染延續下去，並觀察猴子在各感染階段所受影響。有一天，布雷布納在處理一隻猴子的時候遭到咬傷。

只是左手無名指和小指被咬了一下，並不嚴重。布雷布納用碘酒處理傷口，接著又用酒精消毒，然後繼續工作。那隻猴子看起來很正常、很健康，不過牠自然很暴躁好鬥，至於猴子是否染上了脊髓灰質炎，布雷布納似乎並不怎麼擔心。不久之後那隻猴子死了（在另一個實驗過程中，讓牠吸入乙醚喪命），屍體並沒有接受剖驗。

三天過後，布雷布納手上咬痕附近出現「疼痛和輕微紅腫」。又過了三天，他住進貝爾維尤醫院（Bellevue Hospital）。他的症狀緩慢發展——淋巴結觸痛、腹部痙攣、雙腿麻痺、無法排尿、雙臂刺痛發麻，接著開始發高燒又不停打嗝——兩週過後，病情變得十分嚴重。他呼吸困難，臉色發青。於是他接上人工呼吸器，接著身體抽搐，失去意識。他的口鼻湧出泡沫。再過五個小時，布雷布納不治身亡，得年二十九。

布雷布納的死因為何？是脊髓灰質炎嗎？或者是狂犬病？紐約大學那間實驗室另有一位研究員才剛從醫學院畢業，他很聰明、做事積極，協助剖驗布雷布納的遺體，隨後還使用布雷布納的腦、脊髓、淋巴結和脾臟樣本更深入調查。那個人就是沙賓，幾十年後以研發一種脊髓灰質炎口服疫苗名滿天下。沙賓和一位同事取得布雷布納的腦部組織製成乳劑，注射回到猴子體內，他們同時也為小鼠、天竺鼠和狗施打。這些動物都沒有表現出布雷布納罹患的任何徵候。至於同樣經注射施打的兔子就發病了，牠們的腿肢癱了，死於呼吸衰竭，脾和肝都出現損傷。沙賓和搭檔從兔子抽取能再次引發相同感染病程的濾過要素。他們沿用布雷布納姓氏的第一個字母，簡單稱之為「B病毒」。其他研究則證實，那是一種皰疹病毒。

皰疹B病毒感染人類的事例十分罕見，不過這種病毒非常可惡，二十世紀期間，在抗病毒藥劑學開創最新突破之前，有幾十人受了感染，致死率幾乎達到七成，隨後迄今則幾乎達到五成。有時它並不奪走人命，卻留下神經損傷後遺症。那是在實驗室中以獼猴進行研究的科學家和技術員的職業風險。那種病毒在獼猴身上司空見慣，不過只會帶來些許困擾。病毒在神經節裡面逗留，間歇現身並引發輕微病灶，通常出現在猴子口部或周邊部位，就像人類染上單純皰疹長出唇皰疹或口潰瘍瘡的情況。猴子的口、唇皰疹瘡不時出現又消退。人類染上了皰疹B病毒就不是這樣了。自從布雷布納死後，幾十年間又有四十二起人類病例經診斷確認，全都涉及科學家或實驗室技術員，另有一些則是負責照料動物、並曾接觸圈養獼猴的人。

到了一九五〇年代，脊髓灰質炎疫苗研發作業如火如荼開展，期間人類病例數也急速增長，或許是由於致力研發，導致恆河獼猴使用數量急遽增多所致。比起當今靈長類醫學研究的作業規範，當年的圈養和處理條件可說都相當原始。從一九四九年到一九五一年間，單以美國國家小兒麻痺基金會（National Foundation for Infantile Paralysis，別名：一角行動〔March of Dimes〕）所有資助行動當中的一項來講，消耗的猴子數量便達一萬七千隻。基金會在南卡羅來納州設了一處類似資料交換中心的機構，負責清點進口猴子數量，根據紀錄，一位主要研究人員固定每個月購買五十隻獼猴，每隻含運二十六美元。沒有人知道沙賓和沙克的實驗室總共「犧牲」了多少隻獼猴，其他研究人員更別提了，不過皰疹B病毒感染發病率在一九五七到一九五八年間攀到頂峰，恰是脊髓灰質炎疫苗開發工作風起潮湧的階段。多數病例都發生在美國，其餘出在加拿大和英國，這些地方和恆河獼猴自然棲地相隔十萬八千里，不過都是醫學研究重鎮。

從一九五〇年代那次高峰期之後，意外感染率開始遞減，或許是由於實驗室技術員開始更審慎採行防範措施，好比戴上手套和口罩，並且在處理猴子之前先予以施打鎮靜劑。到了一九八〇年代，皰疹B病毒感染事例再次上揚，幅度很小，而且和獼猴使用數量再次提升有關，這次是用來進行愛滋病研究。

最晚近一起案例出在一九九七年年底，發生在亞特蘭大的耶基斯國家靈長類動物研究中心（Yerkes National Primate Research Center）。十月二十九日，一位年輕女子在一群圈養恆河獼猴當中工作時，恆河獼猴的某種黏稠體液意外潑灑到她的眼睛。那有可能是尿液、糞便或口水，似乎也沒有人知道。她用紙巾抹擦眼睛，繼續努力把工作做完，過了將近一個小時，她才抽空沖水、清洗眼睛。那樣做實在不夠。她沒有提出事故報告，十天過後，眼睛開始紅腫。她前往一處急診室，值班醫師開給她抗生素眼藥水。多謝了。後來眼睛發炎，情況惡化，於是她去找一位眼科醫師。又過了好幾天，另一位眼科醫師幫她檢查之後，她才因為可能染上皰疹B病毒住進醫院。這時他們開始施用強效抗病毒藥物，同時也不動聲色取回送驗的檢體——嗯，別做了，那些檢體我們要拿回來。先前他們曾用拭子擦抹她的眼睛採樣，送往商業實驗室進行分析。後來才發現，她的培養檢體實在太危險了，不該讓普通實驗室的工作人員來處理。

那位年輕女子似乎稍有好轉，於是離開醫院。隔天早上醒來時，症狀卻惡化了——腹部疼痛、無法排尿、右腳虛軟——於是又回到醫院。到了月底，她開始痙攣，跟著出現肺炎。她在一九九七年十二月十日死於呼吸衰竭。儘管她的父親是位感染科醫師，母親是位護理師，耶基斯國家靈長類動物研究中心也不乏了解皰疹B病毒的人士，現代醫學卻依然救不了她。

這種可悲的不幸事故讓某些人深感焦慮。跨物種傳染的機率有可能很低——在正常情況下非常低——然而後果卻很嚴重。幾年過後，英格蘭一處「野生動物公園」的十一隻恆河獼猴經檢驗出皰疹B病毒抗體陽性反應，管理當局決定殺滅那整群猴子。這是基於一件事實下達的決策，因為英國的危險病原體諮詢委員會（Advisory Committee on Dangerous Pathogens）最近才把皰疹B病毒改歸入生物危險性第四等級類別，於是它就此和伊波拉病毒、馬堡病毒、以及引致克里米亞－剛果出血熱的病毒等特出份子並列。國家法規具體指明，凡是染上了生物危險性第四等級病原體的動物，都必須在生物安全第四等級防護狀況下才得處理或者予以摧毀（意思是身著太空服、戴三層手套，裝設氣密門以及其他所有裝置，但在觀賞野生動物的旅遊觀光區，這些恐怕並不實際）。當然了，抗體檢驗陽性結果只代表那十一隻猴子曾經接觸病毒，不見得就表示牠們當時受了感染，更不代表會釋出皰疹B病毒。不過那項科學分

他們提出了一道比較敏感的問題，質問疱疹B病毒是否屬於第四級。有些論據認為它恐怕不算。了感染，眼前對企業大概也只有負面影響。有些靈長類學家認為，這種撲殺舉動是沒必要的奇怪措施，疱疹B病毒抗體陽性反應之後，也把他們的上百隻獼猴殺光。法律歸法律，至於獼猴，不論牠們是否受百一十五隻動物全部殺滅。兩週之後，英國鄉間另一處動物公園仿效同樣做法，在園內幾隻猴子檢驗出野制止不了撲殺行動。受僱的殺手使用點二二口徑的滅音來福槍，在一天當中就把野生動物公園的兩

恆河獼猴並不是唯一會攜帶疱疹B病毒的猴子，同一種病毒也見於其他亞洲猴類，包括棲居印尼本土範圍的長尾獼猴。不過野地生長的恆河獼猴或其他獼猴，倒是從來沒有發生過把疱疹B病毒感染給人類的已知事例，就連猴子與人類親密接觸的情況下也不曾出現。這方面找不出什麼單純的解釋，因為確實存有這樣的機會。恆河獼猴和長尾獼猴都是伺機性物種，大體並不怕人類或人類環境。在印度、東南亞、印尼和菲律賓，隨著人類前鋒部隊使用鏈鋸和大砍刀把獼猴驅離牠們的本土森林棲地，猴群也只是變得更樂於在文明邊緣伺機翻撿垃圾、偷竊和乞討。牠們會在找得到食物，對牠們表現些許寬容的任何地方討生活。在德里，你可以見到政府建築胸牆沿線，都有恆河獼猴藏身。在離吉隆坡不遠處一所大學的宿舍區廊道，你也可以瞥見長尾獼猴在垃圾堆翻撿覓食的身影。由於印度教和佛教對所有動物都抱持寬容態度，對靈長類動物還特別善待，因此獼猴數量變得很多，大膽在牠們本土生活區附近的眾多廟宇現身，特別是坐落於森林附近或畸零林內的這類廟宇。

印度教廟宇的猴子因為長得像猴神哈奴曼（Hanuman）而受到庇蔭。而佛教則有崇敬猴子的古老遺緒，起碼在日本、中國和印度都奉行不渝。你從肖像藝術和雕塑都能看出這點，好比在東京北方的東照宮可以見到著名的三猿雕像（非禮勿視、非禮勿聽、非禮勿言）。多少世代，多少世紀以來，野地獼猴紛紛來到這些場所，在人類近處定居下來。如今牠們已經成為許多宮寺和聖殿的吉祥物，生活就像哈奴

曼的侍僧或神道的山王神那般驕縱，大半靠朝聖旅客施捨餐食維生。

峇里島中部桑給猴林（Sangeh Monkey Forest）就有一處這樣的地方，位於這座全世界最宜人島嶼的翠綠火山斜坡和優美稻田之間。在桑給這處地方，兩百隻長尾獼猴等待每月數千名旅客來到廟宇參訪，當遊客在窄小林地之間閒逛時伸手向他們乞食。因此一位名叫麗莎・瓊斯－恩格爾（Lisa Jones-Engel）的華盛頓大學人類學家，和她的丈夫格雷戈里・恩格爾（Gregory Engel）醫師，選擇桑給這個地點，研究人類接觸經猴子傳播的疱疹B病毒的情形。他們知道，那處環境和實驗室應該會非常不同。

峇里島人口幾達四百萬，面積卻只勉強比美國德拉瓦州稍大（譯註：略小於兩個高雄市面積），這是地球上較擁擠的人類棲息地之一，不過擠得很優雅，而且建構、梯田和分區都相當巧妙，並不像其他人口緻密的熱帶國家那麼擠迫。印尼的印度教徒大半住在峇里島，至於這個國家的其他地區，絕大多數人信仰伊斯蘭教。桑給的森林面積窄小，總共大約有十五英畝的闊葉樹地，為獼猴提供遮蔭和掩蔽，卻沒有提供許多天然食物。獼猴真正的維生食品是花生、香蕉、米飯、花瓣，以及其他糧食與貢品，全都由廟宇工作人員、旅客和印度教參拜香客供應。通往森林的小路商店林立，販賣紀念品、衣物和猴食。猴子一點都不畏怯，大方接受食物，甚至要求施捨。牠們已經失去了需要私有空間的野性本能。當地有企業頭腦的攝影師生意興隆，紛紛幫旅客拍攝與獼猴的合照。「**這是我在峇里島，頭上有一隻猴子。那隻可愛的小東西，只想吃我的巧克力棒。**」不過那隻可愛的小東西，有時候會咬人、抓人。

恩格爾、瓊斯－恩格爾和他們的同事，在這處地方收集了兩組很有趣的資料。他們以採集血液樣本的方式，調查了獼猴族群；他們藉由訪談以及採集血液樣本，調查了桑給的勞動人力。他們的發現道出了許多真相，透露了亞洲猴類和人類之間的病毒溢出機會廣度。

這支團隊抽了三十八隻獼猴的血液，其中二十八隻是成猴，其餘都為幼猴。他們篩檢血清，尋找疱疹B病毒的抗體證據，當年正是這種病毒害死年輕科學家布雷布納，而且歷來曾經染上它的患者，也多數因此喪命。實驗室工作結果令人膽寒：桑給的成年獼猴疱疹B病毒抗體盛行率為百分之百。每隻成年猴子都曾經染上這種病毒。每隻成年獼猴要麼一度曾攜帶這種病毒，不然就是依然帶有病毒（這點比較可能，因為那是一種疱疹病毒，能夠長期潛伏）。幼猴的比率較低，想必是由於牠們生下時體內並沒有病毒，隨著年歲增長，才經由與成猴社交接觸染上。

他們拿這些資料來和人類調查結果進行比對，測定病毒在物種間跨越傳染的機會。該團隊發現，那裡的商家店主、攝影師和他們訪談過的其他本地民眾，幾乎有三分之一至少被獼猴咬過一次，而且幾乎四成曾經被抓傷。有些人遭咬傷或抓傷超過一次。

這項研究專注於當地勞動人力，完全沒有嘗試點算來來去去的旅客被咬、被抓的次數。研究人員只估計出，每年來桑給被猴子咬了、隨後離去的旅客人數肯定達到好幾千——而桑給只是峇里島好幾處同類猴廟當中的一座而已。人類在這種情況染上疱疹B病毒的機率似乎很高。

結果卻還沒有發生這種事，至少就目前所知是如此。恩格爾、瓊斯－恩格爾和他們的協同作者寫道，峇里島有關人類感染這種病毒的通報數是「沒有病例」，而且「不論是與猴子森林連帶有關，或者與其他任何非實驗室背景有關者」都包括在內。好幾千次咬傷，好幾千次抓傷，好幾千次機會，然而人類因疱疹B病毒生病的病例卻為零（至少是零通報病例）。倘若在你看來至像是個好消息，並不是什麼詭異謎團，那麼看來你是比我更為樂觀了。讀完他們的論文之後，我心中依然不解，希望能聽到他們親自說明。

57 精心策劃捉獼猴

一轉眼間，我已經來到了孟加拉東北部一處聖殿，幫瓊斯－恩格爾和恩格爾設陷阱捕猴子。我們先來到蘇爾馬河（Surma River）河畔一座名叫夕列特（Sylhet）的都市，孟加拉低地區域就是從那裡開始皺摺隆起構成丘陵。這片丘陵朝北攀升構成山脈，再往外就是阿薩姆邦、不丹和西藏。夕列特是區域首府，這裡的居民多達五十萬人，加上數目不詳的其他靈長類動物。市區街道川流不息，儘管幾乎全無交通號誌，車輛卻仍有辦法移動。好幾百輛燃燒天然氣的環保計程摩托車，好幾千輛妝點華麗的人力車，由歷經滄桑的男子以古銅色細瘦雙腿踩踏驅動，在破舊公車和緩緩車陣當中爭路前行。清晨街頭有兩輪手推車，載著蔬菜送往市場。較寬敞路口處處聳立購物中心，還有裝了明亮玻璃窗的高檔旅館。那是一座繁華的都市，這個貧窮國家最富裕的城市之一，這種榮景大半得歸功於移居外國的僑民家庭，他們根留老家，在大不列顛功成名就之後就投資故土，並在這裡消費。他們經常返鄉，或起碼寄錢回來。有個人告訴我，倫敦的許多咖哩餐廳，都是僑居當地的孟加拉夕列特人開的。

宗教旅遊也協助推動本地經濟。這裡有好幾座聖殿，除了帶來孟加拉各地的朝聖香客，這些聖殿也把我們引了過來。

在夕列特市的頭一個下午，我們前往一處聖地探勘，那裡叫做查什尼皮爾聖殿（Chashnipeer Majar）。聖殿是一幢小型圓頂建築，聳立丘頂俯視擁擠街坊，周遭遍布水泥牆壁、小店鋪，街道路邊是一棟棟毫無特色的房子，還有蜿蜒的巷道。我們沿著一條很長的樓梯進入聖殿，頭頂只見五、六棵樹木的散亂枝葉橫越上空，其中一棵的枯死樹幹上頭有猴群棲息，猴子在那裡猛搖枝葉，就像攀在船隻索具間的瘋狂水手。聖殿四周山腰滿是蓬亂灌叢、垃圾，還有夕列特人祖先的墳墓。那裡不是什麼翠綠田野，而是一處窄小的聖地孤島，位於一片都會區的核心，不過棲居這裡的野生生物似乎並不在意。獼猴攀上聖殿屋頂，獼猴散居林間，獼猴在樹下房屋的屋頂上頭，獼猴爬上排水管，獼猴跨越輸電線，獼猴在樓梯間盤桓並在扶手上行走，獼猴在墓地墳間跳躍奔跑。結束了第一個下午在那裡的巡查工作之後，隔兩天我們又回來了，這次是一大早就來這裡，攪亂這裡的安詳。

我們的猴子陷阱已經組裝完成，備便待用。那是鋁管和尼龍網組成的立方框架，像衣櫥一般大小，專為這個目的特製而成。陷阱設了一扇落地門，以遙控機關索來控制。你坐在一段距離之外，凝神觀看，一見到猴子進入，你就拉索，籠門隨即下墜。不過切莫太早拉索，別只捕獲第一隻冒險進入的猴子就心滿意足。我聽說，捕捉獼猴的最理想技術包括一個環節，那就是第一次出擊便盡可能多捕捉幾隻，因為這些小傢伙很聰明，牠們很快即會學到教訓。一旦見識了夥伴遭這種花招暗算，牠們見了陷阱就會退避三舍。所以手持機關索的人，必須保持耐性，靜等最恰當時機，等陷阱裡面擠進了最多隻猴子的時候再動手拉索。

我的使命無足輕重：門落地時，我就該立刻趕到那裡，伸腳把門踩住，這樣被逮住的獼猴才沒辦法要花招逃出來。接著由恩格爾進行困難的部分，用裝滿舒泰（Telazol，獸醫用速效麻醉劑）的皮下注射器把牠們一一麻倒。你該怎樣為歇斯底里的猴子施打麻醉劑？在這種情況下是透過陷籠網眼戳進牠們的大腿。穆罕默德・費洛斯（Mohammed Mustafa Feeroz）教授是恩格爾和瓊斯－恩格爾在孟加拉最重要的共同研究人，他負責在旁戒護，費洛斯的四名學生充當助手。戒護是很重要的措施，因為沒有被抓到的猴子有可能成群發動攻擊，狂暴出手搶救夥伴，牠們會組成可怕的打擊部隊。這整套計畫的靈魂人物是瓊斯－恩格爾，但由於性別的因素，她不得進入這處聖殿，因此和幾位女性助理便一起在附近一處庭院等待，稍後就由她們開始抽血。陷捕、麻醉、抽血三步驟，還有哪種事情比這更簡單的？

多著呢，讓我告訴各位，還有哪些事情有可能更簡單。

陷阱裡面擺的誘餌是爆米花和香蕉。一見到誘餌擺了出來，幾隻猴子就靠近檢視。猴子爬遍陷籠裡裡外外，其他多數都退避一旁。消息似乎在牠們之間口耳相傳，猴群興奮起來，更多猴子越過屋頂抵達；現場肯定多達一百隻，牠們對於我們在場現身，還有誘餌的挑逗，全都感到焦躁好奇。我們謹慎地遊走，步上台階，走上斜坡，表現得漫不經心，並把目光避開牠們。費洛斯手持機關索，展現耐心，像釣魚人凝望抖動的浮標。他等著，他等著，等到幾隻體型極大的獼猴進入陷籠視察。其中一隻大公猴體格像阿諾·史瓦辛格，犬齒非常長，也許就是猴子大軍排首位的領導。牠很有膽識，貪婪爭取自己的一份，另外幾隻猴子隨著牠進入。費洛斯拉動繩索。

籠門下墜，逮住史瓦辛格和其他六隻猴子，現場亂成一片。

58 伊斯蘭國家的聖猴

你說不定已經開始懷疑：伊斯蘭國家出現聖猴？孟加拉的人口九成是穆斯林，多半隸屬傳統遜尼派成員。伊斯蘭不是禁止偶像和圖騰崇拜嗎？這些猴子聖殿，不是應該屬於印度教或佛教嗎？

確實如此，卻有例外：位於孟加拉東北部（包括夕列特市在內）的蘇非聖殿。查什尼皮爾神殿是蘇非行者的修煉場所。

那個地區的蘇非主義信仰可以上溯至七百年前的一名侵略者，他是虔誠的穆斯林，名叫哈茲拉特·沙阿·賈拉勒（Hazrat Shah Jalal）。什葉派或遜尼派都有可能奉行蘇非主義，不過這是伊斯蘭教當中比什葉或遜尼主流修行法都更神祕、隱密的法門。依照故事所述，沙阿·賈拉勒來自西方，從麥加領著三百六十名信徒軍團取道德里來此。當時的夕列特是個婆羅門王國，不過國勢已弱，由一位部族頭目統領。沙阿·賈拉勒要麼戰勝了那位頭目，要麼就是威逼強迫他退讓（就看你聽說的是哪個版本）。沙阿·賈拉勒有一位隨員名叫查什尼皮爾（Chashnipeer），大概就是那種巫師地質學家，負責尋找土壤能夠與麥加聖土匹配的合宜地點來建立蘇非信徒新王國。夕列特就是這樣的地方。沙阿·賈拉勒和追隨者在當地安頓下來，勸服那裡的大半百姓改信蘇非教義。沙阿·賈拉勒統治了一段漫長的時光，死後葬在當地。如今他的陵墓業納入該市北郊一處大型清真寺建築群，也依然從孟加拉全境引來朝聖信眾。但我不相信那裡歡迎猴子。

不過，其他禮拜場地也逐一建立，名稱起自沒有那麼重要的創派父老。這些場所和常規伊斯蘭清真寺不同；那些都是聖殿，隱含對神聖要人的景仰，而且他們的遺體也可能就葬在當地（就像沙阿．賈拉勒的情況）。由於這種對神聖的認可，可以理解為偶像崇拜——暗含了拿凡人和神相提並論的寓意——因此這種蘇非聖殿有可能違反了遜尼派或什葉派信徒心目中的伊斯蘭教義。蘇非主義屬於非正統教派，你在位於南方的首都達卡（Dhaka）是找不到這種場所的。

然而到了比較晚近的時代，夕列特的一些聖殿群又經歷了另一個轉型階段。隨著農地墾殖和都市化發展導致棲地縮減，獼猴便來到聖殿尋求庇護。起初牠們有可能只能偷取食物、翻撿垃圾，隨後逐漸局部馴化。獼猴學會如何乞食，照料聖殿處所的負責人也逐漸適應、容忍，最後更縱容牠們。好幾處聖殿（包括查什尼皮爾聖殿）都變成了猴子聖殿。

民眾來此禮拜，看獼猴取樂，施捨祭品，有些人還再次來訪，偶爾出現大批人潮從遠地來此參加節慶，享用盛宴，發願祈禱。獼猴很稀奇，牠們很受歡迎。這是一種優良的經營模式，很適合宗教體制採行，請寬恕我的世俗靈魂。有些朝聖信眾相信，猴子從你手中取食，你的祈禱就能應驗。在伊斯蘭世界其他區域看來，這整套布局似乎有褻瀆之嫌，不過在夕列特，這卻已經成為神聖的傳統。

59 大戰群猴

費洛斯是位動物學教授，任職於達卡北鄰薩瓦區（Savar）的賈汗吉爾納加爾大學（Jahangirnagar University）。他的態度和藹可親，是嚴謹的科學家，還是個篤守教義的穆斯林，但不屬於蘇非派。他和瓊斯－恩格爾博士當然也向查什尼皮爾聖殿徵求許可，希望在那裡捕捉猴子，並解釋他們的科學目的，說明他們會確保沒有動物受到傷害。負責照料的委員會對此感到滿意，但獼猴本身卻深感不滿，牠們見了這群人設陷阱逮到牠們的領頭公猴，加上其他六隻同伴，當中還有一隻是帶著嬰兒的母猴，這下激起猴群眾怒。

陷籠裡的被補猴子陷入恐慌，到處衝撞，在網籠四壁和籠頂爬來爬去。籠子外面大約另有八十隻獼猴，紛紛從停棲的樹木主枝、電線和屋頂下來，尖聲嘶吼，喋喋不休。牠們蜂擁在我們四周，伺機發動攻擊，支援遭綁猴子。費洛斯和學生事前已有準備，於是拿起大棍子來對付。這時他們舞動手中的武器，揮棍威嚇，猛砸地面，並出聲吼叫嚇退獼猴。我依指示伸腳把籠門踩住，這樣一來，獼猴就沒辦法用靈巧的手指來拉開插栓。籠外的猴群可不是那麼容易嚇走，牠們閃過棍子，退避，四處跳躍，更頻繁發出尖叫，就像《綠野仙蹤》（*The Wizard of Oz*）童話中那群長翅膀的魔猴。在此同時，恩格爾帶著注射器向陷籠走去，設法透過網孔在史瓦辛格獼猴大腿上戳了一針；他同時猛力壓下柱塞桿，連戳帶壓一個動作就完成注射。這種漂亮的動作，有點超乎西雅圖家庭醫師的常規職責要求。

不到幾秒鐘，史瓦辛格的狠勁開始消退。那隻獼猴的動作變得遲鈍，站立不穩。熄燈，至少持續半個小時。恩格爾迅速工作，動手處理其他的猴子。不過要應付依然在籠子裡面跳來跳去的六隻猴子，還得注意背後其他猴群，事情可不好辦。他又戳了幾隻，接著把注射器重新填滿舒泰。沒有人希望被猴子抓傷或咬傷。

「想辦法抓住尾巴！」恩格爾對我大喊：「把那隻壓在網眼上！」

「好，知道了。」我笨手笨腳設法抓住一條尾巴，不過在這裡我是外行，而且我鼓不起絲毫熱情想讓自己的手暴露在四處翻飛的指爪和牙齒底下，畢竟大家都知道，這些猴子身上攜帶了疱疹B病毒。

恩格爾施出手段，幾分鐘不到就為陷籠裡面所有五隻成猴施打完成。我們一打開籠門，一隻幼猴和那隻嬰猴就飛快溜走了，不過其他猴子都像醉鬼般倒地不起。

我們把猴群裝進一個筒形行李袋。恩格爾吩咐：「快、快，動作快！」兩名學生把袋子搬下樓梯間，接著小心翼翼推高袋子翻過一道牆，瓊斯－恩格爾就站在對側牆下，等著幫忙接住那批被麻醉的猴子。為尊重當地民情，她身著傳統孟加拉服裝——寬鬆的卡米茲（kameez）上衣和莎瓦爾（salwar）長褲，肩上還披著紗質圍巾，那是她的平常田野裝束——不過這時她還戴上了檢診手套和外科口罩。她帶領背猴子的人，沿著巷弄走到一處歡迎女士蒞臨的私人庭院，現場已經準備了桌子，同時棉花拭子、小瓶子、寫字夾板以及注射器等用品也都備便擺放妥當。資料蒐集工作正式展開。

瓊斯－恩格爾是個有魄力又率直的人，擁有多年處理亞洲非人類靈長類動物的經驗。她熱愛她研究的動物，卻也不對牠們抱持浪漫想法。當她和助手開始抽血並採集口腔拭樣的同時，她的丈夫和費洛斯便帶領男學生和我，掉頭回到聖殿做第二輪誘捕。現在我們已經展現過我們的做法，透露了我們的欺瞞意圖，很難講那支猴子軍團究竟會怎樣表現。「假使猴子在最後這半個小時想出了攻擊計畫，」瓊斯－恩格爾命令我們：「那你們就撤退。」

60 疱疹B病毒大受誤解

「疱疹B病毒把人給嚇壞了，」隔了幾天，瓊斯－恩格爾告訴我。當時我們已經回到達卡，過了繁忙的一天之後，她、恩格爾與我，在我的旅館房間享用百富威士忌。瓊斯－恩格爾堅定表示。「疱疹B病毒害得一群群猴子腦袋中槍，然後……」她心中想的是野生動物公園撲殺案，以及其他相仿事件，「就這樣殺光。從這點來看，疱疹B病毒就像伊波拉病毒。」她的意思是，不只是很可怕、殺傷力很強，而且還大大受人誤解。

當然了，疱疹B病毒和伊波拉病毒是非常不同的致病原。不過她說得對：雙方有很值得注意的相似之處。就兩邊狀況而言，病毒經常對人類有致命危害，不過造成的後果，卻遠遠不及於原本設想，起因就在於病毒受了傳播力（transmissibility）的侷限。它們可沒有超自然的力量。這兩種病毒以人類為終端宿主，人類對於它們的實際特性所知有限，往往想像出不實際的風險廣度。兩種病毒之間存有一些差異，以下即為其中一點：伊波拉病毒惡名昭彰，疱疹B病毒則大致上不為人知。雖說不為人知，不過倘若你在猴子實驗室工作，或者經營野生動物公園，那就另當別論了。

瓊斯－恩格爾堅決表示，殺光圈養的獼猴是沒有必要的，即便是有可能攜帶病毒的猴子族群，只要牠們把病毒傳給人類的機率極低，撲殺就是多此一舉。即便抗體檢驗呈陽性，也不能就此證明病毒依然存在。

她提起最近一起案例，短短三個月前，法國一所大學用來研究的獼猴群落被判處極刑，整群慘遭撲殺。那群獼猴當中有幾隻已經由動物行為學家審慎研究了二十五年，這個群落以表現出若干耐人尋味的行為模式著稱。來自國際靈長類動物學學會（International Primatological Society）和其他科學團體的一千位靈長類動物學家，聯合簽署請願書，挑戰這種把獼猴全體判處極刑的邏輯。「聽著，別做這種事，」他們呼籲：「你們並不真正明白這些結果代表什麼意思。」但是大學評議會依然下達決定，接著在八月的一個週日，趁科學家和飼養員來不及再次抗議，獼猴全遭殺害。

不論疱疹B病毒感染人類時有多危險，猴傳人的機會似乎極小。這就是峇里島桑給猴林研究結果提出的主張。瓊斯－恩格爾和恩格爾發現，那裡的獼猴病毒盛行率很高，而且獼猴咬噬、抓傷民眾的比率也很高，卻找不到疱疹B病毒轉移的證據。假使峇里島果真偶有這種情況，那些病例肯定都必須逃過醫界法眼，不然就被誤判為其他可怕疾病，好比脊髓灰質炎或者狂犬病，狂犬病在峇里島是嚴重的問題，因為島上犬隻的狂犬病盛行率很高。沒有人知道，桑給是否出現了任何疱疹B病毒感染病例，卻沒有被人察覺。很可能完全沒有。

另有一些資料也支持疱疹B病毒不能輕易跳躍感染人類的印象，這項研究由另一組人馬完成，在將近十年之前發表。那項研究檢查了三百二十一位實驗室工作人員的血液樣本，含科學家和技術人員，牠們全都處理過活體靈長類動物，或者曾經接觸人工培養的靈長類細胞。這些人多數從事獼猴研究，有許多人都被咬過、抓過或者曾遭濺潑體液。結果經檢驗的三百二十一位工作人員，卻沒有一位由於接觸過疱疹B病毒而呈現陽性反應。顯然病毒並不是那麼容易染上，同時和猿猴親密接觸的人員，顯然也沒有因此出現捉摸不定的無症狀感染。

醫療病歷只記錄了四十三起病例，最早的是布雷布納，這是一隻獼猴和一個人接觸造成感染的情況。確實，這四十三起感染病例多半後果嚴重。不過在同一段時期，在其他不知多少萬次或多少百萬次這類接觸當中——或在實驗室中，或在野地，從猴子廟宇到培養皿，經由抓傷、咬傷或口水，或者扎針意外或尿液潑濺——疱疹B病毒卻沒有完成猴傳人跨種跳躍。

為什麼沒有？顯然這種病毒還沒有準備妥當。

不然也可以換個說法：生態環境已經提供了機會，不過演化還沒有抓住機會。說不定永遠不會。

61 逮到一種傳染標記

從我們在查什尼皮爾聖殿誘捕的獮猴身上取得血液，還會經過另一種篩檢，試行尋找另一種病毒的證據。瓊斯－恩格爾和她的團隊，最近才把注意力轉移到這種病毒身上。那是我很感興趣的對象，因為它有個駭人聽聞的名字：猿猴泡沫病毒。不會的，受到感染的宿主並不會口吐白沫。「泡沫」字眼出自這種病毒的一種傾向，它會讓宿主細胞彼此融合，形成沒有作用的巨型細胞，而且擺在顯微鏡底下，看起來就像泡沫。

其實會形成泡沫的病毒還不少，構成了一整個屬：泡沫病毒屬（*Spumavirus*）。其中有的會感染牛、貓和馬。此外在大猩猩、黑猩猩、紅毛猩猩、狒狒、獮猴和其他靈長類動物身上，也都見得到它們，而且這種感染對這每種猿猴而言，也似乎都非常古老了，病毒和宿主共同演化，歷經三千萬年的時光，每種猿猴各自匹配一種猿猴泡沫病毒。或許這就是為什麼，如今這些病毒會顯得那麼溫和。一支在中部非洲進行研究的團隊提出證據，指稱猿猴泡沫病毒會從靈長類動物（被獵捕當成叢林肉的山魈、大猩猩和長尾猴）傳染給獵食牠們的人。不過猿猴泡沫病毒是否讓獵戶生病，那就是另一個問題了，那項研究並沒有探究這一點。若是深入鑽研，他們會發現那種作用肯定很緩慢，而且難以判別。話說回來，HIV的作用也很緩慢，而且難以判別。再者，猿猴泡沫病毒也像HIV，同樣是一種反轉錄病毒。研究界不只瓊斯－恩格爾一人覺得猿猴泡沫病毒值得關注。

三十年前，科學家認為我們人類本身也有一種泡沫病毒，那是我們自有版本的流行病，有別於我們拿米飯餵食聖猴或動刀宰殺大猩猩時，有可能染上的人畜共通泡沫病毒。人類泡沫病毒號稱「正在尋找疾病的病毒」，對培養細胞具有破壞作用，對活人卻顯然並無危害。後續研究動用先進的分子生物學方法，最值得注意的是基因定序法，顯示那或許只是在黑猩猩之間流傳的泡沫病毒的一種變異體。不論如何，瓊斯－恩格爾和她的丈夫感興趣的並不是那種病毒，他們更關切的是棲身於亞洲獼猴的幾種版本。

如同非洲的猿猴泡沫病毒，這些亞洲病毒進入人類宿主之時，也似乎完全不造成危害。我們在達卡聊天的時候，瓊斯－恩格爾便曾提到這個觀點，不過語氣比較慎重，「就我們所知，非人類靈長類動物沒有哪種疾病是染上猿猴泡沫病毒引發的。現在，一旦病毒躍過物種障壁，侵染人類……」由於資料有限，一旦出了這種狀況，唉，很難講會發生什麼事情。「目前我們能檢視的人數還很少，完全沒辦法研判，它會不會讓人生病。」如今所觀察的病例還太少，觀察的時間也太短。既然猿猴泡沫病毒是一種反轉錄病毒，可以想見它有可能先潛伏一段漫長時期，在宿主體內緩慢偷偷複製，隨後才從它的祕密藏身處所現身，大肆破壞。

就恩格爾和瓊斯－恩格爾來講，這條調查路線的起點是峇里島的桑給神殿，也就是他們篩檢猿猴泡沫病毒和疱疹B病毒的地方。就如疱疹B病毒，猿猴泡沫病毒也似乎普遍見於整個獼猴族群；他們在檢驗的多數獼猴體內，都找到了對付那種病毒的抗體。因此，這或許也就是一種藉由社交接觸在猴子之間傳播的常見感染，這一點同樣很像疱疹B病毒。不過，感染人類的溢出事件，出現得有多頻繁？

除了設陷阱捕猴子、採集樣本之外，研究人員還為超過八十個人抽了血，並採用檢查猴血的相同做法來篩檢人類血液樣本。結果除了一個例外，其他人的檢驗結果都呈陰性，那個例外是個四十七歲的峇里島農人。這名男子住在桑給附近，經常來這處神廟，他被猴子咬傷一次，被抓傷過好幾次。他告訴他們，自己從來沒吃過猴肉，也沒有飼養猴子當寵物。倘若他體內存有病毒，那肯定來自神廟那群攻擊成性的猴子。事後回顧，瓊斯－恩格爾和恩格爾從峇里島那八十幾個檢驗對象獲得的發現當中，最值得注意的觀點就是，**只有**那位農人受了感染。從那時開始，後續在其他亞洲國家（泰國、尼泊爾和孟加拉）深入採樣所得結果則顯示，猿猴泡沫病毒比早期結果所示還更容易侵入人體。

不過既然它並沒有引發任何已知疾病，那又怎樣呢？

除了這種病毒有可能引致某種**不明**疾病之外，恩格爾和瓊斯－恩格爾還有另一個理由來研究這種病毒。「它是種標記，」恩格爾告訴我。「我們逮到了一種傳染標記，」瓊斯－恩格爾附和他的話。他們的意思是，人口群中出現了猿猴泡沫病毒，標誌了歷來出現的各式各樣跨種感染機會。倘若猿猴泡沫病毒已經從半馴養獼猴傳染給一個人，或傳染給好幾個人，說不定還傳染給路過桑給這類場所的好幾千人，那麼其他病毒也能辦到，只不過我們還沒有察覺，而且它們的影響也依然未知。

我問：「那麼這有什麼重要性？」

她答道：「因為我們要找的是『下一場大禍』。」

62 病毒如何傳播

「下一場大禍」，我在本書開頭曾提過，這是世界各地的疾病科學家經常論述的課題。他們會動腦筋思索，也會提出討論，同時也很習慣聽人問起。當他們投入研究或討論過往幾場大流行時，「下一場大禍」也悄悄在他們的腦海中翻攪。

最晚近一場大禍是愛滋病，最後釀成的禍患規模（危害範圍與波及幅度）根本連想都料想不到。奪走大約三千萬條人命，目前存活的受感染患者仍達三千四百萬人，也不知道該如何善了。脊髓灰質炎是場大禍，起碼在美國是如此，而且它還讓一個後來當上美國總統的男子變成跛子，也因此在歷史上留下惡名。在情勢最慘烈的時期，脊髓灰質炎也侵染好幾十萬名兒童，造成其中許多人癱瘓或死亡，這種疾病逮住了民眾的矚目焦點，大家就像車頭燈下的鹿一樣不知所措，同時大規模醫療研究的資助和推行方式，也因此產生了劇烈的改變。在二十世紀期間，大禍當中的最大禍患是一九一八至一九一九年的流行性感冒。在那之前，北美大陸原住民的大禍是天花，約一五二〇年隨著寇蒂斯（Hernán Cortés）征服墨西哥的遠征隊從西班牙傳入。回到歐洲，更早兩個世紀之前的大禍是黑死病，這或許可以歸咎於淋巴腺鼠疫。不論黑死病的起因是鼠疫桿菌，或者是另一種比較神祕的病原體（最近好幾位歷史學家提出這種說法），它的禍患規模無疑非常大。這種流行病在一三四七年到一三五二年間，似乎至少殺害了三成歐洲居民。

這裡得到的教訓是：倘若你隸屬一個日漸增長的人口群，居住密度很高，卻又暴露於新的致病原之下，那麼下一場大禍來臨，也只是時間的問題而已。

請注意，這些大禍多半（卻不完全）都是病毒惹出來的，唯一的例外是鼠疫。如今現代抗生素已經普遍使用，細菌的致命威脅已經大幅減輕，所以我們可以篤定猜測，「下一場大禍」也會是病毒惹出來的。

為什麼有些病毒型疾病爆發事例的情況很嚴重，有些**非常**嚴重，還另有些則是間歇現身，或者就這樣消失，不造成絲毫破壞，要理解這一點，就得從活動病毒的兩個面向來考量：傳播力和毒力。這兩個是關鍵參數，劃定分界，一言定生死，就像速度和質量。這兩個層面連同其他幾項因素，大體上決定了任意爆發事例的整體衝擊強度。兩個層面都不是絕對常數，它們會變動，它們是相對的。它們反映出病毒和宿主，以及病毒和更寬廣世界之間的關聯性。它們測量情境，不只測量微生物。傳播力和毒力，是病毒生態學的陰陽兩極。

你已經聽了一些傳播力相關說法，包括「病毒存活必須複製和傳播」這句簡單的陳述。病毒的複製只能在宿主細胞內進行，箇中理由前面我已經提過。傳播是從一個宿主移往另一個的過程，而傳播力則是利於達成宿主轉移的整體特徵。病毒體能不能在宿主的喉嚨或鼻道自行集結，在那裡引發刺激，接著是否還能藉由咳嗽或噴嚏力道噴發出來？一旦噴發進入環境，病毒體能不能忍受乾燥和紫外光，並存續至少幾分鐘？病毒體能不能入侵新個體，有沒有辦法在其他黏膜上（鼻孔、喉嚨和眼睛）安頓下來，並成功依附、進入細胞，然後完成另一輪複製？倘若可以，那種病毒就具有高度傳播力，能從一個宿主進入空氣，傳染給另一個宿主。

幸好並不是所有病毒都能辦到這點。倘若第一型ＨＩＶ能辦到這點，那麼你我有可能早就死了。倘若狂犬病病毒能辦到這點，就會成為地球上最恐怖的病原體。流行性感冒非常能適應空氣傳播，也因此新毒株幾天不到就能周遊全世界。SARS病毒也依循這條途徑傳播，反正就是藉由噴嚏和咳嗽的呼吸飛沫來傳染（飛沫會飄懸在大飯店走道的空氣中，進入飛機傳遍機艙），這項本領加上幾達一成的病案致死率，難怪在二〇〇三年時，對它了解最深的人士會那麼感到恐慌。另有其他病毒則動用了其他的傳播手段，每種手法分別具有優點和本身的侷限。

糞口途徑看來很噁心，實際上卻是相當常見。這條途徑對某些病毒相當好用，因為宿主動物（包括人類）經常被迫取用受同族群其他成員排泄物汙染的食物或飲水，尤其在居住密度很高的情況下。這也是多雨地區難民營總有兒童死於脫水的原因之一。病毒進入口中，在腹部或腸道複製，引發胃腸窘迫，偶爾會蔓延到身體的其他部位，接著從肛門瀉出。對這種病毒來講，下痢是它們對外散布的有效策略之一環。依循這種途徑傳播的病毒，往往相當能夠忍受環境條件，因為它們有可能必須在受了汙染的汙水坑中逗留一、兩天，才會遇上口渴難耐的人前來喝水。這類病毒共組一個類群，統稱為腸病毒（enterovirus），包括脊髓灰質炎病毒和其他七十多種病毒，它們會攻擊我們的腸道。腸病毒多數並非人畜共通型，只感染人類。顯然它們並不需要其他動物宿主，也能夠在擁擠的人類世界存續下來。

經血液傳播的病毒情況就比較複雜了，通常取決於第三方，也就是病媒而定。病毒必須在宿主血液中大量複製，才能釀成嚴重的病毒血症（viremia，也就是血中充滿病毒體）。病媒（會吸血的昆蟲或其他某種節肢動物）必須前來取食，咬噬宿主，把病毒體連同血液啜食進入體內，並帶著它們離去。病媒本身必須是種適宜病毒棲身的宿主，這樣一來病毒才能在牠體內繼續複製，產生出許許多多的病毒體，病毒接著回頭移動到口部並靜候釋出。隨後病媒必須（連同抗凝血唾液）洩出病毒體到牠咬噬的下一個宿主體內。黃熱病毒、西尼羅病毒和登革病毒都是以這種方式來傳播，這有其優點和不利的一面。

不利的方面在於，病毒若採病媒傳播，必須適應兩種非常不同的環境：某種脊椎動物的血流，和某種節肢動物的腹部。能良好適應其中一種環境的做法，到了另一種環境說不定就完全失靈，所以病毒必須攜帶能兼顧雙方的基因整備。優點方面在於，靠媒介傳播的病毒擁有一種載體，載體能帶著病毒移動一段距離，飢腸轆轆地尋覓新的宿主。噴嚏總是順風移動，多少算是一種隨機舉止，但蚊子能夠逆風飛往受害者，因此病媒才成為這麼高效能的傳播載體。

經血液傳播的病毒也能藉由皮下注射和輸血來傳布給新宿主，不過這類機會是最近才偶然出現的，也為演化形塑的古老病毒策略增添手段。伊波拉病毒和第一型ＨＩＶ是特色殊異並採行迥異適應對策的兩類病毒，卻都容易經由針頭散布。Ｃ型肝炎病毒也同樣如此。

就伊波拉病毒的情況，人傳人事例也發生於親密情況下，好比當一個人照料另一個人時的血對血接觸。譬如剛果一家診所中照料患者的姊妹，她的雙手粗糙龜裂，只要花幾分鐘擦洗地板、清潔帶血腹瀉，接觸到的病毒大概就足夠致病。對病毒來講，這屬於異常傳播。普通傳播是伊波拉病毒在某種動物宿主（也就是它的儲存宿主，但其身分依然不明）體內，以某種方式從一個生物個體轉往另一個個體。普通傳播讓病毒本身得以永久存續。異常傳染讓病毒爆發一陣複製高峰，留下惡劣名聲，卻很快讓它走向一條絕路。從長期的生存角度來看，在非洲某家診所經由帶血抹布或反覆使用的針頭來人傳人，並不是有利於伊波拉病毒的好策略。這只是一種偶發異常事例，在伊波拉病毒的廣闊演化歷史當中幾乎不具絲毫意義。當然了，這是有可能改變的。

就伊波拉病毒而言，普通傳播不必然借助血液當媒介。根據尚未證實的猜想，這種病毒棲居非洲中部森林的果蝠體內，果真如此，它有可能在蝙蝠交配時，或者哺餵幼蝠時，或者成年個體相互理毛時，或者藉由其他任何方式的親密接觸，趁機在蝙蝠之間傳布。就眼前伊波拉研究的現況，我們也只能猜想。是否一隻蝙蝠撒尿時，有幾滴灑進了另一隻的眼睛？或是經由分食水果時留下的唾液？還是吸了血的蝙蝠臭蟲傳播的？如果在水果上留有蝙蝠唾液，就可以解釋伊波拉病毒是如何傳染給黑猩猩和大猩猩。沒錯，真的有蝙蝠臭蟲這種東西，牠們和臭蟲是親戚，讓我們有個想像空間，虛構出一種特化寄生蟲，且讓我稱之為「伊波拉臭蟲」（*Cimex ebolaensis*）。這些完全是臆測出來的。我們甚至還可能得知，伊波拉病毒是非洲蜱蟲的天然感染病原，而且會隨著蜱蟲在果蝠、大猩猩和黑猩猩之間傳布。這只是個構想。但請記得，我這是毫無根據就捏造出伊波拉病毒以蜱蟲為媒介。

性傳播是對外界環境耐受度很低的病毒的優良計策，這是一種毋須進入外界的通行模式。病毒體根本不曾接觸到日光或乾燥空氣，經由宿主襯覆在細嫩生殖器與黏膜表面的細胞之間的直接親密接觸，使病毒從一個身體進入另一個身體。這些表面之間的直接摩擦（不只是擠壓）或許也有幫助。藉由性交時傳播是一種保守的策略，能降低這類病毒承受的風險，於是它們也毋須讓自己變硬來應付乾燥或日照。不過這有個不利的層面，最明顯的是，傳播的機會少了。就連性慾最旺盛的人類，做愛的頻率也不像他們的呼氣那麼頻繁。所以性傳播型病毒往往愈來愈有耐心。它們會引發長久持續的感染，能忍耐漫長的潛伏期，不時爆出再發病例（譬如疱疹病毒）；不然就緩慢複製（譬如第一型HIV和B型肝炎病毒），慢慢累積至臨界點，直到狀況整個惡化。在宿主體內展現這種耐性，病毒就能逗留較長時期，於是有更多機會藉由性交傳遞出去。

垂直感染（意指從母親傳染給子嗣）也是一種緩慢、審慎的模式。這可以發生在懷孕期間、生產期間，或者（就哺乳動物而言）在哺育嬰兒時經由乳汁傳染。舉例來說，第一型HIV能透過胎盤從孕婦傳染給胎兒，或者經由產道感染給新生兒，也可能在哺乳時傳染；不過這些結局都並非必不可免，採取醫療預防措施，能夠降低發生的可能機率。風疹（rubella，一般稱為德國麻疹）是一種能垂直感染、也能空氣傳播的病毒引發的，胎兒受了感染有可能喪命，或者嚴重受損，包括心臟疾患、失明和失聰。因此在德國痲疹疫苗問世之前，年輕女孩會受到勸告，建議在生育年齡之前，先讓自己染上這種病毒，引發輕微發作，就此終生免疫。不過從純粹演化觀點視之，垂直感染並不是使風疹病毒能夠長期成功的策略。流產胎兒或有心臟問題的失明嬰兒，大有可能就是終端宿主，如同染上伊波拉的剛果修女體內的病毒，也同樣走上了絕路。

不論病毒偏愛哪種傳播方式，例如空氣傳播、糞口途徑傳播、血液傳播、性傳播、垂直感染等方式，或者就像狂犬病，只是隨同張口咬噬的哺乳動物的唾液一併傳布，普見的真相卻是，這個因素並不是獨立存在的，它的運作就如那種生態陰陽當中的一半作用。

63 別太快殺死宿主

另外一半是毒力，這部分就比較複雜了。事實上，毒力是種相對性概念，眾說紛紜，因此有些專家拒絕使用這個字眼。他們寧願使用幾乎同義，卻又不盡然全等的「致病力」（pathogenicty）。致病力指稱一種微生物引致疾病的能力。毒力是這種疾病的可測量程度，特指與類似病原體之其他品系的比對測量結果。形容病毒（virus）具有毒力（virulence）的說法幾乎就是一種贅述——畢竟這兩個英文字是源出同一個拉丁字根的名詞和形容詞。不過倘若追溯「病毒」詞意根源至「有毒黏液」一詞，則毒力的重點就應該問：「有毒**到什麼程度**？」特定病毒在特定宿主體內具有的毒力，能告訴你有關兩者之間演化歷史的若干事項。

這能告訴你什麼事項？難就難在這裡了。我們多數人都聽過一個有關毒力的老掉牙笑話：成功寄生生物的頭一項規則是，別殺死你的宿主。一位醫療歷史學家追查這項觀點並上溯至巴斯德，指出依巴斯德所見，最「有效率的」寄生生物是「能與宿主和平共處」的種類，也因此潛伏性傳染應該就是「最理想的寄生生活型式」。津瑟在《老鼠、蝨子和歷史》一書中提出了相同觀點，他論稱，一個寄生物種和一個宿主物種長期結合之後，經由演化適應，往往導致「入侵者和被入侵者之間出現比較理想的相互容忍局面」。伯內特有相同見解：

就一般來講，每當兩種有機體發展出宿主與寄生生物關係，寄生物種要能存活，最好的做法並不是毀掉宿主，而是發展出一種平衡的狀況，在這種狀況下，寄生生物取用充分的宿主物資來生長、繁殖，卻又不至於取用過多而導致宿主喪命。

乍看之下這似乎很合乎邏輯，迄今依然經常被當成不易的法則——起碼對寄生生物演化沒有研究的人士會這麼認為。不過就連津瑟和伯內特都不肯表態來為這項觀點背書，這點值得為兩人記上一筆。他們肯定體認到，這條「規則」只是一種概括通則，當中仍有顯露真相的重要例外情況。有些非常成功的病毒，的確會殺死它們的宿主。致死率達九成九且保持那個水平一段時間的實例，並非沒有。典型的例證：狂犬病毒。典型的例證：第一型ＨＩＶ。重點不在於病毒**是否**殺死它的宿主，而在於**何時**。

「很快就殺死宿主的致病有機體，會給自己帶來危機，」歷史學家威廉．麥克尼爾（William H. McNeill）在他的一九七六年指標性著作《瘟疫和人》（*Plagues and Peoples*）書中寫道：「因為它必須得時常想方設法覓得新的宿主，而且速度又得很快，才能保持本身的系列世代延續下來。」麥克尼爾說得對，那句論述的關鍵詞是「很快」。這完全是時序的問題。那些會緩慢而無情殺死宿主的致病有機體，並不會面臨這種危機。

傳播力和毒力動態交互作用的平衡點落在哪裡？這得看情況而定。病毒有可能每感染一人就把他殺死，卻能長期綿延，只要它能夠在原有宿主死掉之前，設法讓自己轉換到新宿主身上。狂犬病毒就能辦到這一點，它先感染一隻動物——通常是隻狗、狐、臭鼬或其他肉食動物，都是長了尖利牙齒、有咬噬習性的種類——之後就移動到宿主的腦部，並促使其行為變得更富攻擊性。這些變化導致那隻發瘋的動物開始狂噬亂咬。同時，除了移動到宿主的腦部之外，病毒也向唾液腺移動，於是它就能夠傳染、侵入被宿主咬到的受害動物，即便原有宿主終將死亡，或者被亞惕．芬鴿（Atticus Finch，美國知名小說《梅岡城故事》中的人物）用一把老步槍射死。

狂犬病有時也發生在牛和馬的身上，不過你很少聽說這種事情，大概是因為草食動物比較不可能瘋狂亂咬，把感染傳布出去。染上狂犬病的可憐牛隻有可能發出悽慘嗚叫，還會撞牆，不過牠沒辦法躲藏在鄉村小道旁，突然衝著路人咆哮、咬噬。東非偶爾會流出一些消息，提到駱駝群爆發狂犬病疫情，這點特別令負責照料的牧民憂心，因為單峰駱駝素有咬人的惡名。最近一則關於烏干達東北邊境的報導指出，一隻受狂犬病感染的駱駝發了瘋，「開始變得蹦蹦跳跳、咬其他動物，接著就死了。」另一則來自蘇丹的消息，提到狂犬病駱駝變得很容易激動，有時候會攻擊物品，或者咬自己的腿——到了這個階段，這樣已經不會對駱駝本身造成更大傷害，不過這倒是反映出病毒的策略。就連人類一旦染上狂犬病，到了最後痛苦掙扎階段，也可能張口咬人，把病毒傳布出去。根據世界衛生組織的紀錄，目前並沒有這種確認案例，不過我們有時仍會採行防範措施。幾年前，柬埔寨有個農人被狂犬病狗咬到，失去行為能力。到了末期，他出現幻覺、全身抽搐，接著還繼續惡化。「他開始像狗那樣吠，」後來他的太太回憶說道。「我們用鍊子綑住他，把他鎖起來。」

第一型ＨＩＶ也像狂犬病毒，幾乎不免都要殺死宿主。它確實如此，至少在抗反轉錄病毒綜合療法出現之前，那段陰森的幾十年期間，甚至到如今說不定也依然如此（時間會告訴我們）。某些類型的ＨＩＶ陽性患者的死亡率下降了（主要是能用上昂貴雞尾酒藥物的那群人），不過這並不代表病毒本身已經弱化了。ＨＩＶ本質上就是一種動作非常緩慢的有機體，這也就是為什麼它們給歸到慢病毒屬（*Lentivirus*，源自拉丁字根lentus，意思是「緩慢」），同一群中還有其他行動遲緩的病毒體，例如：慢性進行性間質性肺炎病毒（visna virus）、貓免疫缺乏病毒（feline immunodeficiency virus）和馬傳染性貧血病毒（equine infectious anemia virus）。第一型ＨＩＶ有可能在一個人的血流當中循環十年左右，期間它慢慢複製，逃避人體的防衛機制，病毒數量上下起伏，對宿主負責調節免疫功能的細胞一點一滴地造成損壞，最後才出現愛滋病全面發作，釀成致死後果。在這段期間，病毒有充裕的時間和機會，得以從一個人傳往另一人；它在感染初期階段（從病毒血症攀高到回降前這段期間）的進一步傳播機會還特別高。底下談到ＨＩＶ如何溢出蔓延的課題時，我們還會就此深入論述。這裡的重點在於，演化有可能誘使ＨＩＶ產生種種不同改變，促成種種不同的適應和癖性，不過這當中卻不見得就包括致死率的降低。

病毒之毒力減弱的例子當中，最有名的就是在澳洲兔子間流傳的黏液瘤病毒（myxoma virus）。這種病毒正是個教科書中的範例。黏液瘤病並不是人畜共通疾病，不過也曾經扮演了重要的配角，協助科學家認識毒力如何能經由演化來調節。

64 澳洲兔子與病毒的故事

故事從十九世紀中葉開始，當時一個名叫托馬斯．奧斯汀（Thomas Austin）的白人地主受了誤導，想出一個高明的主意，他打算把野生的歐洲兔子引進澳洲大地。奧斯汀是個「熱切改造水土之士」，意思是他恣意引進外來種動、植物，還為澳洲帶來了麻雀。一八五九年，一批船貨從英格蘭送達，為他運來二十四隻兔子。他並不是最早帶兔子來澳洲的第一人，不過他是頭一個優先選擇野生的穴兔（*Oryctolagus cuniculus*）的人，而不挑在箱籠內養殖的溫馴個體。人類很早以前就開始馴養這種兔子。他把兔子帶來澳洲大陸最南方的維多利亞州，在自己的產業上野放。奧斯汀的進口兔擺脫了老家的種種問題，依然有能力在野地生活，加上天生擁有高生殖率（畢竟牠們是**兔子**），這些兔子和牠們的後裔瘋狂繁殖。倘若奧斯汀把兔子帶進來的目的，只是要射擊取樂，或驅狗獵捕牠們，那麼他的收穫便超出了他的願望。短短六年之間，在他的產業上遇害的兔子已經達到兩萬隻，其他兔子則朝四面八方蹦跳逃走。

到了一八八〇年，兔子已經越過墨累河（Murray River），進入了新南威爾斯州（New South Wales），而且依然朝北向西擴張，牠們的疆界以每年約七十英里速度推進，步伐之快令人生畏，想想看，這還包括牠們偶爾停下來生養後代的時間。幾十年過去了，情況有如雪上加霜。到了一九五〇年，澳洲的兔子總計大約達六億隻，牠們和本土野生動物及家畜爭奪食物和水源，澳洲人氣極敗壞，必須採取行動。

當年，政府批准從巴西引進一種痘病毒，已知能感染南美森林兔，並引發黏液瘤病，卻不會對兔子造成嚴重傷害。這種病毒在巴西本土大地，在習慣的宿主身上會引發皮膚的小瘡瘍，瘡瘍會保持相同大小或者逐漸痊癒。不過南美森林兔是美洲的動物，隸屬美洲的棉尾兔屬（*Sylvilagus*），實驗結果顯示，來自歐洲的穴兔染上這種美洲的致病原，有可能引發比較劇烈的病症。

果不其然，黏液瘤病在澳洲的穴兔群中成為一種疫病，殺死了約九九．六％的受感染兔隻，起碼在第一次爆發期間是如此。它也讓兔子長出瘡瘍——但不只是小型的病變，而是大型的潰瘍性病變，而且不只長在皮膚上，還波及全身各器官，嚴重得可以在兩星期內奪走兔子的性命。病毒主要靠蚊子攜帶，在兔子之間傳布，這種病媒蚊在澳洲多得很，牠們渴飲鮮血，而且相當樂意從這種新來的哺乳動物身上吸血。病毒的轉移似乎屬於機械式的，並非生物式的做法——意指病毒體沾染上蚊子口器、形成汙漬，並隨之移動，卻不進入蚊子的胃部和唾液腺，成為在裡面複製的汙染物質。這種機械式轉移法是比較笨拙的病媒傳播模式，不過它的作用很簡單，在某些情況下很有效。

經過幾度實驗性釋放之後，黏液瘤病在墨累河流域扎穩腳跟，引發了一次所謂的「聲勢浩大的動物流行病」，以其速度和規模，「想必在整個感染史上基本就是無出其右。」有了蚊子幫凶，加上微風吹拂助勢，病毒散布得很快。維多利亞、新南威爾斯和昆士蘭各地，開始堆疊了成千上萬隻死兔子。大家都很開心，只有愛兔人士和仰賴廉價毛皮過日子的人不高興。然而十年不到，就發生了兩件事情：病毒的固有毒力開始減弱，而存活的兔子對病毒的抵抗力也變得更強了。死亡率下降，兔子族群開始回升。這是簡短版的情節，其中有個淺顯的教訓：演化使毒力降低，傾向於在病原體和宿主之間造就出一種「比較理想的相互容忍局面」。

不過也不完全如此。真正的故事是在澳洲一位名叫弗蘭克．芬納（Frank Fenner）的微生物學家和他的同事投入嚴謹實驗之後才梳理清楚。他們的實驗發現，黏液瘤病毒的毒力從超過百分之九十九的原始極端值迅速降低，接著穩定維持在較低水平，不過依然高得離譜。你會認為「區區」九成殺滅率是一種相互容忍的局面嗎？我也不會。那種致命率和伊波拉病毒在剛果一處村落創下的最極端比率一樣高。不過，這就是芬納發現的結果。他和同事鑽研毒力的變化情況，首先他們從野地採集病毒樣本，使用那些樣本來測試圈養的健康兔子，並拿樣本來相互比對。他們發現病毒的毒株相當歧異多樣化，接著為利於分析起見，他們把毒株分為五群，以遞減量尺來區分澳洲黏液瘤病毒的致死率等級。第一級是原有毒株，病案致死率將近百分之百；第二級的殺滅率高達九成五；第三級的比率在這五群處於居中程度，依然能殺滅七成到九成五的受感染兔子。第四級的比率比較和緩，第五級還更和緩（不過絕對稱不上無害），能殺滅不到五成的受感染兔子。

這五個等級在受感染兔群當中的相對比例各為多少？芬納和同事從野地採樣，測量各等級病毒的勢力範圍，並追蹤其比例優勢如何隨時間消長，期望能解答一些基本問題，其中最居首位的問題就是：病毒是否穩定趨於無毒狀況？兔子和微生物之間的演化互動進展走向，是否就是津瑟的「比較理想的相互容忍局面」，如最和緩的第五級呈現的狀況？黏液瘤病毒是否學會了別殺自己的宿主？

答案是「否」。十年過去了，芬納和夥伴發現，第三級黏液瘤毒株位居支配地位。它依然讓兔群蒙受高達七成的致死率，而且占了採得樣本的過半數比例。最要命的毒株（第一級）幾乎完全消失了，最無害的毒株（第五級）也依然罕見。情況似乎是穩定下來了。

真的嗎？從演化的時間尺度來看，十年只算是一眨眼間，即便對繁殖速率高如病毒和兔子的生物來講也不例外。所以芬納繼續監看。

又過了二十年，他看到了一項重大改變。到了一九八〇年，第三級黏液瘤毒株的比例不再只是一半，卻占了採得樣本的三分之二。它的致命性很高，卻不**總是**能奪命，它在野地蓬勃發展，成為演化的成功事例。和緩的第四級毒株消失了。它沒有競爭力。不論原因為何，它的達爾文測驗似乎是考砸了；不適者不能生存。

該以哪種理由來解釋這種料想不到的結果？芬納巧妙猜想．這是出自毒力和傳播相互之間的動態。他使用圈養兔子和飼養蚊子來比對測驗不同等級的毒株，結果披露，傳播效率和兔子皮膚上存有的病毒數量有相關性。皮膚上有較多病變或者病變存續較久，代表那裡存有較多病毒。更多病毒沾染上蚊子的口器，就有更多機會傳染給另一隻兔子。不過「存有病毒」也就假定兔子還活著，心臟依然輸送溫暖血液，也因此依然能吸引病媒前來。死亡的冰冷兔屍不能吸引蚊子。芬納在感染造成的兩種極端後果（痊癒的兔子和死亡的兔子）之間，找到了一個平衡點。

他寫道：「實驗室的實驗顯示，所有田野毒株都會造成病變，由此產出充分病毒以促成感染。」然而具有非常高毒性的第一和第二級毒株，殺死兔子「相當快速，於是傳染性病變只存續幾天。」接著他補充說道，比較和緩的第四級和第五級毒株，則會引發往往很快痊癒的病變——然後談到代價，「具第三級毒力的毒株讓兔子帶了高度傳染性，病死的兔子終其一生都是如此，若是存活的兔子，則傳染性延續時間還更是長久得多。」在那時候，第三級毒株碰到任何兔子，致死率依然約達六七%。引進後三十年，黏液瘤病毒達到了這個毒性水平——相當要命的致死率——讓它的傳播成果達到最大限度。它依然能夠殺滅受感染的大半兔子，同時也能擔保本身得以藉由系列連續感染存活下來。

成功寄生的首要規則？從黏液瘤病在澳洲的成功，我們推知一個有別於前面所提傳統智慧的結晶。重點不在於別殺害你的宿主；關鍵是除非你過了橋，否則就別把橋給燒了。

65 成功寄生的第一規則

這些規則是誰制訂的？除非你服膺上帝的創造論，否則你很可能會認為答案是「沒有人」。規則是從哪裡來的？演化。這些規則是生命史的策略，由演化鑿子從更廣闊可能性雕琢成形。它們能延續下來，是因為有用。你可以在達爾文著作中找到它：累世修飾、天擇、適應。唯一令人感到意外的，果真令人意外的話，就是病毒和真正具有生命的生物一樣會演化，而且千真萬確。

大約就在芬納發表他的黏液瘤病毒研究三十年回顧報告之時，另外兩位科學家也開始發展一套理論模型，來闡述寄生生物與宿主的互動現象。他們的用意不只是要釐清第一規則，也想兼及其他種種不同條文。他們提議運用數學來達成這項目的，這兩人的姓氏分別為安德森（Anderson）和梅伊（May）。

羅伊．安德森（Roy M. Anderson）是位側重數學的寄生生物學家暨生態學家，在那段期間任職於倫敦的帝國學院（Imperial College）。他的博士論文研究感染鯛魚的扁蟲。羅勃特．梅伊（Robert M. May）和芬納與伯內特同樣是澳洲人，不過和他們非常不同。他拿到理論物理學博士學位後，轉到哈佛大學教授應用數學，接著在這段過程的某個時期，他對動物族群動態產生了興趣。他受了一位高明生態學家的影響，那個人名叫羅勃特．麥克阿瑟（Robert MacArthur），當時在普林斯頓大學任職。麥克阿瑟從嶄新的應用層次，以數學抽象過程和運算來處理生態思維。麥克阿瑟在一九七二年英年早逝。梅伊由麥克阿瑟親自遴選為繼任人，於是他轉往普林斯頓，成為那裡的動物學教授，並接續進行把數學應用在理論生態學的計畫。他的第一篇寄生生物相關論文標題叫做〈血吸蟲間親密關係〉（Togetherness among Schistosomes），描述另一類扁蟲的傳播動態。

由於梅伊和安德森具有共通興趣（生態學、數學、扁蟲），加上能夠互補長短，於是一起搭檔，通力合作，就像發現DNA的華生（James Watson）和克里克（Francis Crick），也像諧星雙寶馬丁和路易斯，到了一九七八年，兩人推出了他們的疾病模型的最早期型式。往後十二年間，他們發表一系列論文，以流暢文字條分縷析，處處運用數學來細密闡釋該模型和相關課題，並廣受其他科學家的密切矚目。隨後在一九九一年時，他們把這所有內容集結起來，加上其他論述，編纂成一部厚重鉅著，書名為《人類傳染病》（*Infectious Diseases of Humans*）。他們採行疾病理論學家沿用了六十年的同一套概念基模：SIR模型，來建構他們的研究成果，這套模型描繪出個體在疫病爆發期間的流動現象。依此，人群會依我前面提過的三種類別循序流動：從易受感染者（*S*）轉為受感染者（*I*），再成為康復者（*R*）。安德森和梅伊從幾個方面改良了SIR模型，把它改得更複雜，也更實際。他們最醒目的改良做法，牽涉到一個基本參數：宿主的族群大小。

較早期的疾病理論學家，幾乎全都把族群大小當成常數，好比羅納德．羅斯（一九一六年）、科馬克和麥肯德里克（一九二七年）、以及麥克唐納（一九五六年）。採這種做法，其中的數學會比較簡單，而且看來也是處理真實狀況的一種實用捷徑。舉例來說：假設一座都市擁有二十萬人口，這時若麻疹來襲，則在疫情爆發進展期間，易受感染人口加上當前受感染者，再加上康復者，總數始終都等於二十萬。這是假設人口數先天上就很穩定，出生人數和死亡人數保持平衡，而且就算出了流行病，這種先天穩定性依然持續不變。流行病學家和其他醫學人員，大致都採行這個途徑，就連擅長數學的人也不例外。

不過就安德森和梅伊看來，這實在太單純、太靜態了。他們出身生態學領域，在實際的生態中，族群大小始終以複雜、接續的方式不斷變動。他們提議，讓我們把族群大小當成一種動態變數來處理。讓我們不再人為假定族群是先天穩定的，讓我們承認疾病爆發本身就有可能影響族群大小——譬如，疾病害死了很大比例的百姓，或抑低了出生率，或提高了社會壓力（好比導致醫院過度擁擠）從而提高了其他因素所致死亡率。說不定這所有三項因素全部發生，再加上其他因素。安德森和梅伊寫道，他們的目標，是要把醫學和生態這兩條途徑「編織在一起」，形成單一種巧妙的做法，來理解（並預測）傳染病在人類族群當中的發展進程。

「這引來了一大堆生態學家對這種現象燃起興趣，」這群人當中的一位資深成員告訴我。這個人是艾默理大學的里爾，前面我提過，他從事大猩猩群中的伊波拉病毒研究，說道：「在族群生態學中尋找該做什麼課題的生態學家，突然對傳染病產生了興趣。」隨後他又補充，為自己這句陳述設下條件：當然了，梅伊和安德森並沒有**發明**疾病的生態學途徑。那已經出現了很久時間，起碼自從伯內特那時就有了。他們做了其他某些貢獻，「梅伊和安德森把它數學化了，而且他們採用一種有趣的做法把它數學化了。」

數學有可能正確無誤卻又令人生厭。數學有可能精緻巧妙、無懈可擊又不落俗套，同時卻也可能很愚蠢又毫無用處。安德森和梅伊的數學並非毫無用處，他們的數學很高明又發人深省。你不必相信我的話，不過就這一點，你可以信賴里爾。不然也可以查閱《科學引文索引》（*Science Citation Index*），這是科學影響力的權威記分板，看看這些年下來，安德森和梅伊（或梅伊和安德森，因為他們偶爾這樣署名）的論文被其他科學家引用的次數有多頻繁。

這些論文有些出現在《自然》、《科學》和《倫敦皇家會哲學會報》（*Philosophical Transactions of the Royal Society of London*）等權威期刊上。我自己最喜愛的一篇，刊載在一份比較專門的期刊《寄生生物學》（*Parasitology*）上。這篇論文的標題稱為〈宿主和寄生生物的共同演化〉（Coevolution of Hosts and Parasites），在一九八二年刊出。這篇報告開宗明義就批評醫學和生態學教科書中的一則「沒有根據的陳述」，那項觀點「大意是說，『成功的』寄生物種會演化成不對宿主造成危害。」

安德森和梅伊表示，這簡直胡說八道。在實際情況中，寄生生物的毒力「一般都與傳播率以及受非致命性感染的宿主所需康復時間相互匹配。」傳播率與康復率是安德森和梅伊納入他們的模型的兩個變數。他們指出另外三個變數：毒力（定義為傳染原造成的死亡人數）、其他所有起因所導致的死亡人數，以及不斷變動的宿主族群大小。依他們設想，測量演化成敗的最佳指標，是感染的基本再生率——也就是模型的基本參數：R_0。

所以他們掌握了五個關鍵變數，同時希望能夠理解淨效應。他們希望追蹤箇中動態。由此他們擬出了一條簡單的方程式。本書的末尾沒有數學測驗，不過我想你也許會想看看這條方程式。準備好了嗎？別害怕，別擔心，別眨眼：

$$R_0 = \beta N / (\alpha + b + v)$$

直白來講：一種致病原的演化成敗，和它在宿主族群間的傳播率成正比，並與它的致死率、受它感染之後的康復率，以及其他所有起因之一般死亡率呈複雜的反比關係。（這句話拗口彆扭，不能精確道出真相，也因此生態學家才偏愛數學。）所以成功寄生生物的第一規則，比「別殺死你的宿主」還要稍微複雜一些。甚至還比「除非你過了橋，否則就別把橋給燒了」還更複雜。成功寄生生物的第一規則是 $\beta N / (\alpha + b + v)$

另有一項因素也讓安德森和梅伊這篇一九八二年的論文顯得十分鮮明，那就是有關澳洲兔子黏液瘤病毒的討論內容。這讓他們有機會運用模型來處理實際案例，得以用事實來測試理論。他們描述了芬納的毒力五等級，讚揚他條理分明地把田野取樣和實驗室實驗綿密結合。他們提到了蚊子和開放性瘡瘍，接著使用芬納的資料和自己的方程式，標繪出毒力和演化成敗的關係。他們的結果是由模型產出的預測：給定**這個**傳播率，給定**那個**康復率，給定**其他幾個**沒有關聯的致死率，接著得到……應該是某個**中等級**毒力的毒株居於主導地位。

天殺的，結果還真與實際情況相符。

這種吻合顯示，儘管他們的模型依然粗略，只是一種近似描述，卻仍有可能協助預測並解釋其他疾病爆發的進程。「我們的主要結論是，」安德森和梅伊寫道：「宿主和寄生生物之間的『良好平衡』關係，**不見得**就是寄生生物幾乎不傷害宿主的關係。」注意他們強調的**不見得**。事實正好相反，那應該是**視情況而定**。取決於傳播率和毒力之間的具體細節，他們解釋。那取決於生態學和演化。

66 假使你是被困住的病毒

安德森和梅伊都是理論學家，大半使用別人的資料來做研究，愛德華・荷姆斯（Edward C. Holmes）也是如此。但與前面兩位理論學家不同的是，荷姆斯專門研究病毒演化，列名世界領導專家之一。他端坐在一間沒什麼陳設的辦公室裡面，那裡是傳染病動態研究中心（Center for Infectious Disease Dynamics），賓州州立大學的附屬機構，設於賓州中部一處名叫州學院（State College）的城鎮，周圍環繞起伏山丘和闊葉木林區，他在這裡細密審視病毒的基因密碼序列，釐清病毒的種種改變模式。這也就是說，他檢視五個字母的一長串排列，這五個字母是A、C、T、G和U，接續連成讀不出來的字串，彷彿是哪隻瘋狂黑猩猩打字打出來的。荷姆斯的辦公室很整潔、舒適，擺設很少，簡單擺了一張書桌、一張檯桌和幾張椅子。還有幾個書架、幾本書、少數文件或論文，這是一間思想家的辦公室。書桌上有一台電腦，搭配一台大型顯示器。反正，我來訪的時候，裡面就是這副模樣。

電腦上方吊掛了一幅稱頌「病毒圈」（Virosphere）的海報，讚嘆地球上深不可測的病毒多樣化全貌。此外還有另一幅海報，卡通人物荷馬・辛普森出現在愛德華・霍普（Edward Hopper）的《夜遊者》（*Nighthawks*）著名畫作當中。我不確定那幅海報是想讚嘆什麼事物，猜想是甜甜圈吧。

荷姆斯是英國人，從倫敦和劍橋轉到美國賓州中部落腳。每當討論到某項關鍵事實或某個前衛觀點，他的雙眼就會略為凸出，因為關鍵真相和尖端觀點會讓他燃起激情。他的頭又圓又禿，沒禿的部位也仔細剃個精光。他佩戴眉框粗厚的金絲眼鏡，看來就像尤里・安德洛波夫（Yuri Andropov，譯註：蘇共前中央總書記）舊時照片呈現的相貌。儘管頭髮剃光，儘管精明，儘管乍看有安德洛波夫的模樣，荷姆斯卻並不嚴厲。他活力充沛又很幽默，生性大方，熱愛談論一樣很重要的事項：病毒。所有人都叫他艾迪（Eddie）。

我們坐在兩幅海報底下談話，他告訴我：「新興病原體多半是ＲＮＡ病毒。」他之所以提起ＲＮＡ，主要是與ＤＮＡ病毒相對，或者與細菌相對，或者與其他類型的寄生生物相對。他不必列舉ＲＮＡ病毒有哪些，因為我腦中已經記住那張列表：亨德拉病毒和立百病毒、伊波拉病毒和馬堡病毒、西尼羅病毒、馬丘波病毒、胡寧病毒、流感病毒、漢他病毒、登革病毒和黃熱病毒、狂犬病毒和它的相近種類、屈公病毒、ＳＡＲＳ冠狀病毒和拉薩病毒，至於第一型ＨＩＶ和第二型ＨＩＶ那就更別提了。這所有病毒攜帶的基因組都是ＲＮＡ型式。這個類別似乎肯定是許多惡劣的人畜共通傳染病的根源，比例大幅超出應有的份額，而且包含了大多數最新的和最惡質的傳染病，有些科學家已經開始問為什麼。就這門題材，荷姆斯稱得上是權威。他寫了一部鉅著，書名叫做《ＲＮＡ病毒的演化和浮現》（*The Evolution and Emergence of RNA Viruses*），二〇〇九年由牛津大學出版社出版，我也正是因此才登門造訪。這時他正為我摘述當中的部分要點。

艾迪說，沒錯，大體而言，ＲＮＡ病毒確實**多不勝數**，這看來也或許能提高出現眾多ＲＮＡ病毒侵染人類的機率。ＲＮＡ病毒在海洋、土壤、森林和都市中都找得到，ＲＮＡ病毒會感染細菌、真菌、植物和動物。地球上的每種細胞型式的生命，有可能都支持、供養起碼一種ＲＮＡ病毒，他在書中便這樣寫道，不過這一點我們並不是很肯定，因為我們才剛開始探查。瞥一眼他的病毒圈海報，畫面顯示一片色彩鮮明的披薩，呈現整個已知病毒範疇，這也就足夠支持那項觀點。圖示ＲＮＡ病毒占了起碼半片披薩。不過它們不只相當常見，艾迪說明。它們還非常會演化。它們變化多端。它們能迅速適應。

他解釋，這有兩個理由。這不只是根源自高度突變率，也肇因於它們的族群大小十分龐大。「兩件事情湊在一起，於是你就會產生出更具有適應性的改變。」

RNA病毒能迅速複製，在各個宿主體內滋長出龐大的（高力價）病毒體族群。改換另一個說法，它們經常造成急性感染，引發重症並持續短暫時間，然後就消失。它們要麼很快不見，不然就要了你的命。艾迪稱之為「某種大起大落的事物」（this kind of boom-bust thing）。急性感染也代表散發出許多病毒，藉由噴嚏、咳嗽、嘔吐、出血或腹瀉，從而助長傳染作用，並波及其他受害者。這群病毒嘗試領先各個宿主的免疫系統運作步調，搶在身體防衛擊敗它們之前，先奪取本身所需物資，並繼續向前推展。（慢病毒是例外，它們採行另一種不同的策略，HIV是這當中的一類實例。）它們的快速複製和高度突變率，為它們帶來大量遺傳變異。一旦RNA病毒在其他宿主個體落腳，甚至可能棲居其他宿主**物種**，那麼大量變異也就能助長病毒的威勢，為它們帶來許多機會以適應新的環境，不論是何種環境。有時病毒在某些情況下無法適應，另有些時候卻能成功。

多數DNA病毒都採行另一種極端做法。它們的突變率很低，族群大小也可能比較小。它們的自我延續策略，「往往是依循這條持久的路線，」艾迪說道。持久而且隱蔽。它們埋伏、等待。它們避開免疫系統，並不嘗試領先其運作步調。它們在特定細胞內逗留、休眠，幾乎完全不複製，有時一躲就是好多年。我知道他講的是水痘帶狀疱疹病毒（varicella zoster virus）一類的事物，這是種典型的DNA病毒，剛開始感染時會引發水痘，接著在幾十年之後，還可能復發成為帶狀疱疹。艾迪表示，DNA病毒的缺陷是，它們沒辦法那麼輕鬆適應新的宿主物種。它們實在太安定了。它們墨守成規。老實謹守過去行得通的方式。

DNA病毒的安定性得自基因分子的結構，也來自於它的複製方式，也就是使用DNA聚合酶來組裝、校對每條新製造出來的那股基因。就另一方面，RNA病毒使用的酶「很容易出錯」，根據艾迪所述。「那根本就是非常蹩腳的聚合酶，」它不校對、不回溯、不改正誤植的核苷酸鹼基A、C、G和U。它為什麼不做那些事？因為RNA病毒的基因組很微小，從約兩千個到三萬個核苷酸不等，遠小於多數DNA病毒攜帶的數量。艾迪說：「需要更多核苷酸，」──較大的基因組，更多的資訊──「才有辦法製造出能夠發揮作用的新的酶。」他的意思是，能夠像DNA聚合酶運作得那麼乾淨俐落的酶。

為什麼RNA基因組會那麼小？因為它們的自我複製作用可說漏洞百出，倘若還要複製更多資訊，就會累積更多錯誤，最後就完全無法運作了。他表示，這就類似一種雞生蛋、蛋生雞的問題。由於突變率相當高，導致RNA病毒只能侷限於小型基因組；由於侷限於小型基因組，致使它們的突變率始終都相當高。事實上，這種束縛作用還有個很花俏的名稱，叫做「艾根悖論」（Eigen's paradox）。曼弗雷德·艾根（Manfred Eigen）是個德國化學家，諾貝爾獎得主，他投入研究能夠產生較長分子自我組織作用的化學反應，這種過程有可能創造出生命。他的悖論描述這種自我複製分子的大小限制，超出這個大小，它們的突變率會帶來太多錯誤，於是不再複製。最後它們全都消滅盡淨。RNA病毒受限於此，只能產生出龐大族群，並儘早完成最多次傳染，以此來補償它們容易出錯的複製作用。看來RNA病毒沒辦法突破艾根的悖論，不過它們能避開，把它們的不安定性變成一種長處。它們的複製錯誤會產生眾多變異性，而眾多變異性讓它們得以快速演化。

「DNA病毒能產生出大上許多的基因組，」艾迪說明。它們和RNA病毒有所不同，並不受制於艾根的悖論，甚至還能從宿主身上捕捉、收攬基因，這樣一來，它們就能騙倒宿主的免疫反應。DNA病毒能在宿主的身體裡面逗留較長時期，甘願藉由性傳播和垂直傳染等比較緩慢的傳播模式，來把自己散布出去。最重要的是，它們能夠修補複製過程犯下的拷貝錯誤，從而降低突變率。「RNA病毒辦不到這一點。」它們面對另一組限制和選擇。它們的突變率沒辦法壓低。它們的基因組沒辦法放大。「它們有點像是被困住了。」

假使你是被困住的病毒，沒有長期保障，沒有時間可以浪費，情況壞得不能再壞，不過你對於新環境具有高度適應能力，這時你該怎麼辦？到這時候，我們已經逐步進展到一個讓我很感興趣的觀點。

「它們經常跨種跳躍，」艾迪說道。

Chapter

7

飛天宿主

67 病毒從何處跳躍而來？

這些病毒是從哪裡跳躍過來的？它們是從本身長期逗留、安全棲居，偶爾也困陷其中的動物身上跳過來的。也就是說，這些病毒是從儲存宿主身上跳過來的。

哪些動物是它們的儲存宿主？有些動物比其他動物更深入涉足這種角色，成為跳躍侵入人類的人畜共通病毒的儲存宿主。漢他病毒是從齧齒類動物跨種跳躍過來的。拉薩病毒也是出自齧齒類動物。黃熱病毒從猴子身上跳躍過來。猴痘病毒雖然有猴子之名，主要卻似乎是出自松鼠。皰疹B病毒來自獼猴。流感病毒先從野生鳥類跨種跳躍侵入家禽體內，接著才侵染人類，有時候還中途過渡，在豬隻體內停留。麻疹病毒最早有可能是從馴養的綿羊和山羊傳染給人類。第一型HIV是從黑猩猩向我們跨種跳躍。所以跳躍源頭具有相當程度的多樣性。不過到現在為止，我提到的種種可怕新病毒，加上我還沒有提到的其他種類，很大一部分是從蝙蝠跨種跳躍傳給我們。

亨德拉病毒：源自蝙蝠。馬堡病毒：源自蝙蝠。SARS冠狀病毒：源自蝙蝠。狂犬病毒跨種跳躍傳給人類時，一般都是從馴養的狗傳來的，因為瘋狗比瘋狂的野生動物更有機會咬噬人類，不過蝙蝠也是病毒的主要儲存宿主之一。杜文海格病毒（Duvenhage virus，狂犬病毒的表親）是從蝙蝠跨種跳躍傳給人類。開薩努森林病毒的傳播媒介是蜱，而蜱蟲則是從包括蝙蝠在內的好幾種野生動物染上病毒，並轉傳給人類。伊波拉病毒非常可能源自蝙蝠。梅南高病毒（Menangle virus）：源自蝙蝠。刁曼病毒（Tioman virus）：源自蝙蝠。麻六甲病毒（Melaka virus）：源自蝙蝠。澳大利亞蝙蝠麗莎病毒

（Australian bat lyssavirus）的儲存宿主正是澳洲蝙蝠，這一點你大概不會感到驚訝。儘管這串列表已經很長了，還帶了點凶狠氣息，正待冷靜的解釋，不過這裡還必須添加立百病毒，列表才算完備。這種病毒是近幾十年來浮現較富戲劇性的ＲＮＡ病毒之一，它們跨種跳躍傳給豬群，再經由牠們傳給人類，這種病毒的源頭則是蝙蝠。

68 立百雙溪村的新型疾病

新型人畜共通疾病初次現身時，除了引人警覺之外，往往還會帶來困惑，立百腦炎也沒有例外。一九九八年九月時，馬來西亞半島北部怡保市附近的民眾開始生病。他們的症狀包括發熱、頭痛、嗜睡和抽搐。受害者都是養豬戶或與豬隻處理過程連帶有關的人士。其中一位是賣豬商人，他死於一種腦部發炎。十二月時，北部疫情似乎開始緩和下來，首都吉隆坡西南方森美蘭州（Negeri Sembilan）一處養豬區，卻出現了一群新的案例。到了當年年底，已經有十個工人病倒、陷入昏迷，最後死亡。政府迅速反應，不過他們的認識其實並不完備，初步應變完全針對蚊子和豬。

蚊子是涉嫌攜帶病毒的假想傳播媒介，豬則是假想的儲存宿主。不過牠們是什麼東西的病媒和儲存宿主？日本腦炎病毒是假想的病因。

日本腦炎是馬來西亞和東南亞大半地區的地方流行病，每年在整個地區釀成三萬起人類病例（大半並不致命）。日本腦炎病毒和西尼羅病毒、登革病毒以及黃熱病毒同屬一科。這是一種借助媒介來傳播的病毒，靠蚊子從馴養的豬和野鳥等儲存宿主向外轉移。受感染的馬來西亞養豬工人部分經檢驗出抗體，似乎確認了它就是一九九八年爆發的元凶，於是日本腦炎便成為民眾愈益關切的課題和政府推展行動的目標。衛生官員開始斟酌該為多少人，或者多少隻豬，注射疫苗來對付疫病。

一月初，馬來西亞的首要英文報紙《新海峽時報》（*New Straits Times*）刊出一則消息，標題寫道：〈本州女孩喪生，腦炎病死第四例〉。那個女孩子當時十三歲，長期幫忙家裡養豬，報導沒有提到她的姓名。有關她的新聞底下還有一則小篇幅報導，表示馬來西亞衛生部長下令發起一項噴藥滅蚊行動。滅蚊、消滅病媒，制止日本腦炎傳染，對吧？對，不過也不對。隔天同一份報紙又刊出：〈怡保女童病死，日本腦炎涉嫌〉。於是從南方森美蘭州到北方怡保市的死亡人數累計達到十三名。報載該孩童還在學步階段，死於自家住宅，距離最近的養豬戶半英里。「豬是該病毒的一種共通宿主，」報導補充說明——當然那是指日本腦炎病毒。還有別的嗎？

或許吧。儘管新聞媒體火熱報導日本腦炎，政府採取行動來控制，吉隆坡馬來亞大學（校名不叫「馬來西亞大學」，而是保留了歷史名稱）醫學微生物學系的科學家卻愈來愈感到懷疑。他們對日本腦炎知知甚詳，也發現當前情況有某些方面和正常模式似乎並不相符。除了新聞大肆報導、哀悼的兩名小女孩之外，其他新近受害者幾乎全都是成年男性，曾經實際動手處理飼養、運輸或屠宰豬隻。事實上，這群人不單只是成年男性，而且大半屬於主導馬來西亞養豬業的華裔。就另一方面來說，根據先前所知，日本腦炎素有主要侵害兒童的惡名。當時在馬來亞大學醫學微生物學系擔任主任的是林世傑（Sai Kit Lam）教授，說英語的朋友都叫他「肯恩」（Ken）。林世傑公開表示，這次爆發造成太多成人患者死亡，不符合日本腦炎的正常輪廓。再者，當前這次爆發的病案致死率似乎高得離譜，算算超過了五四%。說不定這是日本腦炎的一種新毒株，比平常更具有毒力，對成人更富攻擊性，由昆蟲病媒播給民眾，但蔓延沒有那麼廣泛。

不過這也可能是一種全然不同的病毒，採行不同的傳播模式。看來和蚊媒傳染方式並不相符，哪種蚊子會決定只叮咬成年華裔男性養豬戶？

在此同時，馬來西亞的豬也生病了，遭受其本身的某種動物流行病爆發侵害。這次同樣不能以日本腦炎相仿種類來解釋，因為豬一般都能容忍日本腦炎的感染，並不會出現這類臨床症狀。牠們可以是日本腦炎的儲存宿主，也可以是增幅宿主，換言之，牠們的感染盛行率，有可能助長蚊子群中的病毒盛行率，接著蚊子就會叮咬人類。受了日本腦炎感染的懷孕母豬可能流產，或產下死胎，卻不會引致當時見於馬來西亞的類似狀況。日本腦炎的假設還有其他的問題。肆虐養豬業界的新型人類疾病具有神經症狀，會引發腦炎和其他神經系統的問題，然而豬隻的病痛卻兼具神經和呼吸系統症狀。它在豬群間的傳染性似乎非常高，最後還開始由空氣傳播。各地逐一淪陷，首先是怡保地區幾處重災區，接著南下蔓延到森美蘭州，各地動物開始咳嗽、顫慄、咆哮、悽慘喘息、崩潰倒地，有些還就此喪命。

然而豬隻的致死率卻遠低於人類病例的死亡率。起初看來，牠們的症狀就像是染上了某種稱為豬瘟（hog cholera）的病症，這是一種病毒型感染，也稱為古典型豬瘟（classical swine fever）。不過那項猜測很快就被棄置一旁。豬瘟並不是人畜共通型疾病，不能解釋為什麼人類也患病。那麼說不定是某種卑劣的新品種日本腦炎？疫情從一處養豬場傳向另一處，豬隻發出陣陣乾咳，就像此起彼落的大合唱——人們可以聽到它的來到，心懷恐懼靜等禍患降臨。「後來這就稱為『一英里吠狀咳嗽』，」根據一位來自澳洲的專家所述，「因為你在一英里之外，就能聽到咳嗽聲。於是大家就知道疾病已經傳來他們這處地區。」疾病靠豬打噴嚏傳布。疾病也靠卡車傳布，因為豬會搭上車在各養豬場之間運輸。疾病還能跨越國界，好比在一九九九年年初，馬來西亞的豬隻外銷到新加坡時，疾病曾侵襲星國屠宰場員工。有十一名新加坡人生病，在這個城市國家的絕佳醫療設施照護之下，只有一人死亡。

依然沒有人知道那是什麼東西。馬來西亞的早期實驗室診斷，大半出自兩處機構，一處是衛生部，至於豬隻樣本部分，則交由怡保那邊的國家獸醫研究機構負責進行。馬來亞大學的科學家，特別是林世傑領軍的醫學微生物學系人員，悄不作聲，密切注意這場危機。該學系的主要臨床病毒學家是蔡求明（Paul Chua，譯註：中文名拼音Kaw Bing Chua）。蔡求明的工作包括採用濕式實驗方法，也就是實際動手做實驗，好比病毒培養和顯微鏡觀察。沙扎利・阿布巴卡（Sazaly Abu Bakar）是系上的分子病毒學家，意思是他和荷姆斯一樣，都在檢視病毒基因組：在一堆枯燥的ACCAAACAAGG密碼中，解讀一個個字母。一時之間，蔡求明和阿布巴卡都只能讀讀新聞報導，和同事討論並沉思推敲，此外就沒什麼其他事情可做，因為他們沒有可以用來進行實驗室診斷的血液、組織或腦脊髓液樣本等原始證據。

接著突然之間，他們開始有事情忙了。疫情在森美蘭州持續蔓延，那裡離首都不遠，患者開始來馬來亞大學醫療中心求診。這群患者接受治療，有些人死了，蔡求明收到從三具屍體採得的樣本。其中一位受害者是個五十一歲的養豬戶，來自一處名叫雙溪立百（Sungai Nipah）的村莊。這位男士來到醫院，有發燒和意識不清的症狀，左臂還會抽搐。他在六天之後死亡。

蔡求明和他可靠的實驗室技師，從雙溪立百村樣本分離出病毒，擺進一列實驗室馴化細胞中培養，那群細胞起初是取自一隻非洲猴子的腎臟。由細胞培養的病毒很快就開始造成破壞，那種破壞看來並不像日本腦炎，個別細胞會腫大，然後融合成具有多個細胞核的大型膜泡。蔡求明叫他的同事阿布巴卡過來看看。

後來我到了吉隆坡，前往阿布巴卡的辦公室拜訪時，他回憶那批細胞的模樣並表示：「太反常了。」在此之前，我和他在一次立百腦炎研討會上見過面，當時他也表示願意再次見面談談。那時蔡求明已經離職，轉到衛生部服務，不過阿布巴卡（年輕學生都稱呼他為「沙扎利教授」）本人則已經接任為醫學微生物學系的系主任。「我們的結論都是，我們在細胞培養中看到的是某種反常的東西。」

沙扎利教授告訴我，合理的下一步是使用良好的電子顯微鏡來看看這種病毒。儘管細胞培養能夠披露病毒集體造成的影響，而且肉眼可見，反映在飽受蹂躪的細胞中，不過要想看到個別病毒體，就必須動用電子顯微鏡。「只可惜在那個時代，我們國內完全沒有良好的電子顯微鏡。」大學的那台電子顯微鏡很老舊，觀察到的影像已經不清楚了。馬來西亞是亞洲之虎，擁有許多鋒芒畢露、學養深厚的科學家，卻依然欠缺某些技術資源。

於是當時的系主任林世傑聯絡上美國幾位舊識，安排讓蔡求明往訪。蔡求明把一些冷凍樣本塞進一個袋子，啟程搭機前往美國。許多個小時之後，他來到科羅拉多州科林斯堡（Fort Collins）。美國疾病控制與預防中心在那裡設了一處衛星中心，裡面是中心的病媒傳染病研究部（Division of Vector-Borne Diseases），他和美國疾病控制與預防中心的科學家一起使用一台頂級的電子顯微鏡，檢視了雙溪立百的樣本。他們看到的並不是日本腦炎病毒，那看來就像一坨副黏液病毒，病毒含有很長的纖維，纖維的模樣彷彿魚骨結構。那是馬來西亞的痲疹？還是凶殘的豬腮腺炎？根據這項暫定的鑑定結果，該中心的人員指點蔡求明轉往疾病控制與預防中心的亞特蘭大總部，那裡負責與他聯絡的新識都是副黏液病毒研究員。他們把蔡求明的樣本泡進種種不同測定試劑來檢驗抗體反應，最後是亨德拉病毒抗體測定得出了暫時的陽性結果。不過他們為病毒的部分基因組定序時，卻發現這是一種全新的致病原，這不是亨德拉病毒，而是相近但不相同的種類。

蔡求明和他的同事以那位五十一歲養殖戶居住的村子來命名，把它稱為立百病毒。這種疾病後來便稱為立百病毒腦炎。

69 兩種病毒交會

兩段故事在這裡交會。當馬來西亞的微生物學家得知，這次疫情的病因是一種很像亨德拉的病毒，林世傑馬上打電話給另一位同行，這次是打到澳洲。「你聽我說，我們找到一種東西，」他說，講得輕描淡寫。令人擔心的部分是，他不知道這種「東西」是哪裡來的，也不知道它有可能往哪裡去。他希望找專家來幫忙，但沒有人是立百病毒專家，當時還沒有，不過退而求其次，亨德拉專家大概才最稱職。經過中間人的轉介，林世傑的請託轉到菲爾德這邊，他就是那位原本當獸醫、在果蝠體內發現亨德拉病毒的高瘦人士。菲爾德很快就打理妥當，他努力回想，自己是在一個星期四接到電話，到了星期一，他已經在前往吉隆坡的飛機上。

菲爾德到那裡和一支國際團隊會合，由美國疾病控制與預防中心的一位資深前輩領軍，成員分別從亞特蘭大和其他地方邀集過來，共同協助馬來西亞的專業人員應付這場危機。他們的頭一項使命是遏止對人類的直接威脅。「在那時候，人類病例率漸漸攀升，」後來菲爾德有一次和我在布利斯班見面時提到。「一週就出現了大概五十起新的病例。所以壓力非常大——社會上的、政治上的——必須從源頭制止感染。」他補充說道，這就需要團隊鑽研、認識病毒，了解它在豬隻體內的行為。

他們從菲爾德所說的「燙手養殖場」入手，這些都是感染依然猖獗侵染場內豬群的地點。你用耳朵就能聽出哪裡是燙手養殖場，我前面就是引述菲爾德的說法，形容那種「一英里吠狀咳嗽」。他和團隊的其他成員想找些病豬來採集樣本，期望能從樣本找到病毒，也希望鑑定結果和蔡求明從養豬戶分離出來的病毒相符。「事情也正是如此，」菲爾德表示。他們把樣本發送到哲朗城的澳洲動物衛生實驗室，那裡的同事分離出一種和蔡求明的病毒相符的病毒。那項相符結果的最終證據來自阿布巴卡的吉隆坡團隊。這一切驗證確立，豬隻是殺害人類的那同一種立百病毒的增幅宿主。不過這仍然沒有透露立百病毒的最終可能棲身處所。

在此同時，馬來西亞政府業已下令執行大規模撲殺作業——意思是把疫情碰觸過的每家養豬場的所有豬隻全都殺光，不論是否受到感染都不得倖免。有些豬舍甚至由於業主惶然不知所措，在發現新病毒之前就遭廢棄。有些地方的民眾甚至還逃離家園，雙溪立百成為一處鬼村。到了爆發終止之際，至少兩百八十三人受了感染，一百零九人死亡，病案致死率幾乎達到四〇％。沒有人想吃豬肉，沒有人願意處理、購買豬肉。豬隻被留在欄舍內挨餓，有些闖了出來，像野狗般在路上遊走、覓食。當時馬來西亞共有兩百三十五萬頭豬，其中半數來自受了立百病毒感染的養殖場，所以這恐怕會變成類似中世紀的問題，彷彿黑死病帶來的景象：一群群受了感染的豬，餓著肚子在空無一人的村莊四處奔竄。一支撲殺隊伍開進鄉間，包括陸軍士兵、警察以及家畜主管人員，個個身著防護服，佩戴手套、口罩和護目鏡。他們奉命射殺、掩埋或以其他方式處置超過百萬頭豬，行動必須迅速完成，還不能讓病毒噴濺得到處都是。儘管有全套防範措施，仍至少有六名士兵受了感染。菲爾德指出：「要殺死一百萬頭豬，做起來可不輕鬆。」隨後在談話時，他糾正了自己的說法：其實是一百一十萬頭豬。這個差距看來只是四捨五入造成的偏誤、他告訴我，不過假使你有一天必須「額外」殺死十萬頭豬，還得用推土機挖出坑洞來把牠們的屍體處置掉，那麼在你的記憶當中，這其間的差別就會很明顯。

菲爾德和那支國際團隊搶在撲殺隊伍之前，探訪了曾經燙手、如今業已降溫的養豬場——感染來了、又消失了的地方。他們來到這些地點，從存活的豬隻身上抽血並檢驗抗體，結果發現，這種病毒縱

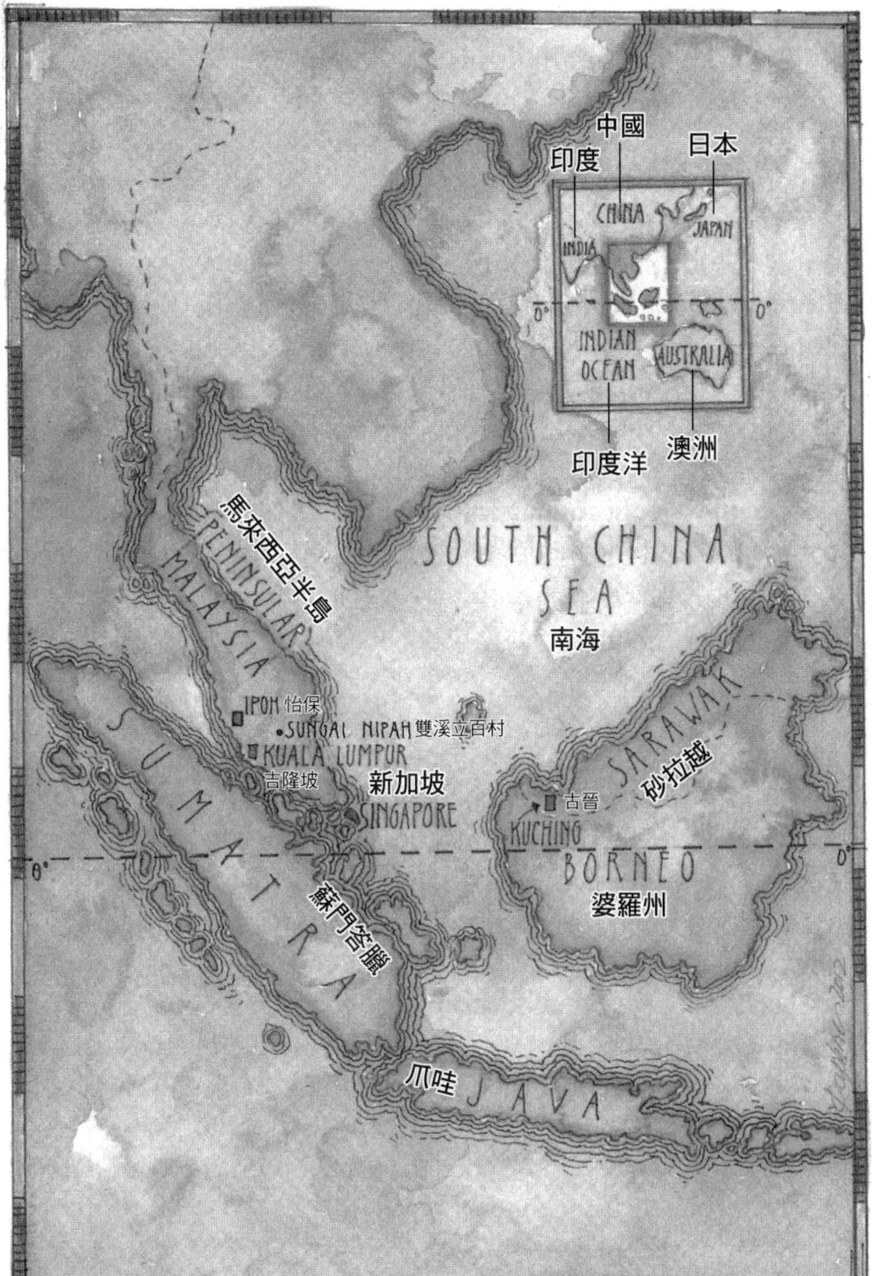
中國
印度
日本
CHINA
INDIA
JAPAN
INDIAN OCEAN
AUSTRALIA
印度洋
澳洲
馬來西亞半島
PENINSULAR MALAYSIA
SOUTH CHINA SEA
南海
IPOH 怡保
SUNGAI NIPAH 雙溪立百村
KUALA LUMPUR
吉隆坡
新加坡
SINGAPORE
SARAWAK
砂拉越
古晉
KUCHING
BORNEO
婆羅州
SUMATRA
蘇門答臘
爪哇
JAVA

然不是具有特別高的毒力，傳染性卻似乎極高，起碼就豬群而言是如此。以這些重新追查的養豬場中的豬隻來說，抗體盛行率一般都介於八〇到一〇〇％之間。所以豬隻是遠比澳洲那群染上亨德拉病毒的可憐馬兒還更好客、更寬容的增幅宿主。若非立百病毒是一種人畜共通病毒，能夠跨種跳躍侵染人類，並奪人性命，菲爾德告訴我，它說不定就會被忽略，而被當成馬來西亞整體養豬業的「生產力輸出量的一種起伏現象」而已。接著他又說：「那是個很耐人尋味的想法。」

這相當於說立百病毒橫行於異類宇宙，我不是很肯定，當場也忘了問，這種說法有哪裡讓他感到耐人尋味。一種可能性是，菲爾德當時想到了另一些潛在的人畜共通傳染病尚在醞釀發展，沒有被人察覺，目前也還對人類無害，只存在於馴養的動物當中。如今可能存有多少這種致病原，在全球大規模家畜業營運當中步步進逼？有多少RNA病毒有可能在我們的工廠型養豬戶中達成高度演化率（因為病毒能很快複製，它們經常突變，它們的族群總數很龐大，家畜群的規模也很大）？基於這樣的數字，出現突變並促成溢出的機率有多高？還有多少立百病毒蹣跚向伯利恆走去，等著出生？

或許「下一場大禍」會從馬來西亞某處豬舍出現，隨著外銷母豬轉移到新加坡，接下來棲身一位旅客或空服員的肺部（像SARS那樣搭機旅行），從新加坡傳往全世界，只因為那個人曾在萊佛士酒店附近的水岸灘頭用餐，選了一家定價過高的時髦咖啡廳，吃了一客木須肉午餐。暫且忘了果子狸吧，想想大量生產的動物飼養管理。你幾乎完全不可能篩檢你的豬、牛、雞、鴨、綿羊和山羊是否染上任何病毒，因為你得先確認那是哪種病毒（或起碼知道它的近親種類），而我們也只不過才剛開始嘗試。

從菲爾德「耐人尋味的想法」，立百病毒含有更寬廣的意義：明天的人畜共通傳染病大流行，在今天或許不過就是某些家畜產業的「生產力輸出量的一種起伏現象」。立百病毒還有另一層意義，雖不是那麼重要，不過也同樣耐人尋味。那項意義帶領我們回到蝙蝠的課題。

70 豬舍上方的甜美果實

在馬來西亞待了三個星期之後，菲爾德脫離豬隻調查作業，連同一位名叫穆德．幼玻．喬哈拉（Mohd Yob Johara）的馬來西亞獸醫和幾位同事，著手尋找病毒的根源。畢竟，這就是菲爾德獲邀加入國際應變小組的理由——因為他有相關經驗，曾經追蹤相近的亨德拉病毒，查出了它的儲存宿主。

這時菲爾德的小型團隊取法亨德拉病毒的相似經驗，主要都專注於蝙蝠，馬來西亞擁有高度多樣化的不同蝙蝠，包括十三種果食性蝙蝠，還有約十六種吃蟲的小型蝙蝠。當地土生果蝠有兩種是狐蝠，翼展寬闊的大型動物，和澳洲亨德拉病毒的儲存宿主同樣隸屬狐蝠屬（*Pteropus*）。抓小型蝙蝠時，可以在牠們的覓食、停棲地點附近架設細目網來捕捉。對於狐蝠，小組則採取比較見機行事的做法。獵蝠在馬來西亞大半地區都屬合法，因此菲爾德和喬哈拉隨同幾位休閒獵人進入林子，並在獵人沉浸狩獵之際，從袋中的獵物採集樣本。有些獵人打野豬，所以研究人員也從豬屍剪下小片組織，拿來檢驗病毒是否已經從馴養豬隻傳到野豬身上。約略就在同時，國際團隊的另一支小組則負責從家犬、老鼠、臭鼩、雞、鴨和鴿子身上採樣。兩支小組都希望解答同一個迫切的問題：在豬舍之外的更遼闊世界，這種病毒藏身何處？野豬、老鼠、臭鼩和鳥類的檢驗結果都呈陰性——沒有立百病毒的跡象，也找不到對抗它的抗體。有些狗的抗體檢驗結果呈陽性，這或許是由於牠們曾經和病豬共同生活，或者吃過死豬。狗似乎不怎麼會傳布病毒，不論是犬傳犬或犬傳人都一樣（不過有些證據顯示，偶爾**確有**犬傳人的事例）。蝙蝠的檢驗結果多半呈陰性，只除了少數種類，其中兩種與眾不同，其所屬族群的立百抗體盛行率都特別凸出。這兩種是小狐蝠（*Pteropus hypomelanus*）和馬來大狐蝠（*Pteropus vampyrus*）。基於立百病毒和亨德拉病毒的其他相似特色，這點也並不令人意外。不過這並不構成蝙蝠就是儲存宿主的最終明證。抗體只不過顯示有可能曾經接觸病毒，這有可能代表不一樣的事情，而且從菲爾德和喬哈拉採到的樣本，也沒有找到任何活病毒。

這項工作得留待蔡求明來完成，當時他已經結束在科林斯堡和亞特蘭大的任務，回到馬來西亞。一九九九年下半年，當亂象已歇，一百一十萬頭豬也遭撲殺，人類疫情也已經止息，蔡求明和他的團隊前往勘查一處狐蝠聚居群落，試行使用一項新技術。他們不射殺蝙蝠、切取組織，而改在停棲地點底下鋪開大張塑膠布，收集幾滴珍貴的蝙蝠尿液。他們也在覓食地點底下採集樣本——採的是蝙蝠咀嚼過的水果。其中有些是芒果；此外還有一種當地美味，馬來西亞稱之為「水蓊」，其實就是蓮霧。蓮霧是種其貌不揚的小東西，果實呈鐘形，一般帶粉紅色或紅色，甜美多汁，足夠讓小孩吃了解渴。蔡求明的團隊辛勤培養這些樣本，滋長出三群獨立的立百病毒，兩群培養自尿液，另一群出自一片蓮霧。這些病毒和立百病症患者體內找到的毒株密切吻合。這就證明了狐蝠正是立百病毒的儲存宿主，能夠外傳給豬隻，從而外傳給人類。不過還不只於此，蔡求明的成果確立了一種合理的溢出情節。病毒是如何從蝙蝠傳給豬的？只需要一棵芒果樹或蓮霧樹，樹上長滿熟果，高懸豬舍上空就夠了。受了感染的蝙蝠取食蓮霧，吐掉果肉（蝙蝠會這樣做），果肉上面沾滿了病毒，掉落豬群之間；一隻豬撿食果肉，也吃下了相當數量的病毒；病毒在豬隻體內複製，並傳染給其他的豬；整群豬很快都受了感染，接著豬隻處理人員開始生病。這不是什麼牽強的情節。當時馬來西亞農業環境非常多樣化，種植有市場價值的水果能夠增補家畜收入之不足，在豬舍附近栽種芒果、蓮霧等果樹的養豬戶不在少數。立百病毒有可能隨著一小片甜美果肉一併掉落。這種美食，有哪隻豬能夠抗拒？

71 再次浮現於孟加拉

馬來西亞毅然採取行動，緊縮農業管理，封閉部分養殖場，把枝幹懸垂豬舍上方的果樹移除，並推出一波公共教育預防宣導。密切注意立百！密切注意氣喘的豬！不過要全面排除這種病毒的威脅，依然不是那麼容易。兩年過後，威脅在孟加拉重新浮現。孟加拉是馬來西亞的鄰國，信奉伊斯蘭教，國內豬隻非常少。

孟加拉特別容易蒙受傳染病爆發風險，有好幾項理由，其中最明顯的是國家人口密度。以該國大約五萬七千平方英里的面積，卻住了超過一億五千萬人，成為全世界人口最密集的國家（僅次於新加坡和馬爾他等小型城市國家）。國土的水位大都很低（大部分地區幾乎都低於海平面三十英尺），而且還有周期氾濫現象（肇因於季風雨和高水位河川），更加劇霍亂和細菌性腹瀉等經水傳播的疾病，每年有好幾萬孟加拉人（特別是兒童）因此喪命。儘管立百病毒的數量遠遠較少，傳染機制也很不相同，然而這種病毒在孟加拉出現，還有它有時能夠人傳人之實（等一下你就會見到），都促使研究人員和衛生官員非常嚴肅看待這種情況。任何能夠以高效能方式由空氣傳播的傳染病，都有可能席捲整個大達卡區（和那裡的一千七百萬人）、其他主要都市，以及密密麻麻連綿不斷的一座座村莊，釀成慘烈的後果。這般規模龐大的流行病出現在孟加拉，除了奪走孟加拉人的性命之外，還會讓涉嫌的病毒擁有充裕的機會，來進一步適應人類宿主。

孟加拉的第一次立百爆發，發生在二〇〇一年四月和五月期間，地點在南方低地區一處名叫昌德浦

（Chandpur）的村莊，村內住了六百人。村中有十三人生病，其中九人死亡，血液樣本確認含有立百病毒，接著問題似乎就消失了。孟加拉經常有人因為種種不同原因喪命，這次集體死亡並沒有引發任何驚慌，或促成任何嚴謹調查。病毒是從哪裡來的？不知道。倘若這次的儲存宿主依然是蝙蝠，那麼是什麼原因促成溢出？不知道。是否存有增幅宿主？不知道。不論如何，豬是沒有嫌疑的。

幾年過後，一支流行病學家團隊反省考量，回想起來，昌德浦案例似乎只存有兩項值得一提的共通風險因子。有些受害者曾經和其他病患一起生活，或者負責照顧他們，這就暗示可能有人傳人事例，這是一種新的狀況。同時還有不少人曾經與病牛接觸。牛？流行病學家在公開報告中審慎、明確地探尋線索，好幾次提到了那種動物。倘若病毒能在馬來西亞的豬隻體內繁衍生息，那麼它能不能在孟加拉的牛隻體內茁壯發展？說不定可以。牛的角色依然未決。

二〇〇三年一月，另一次爆發開始，發生在昌德浦村以北約一百英里處的瑙岡縣（Naogaon District）。同樣是發熱性疾病、昏迷、腦炎，住院治療和高死亡率；同樣沒有什麼好理由來解釋病毒是怎麼染上的。有一件事引發聯想，當地曾有一群豬通過，想必是一群遊牧趕豬人在旁照料，而且部分立百腦炎患者曾經接觸了那支隊伍。啊哈！報告並沒有提起那群豬出現了類似馬來西亞那樣的打噴嚏、氣喘、腳步踉蹌和死亡情況，不過牠們依然有可能受了感染，而且具有傳染性。第三次爆發在二〇〇四年一月開始時，孟加拉的疾病科學家，依然對第一、二次爆發困惑不解。疫情肆虐拉治巴里縣（Rajbari District）境內的好幾處村莊，那片地帶鄰接巴德馬河（Padma River，恆河下游的出海河流之一）西濱，和達卡位於河道對側。病例數依然很少，只有十二起；不過那十二人當中，有十人死亡。資料中還有另一個看來也很古怪的模式：受害者大半是小孩子——不到十五歲的男孩。

另一批流行病學家抵達，包括一個名叫喬爾．蒙哥馬利（Joel M. Montgomery）的美國人，蒙哥馬利是美國疾病控制與預防中心一項研究生訓練獎助基金得主。他們依循流行病學家的慣用做法，帶著寫字夾板、問卷和抽血工具抵達，期望能釐清事情真相。他們做了一項病例對照研究（case-control study），意思是他們嘗試辨識患病人士和無病人士之間的行為差異，以此來驗明爆發的根源和散布現象。哪些活動帶了風險，會讓一個人成為感染的候選對象？

當然了，孟加拉的年輕男孩就像其他任何地方的同齡男孩，同樣從事許多危險活動，其中許多活動會導致頭顱破裂、手臂折斷、溺水、蛇咬、遭逮捕，或者被火車撞上。不過哪種危險行為會讓你染上立百病毒？蒙哥馬利和同事核對了一些可能的項目：釣魚、打獵、碰觸死動物、打板球、踢足球、玩捉迷藏、撿拾地面落果並拿來吃。隨著資料累積，那份清單當中的「碰觸死動物」看來似乎很重要；好幾個生病的兒童，都曾經在幾個星期之前，幫忙掩埋死雞、死鴨。最後那群小孩還為死禽辦理葬禮儀式。話說回來，好幾個碰觸過死動物的村中兒童，卻沒有受到感染。最後發現，雞鴨是條錯誤的線索。所以你知道在孟加拉村莊做流行病學研究有多棘手了吧？我提到的那些天真無邪的兒童消遣活動（從鴨子葬禮到打板球），沒有一項活動和受感染男童（無論是否康復）的關聯性，明顯比那些活動和其他健康同儕兒童的關聯性更高。不過其中一項有顯著差別的活動是：爬樹。

爬樹？這就奇怪了。儘管蒙哥馬利所屬小組記錄了高度相關性，即便如此，他們的結果卻沒有解釋，為什麼爬樹有可能讓孟加拉年輕人暴露於立百病毒感染之下。他們只能提出一項經過仔細思考的猜想：爬樹讓男童更接近蝙蝠。

三個月之後，到了二〇〇四年四月，孟加拉的衛生官員獲報又出現了一次爆發。法里浦縣（Faridpur District），毗鄰拉治巴里縣，同樣位於巴德馬河右岸，這是最新的爆發地點。法里浦縣和拉治巴里縣只能靠遲緩的水運抵達，到了這裡，原本隨著鋼筋混凝土甚囂塵上的大達卡區都市喧鬧，也平息了下來，改換成孟加拉南方三角洲淤泥低地。道路兩旁都是稻田，空地上長滿了棕櫚樹和香蕉樹，像野草般叢生。法里浦縣總計三十六人患病，其中二十七人身亡。病例的社會交往模式，也點出了另一項隱憂，這是在昌德浦爆發時便有人提出的考量：有些患者是受了旁人感染才患病的。一組調查人員指出，這種人傳人感染「會提高這種高度致命病原體更廣泛蔓延的風險。在孟加拉這樣人口密集的貧窮國家，一種致命病毒有可能在有效介入措施推行之前就迅速傳了開來。」卓有見識，他們這樣講的意思是：它有可能如火燎原，一發不可收拾。

接著孟加拉又出現一次爆發，這是四年間的第五波，這次發生在達卡西北約六十英里處的坦蓋爾縣（Tangail District）。十二起病例，十一人死亡，全都出現在二〇〇五年一月。從這時開始，孟加拉看來是陷入了不斷遭受這種殺手惡疾折磨的特殊慘況，每年的頭幾個月份都要再發。馬來西亞一直沒有再次爆發。印度則只在毗鄰孟加拉西北國界以北地區發生過一次。世界其他地區都從未聽聞立百病毒。這時又有一支團隊從達卡出發，做了一次病例對照研究，探尋溢出的起因。團隊領導人是美國醫生暨流行病學家，名叫史蒂芬・盧比（Stephen Luby），由美國疾病控制與預防中心來達卡提供協助，擔任孟加拉的腹瀉疾病國際研究中心（International Center for Diarrheal Disease Research）一項計畫的負責人，這處中心有個很講究的簡稱，寫成ICDDR,B，不過一般人都稱之為霍亂醫院（Cholera Hospital），盧比就是在那裡和他的孟加拉對口人員，衛生部的馬赫穆德・拉赫曼（Mahmudur Rahman）密切合作。

盧比的團隊也像先前蒙哥馬利小組的做法，詢問民眾是否從事潛在風險活動──也就是染病死亡或染病痊癒患者做過，而身體始終健康的鄰居並沒有做的事情。對於不幸病死的人，他們從存活的親友得到答案。那些人有沒有爬樹？有些有，有些沒有，不論是患者或者健康對照組都是如此。那些人有沒有接觸豬隻？沒有，坦蓋爾縣的民眾沒有接觸豬隻的習慣。接觸果蝠？沒有，沒有人。接觸鴨子？有，許多人都這樣做。接觸病雞？吃了番石榴？吃了香蕉？吃了生病後才屠宰的動物？吃了楊桃？接觸過先發燒、意識不清，後來死亡的人？

問題本身就像勾勒出孟加拉鄉居生活的一道道素描筆觸。不過這些問題，沒有一道問出了生病的人和沒有生病的人之間在統計學上的顯著差異性，這次連爬樹問題都看不出差別。盧比團隊提問的問題，只有一道辦到了：你最近有沒有喝過生海棗樹汁？

咯，唔，有啊。海棗樹汁是西孟加拉各村莊的季節甜飲。那種汁液流在一種棕櫚樹，銀海棗（*Phoenix sylvestris*）的維管束中，切割樹幹取汁時，必須小心安置陶罐。就像楓樹的樹汁，海棗汁也含糖——甚至含糖量還明顯超過楓樹，因為取汁後並不必烹煮濃縮好幾個小時就已經夠甜。有些人很願意付出大筆塔卡（孟加拉國幣的名稱），用寶貴的現金來購買生鮮海棗樹汁。割汁商販在附近村莊沿門叫賣，有時也在路邊販售，就像鄰家小孩擺攤賣檸檬水。顧客大多自行攜帶玻璃杯罐，買了當場喝光，或者帶回家中和家人分享。品質最好的樹汁甜美色紅、質地清澈。樹汁很快開始天然發酵，上午十點過後就不那麼新鮮了，價格也隨之大幅跌落。雜質也會壓低樹汁的價格。底下你會知道，雜質還會帶來另一種結果。

坦蓋爾縣的調查行動，發現了病人和健康人之間的唯一差別：受感染的人，大多數都喝了生海棗樹汁。他們的健康鄰居大多數沒喝。這就點出了一段錯綜複雜的情節。

72 與陌生的魔鬼打交道

於是我到ICDDR,B去找盧比，他的身材高大，面容清瘦，留一頭褐色短髮，戴著眼鏡，神情嚴肅但不自負。他原本主修哲學，後來轉到醫學和流行病學領域，接著選擇專注研究低收入國家的傳染病。他從二〇〇四年就來到孟加拉，對這個地方認識很深。他不斷聽到有人不幸冤枉喪命，也想盡辦法努力防範。他的工作大都涉及熟悉和普通的疾病，好比肺炎、結核病和腹瀉，這些病症奪走的人命，遠多於立百。舉例來說，單單孟加拉五歲以下的幼兒，每年死於細菌性肺炎的人數就約達九萬人。細菌性腹瀉每年約殺害兩萬名新生兒。基於這些數字，我請教盧比，為什麼有必要分心旁騖，投入精神來關注立百？

他說，這是為了慎重起見。這是典型的「熟識的魔鬼」相較於「陌生的魔鬼」例子，不過不論是哪種魔鬼，你最好都別置之不理。立百病毒之所以很重要，理由在於往後有**可能**出現的狀況，也因為我們對這種狀況**如何**出現幾乎一無所知。「這是一種可怕的病原體，」他說道，也提醒我孟加拉病例致死率超過了七〇％。「活下來的那群人，三分之一出現了明顯的神經功能缺損。這是一種糟糕的疾病。」他接著又說，而且孟加拉的所有已知病例，約半數是經由人傳人染上的，這種發展令人憂心，而且在馬來西亞立百爆發期間也聞所未聞。

為什麼人傳人蔓延是某些爆發事例的重要因素，在其他事例卻又不是？那種病毒有多安定？它演化出更具傳染性型式的機會有多高？前面我已經提過，孟加拉的人口密度非常高，每平方公里約有一千人，而且密度還繼續提高。那麼多人口相當平均地分布在擁擠的農村大地上，當地收入和醫療照護水平都很低，對最後殘餘本土地景和野生生命施加無情壓力，也讓國家受到流行病肆虐的風險提高，原本熟見的病原體和陌生的新種類都在威脅之列。所以，盧比表示，即便相關數字（到當時為止還）很小，立百病毒當然是我們的重要工作環節。

此外，還有另一個理由，他又說。全世界沒有人對這種病毒有深入的了解。「假使我們不在孟加拉研究，就不會有人研究了。」馬來西亞只出現一次爆發。印度在二〇〇一年發生一次，最近又出現一次。他引用二〇〇九年的數字指出，孟加拉在八年內已經爆發八次（我和他會談以後，又出現更多次）。實驗室工作可以在任何地點進行，不過實驗室工作並不能解答，立百病毒在自然界如何表現等相關謎團。他表示：「假使我們真想了解病毒如何從野生動物儲存宿主傳給人類，希望從人類疾病傳染的角度來了解箇中真相，那麼這就是我們該入手的地點。」

要想了解病毒如何從野生動物儲存宿主傳給人類，首先得具備一個基準點：儲存宿主的身分。根據在馬來西亞得知的狀況，還有在澳洲亨德拉病毒的相關發現，蝙蝠當然是個合乎邏輯的嫌犯，尤其是狐蝠。孟加拉的唯一本土狐蝠個頭很大，叫做印度狐蝠（*Pteropus giganteus*）。盧比和他的團隊從先前研究得知，這個種類曾有檢驗出立百病毒抗體陽性。不過倘若不取道豬隻，那麼病毒又是如何從蝙蝠傳給人類的？喔，恰巧印度狐蝠喜愛海棗樹汁。海棗園主投訴，夜間聽到蝙蝠在園中活動。坦蓋爾縣調查工作結束之後，盧比團隊表示：「園主把果蝠看成禍患，因為牠們經常直接從割汁接頭或從陶罐飲用海棗樹汁。蝙蝠的排泄物經常沾上陶罐外側，或者漂在樹汁液面。偶爾在罐子裡面還會找到死蝙蝠。」不過這還不足以打消民眾對生鮮樹汁的需求。

盧比的團隊前往坦蓋爾縣時，隨身帶了一長串可能風險因子的清單，其中飲用樹汁只是一項額外的假設，幾乎就只是憑直覺才添加到訪談問案裡面。最早來到現場的調查人員是一群社會人類學家，盧比告訴我；他們對當地民眾非常親切，非常低調，請教的是開放式問題，不像流行病學家採用那麼正式的定量問卷。「而且人類學家表示，『凡是有狀況的人都喝了海棗樹汁。』」他的意思是，凡是有「立百病況」的人，都喝過海棗樹汁。流行病學家接著抵達，以確鑿資料證實了那項假設。「坦蓋爾縣爆發是我們靈光顯現的時刻，」他表示。事後回顧那次靈光顯現，似乎沒什麼稀奇，不過這也正是靈光顯現的常態：是的，飲用生鮮海椰樹汁，就是讓自己染上立百病毒的**絕佳**做法。

他解釋箇中緣由。多數疫情都在孟加拉西部爆發，那裡可以看成「立百發生帶」。理由或許在於那裡也是「海棗帶」。蝙蝠的分布範圍很廣，不過西部正是銀海棗生長繁茂，海棗樹汁也大受珍視的地帶。收穫季從十二月中開始，被視為孟加拉冬季的頭一個冷天夜晚就在這個時節來臨。取汁人號稱「嘎切斯」（gachis），意指「樹民」，衍生自孟加拉語的「嘎切」（gach），意指「樹」。海棗樹的所有權則屬於其他人，樹主通常可以得到半數產品。樹民是貧窮的個體戶，一般都是勞動農戶，兼做這一行，賺點季節外快。採收樹汁時，樹民得爬到樹上，削掉接近樹梢處的大片樹皮，割出一道V形的光裸部位（樹汁就從這裡湧出），拿一根中空竹管從V形底部接出來。讓樹汁排出，一夜的時間就能把罐子裝滿。拂曉之前，樹民又爬到樹上，取下滿罐新鮮樹汁。每棵樹大概可以取得兩公升的樹汁。豐收！如果能在十點之前賣出去，這兩公升大約值二十塔卡（大約台幣八塊錢）。他把陶罐中的樹汁全部倒進一個比較大的鋁製容器，把一棵棵樹的樹汁，和蝙蝠糞便（如果有的話）、蝙蝠尿液（如果有的話）、病毒（如果有的話）及其他海棗樹的樹汁（和雜質）全部混在一起，接著就出發去販賣自己的產品。有些樹民對攙雜異物的風險不以為意，一位樹民告訴盧比的同事：「我看不出這有什麼問題，如果鳥兒可以喝我樹上的樹汁。由於鳥兒只喝很少樹汁，如果我讓蝙蝠和其他動物有機會喝到樹汁，上帝就會賜我恩典。」他得到上帝的恩典，顧客卻得到立百。但有其他樹民確實在乎，因為澄澈泛紅的樹汁，比充斥溺甃蜜蜂、鳥羽和蝙蝠大便的汙穢發泡樹汁能賣得更高的價格。

就盧比而言，這整趟調查把行動導往兩個非常不同的方向——其中一個是當前和實際的方向，另一個是有遠見且科學的方向。就實際這方面，他和他的夥伴投入探究低成本的做法，幫助樹民不讓蝙蝠靠近他們的陶罐。用竹片殘料編成簡單遮擋，花費大約只要新台幣三塊錢，拿它圍在割汁傷口和陶罐周圍來屏擋蝙蝠。這是一種簡單的修正做法，而且和立法禁止採收海棗樹汁相比，或許比較人道。就科學方面，盧比告訴我，立百病毒仍有至關重大的未解問題。它如何在蝙蝠族群當中存續下來？為什麼它有時會溢出？它是不是已經隨時能夠人傳人，或者只在特殊情況下才能如此？它是最近才出現的新興病原體，或者千年來都不斷殺害孟加拉人，卻沒有人察覺？

這些問題又帶出了另一個問題。孟加拉的地景變化，以及在這片大地上聚居的人口密度，如何影響果蝠、牠們身上攜帶的病毒，還有溢出的可能性？換言之：立百生態系出了哪些新狀況。要想知道更有說服力的答案，盧比告訴我，你可以去找喬恩．艾普斯坦（Jon Epstein）談談。

73 準備好去捉蝙蝠了嗎？

有說服力很好，不過田野時間還更好。隔天上午我和艾普斯坦一起離開達卡，啟程向西前往渡口，從這裡過了河，我們就進入了孟加拉西南方的低地區。

艾普斯坦是動物疾病生態學家，根據地在紐約。當時他在一個名叫野生生物信託的組織工作，任職於該組織旗下的保育醫學聯盟（也就是赫穆拉的服務單位，最近改名為生態健康聯盟）。除了獸醫博士學位之外，艾普斯坦還擁有公共衛生碩士學位，以及處理大型亞洲蝙蝠的豐富經驗。他曾在馬來西亞和蔡求明合作，在海岸紅樹林間捕捉狐蝠，有時甚至在及胸海水中工作。他曾在印度頭一次疫情爆發之後帶領團隊前往，並在狐蝠群中發現了立百病毒的證據，他還前往中國加入一支國際團隊，協同確認蝙蝠是SARS病毒的儲存宿主。他是個健壯的大塊頭，理平頭，戴著一副菱形眼鏡，看來就像高中時代當過四分衛，如今變得嚴肅的四十歲出頭成年人。他來孟加拉不是第一次了，這趟是來蒐集資料，希望釐清印度狐蝠何時、在哪裡、以及如何攜帶並散布立百病毒。

他還帶了組織新聘的另一位美國獸醫吉姆．戴斯蒙德（Jim Desmond）同行，他們要在成群像烏鴉那麼大的蝙蝠當中搜尋立百病毒，期間艾普斯坦還得訓練戴斯蒙德。我們這支隊伍的第四人是阿里夫．伊斯蘭姆（Arif Islam），他也是獸醫，孟加拉專門研究野生動物和人畜共通疾病的極少數獸醫之一，是我們這支團隊唯一能講流利孟加拉語的人。伊斯蘭姆缺不得，因為他能從蝙蝠的肱動脈抽血、能和地方官員商談，還能在當地餐廳為我們點咖哩魚。

等我們擺脫達卡的交通時，幾乎已經是上午九點鐘了，巴士像親暱的大象一般彼此磨蹭，綠色計程摩托車在車流縫隙間閃來躲去，看來始終面臨險境，隨時會被壓扁。最後道路終於通暢了，我們向西朝河流奔去，脫離車流令人鬆了一口氣。太陽低懸在我們後方，透過都市煙霧射出微弱的橘色光芒，像染血的蛋黃。

我們搭渡輪過河進入法里浦縣——正值乾季，巴德馬河水位很低——接著繼續開車行駛於稻田間一條兩線道路。我們在法里浦市停車接其他人，兩位具有專門技能的田野助理，叫做匹圖（Pitu）和勾佛（Gofur）。這兩人都很瘦小，像騎師一般輕巧靈活，也都是攀爬、捕捉蝙蝠的高手，幾年來這兩人不時為艾普斯坦工作。他們捕捉蝙蝠的專門技術得自早年盜獵生涯，不過如今已經改邪歸正。他們上車之後，我們便轉朝南方駛去，沿途吃柳橙和辛香餅乾果腹。我們來到西南地區，緩緩穿越一處處擠滿人力車、公車和摩托車的小鎮。有一處社區似乎專門開採砂石，把當地這種豐沛資源裝袋、分運各處。這時是稻田插秧期，我們沿著河床看到男女屈身彎腰，從他們的茂密稻秧苗場挖出深綠秧苗，捆束後小心移植到灌水的稻田。較乾旱的土地劃分小區栽植其他作物——玉米、豆子、五穀——偶爾也見得到一叢叢香蕉樹或椰子樹。不過隨著繼續往南，較乾旱土地也愈來愈少見。往前直行是巽達班（Sundarbans）沼澤區，恆河三角洲在這裡化為紅樹林島群，水道交織，那裡有鱷魚藏身、老虎涉水，不過我們不打算走那麼遠。那裡的土地已經相當平坦、低窪，地下水位又相當高，我們經過的每處村鎮，四周都滿布停滯積水區。

從這裡開始，我們沿途可以見到更多海棗樹，平滑的樹幹滿布類似理髮店招牌螺旋條紋的疤痕，顯示過去多年以來，樹民都在樹上哪處部位割皮取汁。這時已經是一月中，樹汁採收季已經開始，想試飲一杯的話，這就是最好的時機。我們沒有喝。我聽伊斯蘭姆說，孟加拉人管那種東西叫做「卡汁」

（khejur）。他們相信那是養生飲品，能殺死腸道寄生蟲。不過伊斯蘭姆說，這種樹汁必須喝新鮮的才有效。烹煮樹汁不只是毀了那種美味，還會破壞醫療效果。沒錯，他自己小時候當然也喝過——不過現在不喝了，門兒都沒有，從開始研究立百病毒之後，他就不喝了。

天黑不久，我們抵達一座名叫庫爾納（Khulna）的都市，在一家體面的旅館訂了房間，隔天便出發尋找蝙蝠停棲處，伊斯蘭姆已經事前去當地一趟，預先偵查了好幾個地點。城市西邊的土地似乎還更低窪，供水相當充裕——稻田有水，集水坑有水，潟湖有水，養蝦池有水。村民和他們的家畜都住在泥土地上，得走堤道小徑才能到，道路本身則沿著河堤鋪設，築路材料想必是取自散布路旁的採土坑，如今那些坑洞都積滿棕綠渾水，還微微發臭。如果你想在這裡找到高地，就必須自己搭蓋。這裡有很多樹木，卻沒有稱得上森林的地方，只有零星散布的椰子樹、香蕉樹、木瓜樹、羅望子木，還有幾棵闊葉木，此外就是許多海棗樹，我看到一位樹民爬上其中一棵。他打赤腳，像架線工人一般手腳並用，借助一條環索向上爬。他身穿一條「朗吉」（lungi，一種紗籠裙，在腰部前方打結）、頭纏特本頭巾（turban），肩上背一個編織箭囊，裡面裝了兩柄長彎刀。附近路邊有兩個男孩，帶著四個紅色空陶罐，準備安上樹幹，用來盛裝今晚的樹汁滴液。

蝙蝠想必也準備妥當了。這時牠們還在睡覺。狐蝠不像吃昆蟲的蝙蝠，和部分果蝠也不相同，牠們並不停棲在洞穴、礦坑或老舊建築裡面。牠們喜歡停在林間，雙翼裹身顛倒吊掛在樹枝上，模樣就像怪誕至極的熱帶水果。我們探訪了五個地點當中的四個。我們仰望樹梢群聚睡覺的蝙蝠，請教了當地人，並檢視了每處棲枝底下的地勢，沒有一處和艾普斯坦的精確標準相符。那些地方的蝙蝠太少（這裡一百隻，那裡一百隻），附近沒有林木，或者樹木的條件不好，沒辦法架設陷阱網，另有些地點則樹下地面情況不適合。一處村莊有好幾百隻蝙蝠已經在豆科喬木固定停棲，很有吸引力的一群，只可惜牠們都倒

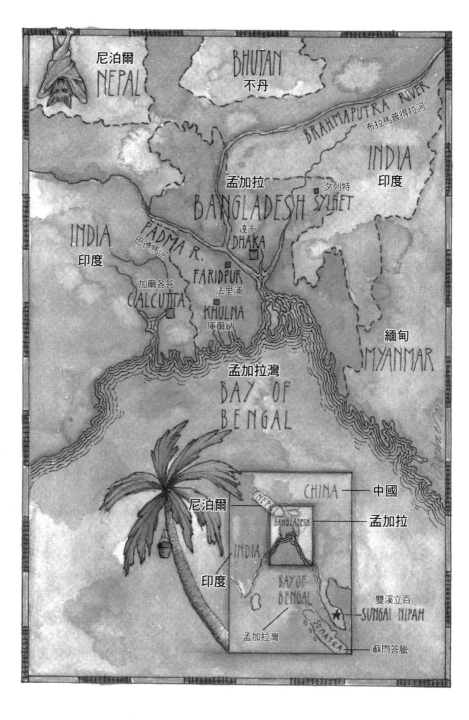

尼泊爾
NEPAL
BHUTAN
不丹
BRAHMAPUTRA RIVER
布拉馬普得拉河
INDIA
印度
孟加拉
BANGLADESH
夕列特
SYLHET
INDIA
印度
PADMA R.
巴德馬河
達卡
DHAKA
FARIDPUR
法里浦
加爾各答
CALCUTTA
KHULNA
庫爾納
緬甸
MYANMAR
孟加拉灣
BAY OF BENGAL
CHINA
中國
尼泊爾
NEPAL
BANGLADESH
孟加拉
INDIA
印度
BAY OF BENGAL
孟加拉灣
雙溪立百
SUNGAI NIPAH
SUMATRA
蘇門答臘

掛在一處綠色大泥潭正上方，泥潭似乎被村莊當成排水槽和垃圾場。艾普斯坦料想，若是在這裡架網捕捉蝙蝠，等到收網時，被纏住的蝙蝠會跌落水中，到時他就得跳進水中幫蝙蝠解開，以免牠們溺斃。他低聲表示不妥：「我寧願冒險面對立百病毒，也不想應付汙水坑底的東西。」

所以我們回到先前開往庫爾納市時在路上看到的一處地點：一處荒廢的倉儲庫房，那片複合廠區外設圍牆，占地好幾英畝，屬於政府公有地，曾經用來儲放築路物資。從那裡一處長滿綠草的庭院，穿過一棟棟棚屋和倉庫，前往好幾棵高大喬木，孟加拉語叫做「卡洛伊」（karoi），也就是黃豆樹，當中倒掛了四、五千隻蝙蝠。顯然那處停棲地特別受歡迎，因為樹木很大，還有圍牆防護的複合廠區，能保障牠們免受村民喧囂和帶彈弓男孩的侵擾。每晚薄暮時分，牠們可以從棲枝下墜起飛，在魯普夏河（Rupsha River，恆河入海口區段的另一條支流）上空大群盤旋，振翼飛去，在庫爾納市附近各村莊間覓食竟夜。好，艾普斯坦下了決定，就是這裡了。

不到一天，艾普斯坦和伊斯蘭姆面見當地官員，請得許可，准我們半夜到這處古老倉儲庫房四處打探。**這就是**我為什麼喜歡在孟加拉工作，艾普斯坦表示。簡單提出要求，遇到通情達理的人，行動立刻開展。如果帶著相同的期望，進入其他某些亞洲國家，你就會看出箇中差異。

不過在蝙蝠捕捉作業展開之前，我們必須做點日間基礎工作。我們來到緊貼卡洛伊樹旁的一棟廢棄倉庫，沿著東倒西歪的長竹梯，上了平台屋頂，接著勾佛和匹圖再從屋頂向上爬。他們爬上一棵樹木高處，身手敏捷，像水手攀上桅杆瞭望台，接著揮動一支竹竿安裝定位，聳立超出最上方大枝幹高度，竹竿上方有一具簡單的自製滑車。他們又爬上位於倉庫遠端的另一棵樹，完成相同工作，等到攀爬和索具安裝作業完成，他們就可以任意升降一面架在兩棵樹之間的巨大細目網。

他們這樣闖入蝙蝠停棲的樹木，當然造成了干擾。好幾百隻蝙蝠騷動、清醒，起飛在河上盤旋，倒轉回來，接著又飛出去，就像漂流雜物隨著空氣大渦流四處飄蕩。牠們在白晝天空的映襯下，身影大得像雁子，隨上升暖氣流輕鬆高飛，或者以緩慢節奏拍動雙翼。當牠們朝我們飛過來，低空掠過時，外觀特徵清晰可見——體表的赤褐色毛皮、幾呈半透明的大型赭色雙翼，還有尖型口鼻部。儘管牠們不喜歡被吵醒，卻也沒有驚慌跡象。這種景象真是壯麗。之前我在亞洲也見過果蝠，卻從來沒有這麼貼近看到這麼多隻一起行動。我肯定是張口結舌，像個呆子，因為艾普斯坦向我提出忠告：「你抬頭看的時候，嘴巴要閉起來。」他提醒我，牠們撒的尿有立百病毒。

回到旅館，我們設定鬧鐘在午夜過後半個小時響起，之後就被驚醒，開始做真正的工作。我們驅車穿過熟睡的庫爾納市前往倉儲庫房，艾普斯坦向我們提出他所謂的「安全簡報」。他說，負責處理蝙蝠的，要佩戴護目鏡和銲工皮手套。底層戴醫用手套。帽子一定要戴著，長袖子要放下。抓這麼大的蝙蝠，你要牢牢抓住牠的頭背部位，你的手指和大拇指放在牠的下頷底下，這樣牠才咬不到你。別讓蝙蝠咬中。別被牠抓到。假使有蝙蝠伸爪勾住你的手臂，把那手高高舉起，超過你的頭；那種動物的本能會向上爬，你可不希望牠爬到你臉上。匹圖和勾佛負責解開落網的蝙蝠，然後把牠們交給你抓著。一手抓著頭，另一手抓牠的四肢，把牠小小的強壯腳踝和手腕分別夾在你的手指、大拇指夾縫裡面——算好一、二、三、四。四個夾縫，剛好夠用。你要信賴匹圖和勾佛，他們會幫忙。這樣你就能控制狐蝠，也不會有人受傷。把每隻蝙蝠分別拋進自己的枕頭套裡面——伊斯蘭姆會把它撐開——然後把枕頭套打結，掛上一根枝幹，接著回頭處理另一隻蝙蝠。假使你被抓到或咬到，我們會當成一次暴露事件來處理——你有可能感染到立百病毒，也有可能是狂犬病毒。我們用肥皂清洗傷口五分鐘，接著用一種強效抗病毒藥物氯化苄二甲烴銨（benzalkonium chloride）沖洗。洗好之後，你會立刻挨上一針狂犬病補強注射。你打過狂犬病疫苗嗎，大衛？（打過了。）你上回打補強注射是什麼時候？效價是多少？（唔，不知道。）就立百病毒暴露這方面，別擔心，因為沒有疫苗、沒有療法、無藥可醫。（還真讓人放心。）我有沒有說過，別被咬中？我們的原則是，第一，保障我們的安全；第二，保障蝙蝠的安全。讓我們好好照顧蝙蝠，艾普斯坦說道。（他首先是個獸醫，也是個保育人士。）有沒有問題？

謝天謝地，這段話的大半內容都是對戴斯蒙德有用，不是對我。伊斯蘭姆、匹圖和勾佛都是經驗豐富的專家，完全不必聽什麼簡報。戴斯蒙德才是真正的受訓人員，我則是跟著來看看的。只要有合情合理的迴避理由，我沒打算讓任何人把滴著立百病毒的蝙蝠遞交給我。

緊貼著複合廠區圍牆外側，另有一棟清空的建築，艾普斯坦在那裡設置了田野實驗室。他和他的隊員，早在凌晨時分就把器材安頓好，他們才能進行後續作業：麻醉捕獲的蝙蝠，為每隻蝙蝠採集血液樣本和尿液拭樣，用離心機處理血液試管，這樣就能把血清分離出來，接著把所有樣本擺進液態氮輸運桶中凍結起來。這個房間有水泥地面，還有一張木桌，現在桌面鋪了塑膠布，門口擺了鞋靴消毒盆，我們穿橡膠靴進出時都要踩進去。艾普斯坦發給每人防毒面具、護目鏡和醫用手套（手套材料不是乳膠或橡膠，而是最新的上選材料：丁腈橡膠），接著我們就著裝。他和戴斯蒙德都穿上老舊的連身工作服。伊斯蘭姆有一件很不錯的新衣，一件式泰維克防護服，就像閃亮亮的包腳睡衣。艾普斯坦溫和地告訴他，有機會時就換穿另一種吧；要記得，這種蝙蝠是靠視覺的，不靠回聲定位，牠們可以看到你。戴斯蒙德試戴他的防毒面具，過不久艾普斯坦問他：「能不能呼吸？」

「可以啊。」

「那好。不准昏倒。這是第五條規則。」我努力回想其他四條規則。

拉起自己的口罩佩戴定位之際，艾普斯坦與高采烈指出：「每有新病毒出現，最重要的就是預防。一旦染上了病毒，恐怕你就束手無策了。」他遞給我一個小小的擦拭包，就像在飛機上會拿到的那種沾了微量酒精的擦臉巾，不過這上頭沾的不是酒精，而是氯化苄二甲烴銨。喔，謝謝。現在是凌晨兩點四十分，該上屋頂了。

「很好，」他說。「我們都準備好了嗎？」

74 魔鬼剋星

這晚沒有月亮。我們像「魔鬼剋星」結隊在暗夜中行進，輪流爬上長竹梯。倉庫的屋頂本身就有點陰森，屋頂貼著大片防水紙，有一些補釘和裂痕，年久失修，不保證撐得住一個人的重量。我呼出的水氣從防毒面具洩出並向上飄升，很快在護目鏡上結了一層霧氣。我簡直看不到自己要走到哪裡去。更糟糕的是，我幾乎看不到建物的邊緣在哪裡，從哪裡開始就會踩空。我最多只能看到伊斯蘭姆，他穿著泰維克防護服四處移動，像「鬼馬小精靈」那樣蒼白又半透光芒。好吧，他這隻精靈我們不抓。不過可別分心，小心你的腳步。我領悟到了第六條規則：別從屋頂跌下去。

蝙蝠全都離去，進行夜間覓食。我們打算躲在這裡，等牠們在天亮前回來時再下手捕捉。勾佛和匹圖已經把網子吊掛定位，在我們上方某處的黑暗中構成一堵看不見的細緻網孔牆面，面積大得像汽車戲院的銀幕。我們蹲下等待。氣溫下降，在我有限的孟加拉經驗中，這是頭一次出現冷颼颼的夜晚，一時之間我覺得很冷。我躺在防水紙上，靠身上一件薄夾克儘量保持溫暖，蜷起身子入睡。清晨四點二十二分，第一隻蝙蝠碰到網子。

頭燈點亮，大家跳起來，勾佛用滑車降下鳥網，艾普斯坦和匹圖聚集到蝙蝠那裡，我搖搖晃晃跟著他們過去，戴著護目鏡來保障安全，眼前卻什麼都看不見。匹圖解下那隻蝙蝠，艾普斯坦接了過來，使用他先前說明的那種技術：牢牢抓住牠的頭，雙腿雙臂則用手指夾縫來固定——好、好、好、好——接著就把蝙蝠甩進袋子裡面。封住袋口，用一條細繩牢牢綁住。捕獲的蝙蝠就像捕獲的蛇，用柔軟布袋來侷限行動，顯然可以讓牠們比較放鬆。我很佩服艾普斯坦團隊那樣老練的本領。

從第一隻蝙蝠到天亮之間，在當地清真寺喚拜聲還沒有響起之前，他們的袋子裡又多裝了五隻。工作一晚抓到六隻蝙蝠，低於艾普斯坦的標準數量——他希望平均達到十隻左右——不過對一個新地點來講，這是個好的開始。調節一下細網布置和竹竿高度，應該能提高往後在這裡的收穫量。就目前來講，這樣就夠了。晨曦透入，我們爬下竹梯，結隊前往實驗室房間。在這個地方，每個人同樣都奉派擔任一個角色。我的作用是不准干擾別人做事，偶爾幫個忙用拭子採樣。

三個小時過後，血液樣本都抽好了，拭子樣本都採好了，試管都裝進了冷凍桶內，現在可以把蝙蝠放走了。首先給每隻蝙蝠喝一點果汁，幫牠恢復抽血失去的體液。接著我們全都走回長滿綠草的庭院，來到卡洛伊樹下，那裡已經有一群男女和兒童從附近街坊聚集來此。（發生有趣的事情時，那處老舊複合倉儲區的圍牆是擋不住當地人的。）這時艾普斯坦又戴上了銲工手套，逐一從個別袋子取出蝙蝠放走，頭五隻他都高舉過頭，以免牠們爬上他的臉，他讓蝙蝠自由活動雙腿和雙翼，接著在翅翼開始撲動空氣之時輕柔鬆手，然後就注意看——我們所有人都注意看——那隻蝙蝠在落地之前掌控住身形，慢慢爬升，疲憊盤旋，然後飛走了。最後，等牠繞著複合廠區盤旋個一、兩圈，迷迷糊糊鬆弛了幾分鐘，就會找到返回群居棲枝的方向，有點悽慘，卻長了智慧，而且沒有受到重大傷害。

釋放最後一隻蝙蝠之前，艾普斯坦向聚集的民眾簡短講了一番話，由伊斯蘭姆負責翻譯。他恭賀民眾有幸在村子裡庇護了這麼多美妙的蝙蝠，而且牠們對果樹和其他植物都有好處，他還向村民保證，他和同事一邊研究蝙蝠的健康，同時竭力避免傷害牠們。接著他放掉那最後一隻蝙蝠。蝙蝠落到人類膝蓋高度後逐步攀升，接著就飛走了。

後來他對我說：「那六隻蝙蝠每隻都有可能受了感染。情況似乎就是這樣。從外表看來，牠們完全健康。沒辦法區辨誰有立百病毒。所以我們才遵守這所有預防措施。」我們離開實驗室時，他又一次把靴子踩進鞋靴消毒盆內，然後到村子的水泵浦那裡沖洗乾淨。一個小女孩帶來肥皂。

75 人類侵擾了大自然

「關鍵在於關聯性」，隔天下午我們平靜地聊天，當時艾普斯坦就這樣告訴我。「關鍵在於了解動物和人類如何相互牽連。」我們那時已經結束另一整晚的捕捉工作，回到旅館，洗了澡，也吃飽了，當晚又捉了十五隻蝙蝠，同樣採集了樣本之後釋放。他說明，你不能把新的致病原或儲存宿主，看成住在真空中的生物，而是要看它們和人類的接觸，有什麼互動和機會。「溢出風險就在這當中。」

接下來半個小時當中，他一再回頭提起「機會」一詞。它不斷在耳邊響起。他說明：「許許多多這類病毒，許許多多這類病原，都從野生動物傳出來，侵入家禽、家畜或人類，它們在野生動物體內生存了非常久遠的時光。」它們不見得會引發任何疾病。它們和它們的天然宿主在過去幾百萬年來都共同演化。它們已經成就某種調適狀況，緩慢但穩定地複製，在宿主族群間不動聲色地傳布，享有長期平安保障——同時避免為求短期成功，貿然在宿主個體內極大量複製。這個策略很成功，直到我們人類攪亂了那種調適狀況——當我們侵入了宿主族群，獵捕牠們、吃牠們，把牠們抽離或排擠出牠們的生態系統，破壞或摧毀了這些生態系——我們的舉動就會提高風險水平。他說：「這會導致這些病原體更有機會從自然宿主跳躍侵入新的宿主。」新的宿主有可能是任何動物（澳洲的馬、中國的果子狸），不過也經常是人類，因為我們悍然入侵並大量出現。我們提供了大量機會。

「有時候完全沒發生事情，」艾普斯坦表示。跨種跳躍完成了，不過微生物在新宿主體內溫和如故，和它在舊宿主體內時沒有兩樣。（猿猴泡沫病毒？）就其他一些情況，結果就是少數人染上非常嚴重的疾病，隨後那種病原體就走向絕路。（亨德拉、伊波拉病毒。）另有些案例的病原體，則成功傳染給分布遼闊的眾多新宿主。它左右逢源，根基扎得穩；它還發展出更合宜的適應本領。它演化、興旺，延續下來。HIV的歷史，就是一種跨種跳躍病毒的故事，它大有可能踏入死胡同，結果並沒有。

是的，我同意，HIV就是個鮮明的例子。但是有沒有什麼特別的原因，為什麼其他病毒就不該具備這同等潛力，好比立百病毒？

「完全沒有理由。完全沒有任何理由，」艾普斯坦說明。「一種病原體在一種新的宿主體內能不能成功存續，我認為靠的是機率。機運占了很大原因。」RNA病毒的突變率很高，複製速率也很高，因此這類病毒非常擅長適應，他提醒我，同時每次溢出都帶來適應和扎根的新機會。我們大概永遠不會知道那種事情發生得多麼頻繁——多少種動物病毒不動聲色溢出侵入人類。這當中有部分病毒並不引發疾病，有些則引發了新的疾病，卻由於世界某些地區的健康照護不夠周密，而在那裡被誤判為某種舊的疾病。「重點在於，」他表示；「病毒在不同種宿主之間跳躍的機會愈多，它們遇上新的免疫系統，發生突變的機會也就更高。」它們的突變是隨機的，而且相當頻繁，能以無數新穎方式，來把核苷酸結合起來。「同時，這些病毒當中，遲早會出現一種擁有恰當的組合，能適應新宿主的毒株。」

這種有關於機會的觀點，是個至關緊要的概念，比表面看來還更微妙。我先前也聽了其他幾位疾病科學家談起這種想法。這種觀點之所以至關緊要，原因在於它能掌握住整個情況的隨機性，缺了這種隨機性，我們就很可能把新興疾病現象想得太過浪漫，讓我們誤以為這些新病毒是帶著某種目的來攻擊人類。（「雨林反撲」這類通俗說法，就是這種浪漫情懷的體現。這個隱喻確實很好，不過也不該太認真看待。）艾普斯坦這段談話，只輕描淡寫講述了有關於人畜間傳播的兩種雖相異卻也相互關聯的面向：生態學和演化。棲所受了干擾、獵食野生動物、人類接觸到潛藏於動物宿主的陌生病毒——這是生態學。這些都是發生在人類和其他生物種類**之間**的狀況，而且當下就觀察得到。ＲＮＡ病毒的複製和突變率、不同病毒品系的互異成功率、病毒適應新宿主的成敗——這是演化。這些現象發生在某種生物族群**當中**，也就是該族群對周遭環境做出反應，經過一段歲月之後的結果。有關演化方面，還有關於達爾文及其後繼學者所描繪的演化主要機制：天擇，我們最該記得的重點要項是，演化沒有任何目的。它只有結果。不接受這種觀點，就等於是採信目的論的謬誤，那種論調帶有情感色彩，只會引入歧途（「雨林反撲」）。這就是艾普斯坦得出的理念。他告訴我們，別認為這些病毒有某種縝密的策略，別認為它們心懷惡意來對付人類，「這完全關乎機會。」不是病毒在追捕我們，是我們以某種方法去接近它們。

不過，我問他，這和蝙蝠**究竟**有什麼關係？為什麼這群人畜共通的病毒，有這麼多——或說似乎有這麼多——都是從翼手目哺乳類動物溢出傳給人類？或者說，我這樣問是問錯了？

「這樣問並沒有錯，」他說道。「不過我想，這道問題目前還沒有什麼好答案。」

76 為什麼是蝙蝠？

或許是沒有什麼好答案，不過已經有人努力投入，想找出解答。我向世界各地的新興疾病專家提出了相同問題——**為什麼是蝙蝠？**其中一位是著名的病毒學家查爾斯．卡利什（Charles H. Calisher），他最近才從科羅拉多州立大學（Colorado State University）微生物學教授一職退休下來。

卡利什喬出身治城大學醫學院（Georgetown University School of Medicine），一九六四年拿到博士學位。他逐漸鞏固學術地位，靠的是典型的實驗台病毒學研究，也就是培養活的病毒，採實驗手法把它們導入小鼠和培養細胞裡，拍成電子顯微鏡照片來檢視，設想出該把它們擺在病毒系統樹的哪個位置——也正是卡爾．約翰遜當初研究馬丘波病毒時做過的那些工作，而且還可以追溯到早於約翰遜的芬納和伯內特，以及更早的其他學者。卡利什的事業生涯，包括長時期在疾病控制與預防中心和各學術崗位工作，期間他曾經專注研究由節肢類媒介傳染的病毒（好比西尼羅病毒、登革病毒和拉克羅斯〔La Crosse〕病毒，全都由蚊子媒介傳染）以及齧齒類媒介傳染的病毒（最搶眼的有漢他病毒）。身為一位鑽研病毒的科學家，投入四十多年探究它們在病媒和儲存宿主體內的狀況，卻從來沒有特別著眼翼手目動物，最後他終於也想要深入了解：為什麼這麼多新病毒，都從**蝙蝠**傳出來？

卡利什是個矮個子，眼神帶著一絲狡黠，整個專業界都熟知，他這個人學識淵博，具有尖刻的幽默感，作風直率，蔑視浮誇習性，還有寬宏大量（倘若你有幸能看透他的強硬外表）。我們那次見面，還沒進入嚴肅話題，他堅持先請我到科林斯堡一家很受歡迎的越南餐館吃頓午餐。他身著漁人毛衣、斜紋棉布褲，腳上穿一雙健行靴。飯後我尾隨他的紅色小貨卡，回到科羅拉多州立大學一處實驗室綜合大樓，那裡他還有幾項進行中的計畫。他從恆溫箱取出一個細胞培養瓶，擺在顯微鏡下，對好焦距，然後說，看這裡：拉克羅斯病毒。我看到桃紅色培養基裡面的猴子細胞，正遭受某種極小事物的攻擊，那種東西纖小得只能從它造成的損害才分辨得出。世界各地人士——醫師、獸醫——都把組織樣本送來給他，卡利什解釋道，他們希望他能從那些檢體培養出病毒並鑑定種類。好的。這種事項已經成為他的終生職志，尤其是齧齒動物體內的漢他病毒相關課題。接著來了這趟偏離正題的蝙蝠研究。

我們一起前往他的辦公室，由於他已經慢慢接近退休，辦公室就快要清空了，裡面只剩一張辦公桌、兩張椅子、一台電腦和幾個箱子。他坐下向後斜靠，靴子搭上辦公桌，開始聊起以節肢動物為媒介的病毒、疾病控制與預防中心、齧齒類體內的漢他病毒、拉克羅斯病毒、蚊子，還有一群志同道合人士組成的一個洛磯山病毒學俱樂部（Rocky Mountain Virology Club）。他談的話題很廣，不過他知道我的興趣所在，因此又繞回到大約六年之前，講起他和一位同事一次影響深遠的談話。就那次談話之前不久，新聞才剛透露，冠狀病毒新殺手SARS已經追溯至中國的一種蝙蝠。那位同事名叫凱瑟琳·霍姆斯（Kathryn V. Holmes），專研冠狀病毒和它們的分子結構，她在丹佛（Denver）的科羅拉多大學健康科學中心（University of Colorado Health Sciences Center）服務，從科林斯堡開車向南不久就到了。卡利什以他特有的生動方式，對我講述那段情節，還傳神道出當時的對話內容：

「我們一定要寫一篇評論文章，談談蝙蝠和牠們的病毒，」他告訴霍姆斯。「這種蝙蝠冠狀病毒實在非常有趣。」

她似乎也很感興趣，卻稍顯遲疑。「我們該寫進哪些題材？」

「嗯，就這裡一些，那裡一點，也寫點其他的，」卡利什說得含糊不清。他的構想還在腦中醞釀。

「也許可以寫免疫學吧。」

「我們對免疫學有什麼了解？」

卡利什：「免疫學我懂個屁。我們去問問東尼。」

東尼．尚茨（Tony Schountz）也是位專業界朋友，他是免疫學家，當時在格里利（Greeley）北科羅拉多大學（University of Northern Colorado）服務，研究人類和小鼠對漢他病毒的反應。那時尚茨和卡利什同樣都不曾研究過翼手目動物。不過他是個年輕魁梧的傢伙，當過運動員，大學時打過棒球，擔任捕手。

「東尼，你對蝙蝠（bats）了解多少？」

尚茨以為卡利什指的是棒球棒。「那是梣木做的。」

「醒醒，東尼！我是說**蝙蝠**。」一邊做出拍翅動作。顯然和職棒球星喬．狄馬喬（Joe DiMaggio）的姿勢不同。

「喔。啊，一竅不通。」

「你有沒有讀過蝙蝠免疫學方面的東西？」

「沒有。」

「你有沒有**看過**談蝙蝠免疫學的論文？」

「沒有。」

卡利什也沒有——只知道如何尋找能確認感染的抗體，超出這個層級之外的，什麼都沒有。似乎還沒有人探討翼手目免疫系統如何反應的更深入問題。「所以我才對凱瑟琳說了：『我們來寫一篇評論文章吧，』」卡利什告訴我。「東尼說：『你瘋了不成？我們根本什麼都不知道。』」

「嗯，**她**什麼都不知道，**你**什麼都不知道，**我**也什麼都不知道。這太好了。我們完全沒有偏見。」

「**偏見？**」尚茨答道。「我們完全沒有**資料！**」

「我說：『東尼，那也擋不了我們吧。』」

科學工作就這樣開始。不過卡利什和他的兩位夥伴並不打算賣弄自己的無知。他提議，如果我們對這個課題或那個領域一無所知，那就去找個懂得的人。他們找來了耶魯大學醫學院（Yale School of Medicine）的流行病學家暨狂犬病專家：詹姆斯．柴爾茲（James E. Childs），他是卡利什在疾病控制與預防中心工作時認識的老朋友，還有澳洲動物生態學家：休姆．菲爾德，這時已經到處見得到他的身影。接著這支彼此專業互補短長，全然不帶絲毫偏見的五人團隊，寫出了一篇涉獵範圍廣泛的長篇論文。好幾位期刊編輯都表示有興趣刊登，不過希望能裁減篇幅。卡利什拒絕了。最後文章終於原封不動刊載在一份涵括範圍比較寬廣的期刊，篇名是：〈蝙蝠：新興病毒的重要儲存宿主〉（Bats: Important Reservoir Hosts of Emerging Viruses）。那是一篇評論文章，一如卡利什當初的設想，意思是五位作者並沒有聲稱自己提出原創研究；他們只概述先前的研究成果，把不同結果彙總在一起（包括其他人提供的未發表資料），期能凸顯出某種比較宏觀的模式。結果證明，這樣的貢獻來得正是時候。那篇論文提出了豐富的事實和觀點概述——還有缺乏事實論證的指導性問題。其他疾病科學家也注意到了。「突然之間，」卡利什告訴我：「電話響個不停。」他們收到了好幾百個，說不定好幾千個人來索取抽印本，於是他們的〈蝙蝠：重要儲存宿主〉論文也以PDF檔案格式傳送給全世界各地的同行。所有人都想認識——起碼那個專業領域的所有人都想知道——這類新病毒和它們的翼手目動物藏身處所。是的，蝙蝠到底**是**想幹什麼？

論文提出了好幾個醒目要點，第一點讓我們從正確角度來審視其他觀點：蝙蝠有許許多多種類。**翼**

手目（「以手為翼」的一群動物）計含一千一百一十六種，占了所有已知哺乳類物種的四分之一。再講一遍：每四種哺乳動物當中，就有一種是蝙蝠。這種多樣性或許也暗示，蝙蝠庇護的病毒比例，並不高於其他哺乳動物；實際上牠們的病毒負荷量，有可能和牠們貢獻的哺乳類多樣性成正比，只是表面上看起來**似乎**高得令人吃驚。牠們的病毒對物種比值，或許並不比其他哺乳類動物的比值更高。

話說回來，也說不定**是**比較高。卡利什和合作夥伴投入研究，追查這種可能性背後的理由。

除了樣式繁多之外，蝙蝠數量還非常龐大，而且非常喜歡群居。許多種類都大群集結共同棲息，每群都可能包含數百萬隻，擠在狹窄的空間。牠們還是血統非常古老的類群，大概在五千萬年以前已經演化出與現今相似的外型。牠們的古老血統，讓病毒和蝙蝠能夠建立起延續久遠的關係，而這種親密的關聯性，或許也促使病毒演化出多樣化型式。當一支蝙蝠世系分化出兩個新的物種，牠們攜帶的病毒，也或許可以隨著牠們分化，結果不只生成了更多種蝙蝠，還產生出更多種病毒。再者，儘管許多較年長蝙蝠都生成免疫力，不過或許由於牠們數量繁多，棲息或休眠時也都聚集在一起，更有利於病毒在這些族群當中存續下來。還記得「臨界群落規模」概念嗎？記得在擁有五十萬或更多居民的都市當中循環流行的麻疹嗎？蝙蝠大概比其他多數哺乳動物都更穩定符合臨界群落規模標準。牠們的群落往往都十分龐大，一般常見的也都不小，能穩定產出很多易受感染的新生蝙蝠，提供病毒感染，讓它們存續下來。

這種情節有個假設，每隻蝙蝠只短暫受病毒感染，康復之後就終身免疫，就像人類感染麻疹的情況。另一種情節則稱，病毒有辦法引發長期的慢性傳染病，讓一隻蝙蝠染病數月甚或數年。若是感染能夠持續，那麼蝙蝠的平均壽命較長，對病毒就非常有利。有些較小型的食蟲蝙蝠能活二十年或二十五年。倘若蝙蝠受了感染並四處散布病毒，那麼這般長壽，就能大幅提高病毒在這段歲月散布給其他蝙蝠的加總機會。依照數學家所用的語言：R_0值隨長期受感染蝙蝠的壽命拉長而提高。而各位也知道，R_0較大，始終對病原體較有利。

親近的群居關係也帶來好處，許多種蝙蝠似乎都喜歡擠在一起，起碼當牠們休眠或停棲時總愛這樣。就以卡爾斯巴德洞窟（Carlsbad Caverns）的墨西哥游離尾蝠（Mexican free-tailed bat）為例，牠們在每平方英尺範圍內能擠進約三百隻，恐怕連實驗室裡超載鼠籠中的老鼠都會受不了。倘若病毒能經由直接接觸、體液或細微飛沫來傳染，那麼這樣擁擠的情況就會提高傳染機率。卡利什的團隊指出，在卡爾斯巴德洞窟那種情況下，已知就連狂犬病也曾經出現空氣傳播的事例。

談到空氣傳播：蝙蝠有個非同小可的特點，牠能飛。一隻果蝠每晚外出覓食都有可能飛上好幾十英里遠，每季還可能在不同棲息位置之間移動好幾百英里。有些食蟲維生的蝙蝠還長途遷徙，夏冬棲地相隔距離遠達八百英里。齧齒類動物不會這樣旅行，較大型哺乳動物能這樣旅行的也不多。再者，蝙蝠不只做二維運動，牠們能在三維空間跨越地形；牠們能向上高飛，向下俯衝，還在中間高度巡航，牠們棲居的空間容積遠比多數動物都更寬廣。牠們現身範圍的廣度和深度都很大。這會不會提高牠們（以及牠們身上的病毒）和人類接觸的可能性？或許吧。

此外還有蝙蝠的免疫學。就這方面大家所知都很有限，即便有了尚茨這樣的協同作者，卡利什的團隊對於這道課題依然只能小心謹慎點到為止，他們主要是提出了幾個問題：可不可能是由於，蝙蝠冬眠時得承受寒冷天候，壓抑了牠們的免疫反應，病毒才得以在蝙蝠血液中存續？可不可能是由於，本該中和病毒的抗體，在蝙蝠體內的存續時間，不如在其他哺乳動物體內的時間那麼長？和蝙蝠的悠久血統有關嗎？是不是由於牠們那個支系和其他哺乳類太早分家，在演化作用把哺乳類型的免疫系統焠鍊成類似齧齒類和靈長類那般精妙的水平之前，蝙蝠就先分化出去了？蝙蝠是不是有不同的免疫反應「設定點」，讓病毒得以任意複製，只要不對宿主造成任何損害就行？

根據卡利什的團體所述，這些問題必須等到新的研究得出新的資料，才有辦法解答。單憑分子遺傳學的簡練工具和方法，光是運用電腦軟體來比較DNA或RNA的核苷酸鹼基冗長序列，絕對得不出答案。他們寫道：

> 重視（有時是完全重視）核苷酸序列特性，卻輕忽病毒特性的現象，引領我們踏上一條歡樂芳草路，卻不再眷顧可供研究的真正病毒。

那篇論文是一次協力合作的成果，語句措詞卻就像卡利什的風格。文章的大意是：哈囉，各位在嗎？我們必須用老式的做法來培養這類致病原，要想了解它們怎樣運作，我們就必須觀察活生生的致病原。論文還說，否則的話，「我們就只能等著人畜共通型病毒爆出下一波慘烈疫情。」

77 直搗馬堡病毒的巢穴

卡利什和他的協同作者，除了提及廣泛的原則之外，還詳細討論了幾種和蝙蝠有關的病毒：立百病毒、亨德拉病毒、狂犬病毒及其所屬的麗沙病毒屬、SARS冠狀病毒和其他幾種病毒。他們提到伊波拉和馬堡病毒，不過經審慎考量之後就把它們剔除，不納入業經證實以蝙蝠為儲存宿主的病毒列表。「兩類病毒的自然儲存宿主都還沒有確認，」他們這樣描述馬堡病毒和伊波拉病毒——依論文發表當時所知，這樣講完全正確。他們的論文是在二〇〇六年刊出。在那時候，學界已在某些蝙蝠體內檢測出伊波拉的RNA片段，另外還在其他蝙蝠體內找到用來對付伊波拉的抗體。不過那還不是充分確鑿的明證。那時還沒有人從蝙蝠分離出任何活的線狀病毒，這方面的努力尚未成功，所以伊波拉和馬堡病毒還隱藏得很好。

接著到了二〇〇七年，馬堡病毒再次現身，這次波及烏干達礦工。那次爆發的規模很小，只感染了四名男子，其中一人不治，不過那也帶來一次良機，讓我們能夠重新審視，深入洞察那種病毒，其中部分功勞歸於多國團隊的快速應變。四名病患都在一處名叫基塔卡洞窟（Kitaka Cave）的地點工作，那裡位於烏干達西南角落，和伊莉莎白女王國家公園（Queen Elizabeth National Park）相隔不遠。他們挖掘方鉛礦（含鉛礦石），也採一點黃金。「礦場」一詞引來美國疾病控制與預防中心特殊病原體部幾位科學家的注意，因為他們已經有理由懷疑，馬堡病毒的儲存宿主（不論那是哪種生物）有可能和洞穴之類的環境有連帶關係。先前幾次馬堡病毒爆發，都曾有幾位患者的病史提及前往（或工作地點位於）洞穴或礦場。所以到了二〇〇七年八月，當應變團隊抵達基塔卡洞窟時，他們已經準備好要深入地下。

這支團隊的科學家成員分別來自美國的疾病控制與預防中心、南非的國家傳染病研究院（National Institute for Communicable Diseases）以及日內瓦的世界衛生組織。疾病控制與預防中心派來羅林和陶納，這兩個人我們前面都見過了，加上布萊恩・阿曼（Brian Amman）和瑟琳娜・卡洛爾（Serena Carroll）。來自國家傳染病研究院的鮑伯・司旺坡（Bob Swanepoel）和阿倫・坎普（Alan Kemp）都從約翰尼斯堡飛上來；還有世界衛生組織派來的皮耶・佛蒙第（Pierre Formenty）。這群人全都擁有豐富的伊波拉和馬堡病毒處理經驗，分別得自爆發應變作業、實驗室研究和田野研究。阿曼是位哺乳動物學家，尤其偏愛蝙蝠研究。有一次我們在疾病控制與預防中心商談，當時他向我描述了進入基塔卡洞窟大致像什麼情況。

那處洞窟裡面大約棲居了十萬隻埃及果蝠（Egyptian fruit bat，學名：*Rousettus aegyptiacus*），這種果蝠是馬堡病毒的儲存宿主主嫌。團隊成員穿戴泰維克防護服、橡膠靴、護目鏡、防毒面具、手套和頭盔，遵照礦工指點前往礦坑，那些人一如既往，只穿著短褲、T恤和涼鞋。地面到處都是糞便，礦工邊走邊拍手，驅散倒掛在低處的蝙蝠。蝙蝠受了驚嚇，結隊魚貫飛出。這些蝙蝠體型都不小，每隻翼展長有兩英尺，雖然不及亞洲狐蝠那麼巨大、沉重，不過也夠嚇人了，特別當好幾千隻順著狹窄隧道向你呼嘯飛來，那就更令人畏怯了。說時遲，那時快，一隻蝙蝠已經撞上阿曼的臉，在他的眼眉處刮出一道傷口。阿曼說，陶納也遭蝙蝠襲擊。果蝠的拇指指甲又長又尖。隨後阿曼還得為這道傷口挨一針暴露後狂犬病疫苗，不過馬堡病毒才是需要更迫切關注的病毒。「是啦，」他心想：「這搞不好就是染上病毒的好地方。」

阿曼說明，那處洞窟有好幾條礦坑。主坑道高約八英尺。由於坑道沿線採礦作業頻繁，那裡的許多蝙蝠都轉移停棲地點，「前往我們稱為眼鏡蛇坑道的地方。」那是一條較小的支線坑道，那裡——

我打斷他的話頭。「叫『眼鏡蛇』，是因為那裡有**眼鏡蛇**？」

他回答：「是啊，那裡面有一條森林眼鏡蛇（black forest cobra）。」

也說不定有好幾條。那裡是很適合蛇類居住的黑暗棲地，有水，還有許多蝙蝠可以吃。無論如何，幾位礦工指點阿曼和陶納進入洞窟，經過另一處狹窄坑道，從那裡可以通往一處名叫「坑洞」（Hole）的地方，那是個十英尺深的地坑，人可以順著一根柱子爬下去，大半礦石都是從這處坑底採得。這兩名美國專家原本是要找坑洞。結果卻錯過了那條支道，跟著他們的嚮導沿著主坑道走了兩百米，來到一處裡面含一片褐色微溫水窪的穴室。接著那些當地人離去，留下陶納和阿曼自行做一些探索工作。他們下到褐色湖水水邊，發現那處穴室還分出三條支道，每條看來都擋著一灘死水，走不通了。他們仔細凝望，看到這些坑道裡面還有許多蝙蝠。濕度很高，溫度說不定還比坑外高上華氏十到十五度。他們的護目鏡起霧。他們的防毒面具沾上濕氣，透不過多少氧氣。他們氣喘吁吁，渾身是汗，被拉鍊封在泰維克防護服裡面，覺得自己就像穿著垃圾袋。阿曼回憶，這時他們都變得「有點呆呆的」。其中一條湖邊坑道似乎向後迴轉，說不定可以連到眼鏡蛇坑道。他們不知道水有多深，水上空間又很有限。他們該繼續前進嗎？他們決定不再前進，可能會有收穫，但不值得冒那個險。最後，世界衛生組織的佛蒙第終於來到底下這裡，見了他們就說，嘿，老哥，坑洞在這邊後面啦。他們爬出來，循原路折返，「不過到這時候，我們都累壞了，」阿曼說道。「我們必須出坑，涼快一下。」那只是他們頭一次進入基塔卡洞窟地底探勘。往後他們還會回去好幾趟。

後來有一天，團隊考察了一處陰森、偏遠的穴室，他們把那裡命名為籠穴（Cage）。四名受感染礦工當中，有一位在生病之前曾經在那裡工作。這次，阿曼、佛蒙第和來自國家傳染病研究院的坎普前往那處洞穴的凹陷深處。龍穴本身只能從位於一處牆腳的低矮岩隙爬進去——就像從一道沒有完全關好的車庫門下縫隙溜過去。阿曼的體格魁梧，身高一米九，體重上百公斤，那處縫隙他只能勉強擠進去；他的頭盔卡住了，只好脫下把它單獨拉過去。「你進入這種睜眼瞎子的穴室，」他說道：「然後你看到的第一樣東西，就是好幾百隻死蝙蝠。」

那群死屍都是埃及果蝠，正是他們關注的動物，遺骸分別處於不同的乾燥、腐敗階段。成堆化為屍水的死亡蝙蝠似乎是個不好的兆頭，有可能推翻埃及果蝠或許是馬堡病毒儲存宿主的假設。倘若這群蝙蝠是大批死於馬堡病毒，那麼牠們就不可能也是那種病毒的儲存宿主。話說回來，牠們喪命的原因，也可能是由於早先當地民眾曾經放火來煙燻消滅牠們。牠們的死因還需要更多證據才能判定，而那也正是團隊來到這裡的部分原因。倘若這些蝙蝠是死於馬堡病毒，那麼嫌疑對象就得改了——改成其他蝙蝠，也或許是某種齧齒類動物，或某種蜱，或是蜘蛛？而其他的嫌疑對象，說不定也該深入調查。好比蜱：蝙蝠棲息處附近縫隙藏了許多蜱，伺機吸食血液。同時，當阿曼和坎普在龍穴中起立，他們便察覺那裡面的蝙蝠，並沒有全部死光。穴室裡面還有活蝙蝠在他們的頭上盤旋繞飛。

兩人動手工作，採集標本。他們把死蝙蝠塞進袋子。他們捉了幾隻活的，也塞進袋子裝起來。接著他們又趴下地面，從那道低矮岩隙鑽了出來。「實在讓人神經緊繃，」阿曼告訴我。「我大概永遠不會再做那種事情了。」他表示，只要出點小意外，一塊大石頭滾落擋在前面，那就完了。你會被困死。

等等，讓我問個清楚：你們在烏干達一個洞窟裡面，身邊都是馬堡病毒和狂犬病毒，還有森林眼鏡蛇，你們從死蝙蝠屍水當中踩過去，還被活蝙蝠撞到臉，就像恐怖片《鳥》（*The Birds*）裡面那個女演員蒂比．海德倫（Tippi Hedren），然後岩壁上還到處是飢渴的蜱。而且你幾乎吸不到空氣，幾乎看不到東西，而且你還不時得忍受**幽閉恐懼症**？

「烏干達可不是以礦坑救援隊著稱，」他回答。

這趟田野出勤進入尾聲，那群科學家已經採集了約八百隻蝙蝠，可供解剖、取樣使用，其中半數是埃及果蝠。七個月過後，疾病控制與預防中心團隊回到基塔卡洞窟，其中也包括陶納和阿曼。那是在二〇〇八年四月，他們又捕捉了兩百隻埃及果蝠並取得樣本，希望能查清馬堡病毒是否在那個族群間長期存續。倘若是的話，這也就強烈暗示，埃及果蝠那個物種確實就是儲存宿主。在第二趟出差期間，他們還為一千多隻蝙蝠別上標識後放飛，期望往後捕獲時，可以藉此推估整體族群規模。知道了族群規模和樣本蝙蝠的感染盛行率，就能推知在任意時刻，基塔卡洞窟裡面可能棲居了多少隻受到感染的蝙蝠。陶納和阿曼使用的是串珠項圈（和平常採用來的標識腳環相比，這種項圈似乎比較不會讓蝙蝠感到不適），每條項圈都有編號。兩位科學家為了這項標識再捕研究（mark-recapture study）受到一些批評；有些同行心存質疑，還說這是浪費精神，因為蝙蝠族群規模龐大，再捕獲機率又那麼低。不過阿曼自己則說：「我們大致就是堅守立場，」最後他們總共放飛一千三百二十九隻別上標識的蝙蝠。

他們還解剖蝙蝠採得血液樣本和組織樣本，這方面的投機性較低，爭議也較少。這些成果送回亞特蘭大，在那裡陶納也參與實驗室作業，尋找馬堡病毒的蛛絲馬跡。隔一年之後發表了一篇論文，作者是陶納、阿曼、羅林以及他們在世界衛生組織和南非國家傳染病研究院的同事，在文中發布一些重要成果。這一切洞穴攀爬、蝙蝠採樣和實驗室工作，造就出一項重大突破，也讓我們更深入了解線狀病毒，兼及馬堡病毒和伊波拉病毒。團隊不單是鑑測出對付馬堡病毒的抗體（從總計約六百隻果蝠採得的樣本當中，有十三隻得出陽性結果），以及馬堡病毒的ＲＮＡ片段（從三十一隻蝙蝠檢出），此外他們還完成更困難，也更令人信服的事項。抗體和ＲＮＡ片段都很重要，卻仍屬於次要證據，只算是把伊波拉病毒和蝙蝠牽連在一起的暫時性佐證。這支團隊還往前推進一步：他們發現了活的病毒。

陶納和他的工作同仁在疾病控制與預防中心一處生物安全第四等級實驗室中，從五隻蝙蝠身上分離出正在自行複製的活馬堡病毒。此外，那五種毒株的遺傳特性互異，暗示那類病毒已經在埃及果蝠體內存續久遠，歷經了漫長的演化歷史。這些資料，加上零碎RNA片段，構成了確鑿證據，顯示埃及果蝠正是馬堡病毒的一種儲存宿主——甚至是唯一的儲存宿主。根據這些分離成果，病毒肯定存在於蝙蝠體內。根據RNA片段，看來那種病毒在某一特定時間點，感染了約五％的蝙蝠族群。把這些數字彙整起來，參酌估計基塔卡洞窟蝙蝠總族群數約有十萬隻，於是該團隊就能判定：那裡每晚約有五千隻受到馬堡病毒感染的蝙蝠飛出洞窟。

這裡提個有趣的想法：五千隻受到感染的蝙蝠從頭頂飛過。牠們要去哪裡？飛多遠去找果樹？一路上在誰的牲口上或小庭院中拉下糞便？艾普斯坦的忠告可說相當貼切：「你抬頭看的時候，嘴巴要閉起來。」陶納和他的協同作者群又補充寫道，基塔卡群聚「只是非洲全境眾多同類洞窟族群之一。」

馬堡病毒還可能乘著蝙蝠的翅膀，飛到其他哪些地方？這道問題的答案在二〇〇八年夏季出現。

78 觀光客之死

艾絲翠・約斯滕（Astrid Joosten）是位四十一歲的荷蘭女士，二〇〇八年六月，她和夫婿共赴烏干達，度過一趟探險假期。那不是他們頭一次結伴冒險，造成的後果，卻比其他幾次都更嚴重。

約斯滕家住荷蘭南部的北布拉奔省（恰巧當時那處地帶也正好遭受Q熱重創），艾絲翠在一家電力公司擔任業務分析師。她的先生是位財務經理，兩人都喜歡利用年假出國遊歷，體驗各地的風光和文化，非洲尤其是他們的最愛。二〇〇二年，他們飛往約翰尼斯堡，踏出了飛機，夫妻倆一眼就愛上那裡。後來幾趟行程，他們去了莫三鼻克、尚比亞和馬利。二〇〇八年那趟旅遊，他們透過一家探險旅遊用品公司預約行程，兩人可以看到烏干達西南方高地的山地大猩猩，還有其他野生生物和各地文化。他們一路南行，前往烏干達大猩猩棲居的地方：「布恩迪難以穿越的森林」（Bwindi Impenetrable Forest）。在那當中某一天，負責單位提供一項附帶行程，旅客可以選擇前往一處稱為馬拉馬干博森林（Maramagambo Forest）的地方，那裡的主要景點是個很奇特的場所，所有人都把那裡叫做蟒蛇洞（Python Cave）。洞裡住了非洲岩蟒（African rock python），靠捕食蝙蝠長得又肥又大，過著稱心滿意的慵懶生活。

約斯滕的先生（後來成為她的鰥夫）皮膚白皙，名叫雅普・塔爾（Jaap Taal），他生性冷靜，剃光頭，戴一副深色圓眼鏡。後來塔爾和我在蒙大拿州西南部一家咖啡館喝咖啡時，他告訴我，其他旅客對這項推薦行程多半不怎麼熱中。至於後來他怎麼會到了那裡，這裡就先別去追究。蟒蛇洞是個自費行程，他解釋道，價錢並沒有包括在他們的烏干達套裝行程裡面。「不過艾絲翠和我總是說，你這輩子說不定只來這裡一次，能做的，你最好就盡情去做。」他們搭車前往馬拉馬干博森林，接著走了一英里左右，一路漸漸爬高，來到一處小池塘。附近長滿苔蘚和其他植被，半遮半掩，隱約可見一處低矮的陰暗洞穴，就像些微露出水面的鱷魚眼睛。約斯滕和塔爾，連同他們的嚮導和另一位旅客，向下爬進那處洞穴。

裡面沒什麼地方可以落腳：岩石地，崎嶇不平，滿地濕滑蝙蝠糞便。氣味也很糟糕：有水果味和酸臭味──想想凌晨三點已經打烊的空盪盪陰森酒吧，還灑了滿地啤酒。那處洞穴似乎是溪流沖刷出來的，或者起碼已經成了溪流的水道，頭頂上方的岩石有些已經坍塌，留下一地大塊岩石和粗糙碎石，像是月球表面，岩面覆蓋了糞便，就像一層厚重的香草糖霜。頂篷密密麻麻全是蝙蝠，體型很大，有成千上萬隻，人類入侵惹得牠們煩躁不安，吱吱尖嘯，挪來挪去，有些自由下墜起飛，接著又安頓下來。艾絲翠和雅普低頭注意腳下，小心以防滑倒，也準備好在必要時伸手下撐。「我想艾絲翠就是這樣才受到感染，」他告訴我。「我想她是伸手扶上一塊岩石，上面沾了蝙蝠的糞便，而那隻蝙蝠又受了感染。於是她的手就這樣染上了病毒。」也許她在一個小時過後，伸手碰了自己的臉，也或許她拿一塊糖放進嘴巴，或者諸如此類的事情，「我想那種傳染病就是這樣進入她體內。」

蟒蛇洞位於馬拉馬干博森林，從基塔卡洞窟往西，短短三十英里就到了。那裡面同樣藏了埃及果蝠。三十英里並不遠，基塔卡洞窟的蝙蝠肯定有辦法尋路來到蟒蛇洞停棲。後來美國疾病控制與預防中心的標識再捕作業也證實了這點。

沒有人警告約斯滕和塔爾非洲蝙蝠洞暗含風險。他們對馬堡病毒一無所知，不過他們倒是聽過伊波拉。他們大約只在洞裡待了十分鐘。他們看見一條蟒蛇，體型很大，不過懶洋洋地。然後他們就出洞離開，繼續烏干達度假行程，看了山地大猩猩，搭了一趟船，接著就飛回阿姆斯特丹。探訪洞窟過後十三天，約斯滕在北布拉奔省家中病倒了。

剛開始時似乎不會比流感更糟。接著她的體溫愈來愈高。幾天之後，她的器官開始衰竭。她的醫師知道她的病史經歷，最近待過非洲，懷疑是拉薩病毒，也或許是馬堡病毒。馬堡？塔爾說，那是什麼？艾絲翠的兄弟查了維基百科，然後告訴他：馬堡病毒會讓人喪命，有可能惹出大麻煩。醫師把她轉送到萊登（Leiden）的一家醫院，為她安排更好的照護，也為了和其他病患隔離開來。到了那裡，她長出皮疹和結膜炎，開始出血。醫師以藥物誘導她進入昏迷狀態，這是為了提供更積極的治療，好提高抗病毒藥物劑量。在她喪失意識之前──也沒剩多久了，塔爾回到隔離室內，親吻她，並告訴她：「好了，隔幾天我們就可以再見面。」血液樣本經送往漢堡一所實驗室，確認診斷結果：馬堡病毒症。她的病情惡化。器官喪失功能，腦部缺氧，出現腦水腫，隔沒多久，艾絲翠．約斯滕便經宣布腦死。「他們讓她多活了幾小時，等家屬趕來，」塔爾告訴我。接著，他們拔掉管線，幾分鐘不到她就死了。

醫師見塔爾不顧一切向她親吻道別，驚嚇之餘，也為他準備了一間隔離室，不過終究沒有派上用場。他告訴我：「關於馬堡病毒和其他病毒性傳染病，他們不知道的事情實在太多了。」不過他依然喜歡探險旅遊，他去了一趟黃石國家公園從事雪地活動。

79 逃過一劫

約斯滕死亡的消息傳到遠方。她是目前所知，頭一個帶著活線狀病毒傳染病離開非洲後死亡的人。回顧一九九四年在象牙海岸受了感染的瑞士研究生已經康復。除了這兩人之外，還有沒有任何人，身上帶著潛伏期階段的伊波拉病毒或馬堡病毒，從某座國際機場離開非洲大陸？就專家所知，並沒有這樣的案例。約斯滕的例子證實馬堡病毒能隨人體傳播，不過無可否認，它的這種傳播方式表現不如SARS、流感或第一型HIV。五千英里之外的科羅拉多州，另一位女士聽到了這則消息，事發地點讓她不寒而慄，她知道那裡。她也去過蟒蛇洞。

米雪兒．巴恩斯（Michelle Barnes）來自愛荷華，是位精力旺盛的女士，年齡近五十歲，有一雙藍眼和赤褐色頭髮，出身愛爾蘭天主教家庭，共有六個手足。她熱中攀岩、騎自行車、露營和健行，原本在外展教育發展基金會（Outward Bound）服務，這時則轉任非營利組織的臨時執行主管（interim executive，在過渡階段視需要插手經營）並負責排難解疑。有一天我和她在波爾德（Boulder）商業區一間辦公室見面，那時她穿了一件紅色毛衣，圍著圍巾，看來很健康、很專業。她興高采烈地告訴我，她的赤褐髮色來自一瓶染料。她說，和原來的髮色很像，不過原色已經沒了。二〇〇八年年初，她的頭髮開始脫落，沒掉的都轉白了，「幾乎就是一夜間的事情。」這是一種險些要了她性命的神祕疾病引發的較輕微作用之一，事情發生在當年一月，就在她從烏干達回來之後不久。

她的故事，和雅普向我談起的艾絲翠的遭遇不謀而合，不過有幾個重要差異——最大的差別在於巴恩斯還活著。另一點是，她的案例顯示，正確診斷是多麼困難的事情。就像賈普和艾絲翠，米雪兒和經營建設公司的丈夫里克・泰勒（Rick Taylor）同樣迷上了非洲。兩人之前也去了幾趟，大致都是自行前往偏遠地方，而且這次同樣想去看山地大猩猩。所以夫妻倆向一家探險旅遊用品公司預約行程，因為探訪大猩猩的許可名額都由這類公司控管。他們的行程一路向南穿越烏干達西部各處景點，雅普和艾絲翠後來也是這樣走，最後接近旅程尾聲，氣氛逐漸炒熱，這才進入布恩迪森林的大猿參觀高潮。行程的一個中間站是沿著愛德華湖東岸的伊莉莎白女王國家公園。那處生態系比較乾旱、平坦，呈現典型的東非熱帶草原景象，那裡有許多獅、象和其他大型哺乳動物，每天拂曉和黃昏時分，牠們都會聚集到水坑附近。伊莉莎白女王國家公園的正午暑熱豔陽讓旅客止步，大致都不適合觀賞野生動物。於是在那當中有一天，眼前大概還有五個小時可供消磨，導遊便宣布他們要去看一處洞穴。這次要換換口味，不看獅子和大象，改看蟒蛇和蝙蝠。

巴恩斯和她的旅行團同樣走了那一英里路，穿越馬拉馬干博森林，進入同一處洞穴，在崎嶇地面穿行，那裡沒什麼地方可以落腳，到處是沾染糞便的大塊岩石。她回想當時穴壁爬了一些毛茸茸的大蜘蛛。頂篷低矮，上面有蝙蝠吊掛停棲，和遊客的頭頂只相隔兩、三英尺。有些蝙蝠飛進飛出，邊飛邊發出尖嘯。穴內瀰漫可怕的阿摩尼亞惡臭。你必須手腳並用爬過那些滑溜的巨礫。巴恩斯表示，她是個攀岩能手，一般都非常注意自己的手擺放在哪裡。沒有，她完全沒有碰到糞便。沒有，她沒有被蝙蝠撞到。他們一團人進入沒多遠的距離，發現自己來到了一種夾樓構造，可以俯瞰較低層地面，頭頂上方是蝙蝠，底下是兩條蟒蛇。有的旅客很快就離去，她和里克繼續逗留，想要好好記住這幅景象。她告訴我：「我們何時還會在洞穴裡面看到蟒蛇和蝙蝠？」接著她住口，又補上一句尖刻的事後高見：「我向你擔保，永遠不會。」

二十分鐘過後，他們看夠了。事情就是這樣：沒有不幸事故，全無戲劇性可言。「我絕對沒有碰過蝙蝠，就我所知也完全沒有摸到糞便。」他們健行回到車輛那裡，導遊發給每人一份野餐。進食之前，巴恩斯使用了她專為這種情況帶來的消毒洗手劑。近傍晚時，他們回到了伊莉莎白女王公園，趕上在日落時分觀賞比較傳統的非洲野生動物景點。那是二〇〇七年的耶誕夜。

他們在新年當天回到家中。米雪兒不久又啟程到愛荷華看爸媽，來一趟假期後探訪。所以一月四日的時候，她已經來到蘇城（Sioux City），當天醒來，感到腦袋彷彿被人扎了一針。

她全身疼痛、發燒，頭部還出現這種劇烈刺痛。她猜想自己是不是被蟲子咬到，於是請爸媽幫她檢查頭皮。「當然什麼都沒有。接著當天稍後，我的腹部開始出現皮疹。」皮疹向外蔓延。除了痠痛和頭疼、筋疲力盡和皮疹之外，她還開始感到意識不清。「往後四十八小時期間，我的狀況急轉直下。」她為了這趟行程仍在服用瘧疾預防藥，現在又加上了一些賽普沙辛（Cipro）和伊布洛芬（ibuprofen）。情況沒有改善。不過她熬過這次探訪，飛回科羅拉多，前往哥登（Golden）住家附近一處急症照護中心（Urgent Care）求診，不過他們可沒看過幾例馬堡病毒症。那裡的醫師採了血液樣本要送驗，再開給她止痛藥，接著就要她回家。後來，那份血液樣本給搞丟了。

那次診察沒有結論，往後兩天她又去看了自己熟悉的醫師兩次，最後巴恩斯來到了丹佛市郊一家醫院。她有脫水現象，白血球計數檢測不出，肝腎開始喪失作用。她一入院就由醫師輪番看診，還面對一連串問題。頭幾道問題當中，有一題是：過去四天你**做了**什麼事情？多數人在多重器官開始衰竭之前就來求助。巴恩斯回答，我一直忍著。她散居遠方的姊妹來到醫院會合，其中一位是住在阿拉斯加的醫師——米雪兒覺得欣喜，卻也感到憂心。顯然她們都聽說，她恐怕要離開人世了。那位當醫師的姊妹叫梅麗莎（Melissa），她發揮重要作用，逼迫米雪兒的醫師群透露資訊並採取行動。就在這時，一位感染科醫師諾曼・藤田（Norman K. Fujita）加入了診療團隊。藤田安排為米雪兒檢驗鉤端螺旋體病（leptospirosis）、瘧疾、血吸蟲病（schistosomiasis），以及伊波拉病毒症和馬堡病毒症等其他有可能在非洲染上的傳染病。所有項目都呈陰性，包括馬堡病毒症的檢驗結果。

沒有人知道她生了什麼病，不過大家都看得出她日漸衰弱。醫院的醫師為她補充水分、使用抗生素和氧氣來設法穩定病情，開止痛藥物來紓緩不適，期望她的身體能熬過這場不知名的侵襲，然後痊癒康復。根據米雪兒的模糊印象，危機在一月十日或十一日晚上肯定已經降臨，那天她由另一位姊妹陪伴過夜，病症跡象令人憂心忡忡，米雪兒恐怕就要往生。巴恩斯記得，當晚發生了一件怪事，她被送進了小兒科病房。加護病房已經沒有床位。「所以不管是什麼理由，總之他們把我轉到了小兒科。我知道這一點，因為有人過來給我一隻泰迪熊。」不像萊登的約斯滕，也不像美國陸軍傳染病醫學研究院的沃菲爾德，巴恩斯從來沒有被送進隔離病房。有時候照顧她的人戴了口罩以防感染，多半時候他們都不戴。她的身體漸漸恢復力氣，器官也都開始復原（只有膽囊例外，因為她的膽囊早已切除）。泰迪熊的幫助也許比抗生素還大。

十二天過後，她出院了，身體依然虛弱、貧血，依然診斷不出明確病因。三月時，她去找藤田回診，藤田取得她的血清，再次進行馬堡病毒檢驗。這次又是陰性。又過了三個月，米雪兒這時頭髮已經轉白，也不再像往日那麼有元氣，她收到一位舊識寄來的電郵，那個朋友是她和里克在那次烏干達旅遊認識的一位記者，他剛讀到一則新聞報導，覺得應該讓米雪兒知道那則消息。荷蘭有個女士去了一趟烏干達，隨後死於馬堡病毒症，她在那裡度假時，到過一個洞穴，裡面全是蝙蝠。

巴恩斯在往後的二十四小時期間持續上網搜尋，讀遍了那起事例的所有相關論述。無巧不巧，她本人在一九九〇年代去過荷蘭住了三年，所以除了英文報導之外，還能閱讀荷蘭文的相關文章。到了週一上午，她一早就來到藤田的診間門口，說道：「我有緊急狀況，我必須和你談談。」藤田歡迎她進入，並聆聽這則新消息。她覺得，雖然醫師舉止有禮，但肯定暗翻白眼，心想，**好極了，又來了個參考網際網路自我診斷的人**。不過他同意第三次為她檢驗馬堡病毒。這份樣本也像前兩份，同樣送往疾病控制與預防中心，而且結果又呈陰性；但是這次有一位實驗室技師注意到患者曾經探訪洞穴，而且穴中住了受馬堡病毒感染的蝙蝠，於是他使用更靈敏且更專一的檢驗方法來核驗第三份樣本，接著也同樣處理了第一份樣本。**變！**

新結果送到藤田那裡，他打電話給巴恩斯，有點酸溜溜地恭賀她：「恭喜你成為榮譽感染科醫師。你自我診斷、找到病因，馬堡病毒檢驗送回的結果是陽性的。」

80 蟒蛇洞的喜訊

有關約斯滕案例的消息也在美國疾病控制與預防中心引發迴響。不久之後，另一支團隊在二〇〇八年八月出發前往烏干達，這次隊上包含一位擅長對抗人畜共通疫情的田野應變老手，獸醫微生物學家湯姆．科西亞澤克（Tom Ksiazek），還有陶納和阿曼。司旺坡和坎普也再次奉召從南非前來。阿曼告訴我：「我們接到電話，邀我們『去調查。』」他們這次任務是要前往蟒蛇洞，也就是那位荷蘭女士（流行病學文獻不提她的姓名）遭受感染的地方，去為蝙蝠採樣。她的死亡和她的病史，都意味了整個情勢規模或有可能改變。烏干達當地民眾不斷出現染病身亡案例，情況嚴重，令人憂心忡忡——嚴重得促使亞特蘭大和約翰尼斯堡匆忙派出應變團隊。不過倘若這還牽連到觀光客，在蟒蛇出沒的馬堡病毒大本營熱門景點人來人往、進進出出，腳上只穿了Teva戶外鞋和健行靴，漫不經心、毫無防護，然後登上回航班機，飛往其他各大洲，那麼那處地方就不只是讓烏干達礦工和家屬陷入險境，還會成為一種國際性威脅。

那支團隊在恩德培市（Entebbe）會合，然後開車向西南方前進。他們依循約斯滕和巴恩斯各自與夫婿當初走過的小徑徒步前行，來到隱藏在森林植被當中那處洞穴開口。接下來他們的舉止就和其他人不同，他們穿上泰維克防護服、橡膠靴，戴上防毒面具和護目鏡。這次由於有眼鏡蛇顧慮，他們還多穿了防蛇皮革褲套。然後才進入洞窟。頭頂到處都是蝙蝠，腳下到處都是糞便。阿曼告訴我，事實上，糞便似乎就像雨水般不斷滴落，倘若你有東西掉在地上，沒幾天就會被掩蓋起來。蟒蛇是種懶散、害羞的動物，蛇類吃飽了往往都是這樣。其中一條的體長，依阿曼估計約達二十英尺。森林眼鏡蛇（沒錯，那裡同樣有更多這種蛇）待在凹穴深處，遠離頻繁往來的路線。陶納盯著一條蟒蛇瞧，這時阿曼注意到地上有個東西閃爍光芒。

乍看就像一塊褪色的脊骨，躺在一灘排泄物當中。阿曼撿起那件事物。

那不是脊骨。那是一串附帶編號的鋁珠。更明確地說，那是三個月之前，他和陶納在三英里外的基塔卡洞窟，**另一個**窩藏馬堡病毒的洞窟，捕捉蝙蝠時安上的串珠項圈。編碼標籤道出一項簡單事實：這是K-31號項圈，來自他們先前放飛的第三十一隻蝙蝠。「當然了，這下我高興得忘了我是誰，」阿曼告訴我。「我那時就像，『帥啊！』然後就手舞足蹈。喬恩和我都興奮極了。」阿曼這般得意忘形其實完全入情入理，那是科學家看到兩筆得之不易的細微資料彼此契合，霎時豁然開朗，心中當下湧現的暈眩快感。陶納感受到了，兩人分享這份喜悅。設想在一處黑暗石室裡面，兩人佩戴頭燈，舉起戴著丁腈橡膠手套的雙手，相互擊掌慶賀。

在蟒蛇洞中找回那件項圈，一舉證明他們施行標識再捕作業是正確的抉擇。阿曼說明：「這就證實當初我懷疑得有理，這些蝙蝠確實會搬遷，」而且牠們不只是在森林中穿梭，還從一處棲息位置遷往另一處地點。個別蝙蝠（好比K-31）會在相隔遙遠的棲地（好比基塔卡洞窟和蟒蛇洞）之間移動，點出了導致馬堡病毒對外傳布的情境條件，顯示它們會在蝙蝠駐紮地之間輾轉傳布，最後還可能傳遍非洲全境。這也點出病毒確實有機會循序感染蝙蝠族群或一再感染不同族群，猶如聖誕串燈依序閃爍。這也推翻了病毒只侷限於特定區域的太平假設。這項發現還凸顯了一個增補的疑點：為什麼馬堡病毒症沒有更頻繁爆發疫情？

馬堡病毒症只是這項疑點所涉實例之一。為什麼亨德拉沒有更頻繁爆發？為什麼立百沒有更頻繁爆發？為什麼伊波拉沒有更頻繁爆發？為什麼ＳＡＲＳ沒有更頻繁爆發？倘若蝙蝠的數量那麼多，擁有那麼多樣化類型，還能到處移動，而且人畜共通病毒又那麼普遍見於牠們體內，那麼這些病毒為什麼沒有更頻繁溢出侵入人類，並在人群紮穩腳根？難道有某種神祕的保護傘在庇佑我們？或者我們只是傻人有傻福？

81 如同聖誕燈輪流閃爍

病毒本身的生態動力學，也可能是這種疾病不會大量來襲的理由之一。是的，就如存活狀態比較明確的生物，病毒**確實**有生態動力學。我的意思是：病毒和其他有機體在地貌規模上相互牽連，不只是在個別宿主和細胞規模上彼此有關。病毒有其地理分布，也可能會滅絕，其豐度、生存和分布範圍，全都取決於其他機體以及牠們的舉動而定。這就是病毒生態學。再舉個例子，就亨德拉而言，病毒的變動生態學，或許能部分說明，病毒如何浮現成為人類疾病的起因。

澳洲一位名叫蕾娜·普洛賴特（Raina Plowright）的科學家投入探究這種思考方向。普洛賴特起初接受訓練成為獸醫，在新南威爾斯州和海外，像是英國、非洲和南極洲從事家畜與野生動物的獸醫工作，接著突然在美國加州大學戴維斯分校現身，攻讀流行病學碩士學位，隨後又拿到傳染病生態學博士學位。她是最新出現的一群跨學科培訓出來的疾病專家之一，也就是我前面提到的獸醫生態學家，這群新專家能體認到，人類的健康、野生動物的健康、家畜的健康以及我們全體共享的棲地之間，存在有密切關聯性。她回到澳洲進行博士研究的田野工作，調查亨德拉病毒在一種儲存宿主體內的動力學，這種宿主是小紅狐蝠。她在北領地（Northern Territory）首府達爾文（Darwin）南邊的利奇菲爾德國家公園（Litchfield National Park）園內和周邊地帶的桉樹和白千層林間完成部分捕捉、採樣工作。二〇〇六年某一天的空閒早晨，我就是在那裡和她見面談話，拉利氣旋（Cyclone Larry）也就是在那時席捲澳洲北部，為大地帶來滂沱雨水，溪河水位為之大漲。她得等到季節洪氾停歇，才能再次外出捕捉蝙蝠，所以我們還有一些時間可供消磨。

普洛賴特告訴我，亨德拉病毒很有趣的一點是，它是約在同時從這類蝙蝠浮現的四種新病毒之一。就在一九九四年亨德拉病毒首度在布利斯班以北現身之後不久，澳大利亞蝙蝠麗沙病毒也在一九九六年出現在昆士蘭沿岸兩處地方，隨後在一九九七年雪梨附近出現了梅南高病毒，接下來是立百病毒一九九八年九月出現在馬來西亞。「在這麼短暫的期間，就有四種病毒從同一個屬的宿主傳播開來，這可說史無前例，」她說道。「所以我們覺得，狐蝠屬物種的生態出現了某些變化，才促使疾病加速浮現。」菲爾德曾經幫忙確認這種助長因素，探究馬來西亞養豬場的立百病毒蔓延起因。這時八年過去了，菲爾德是她的博士指導委員會成員之一，普洛賴特也投入尋覓亨德拉病毒的類似因素。她認為，棲地改變影響了亨德拉病毒儲存宿主的族群大小、分布樣式和遷徙行為，而且不只著眼於小紅狐蝠，還兼及同屬物種，包含黑狐蝠、灰頭狐蝠和眼鏡狐蝠。她的使命是調查這些改變如何轉而影響病毒的分布狀況、盛行率和溢出可能性。

就像現今鑽研生態環境的大半研究工作，普洛賴特的計畫必然結合了田野資料收集和使用電腦來建立數學模型。她解釋道，基礎概念架構「由一九二〇年代的兩個傢伙，科馬克和麥肯德里克發展成形的。」她指的是前面我描述過的SIR模型：易受感染者（*S*）、受感染者（*I*）和康復者（*R*）模型。稍事提到學術傳承之後，接著她開始談起特定蝙蝠族群當中的易受感染個體、已受感染個體和已康復個體。倘若族群是孤立的，規模也不夠大，那麼病毒就會傳遍整群，去感染那些易受感染的個體，任由牠們康復（並對重複感染免疫），最後幾乎不再存有易受感染的個體。接著病毒就銷聲匿跡，如同麻疹在與世隔絕的人類村莊消失不見。到頭來病毒仍會重返，由捉摸不定的受感染蝙蝠帶回那同一族群當中。這就表現出我談到馬堡病毒時提出的那種閃爍聖誕燈模式。生態學家稱之為關聯族群（metapopulation），也就是族群當中的族群。病毒會依次傳染給一個個相對孤立的蝙蝠族群，從而得以避免滅絕。雖然病毒在這裡死光了，但它可以到那裡、傳染開去。病毒或許不能在任一族群永久存續，不過它始終都在某處。燈飾輪流閃爍／熄滅，從來不會全亮，也從來不會全暗。倘若蝙蝠各族群的相隔距離夠遠，結果就很少互相跨越，再次感染也會發生得很慢。於是燈飾也就閃爍得很遲緩。

現在請想像，蝙蝠關聯族群當中有個這樣的族群。那個族群經歷過ＳＩＲ序列，每隻個體都受到感染，每隻蝙蝠都康復了，而且病毒後來也消失了。但是病毒並非永遠消失。幾年過去了，新生蝙蝠出世，老邁蝙蝠死去，易受感染個體的比例又變大了，族群整體又再度變得容易受到病毒侵染。孤立程度較高，則病毒重返的間隔時期也較長；較長的間隔時期會產出較多的新生易受感染個體；易受感染個體愈多，爆發性感染潛在可能性也愈高。「所以當你再次導入那種病毒，」普洛賴特說道，她描述的是模型建立者的上帝般角色，「你的爆發規模就會大上許多。」到這裡聖誕節燈飾隱喻就說不通了，因為有一枚燈泡突然如超新星般光芒四射，凌駕尋常星體。

普洛賴特當然是用數字來做研究，而非類比手法。不過她的數字只能大約反映真實情境。這種模型化做法和既成事實的關聯性乃在於，近幾十年來，澳洲狐蝠族群**已經**愈形孤立。「從前澳洲東岸就是一片連綿的廣大森林，」她告訴我：「所以蝙蝠族群都相當均勻地沿著海岸線分布。」以往牠們的停棲群聚都比較多變化。牠們的食物資源——主要是花蜜和果實——相當多樣化，而且隨季節變化，零散分布在森林各處。每一群蝙蝠都包括大概好幾百或好幾千隻，牠們在夜間結隊外出飛往覓食地點，天亮了就回來，而且隨季節遷徙，好讓自己住得更接近食物集中地。群體來來往往，個別蝙蝠有時也會從一群轉往另一群，倘若本身恰巧受了亨德拉病毒感染，牠們也會帶著病毒轉移過去。這些小型群體會頻頻混合，頻頻再次感染。情況似乎就是這樣——對小紅狐蝠來講，就其他狐蝠而言，還有對亨德拉病毒來講——自無從查考的時間以來始終如此。然後事情出現了變化。

棲地變更（habitat alteration）是澳洲的一項古老傳統，原住民採取火耕闢地，不過近幾十年來，土地開墾已經走向更為激烈、也更為機械化的趨勢，造成的結果也更為不可逆轉，在昆士蘭州尤其嚴重。浩瀚古老林地遭到砍伐，或者被推土機剷倒，清出空地放牧牛群和擴張都市。民眾開闢果園、建立都市公園、栽種開花喬木來美化庭園，無意間在都市和郊區創造出誘餌。「所以蝙蝠已經下定決心，既然牠們的原生棲地逐漸消失，既然氣候愈來愈變化多端，既然牠們的食物來源種類愈來愈稀少，那麼到都市地區過日子會比較輕鬆。」如今牠們集結成較大群聚，移動覓食的距離縮短，住在比較靠近人類的地方（也因此比較接近人類飼養的馬匹）。雪梨有狐蝠，墨爾本有狐蝠，肯因司有狐蝠。還有布利斯班北緣，為一處牧馬圍場提供庇蔭的澳洲大葉榕，也住了一群狐蝠。

我明白普洛賴特想要講什麼，也試行在心中構思出最後的要點。所以那些大型群聚，包含習慣定居在原地的、比較都市化的、比較不需要飛行長距離以尋覓野生食物的蝙蝠，裡面的個體傾向於較少彼此重複感染？而且在感染間歇期，牠們會累積出較多易受感染的個體？所以當病毒果真到來，新感染的蔓延情況就會比較突然、也比較劇烈？病毒的盛行率較高，感染數量也比較多？

「完全正確。就是這樣，」她說道。「然後就非常有可能溢出傳給另一個物種？」我希望一步跳到那項簡單的頓悟，不過普洛賴特眼前還有許多蝙蝠得抓、許多資料得匯集、許多模型參數得探索，因此她把我攔了下來。從我們那次談話的五年之後，她的博士學位已經到手，這時她本人也已經是亨德拉病毒領域中很受敬重的人物，正要在一份權威期刊，《皇家學會會報》（*Proceedings of the Royal Society*）上發表自己的成果和觀點。不過就目前來講，在北領地降雨和水位高漲這當兒，她提出暫時性的說法。

「這是個理論，」她說道。

82 來自一個小女孩的伊波拉

理論必須經過測試，這一點普洛賴特十分明白。科學靠觀測、假設和測試來取得進展。另一項假設關乎伊波拉病毒。如果各位一直用心閱讀，就會注意到，我在幾頁之前，曾把伊波拉和其他同樣以蝙蝠為儲存宿主的種種病毒歸在一起，包括亨德拉病毒和立百病毒。這裡要澄清一點：這樣歸併只是權宜之計。這個假設尚待進一步證據來予以證實。迄至本文撰寫期間，還沒有人從蝙蝠身上分離出任何伊波拉病毒屬的活病毒——而病毒分離依然是確認儲存宿主的最重要依據。分離成果也許很快就能成真，好些人已經投入嘗試。同時，自從陶納的團隊成功分離出馬堡病毒以來，伊波拉藏身於蝙蝠的假設似乎更篤定了，因為兩種病毒的關係是那麼密切，也都出自蝙蝠。而且約略就在同時，另一筆資料又增補納入伊波拉病毒屬的檔案，於是這項假設又更穩妥了，起碼是稍微強化了。這筆資料本身就是一段故事，主角是一個小女孩。

勒魯瓦是巴黎培訓出來的病毒學家，主要在加彭的法蘭西維國際醫學研究中心工作，他投入追查伊波拉的祕密已經超過十年，這次還領導一支團隊，重建這名女孩的故事。他們的新證據並不是衍生自分子病毒學，而是得自傳統流行病學偵查作業——查訪倖存者，追蹤接觸對象並分辨箇中模式。背景情境是一次伊波拉病毒爆發，發生地點在剛果民主共和國南方一省的盧盧阿河（Lulua River）沿岸一座名叫魯耶波（Luebo）的村莊和附近地帶。二〇〇七年五月到十一月間，至少兩百六十名病患疑似染上了伊波拉病毒病倒，另有一些（確診案例）則肯定是染上了。那些人大半都死了。致死率為七成。勒魯瓦和他的同事在十月抵達，他們隸屬世界衛生組織的國際應變團隊，奉派前來和剛果民主共和國衛生部協同作業。勒魯瓦的研究焦點是傳染網絡，追查結果似乎全部指向一位五十五歲的女士。後來他們在報告中稱她為A病患。她不見得就是頭一名受感染的人，她只是第一個確診患者。以剛果村落的標準，這位女士算是個老人，經歷發高燒、嘔吐、腹瀉和出血症狀之後死亡。曾經和她密切接觸的所有人士（主要都是幫忙照顧她的親人）當中，有十一名也發病不治。疫情從那裡向外蔓延。

勒魯瓦和他的團隊成員左思右想，不知道那名女士自己是怎麼受到感染的。她村子裡沒有人比她更早出現症狀。所以調查人員擴大搜尋範圍，把四周各村納入，包括位於河岸和附近森林裡面的村莊，總計還真不少。他們四出奔波訪談，得知各村都有步道小徑相連，而且每個星期一都有許多人上路前往其中一座村莊，那是每週舉辦大型集市的場所，莫波莫內納二村（Mombo Mounene 2）。他們還聽說了遷徙蝙蝠的年度群聚現象。

蝙蝠一般都在四月和五月間來到這裡，在漫長旅程中途落腳歇息，來到河中兩座島上尋找停棲處所和野生果樹。根據勒魯瓦團隊聽來的說法，平常年份可能有成千上萬隻蝙蝠。二〇〇七年的遷徙規模特別大。蝙蝠從島上棲息處擴展到那整片地區。有時候牠們在河川北岸的棕櫚油栽植區覓食，那片油棕林是殖民時代的遺跡，如今已經棄置荒廢，不過殘存植株依然在四月長出果實。那群蝙蝠有許多或多數都是錘頭果蝙和富氏前肩頭果蝠（Franquet's epauletted fruit bats，學名：*Epomops franqueti*），正是勒魯瓦先前發現曾經檢出伊波拉抗體的三種蝙蝠當中的兩種。蝙蝠停棲時都密密麻麻垂掛枝頭。當地人開槍獵殺牠們來取得蛋白質，也賺點外快。錘頭果蝠的體型較大，肉量也較多，特別受人珍視。開一槍就能打下好幾十隻。許多才剛獵殺的血淋淋生鮮蝙蝠，最後都出現在莫波莫內納二村的每週集市，供人選購帶回家中當晚餐。

有一名男子定期從自己村莊走步道上集市，也經常購買蝙蝠，那個人似乎染上了伊波拉病毒症，不過病情輕微。後來研究人員稱他為C病患。C病患是一般零購的消費者，本身並不獵殺蝙蝠。根據C病患本人回顧所述，他在五月底或六月初時熬過了一些輕微症狀，主要是發燒和頭痛。他康復了，事情卻還沒有結束。「C病患有個四歲大的女兒（B病患），」後來勒魯瓦和他的團隊在報告中寫道：「她在二〇〇七年六月十二日突然發病，六月十六日病故，生前有嘔吐、腹瀉和高燒症狀。」這名小女孩並沒有出血狀況，也始終沒有接受伊波拉檢驗，不過那是最合乎情理的診斷。

她是怎麼染上的？可能是她分吃了帶有病毒的果蝠。吃蝙蝠的人，染病機率有多高？這很難講，連猜都不容易猜。倘若錘頭果蝠是伊波拉的儲存宿主，那麼某特定族群的病毒陽性率有多高？這是另一個未知疑點。陶納發現埃及果蝠的馬堡病毒陽性率為五％，意思是每二十隻蝙蝠，就有一隻可能受到感染。假定錘頭果蝠的伊波拉盛行率也相仿，那個小女孩的家人，就可以算是又餓又不幸了。倘若吃的是另外十九隻蝙蝠，他們都不會接觸到病毒。話說回來，假使蝙蝠肉是給大家分吃了，為什麼那個小女孩的母親和其他家人都沒有生病？她的父親在市場買了蝙蝠，受了侵染或沾上汙物之後，很可能就抱著小女孩走小徑回到自己村裡（附近居民通常都這樣帶幼小孩童上市場）。那位父親，C病患，似乎沒有把病毒感染給其他任何人。

然而他的小女兒卻繼續向外散布病毒。依循當地傳統，她的遺體由家族一位親近的朋友負責洗淨，準備安葬。那位朋友是一位五十五歲女士，後來成為A病患。

「所以，病毒傳染有可能發生在A病患清洗屍體預備葬禮的時候，」勒魯瓦的團隊寫道。「另兩位負責預備的人，小女孩的母親和祖母，則在訪談時表示，她們並沒有直接接觸屍體，而且在往後四週期間，她們也沒有出現任何受感染的臨床徵兆。」顯然，她們在喪葬清洗時只扮演觀禮角色。她們沒有碰觸小女孩的屍體。不過A病患觸摸了，忠實履行了家庭密友該肩起的職責，隨後回頭過她的生活——或者說她的餘生。她繼續正常社會交往，持續了一陣子，最後另有一百八十三人染上伊波拉身亡。

勒魯瓦的團隊重建了這段故事，接著發揮抽絲剝繭追究內情的精神，向自己提出了幾道問題。為什麼那位父親感染了自己的女兒，卻沒有波及其他人？或許是由於他本身病情輕微，體內病毒含量很低，釋出數量也不太。不過倘若他的病情輕微，為什麼他的女兒卻又病得那麼嚴重，四天不到就奪走她的生命？說不定是由於幼小孩童受了嘔吐、腹瀉折磨，脫水狀況沒有處理，才害她喪命。為什麼那時只有一起蝙蝠傳人的溢出事件？為什麼C病患那麼特別，成為和儲存宿主直接牽連的唯一案例？嗯，也或許不是只有他一個。只不過他是唯一引人注意的案例。「事實上，其他好幾個人，也即有可能受了蝙蝠感染，」勒魯瓦的團隊寫道：「只不過釀成後續人傳人事例的必要情境並沒有出現。」他們這是暗指終端感染事例。好比有人染上疾病，孤獨苦熬，或者有親友出面幫忙，不過都小心保持距離（把飲食留在小屋門外），最後他死了，不舉辦葬禮就直接掩埋。勒魯瓦不知道魯耶波地帶有多少不幸人士吃了蝙蝠、碰觸蝙蝠、受到伊波拉病毒感染，病死之後被拋進坑中，完全沒有感染其他人。當疫情在那種偏遠村莊爆發，場面變得相當可怕、混亂，這種終端病患數，其實有可能十分可觀。

這就引領勒魯瓦的團隊來到一個核心問題。倘若情境沒有達到人對人傳染的必要條件，那麼造成人傳人的情境要件為何？魯耶波爆發為什麼沒有釀成真正大禍？為什麼火種沒有引燃原木？畢竟，疫情在五月間爆發，世界衛生組織卻是直到十月才抵達現場。

83 立百開始人傳人

人傳人是箇中關鍵。那種能力就是區別一種怪異、可怕、間歇爆發的地區性神祕疾病（好比伊波拉）和一種全球大流行疫病的要素。

還記不記得安德森和梅伊提出了描述開展中流行病動態的簡單方程式？

$$R_0 = \beta N / (\alpha + b + v)$$

這則數學式中的β代表傳播率，各位也許不是數學家，也不是希臘人，所以這裡特別說明，β就是第二個希臘字母「貝他」。它是這個單一算式的乘數，是分數的分子，是個強勢數值。意思是指，當β大幅改變，R_0也跟著大幅改變。根據各位的良好記憶，R_0則是用來判斷是否會出現爆發的量值。

能夠在人類族群有效傳播的人畜共通型病原體，有一些似乎是從一開始就偶然具備某種固有的預先適應性，因此儘管它們長久以來始終住在其他某種宿主體內，卻仍有能力在人類族群中傳布。ＳＡＲＳ冠狀病毒從二〇〇二到二〇〇三年最早在廣東和香港出現之時，就擁有這項本領。從那時起直到今天，不論它躲在哪裡，為什麼隱藏起來，ＳＡＲＳ冠狀病毒依然保有這項本領。亨德拉病毒能在馬匹間順利傳布，在人類當中就無此能力。當然了，病原體也可能在人類宿主群間經由突變和適應作用而**取得**那項能力。

各位是否注意到，過去十五年來，疾病專家不斷撥出些許心力來應付一種稱為H5N1的禽流感毒株。這是由於儘管禽流感還沒有釀成許多人類致死病案，卻總是讓他們深感不安。豬流感不時在人類族群中出現又消失（就如二〇〇九年那次來了又消失的事例），有時在人類族群引發嚴重大流行，有時則不如預期那般嚴重（如同二〇〇九年時）；不過禽流感隸屬另一種有可能帶來威脅的危機。它讓流感科學家憂心忡忡，因為他們知道，H5N1流感（一）對人類具有極高度毒力，致死率很高，不過病例數卻比較小，然而（二）迄今為止，它的人對人傳播力卻始終很低落。萬一你染上了它，就非常有可能要你的命，不過除非你屠宰受到感染的雞隻，否則你不大可能染上。我們多數人並不自行宰殺雞隻，而且世界各地的衛生官員也不斷努力，確保我們經手的雞隻，無論是死的、從關節處剁開的、用塑膠袋或其他材料包好的，都沒有受到感染。不過倘若H5N1突變了，或自行重組得恰到好處，倘若它適應了人傳人的傳播方式，那麼H5N1就可能成為自一九一八年以來，規模最大、下手最快的殺手疾病。

病原體如何取得這種適應性？遺傳變異是隨機發生的（不論經由突變或其他手法來落實）。這是一場花旗骰遊戲。然而，豐盛的機會提高了病毒擲出目標點數的可能性——也就是憑機運達成高度適應的改變。擲出七點之前的拋擲次數愈多，就有更多獲勝機會。這又再次提到艾普斯坦的那個字眼：機會。

我隨艾普斯坦捕捉蝙蝠好幾晚之後便返回達卡，由於我希望深入了解立百病毒的人傳人能力，於是我又回到ICDDR,B找人進一步交談。我向盧比的傳染病研究計畫中好幾個參與人員請教了一些問題。其中一位是美國流行病學家，名叫艾蜜莉·葛雷（Emily Gurley），她年幼時以外交官子女身分待在孟加拉好幾年，成年後又回來從事公共衛生工作。葛雷這時三十五歲上下，留著一頭褐色捲髮，臉上還有淺色雀斑，而且討論到疾病偵查的重要細節時，她就會睜大藍色雙眼。她曾經在二〇〇四年協助調查法里浦縣爆發事件，當時有三十六起確認病例，其中二十七人死亡。法里浦縣事件值得關注的一點是，那群人當中，有許多顯然都是接觸了同一個人才染病，一個像蜘蛛般端坐蛛網中央，伺機傳布疾病的超級傳播者。

那人是一位宗教領袖，他是一支伊斯蘭非正統教派的領導人，深受景仰，該教派是個非正式團體，似乎沒有名字，只擁有少數狂熱信徒，分布於一座名叫古賀拉斯密珀（Guholaxmipur）的村子和周邊地帶。這個教派的信徒並不像正統穆斯林那樣每日祈禱五次，也不在齋戒月禁食，而且他們有時候還整夜不睡，男女一起祈禱、抽香菸（或者效果更強烈的草類）並唱歌。他們的歡喜修行方法，冒犯了周圍篤守傳統的虔誠信徒，因此當這位宗教領袖染上神祕疾病猝死，接著他的家人和信徒也紛紛死亡，附近居民便認為他們是死於天譴詛咒（asmani bala）。

好，那是一種可能的解釋。流行病學還會另外提出一種解釋。

葛雷的團隊抵達之時，那位宗教領袖已經死了，也下葬了，他的墳墓成為聖祠，疫情繼續延燒。她和部分同事在四月初駕車離開達卡，以因應一項或許已經延誤的緊急呼籲，發出警示的人是法里浦縣的民間外科醫師，他表示民眾紛紛死去，死因似乎是立百病毒。（那位醫師對於立百病毒的情況應該起碼稍有認識，也許是得自短短四個月前發生在鄰區拉治巴里縣那場爆發。）汽車抵達古賀拉斯密珀村時，葛雷告訴我：「情況非常戲劇性。我們迎面遇上了從村子出來的葬禮行列，屍體裹著白布。這可不是什麼好兆頭。」村民開始從家裡把昏迷親屬攙扶出來，乞求訪客出手相助。「村子裡有很多人都病了。」醫師安排讓十七個病例轉移到法里浦市區域醫院，到那裡後，他們都一起安置在單獨一幢小型建物裡面，和主要建築隔開，權充隔離病房。「病房」是單獨一間大房間。葛雷和同事開始採集檢體、記錄病史。有些人表現出嚴重呼吸的症狀。「那時有個男子，」葛雷回顧當時，「坐起身子和我們談話，一直咳嗽、咳嗽、咳嗽——不過也完整講述了他的生病經歷，隔天早上他就死了。」

「你們有沒有戴口罩？」

「我們戴了。」他們有N九五口罩，簡單又比較便宜，還能有效對付微小粒子，是這種情況下的標準配備。早知道在法里浦縣要面對什麼處境，他們大概會想要帶上比較好的東西，不過葛雷最大的遺憾只是怎麼沒有多帶一些N九五，但願當初帶足了數量，不但他們自己要用，還可以提供給當地的醫護人員使用。接著，由於那是在暴風雨季節，一陣強風呼嘯穿過城鎮，吹斷電力。照明熄滅，工作人員把窗子全都關上——「這可不是你想要的狀況，」葛雷苦笑表示。到了早上，不單是那名咳嗽男子病故，那間通風不良的擁擠病房裡的另外兩位患者也死了。

葛雷彙整好訪談資料，接著正當她開始標繪流行病學曲線之時，她意識到「待在那間醫院病房裡面的所有人，全都和另一個人有非常密切的接觸」——特定的那一個人——「那人在幾星期之前也死於這種病症。」她指的是那位宗教領袖。這種模式和先前的立百病毒爆發很不相同，以往的患者，多半似乎是直接從某種環境根源受到感染（是生病的家畜嗎？或是樹梢？那時還沒有人提出海棗樹汁假設），並不是從人類接觸傳染而來。同時以往的症狀主要都是神經性症狀，不是呼吸性症狀。葛雷的團隊甚至還不肯相信立百病毒是法里浦縣事故的起因（並持續了一陣子）。不過送回亞特蘭大的樣本經檢驗出立百病毒的陽性反應，到這時候，美國疾病控制與預防中心便派出一支小型專家團隊，來和葛雷與她的同事並肩作戰。

最後，法里浦縣調查作業，讓我們對立百病毒產生了新的認識——這是一種人傳人的情況，疫情有可能遠比設想還更嚴重。就那三十六起病例當中，二十二人和那位宗教領袖連帶有關。那群人曾在他病危臨終之際齊聚在他身邊。想必他們都是受到飛沫微粒中的病毒感染，也可能是經由碰觸、唾沫，或者其他某種直接轉移方式染上疾病。其他十四起病例，多數也似乎反映出人傳人的傳染方式。其中一位是附近村莊的人力車車夫，在海棗樹汁收穫季節兼差做採集工，他病倒了，由母親、兒子、阿姨和一位鄰人負責照料；他們也全都病了。人力車車夫的阿姨住進醫院，隨後她的一位姻親前來探視關心；這位姻親來自古賀拉斯密珀村，正是那位宗教領袖。教派中有一位信徒受了感染，他的狀況逐漸惡化，另一名人力車車夫幫忙送他上醫院；約十天過後，那名車夫病了，隨後死亡……情況繼續下去。

立百病毒就像一則謠言，橫向傳遍整個社區，它並不像一道天譴詛咒或一團蝙蝠糞便，逕自從天而降。它似乎還無所不在，而一這點就從聯合應變小組的另一項發現獲得證實。這筆資料特別詭異。調查人員進入醫院一間病房，五週之前，曾有一位病患住在那裡接受治療，他們從那間病房四壁和病人躺過的髒汙床架採集拭樣。在那段期間，漂白水和人力都很缺乏，這些表面都還沒有人擦拭。有些拭子的立百病毒RNA檢驗結果呈陽性，包括牆壁和床架的樣本。這裡我再重複一遍：病人當初嘔出殘留的立百病毒，經過了**五個星期**，（起碼）還有片段殘存下來，無形無影地裝飾那間病房。對衛生專家來講，那種嘔吐殘餘便代表汙染。對病毒來講，那代表「機會」。

我還與拉希妲．可汗（Rasheda Khan）談過話，她是人類學家，辦公室就在葛雷門口走道的另一端。可汗是孟加拉人，有黑色眼珠，表現出中規中矩的專業態度。她的工作是調查影響法里浦縣爆發等疫情事件的文化和社會因素。她一直待在法里浦縣，使用村民的本國語言（孟加拉語）來採訪，並採集有關於行為和態度方面的證言，還探問誰在什麼時候生了病。她談到天譴（asmani bala，她翻譯成「阿拉降下的詛咒」，比我聽過的其他譯法都稍顯直率），並指出說不定受害患者的命定觀點也讓他們不願上醫院求診。她幫助我了解她的國家特有的人際間細膩親密關係，而這些習俗細節，和疾病傳染可能連帶有關。她說：「身體接觸在孟加拉非常普遍。我們擁抱，我們總是手牽著手。」她還說，就連在路上走時，你都會看到男子走在一起時，手牽著手。出自關心，一旦有人生病，結果也只會增加這種身體接觸，而且倘若病人是受景仰的人物，還會接觸得更為頻繁，好比古賀拉斯密珀村教派領袖的情況。信徒深深愛戴他，把他當成神來看待。他彌留之際，民眾紛紛前來，期望從最後碰觸，或是耳邊低語賜福，或是為他擦拭身體，或是餵他一小口清水、牛奶或果汁，由此獲得庇佑。「那是這裡的習俗之一，」可汗解釋道：「把清水餵入臨終者的口中。」許多村民來到他的床邊，俯身貼近，餵他清水，她說道：「而他一直咳嗽。霧氣噴得到處都是，沾到村民的……」

我想她是要講「臉上」，結果我像個傻子一樣打斷她的話頭。

「霧氣？」

「是啊，唾液，」可汗說道。「他的咳嗽。結果口水就……民眾告訴我們，他在咳嗽，他的咳嗽、口水，噴到身體、手上……」她略過了這些思緒，讓我自己填補空缺，接著她提到了洗手，這和牽手不同，並不是孟加拉的常見習慣。不幸的信徒和家族成員，完成最後觀禮離去時，有可能稍微沾染到那位聖者的唾沫——接著就揉搓雙眼，伸手取食，或經由其他方式接收病毒。有了那些途徑，你就不需要海棗樹汁。

84 為什麼人畜共通疾病很重要？

在三天當中，我去了好幾趟ICDDR,B，那處機構位於達卡市的莫哈克哈利區（Mohakhali），占用一處有高牆環繞的完整複合建築區。除了和可汗與葛雷談話之外，我還與幾位高層行政人員和聰明的年輕研究人員交談，他們就立百病毒提出了種種不同的觀點和洞見。不過影響最大的片刻，卻發生在我抵達複合辦公區大門那時。我的計程車在達卡紛亂車陣當中穿行，開到了那處複合辦公區，卻停錯了大門，於是我完全迷失方向，進錯了門口。這裡不是盧比的傳染病計畫棲身的亮麗建築，這裡是老舊的霍亂醫院本身。

一位熱心的孟加拉人注意到我一副迷路的樣子，過來問我要去哪裡，並沿路指點我該往哪邊走，他建議我乾脆就穿過醫院。一位警衛打開下一道門，並向我敬禮致意，沒有人問我查看證件。我發現自己闖越一處開放式病房，裡面排了幾十張病床。其中幾張床位沒有人，沒有鋪床單，露出紅色或綠色的乙烯基塑料床墊，中間留了個便盆孔：冰冷、實用、備妥供下一位病人使用。其他許多床位都躺了瘦骨嶙峋的痛苦病患、神情哀傷的褐膚色民眾，或孤單一人或由親友悄悄撫慰。結果來了我這個白人，拎著手提箱，進入了這處靈魂滯留的庫房，一個個等候醫師關注照料。一位女士和我對望，接著她悄聲對身邊病榻上的孩子低語，伸手朝我指點。在外頭街上，這個手勢大概就暗示閒散中表現的好奇心，也或許是乞討的前奏，不過在這裡，那肯定象徵了期盼——深切的期盼，期盼解救，卻所託非人。我避開她的眼神，繼續走下去，心裡清楚明白，我沒有技能、沒有知識、沒有訓練，也沒有醫藥來幫助這位女士和她的孩子，再列下去，我沒有的就更多了。走過更多通道，穿過其他門口，另外幾位警衛對我敬禮，我找到了通往下一輪訪談的路。

霍亂醫院建立於一九六二年，附屬於更早期的一家霍亂研究實驗室（Cholera Research Laboratory），兩家機構最後都併入ICDDR,B。醫院每年為十萬病患提供免費治療，而且不只是霍亂，還包括血痢和其他腹瀉疾病。收治患者大半是六歲以下的兒童，有八成送來醫院時營養不良。我沒辦法告訴你，有多少人存活下來。我甚至也沒辦法告訴你，每年到了洪氾季節，孟加拉民眾把遭受感染的用水帶進村莊和貧民窟，釀成了多少霍亂病例。因為多數病例都沒有通報，也沒有系統性全國統計數。根據一項權威性的推測，大約是一百萬。我能告訴你的是，儘管對富裕訪客來講，孟加拉這個國家在許多方面都相當奇妙，有時令人驚駭，卻也相當迷人又引人入勝，然而這個國家的窮苦百姓，日子也特別難過，不論城鄉皆然，因為如果你很窮困，在這個國家很難保持健康。有成千上萬的民眾，有老有少，死於霍亂和其他腹瀉疾病，以及肺炎、結核病與麻疹。請注意，這些病痛沒有一種是新興疾病，不是神祕難解的疾病，也不是人畜共通疾病。這些疾病，讓立百病毒腦炎的衝擊相形見絀，起碼到目前為止。

為什麼人畜共通疾病很重要？我在探究這項課題的六年期間，一直聽人問起這道問題，也頻繁向別人請教這道問題。（有一位請教對象是很受敬重的歷史學者，我在研討會上認識的，他建議我忘了伊波拉病毒，改寫一本書來討論侵害兩千兩百萬美國人的氣喘。他本人正是氣喘患者。）考量到非人畜共通的舊型傳染病——譬如霍亂、傷寒、結核病、輪狀病毒痢疾、瘧疾（諾氏瘧原蟲瘧疾除外），更別提癌症和心臟病等慢性疾病——這些疾病的全球發病率和致死率，為什麼要轉移注意力，投注在從蝙蝠、猴子或天知道從哪裡溢出傳來的流行感染？這些疾病不過是反常現象，偶爾才奪走幾十條或幾百條人命。**為什麼？**這樣做不是偏離正途嗎？為什麼要投注關切這少數具有科學興味的疾病？其中有些是新型疾病，造成的衝擊相對較小，在此同時，乏味的舊型疾病卻依然持續折磨人類。在我迷途路過霍亂醫院之後，在我被那位母親的期盼眼神盯上之後，我發現自己開始詢問相同的問題：為什麼要沉迷於探究人畜共通傳染病？在更大的悲慘苦難之中，有哪些因素讓任何人認為，應該這般嚴肅看待那些疾病？

這個問題很中肯，不過確實有好答案。有些答案很錯綜複雜，純屬推測。有些答案很主觀。另有一些則很客觀、很直率。最直率的答案是：愛滋病。

Chapter

8

黑猩猩和河川

85 令人疑惑的同性戀者症狀

許多開端都讓我們自認為瞧出了愛滋大流行的頭緒，但其中多數甚至並非在追究愛滋病單一人畜共通溢出事件的根源。

舉例來說：一九八〇年的秋天，有一位名叫邁克爾．戈特利布（Michael Gottlieb）的年輕免疫學家，在加州大學洛杉磯分校醫學中心（UCLA Medical Center）擔任助理教授，開始注意到某些男性患者群中，出現了一種怪異的感染模式。最後發現，那群患者當中有五人是活躍的同性戀人士，而且全都染上了肺炎，病因是一種平常無害的真菌，當時稱為卡氏肺囊蟲（*Pneumocystis carinii*），如今則改稱為耶氏肺孢子菌（*Pneumocystis jirovecii*）。這種東西隨處可見，在空氣中到處飄蕩。那些人的免疫系統原本應能清除這種真菌，然而他們的免疫系統顯然沒有發揮作用，結果真菌充滿他們的肺部。每一個病人還都患有另一種真菌感染——口腔念珠菌病（oral candidiasis，又稱為鵝口瘡），也就是口中長滿黏滑的念珠菌（*Candida*），這種感染較常見於新生兒、糖尿病患和免疫系統受損的人，而較少見於健康成人。針對那好幾名患者進行的血液檢查顯示，負責調節免疫反應並扮演關鍵角色的某些淋巴球（白血球）出現嚴重缺乏的現象。具體而言，那是指胸腺依存性淋巴球（thymus-dependent lymphocyte），簡稱為T細胞（T cell），而且受到「大幅抑制」。

儘管戈特利布也注意到其他幾種症狀，然而肺孢子菌肺炎、口腔念珠菌病和T細胞缺乏，仍是最醒目的三種。到了一九八一年五月中旬，他和一位同事寫了一篇簡短論文，描述他們的觀察所見。他們並沒有推測任何病因，只認為那種模式是令人疑惑的不祥趨勢，應該盡快發表。《新英格蘭醫學期刊》（*The New England Journal of Medicine*）的一位編輯有興趣刊登，不過他最少需要三個月的前置時間。所以戈特利布轉而投遞給效率較高的《發病率與死亡率週報》（*Morbidity and Mortality Weekly Report*），那是美國疾病控制與預防中心發行的通訊。他那篇不到兩頁篇幅的精簡文章，在一九八一年六月五日於該週報刊出，標題下得很枯燥，叫做〈肺囊蟲肺炎——洛杉磯〉（*Pneumocystis* Pneumonia—Los Angeles）。那是為一種還沒有名字的症候群，公開發表的第一則醫學警訊。

第二則警訊在一個月後出現，同樣刊載在疾病控制與預防中心的通訊。就在戈特利布注意到肺囊蟲肺炎和念珠菌病之時，紐約一位名叫阿爾文·弗里德曼－奇恩（Alvin E. Friedman-Kien）的皮膚科醫師也瞧出了一種雷同的趨勢，這次牽涉到另一種疾病：卡波西氏肉瘤（Kaposi's sarcoma）。這是一種罕見的癌症，侵襲性一般並不會太高，這種肉瘤主要好發於地中海地區的中年男性——也就是你預期會出現在雅典的咖啡館喝咖啡、玩骨牌遊戲的那些男子。這種癌症通常表現為皮膚上的紫色結節。不到三年間，弗里德曼－奇恩和他的同業網絡，總共察覺二十六位年輕同性戀男子長了卡波西氏肉瘤，有些還患了肺囊蟲肺炎，其中八人死亡。嗯。《發病率與死亡率週報》在一九八三年七月三日刊出弗里德曼－奇恩的通訊論文。

約略在同時，卡波西氏肉瘤也清楚顯現在邁阿密的一批臨床觀察結果當中。這群患者表現的症狀相似，但文化剖面則有不同。這群患者共二十人，都在一九八〇年年初至一九八二年六月之間住院，全是海地移民，多數人新近才來到美國。根據他們在接受診療時親口提出的說明，他們全都是異性戀者，完全沒有同性戀活動的經歷。然而他們的症候群，和戈特利布先前在洛杉磯那群男同志身上，以及弗里德曼－奇恩在紐約那群男同志身上所見症狀很像：肺囊蟲肺炎、喉嚨長了念珠菌病，加上其他反常感染、淋巴球數量異常，以及高侵襲性卡波西氏肉瘤。那群海地人當中有十人死亡。發表這些觀察結果的醫師團隊眼中所見的「症候群」，似乎「與最近針對美國同性戀人士所描述的免疫缺乏症候群相似得驚人」。早期和海地異性戀者的這種連帶關係，隨後被當成一種誤導，於是大都束之高閣，不納入愛滋病的討論範圍。根據問診資料很難確認真相，要理解就更難。要是有人呼籲注意這些病例，甚至還被看成不識時務。接著到了更往後的時期，它真正的重要意義，就會從分子遺傳學層級的研究成果浮現出來。

另一個為人察覺到的起點是蓋坦・杜加（Gaëtan Dugas），這位加拿大籍年輕空服員後來成為惡名昭彰的「零號病人」。倘若各位聽過不少愛滋病的最初發展歷程，那麼你大概聽過他。文獻報導中總是把杜加寫成「把病毒從非洲帶出來，引進西方同志社群」的男子。他不是。不過在一九七〇年代和八〇年代期間，他似乎扮演了一種戲分過重又桀驁不馴的可惡角色。身為空服員，擁有幾乎不必任何成本的個人旅遊特權，他經常在北美各大都市之間往返飛行，每到一地就參加放縱濫交的遊戲，還把自己的征服戰績記載下來，在男同志的浴池盛世時期，過著荒淫無度的高調生活。他很英俊，有一頭淺色頭髮，雖然浮誇，卻很有魅力，甚至在有些人看來還覺得他「風采絕美」。根據蘭迪・席爾茲（Randy Shilts）所述，杜加本人清點了從他開始從事同志活動的十年期間，往來的性伴侶對象起碼有兩千五百人。席爾茲是《世紀的哭泣》（*And the Band Played On*）的作者，書中納入了眾多大膽研究和相當成分的自以為是的編造想像。杜加為自己的貪慾和大膽冒進付出了代價，他染上卡波西氏肉瘤，並為此接受化療，還患染了肺囊蟲肺炎以及其他愛滋相關感染，後來在三十一歲時死於腎衰竭。從他診斷出卡波西氏肉瘤，到最後孱弱狀態這段短暫期間，杜加並沒有減緩步調。不過他似乎換了個人，在孤獨絕望中，他從享樂主義轉變成敵視惡意；他會在舊金山第八街和霍華德街口的浴池，和新識同志性交，接著點亮照明（按照席爾茲的講法），展示自己的病變，並說：「我有同志癌症。我就要死了，而且你也一樣。」

就在一九八四年三月，杜加死亡的那個月份，疾病控制與預防中心的一組流行病學專家發表了一篇指標性研究，闡釋性接觸扮演哪種角色，如何把當時號稱愛滋的病例串聯在一起。這時世界有了一個稱號，卻還沒有解釋。「儘管愛滋病因不明，」大衛・奧拜克（David M. Auerbach）領導的疾病控制與預防中心團隊寫道，不過它有可能是某種傳染性病原體引發的病症，並且是以類似Ｂ型肝炎傳染方式在人際間傳布。Ｂ型肝炎病毒是一種以血液為傳染媒介的病毒，主要的傳播途徑包括性接觸、靜脈注射毒品時共用針具，或輸血時使用的血液製劑受到病毒汙染。這種病毒似乎就像樣板，從這裡就能認識那些匯聚在一起卻依然令人大惑難解的症狀。疾病控制與預防中心的團隊又說：「出現了一群經由同性戀接觸串連起來的愛滋病例，這和傳染性病原體的假設相符。」他們的意思是，這不是一種毒性化學物質，不是一種遺傳意外，而是某種致病原。

奧拜克和同事從南加州的十九起愛滋病例收集資訊，逐一訪談病患，遇有患者死亡時，就找他的親近伴侶。他們和紐約市以及美國其他都市的另外二十一位患者談話，接著從手中的四十個病例史，標繪出一幅圖解，包含四十個相互關聯的圓盤，就像用萬能工匠（Tinkertoy）益智玩具蓋起來的構造，呈現誰和誰有性愛關聯。患者的身分都以地方和數字來編碼，好比「舊金山一號」（SF 1）、「洛杉磯六號」（LA 6）和「紐約十九號」（NY 19）」等。網絡中央是標示為「０」的圓盤，和八個圓盤直接相連，並與其他所有圓盤間接相連。儘管研究人員並沒有指名道姓，不過那位患者就是杜加。後來席爾茲把這篇論文所稱稍顯單調的「０號病人」，改成了他書中比較響亮的「零號病人」（Patient Zero）。不過「零號」這個詞所掩飾的、數字「０」所忽略的，還有圖解中央那個圓盤所沒有承認的是，杜加並沒有自己孕育出ＨＩＶ。凡事總有源頭，他是從其他人那裡染上的。杜加自己是被其他某個人感染的，推測是發生在性交時——而且不是在非洲，不是在海地，而是在比較靠近家鄉的地方。這是有可能的，因為如今的證據顯示，當杜加還是純情青少年時，第一型HIV已經來到了北美洲。

到那時，病毒也已經抵達歐洲了，不過在那片大陸還沒有走得很遠。一九七七年時，一位名叫葛蕾特・拉斯克（Grethe Rask）、長年在非洲工作的丹麥醫師從當時的薩伊啟程，返回哥本哈根治療一種折騰、拖累她好幾年的狀況。待在薩伊期間，拉斯克首先在北方一處偏遠城鎮經營一家小型醫院，接著擔任首都金夏沙紅十字會大型機構的外科主任醫師。這段期間，不知道在什麼時候，有可能是手術進行時沒有合宜的防護物資（好比乳膠手套），她遭受當時還沒有人描述過、也還沒有名字的某種東西感染。她覺得不舒服、疲憊不堪，而且長期腹瀉、體重減輕，淋巴結也腫大、持續不消。她告訴一個朋友：「我最好是回家去死。」回到丹麥，檢查顯示她的T細胞短缺。她呼吸變得相當困難，必須仰賴氧氣瓶。她掙扎對抗葡萄球菌感染，口中長滿念珠菌。到了一九七七年十二月十二日拉斯克去世時，肺部已經塞滿了耶氏肺孢子菌，而這似乎就是她的死因。

根據正規的醫學知識，這應該不會要她的命。肺孢子菌肺炎一般不是會致命的疾病。肯定有更主要的解釋，而且確實有。九年過後，拉斯克的血清樣本經檢驗出第一型HIV陽性反應。

拉斯克、杜加、在戈特利布報告中的那五名洛杉磯男子、弗里德曼－奇恩所知的那幾位卡波西氏肉瘤病患、邁阿密的那群海地人，以及奧拜克研究確定的三十九位患者（不包含杜加），這些不幸的人都是事後回顧驗明為愛滋患者的最早期確認病例。不過他們並不能歸為頭一批受害者，還早得很呢。他們其實代表的是大流行進程的中途點，標誌出一種原本幾乎悄無聲息、緩慢累積的現象，這時卻突然勃興，進入漸強段落。在此再次運用疾病數學家的枯燥術語，他們的工作成果也能充分應用於愛滋的故事：該涉嫌病毒的R_0已經大於一・〇，而且超出了若干範圍，疫情已經引燃。不過愛滋的真正開端，卻出現在其他地方，而且有好幾位科學家投入探尋，好幾十年又過去了。

86 稱號繁多的病毒

這種新疾病經人察覺之後，頭幾年期間，它變幻莫測，冠上了種種不同名稱和縮寫。其中一種是GRID，代表「男同性戀相關免疫缺乏症」（Gay-Related Immune Deficiency）。這個名稱實在太過狹隘，因為紛紛出現異性戀患者：共用針具的藥癮者、血友病患者，還有其他循規蹈矩的不幸人士。有些醫師稱之為ACIDS，代表「後天社區性免疫缺乏症候群」（Acquired Community Immune Deficiency Syndrome）；「社區」一詞意指患者是在**外頭**受了傳染，而非在醫院染上的。有個比較精確、卻也比較拗口的措詞，一時之間很受美國疾病控制與預防中心的《發病率與死亡率週報》青睞，那就是「原本健康人士的卡波西氏肉瘤和伺機性感染」（Kaposi's sarcoma and opportunistic infections in previously healthy persons），縮寫成KSOIPHP，不怎麼簡潔，缺了神來點睛之筆。一九八二年九月，《發病率與死亡率週報》把用詞改成「後天免疫缺乏症候群」（Acquired Immune Deficiency Syndrome），也就是如今所稱的愛滋病（AIDS），舉世眾皆仿效稱之。

為症候群命名是早期挑戰當中最輕鬆的一項，最迫切的任務是要辨認它的起因。稍早我稍微提到了「該涉嫌病毒」，不過請記得：早年戈特利布和弗里德曼－奇恩的報告開始引人注意的時代，還沒有人知道是哪類病原體引致這種令人不解的致命綜合症，甚至也不知道那是否**有**單一種病原體。而病毒構想出自一項合理猜測。

一位提出這項推測的科學家是呂克．蒙塔尼耶（Luc Montagnier），當時他是巴黎巴斯德研究院默默無聞的分子生物學家。蒙塔尼耶的研究主要專注在引致癌症的病毒，尤其是號稱反轉錄病毒的類群，這當中有一些種類會導致鳥類和哺乳類動物長出腫瘤。反轉錄病毒是邪惡的怪物，甚至比一般病毒還更狡詐、更加難纏。「反轉錄」這個名稱的由來，是因為這類病毒能夠把普遍認定生物將基因轉譯成蛋白質的原有方向反過來。一般生物在從DNA製造出蛋白質的過程中，DNA會先轉錄成RNA，RNA再轉譯成蛋白質；但是反轉錄病毒卻是在宿主細胞內，從本身的RNA反轉錄成DNA；接著病毒DNA就侵入細胞核，與宿主細胞的基因組整合在一起，這樣一來，每當宿主細胞自行複製時，都擔保病毒能夠隨之複製。蒙塔尼耶早先便研究過許多動物（包括雞、小鼠和靈長類）體內的這類東西，並曾尋思在人類腫瘤裡面是否也可能找到它們。有關反轉錄病毒的另一項令人憂心的可能結果是，在美國和歐洲現身的新疾病：愛滋病，有可能正是一種反轉錄病毒引發的。

當時根本還沒有確鑿的證據，足以顯示愛滋就是某種病毒引發的。不過有三種證據指向那方面，蒙塔尼耶也在他的自傳《病毒》（*Virus*）一書中追憶那些事項。首先，有性關係之同性戀者的愛滋發病率暗示，那是一種傳染病。第二，靜脈注射藥物使用者的發病率暗示，傳染性病原體可經由血液媒介。第三，血友病患者出現病例，意味著那種血液媒介病原體能夠躲過檢查，滲入凝血因子等加工調製的血液製劑當中。所以：病原體極其微小、靠接觸傳染、經由血液媒介。「愛滋的病因不可能是常見的細菌、真菌或原生動物，」蒙塔尼耶寫道：「因為這類病原微生物會被過濾器攔下，而血友病患者存活所需的血液製劑，都需要經過這種裝置篩濾。這樣一來就只剩一種有機體：釀成愛滋的病原體，因此只可能是病毒。」

其他證據則暗示或許是反轉錄病毒。這是一個新的領域，不過話說回來，愛滋病也是。就一九八一年早期所知，人類反轉錄病毒只有一種，名叫人類T細胞白血病病毒（human T-cell leukemia virus，簡稱為ＨＴＬＶ），當時才在一位聰明、直率、備受推崇又具高度企圖心的研究人員領導下發現不久，那個人名叫羅勃特・加洛（Robert Gallo），他主持一間腫瘤細胞生物學實驗室，隸屬於馬里蘭州貝什斯達的美國國家癌症研究所。從名稱看來，ＨＴＬＶ會攻擊T細胞，並把它們變成癌細胞。T細胞是免疫系統三大群淋巴球之一。（後來經過修訂，ＨＴＬＶ這個簡稱改為代表「人類嗜T淋巴球病毒」〔human T-lymphotropic virus〕，這是比較準確的名稱。）有一種相關的反轉錄病毒叫做貓白血病病毒（feline leukemia virus），會導致貓的免疫缺陷。所以癌症及病毒研究界湧現懷疑，既然愛滋病原體會攻擊人類淋巴球（尤其是一類稱為輔助性T細胞〔T-helper cell〕的T細胞亞群）從而摧毀人類的免疫系統，說不定同樣是一種反轉錄病毒。於是蒙塔尼耶開始著手尋找。

加洛的實驗室也動員了，但不只這兩支團隊投入而已。全球各地實驗室的其他科學家都體認到，找到愛滋病起因是醫學研究中最熱門、最迫切，而且很可能贏得最大獎勵的探尋。到了一九八三年晚春，三支獨立作業的團隊，獨立分離出一種候選病毒，其中兩支團隊在五月二十日出刊的《科學》期刊上各自宣告成果。

蒙塔尼耶的巴黎團隊，篩濾一位罹患淋巴腺病（lymphadenopathy，也就是淋巴結腫大）的三十三歲同性戀男子的細胞，結果發現了一種新的反轉錄病毒，他們稱之為ＬＡＶ，代表淋巴腺病相關病毒（lymphadenopathy associated virus）。加洛的團隊也發現一種新病毒，而且加洛認為這種病毒隸屬他和自己人馬先前發現的人類T細胞白血病病毒的近親種類。到這時已經出現第二種這類病毒，稱為第二型ＨＴＬＶ；至於第一種則歸為第一型ＨＴＬＶ。他稱這種最新致病原為第三型ＨＴＬＶ，收歸到自己專屬勢力範圍之內。法國人的淋巴腺病相關病毒，和加洛的人類T細胞白血病病毒群，起碼有一項共通點：它們確實都是反轉錄病毒。不過這一科病毒擁有相當豐富又重要的多樣性。同一期的《科學》期刊還登出了一篇編輯評論，大力宣揚加洛和蒙塔尼耶的論文，卻下了令人誤解的標題：〈人類T細胞白血病病毒和愛滋相關〉（HUMAN T-CELL LEUKEMIA VIRUS LINKED TO AIDS），然而蒙塔尼耶的淋巴腺病相關病毒實際上並不是一種人類T細胞白血病病毒。哎呀，搞錯了身分。蒙塔尼耶不會不知道，不過他的《科學》論文似乎模糊了箇中分際，而且那篇評論絕口不提。

話說回來，一旦經過清楚確認並正確分類，加洛的第三型HTLV其實也不屬於HTLV。最後發現，原來那種東西和蒙塔尼耶的淋巴腺病相關病毒，幾乎一模一樣，而且當初蒙塔尼耶還曾經把一份淋巴腺病相關病毒冷凍樣本送給加洛。蒙塔尼耶是在一次到貝什斯達拜訪時，用乾冰攜帶，親自把樣本送達。

因此混淆的種子很早就播下了——發現的究竟是什麼病毒，還有發現人和發現時間，都牽扯不清。那些紛爭由競爭激情火上加油，加上指責和否認推波助瀾，最後還會滋長延續數十年。後來演變出訴訟案。接下來出現權利金爭端，搶奪愛滋血液篩檢測試法的專利權歸屬，那種測試源自加洛實驗室培養的病毒，然而病毒卻又可以上溯至蒙塔尼耶的原始分離成果。（這類汙染現象，不論是實驗對另一項實驗之間，或樣本對另一批樣本之間的汙染，其實是病毒實驗室研究的常見問題。）這可不是輕微齟齬，而是一場激烈口角，當中不乏卑劣行徑。最終利害得失不單涉及錢財、自尊和國家尊嚴，也不只促進或妨礙愛滋病療法或疫苗的發展，還牽涉到諾貝爾生理醫學獎。這個獎項最後頒給了蒙塔尼耶，和他的主要共同研究者：法蘭索娃絲・巴爾－西諾西（Françoise Barré-Sinoussi）。

同時第三支研究團隊則是在傑伊・列維（Jay A. Levy）的領導下，由設於加州大學舊金山分校醫學院的實驗室人員默默投入，他們在一九八三年也發現了一種候選病毒，卻直到過後一年多才發表。到了一九八四年夏天，列維指出，愛滋病已經影響了「全世界超過四千人；舊金山的通報病例數已經超過六百起。」這些數字在當時看來高得令人憂心，不過如今回想起來，比起三千萬死亡人數，那看來實在是微乎其微。列維發現的也是一種反轉錄病毒。他的團隊從二十二名愛滋病患者檢驗、培養出不只六個分離株。由於致病原是一種愛滋病相關反轉錄病毒（AIDS-associated retrovirus），於是列維稱之為ARV。他正確推測，自己的ARV和蒙塔尼耶的淋巴腺病相關病毒，就是相同演化系病毒的變異型。它們非常相似，卻也不是**太過**相似。「我們的資料不能反應出我們培養的病毒受了淋巴腺病相關病毒汙染，」他寫道：「因為我們的實驗從來沒有收受過法國的原始分離樣本。」這些文字表面看來無害，背地裡卻是對加洛的一計重擊。

這段故事的細節涉及三項幾乎同步產生的發現，以及事件的餘波，都相當錯綜複雜又充滿爭議，還帶有陰暗面和技術面，就像一鍋分子生物學和個人政治手腕的普羅旺斯大雜燴，攤在烈日下任其發酵。這些情節遠遠偏離了人畜共通疾病這項主題。就我們這裡的目的而言，基本要點乃在於，一九八〇年代早期發現的一種病毒，分別在三個不同地方現身，冠上了三個不同的名稱，許多人相信它們互有關聯，極可能是愛滋病的致病原。一九八六年，由一群反轉錄病毒學家組成的特別委員會解決了命名爭端。他們裁定那種東西應該稱為「人類免疫缺乏病毒」（HIV）。

87 發現之路蜿蜒曲折

接下來由一名獸醫適時登場，為下一個階段揭開了序幕。那就是專研猿猴和貓的反轉錄病毒的麥倫．艾塞克斯（Myron Essex），小名馬克斯（Max）。

艾塞克斯博士擁有獸醫學士和博士學位，但他可不是你家寵物的尋常獸醫。（話說回來，本書四處可見非比尋常的獸醫，除了是關愛動物的醫師之外，還是熱情投入的科學家。）艾塞克斯是哈佛公共衛生學院（Harvard School of Public Health）癌症生物學系教授。貓白血病病毒是他諸般研究主題當中的一項，而各種致癌病毒則是他的廣泛興趣。他見識到貓白血病病毒對貓的免疫系統產生何等破壞，於是早在一九八二年，就像加洛和蒙塔尼耶一樣，他也開始猜想，新出現的人類免疫缺乏症候群，說不定就肇因於某種反轉錄病毒。

接著經由一位名叫菲利絲．神吉（Phyllis Kanki）的研究生轉知，艾塞克斯注意到一件奇特的事情。神吉和他同樣是個獸醫，不過這時她正在公共衛生學院攻讀博士學位。神吉在芝加哥成長，青少年時的暑期大半在動物園工作，隨後研究生物學和化學，逐步朝獸醫和比較病理學邁進。一九八〇年暑期，她仍在攻讀獸醫學士學位期間，就進入新英格蘭地區靈長類動物研究中心（New England Regional Primate Research Center）工作，那家機構隸屬哈佛大學，但坐落於麻州的紹斯伯勒（Southborough），離哈佛有段距離。她在那裡見到中心圈養的亞洲獼猴出了件怪事——有些猴子死於神祕的免疫機能障礙。牠們的輔助性T細胞數目遠低於常態，且因腹瀉而變得虛弱，或者死於伺機性感染，包括耶氏肺孢子菌。看來實在太像是愛滋病。後來神吉把這件事情告知論文指導教授艾塞克斯，接著就和紹斯伯勒的幾位同事聯手開始搜查害死這批猴子的元凶。根據他們對於貓白血病病毒和其他因素的認識，他們思忖這可不可能是反轉錄病毒感染。

他們從獼猴抽取血液樣本，結果確實發現了一種新的反轉錄病毒，也看出它和愛滋病毒密切相關。由於是在一九八五年，他們使用了加洛稍顯誤導的稱號（第三型HTLV），來指稱很快就會改稱為HIV的病毒。他們的猴病毒也會更名，並改為相似的猿猴免疫缺乏病毒（SIV）。這支團隊寫了兩篇論文，投稿到《科學》發表，這份期刊對愛滋病的突破發展變得熱切渴求。他們寫道，這項發現能協助闡明那種疾病的病理學，說不定還能藉由提供可以應用於研究的動物模型，來協助各方開發出一種疫苗。唯有其中一篇論文末尾單獨一句話，一句適切、中肯的評論，彷彿事後想起才落筆寫下，句子指出，SIV說不定也是探究HIV**根源**的一條線索。

確實是。神吉對取自圈養獼猴的樣本進行了實驗室分析，接著全心尋思，這相同一種病毒是否也存在於野地。神吉和艾塞克斯檢視了亞洲的獼猴，檢驗野地捕獲的猴子的血液樣本。他們沒有找到SIV的跡象。他們檢驗了其他各種野生亞洲猴類。同樣找不到SIV。由此他們推斷，紹斯伯勒的獼猴是在囚禁期間接觸了其他種動物才感染上SIV。這是一項合理的推測，因為靈長類研究中心一度在門廊設置了一處猿猴遊樂園欄，有時還容許嬰兒期的亞洲猴和非洲猴混雜共處。不過這樣一來，到底哪種非洲猴才是儲存宿主？病毒究竟是從哪裡來的？還有，這和HIV的浮現又有什麼連帶關係？

「一九八五年時，美國和歐洲的HIV通報率達到最高峰，」艾塞克斯和神吉在後來寫道：「不過非洲中部傳來了令人憂心的報告，顯示那裡的HIV感染率很高，而且愛滋病也相當盛行，起碼在某些城市中心區有此現象。」嫌疑焦點逐漸轉移：根源起點不是亞洲、不是歐洲、不是美國，有可能是**非洲**。非洲中部也擁有豐富的非人靈長類動物相。所以哈佛團隊取得了從某些野地捕獲的非洲猿猴的血液，種類包括黑猩猩、狒狒和非洲綠猴（African green monkey）。黑猩猩和狒狒全都沒有表現任何SIV感染徵候，但部分非洲綠猴有，情況豁然開朗。超過二十四隻猴子帶有SIV抗體，而且神吉從其中七隻分離、培養出活病毒。那項發現也直接投遞到《科學》刊出，搜尋就此開展。最後神吉和艾塞克斯篩檢了好幾千隻非洲綠猴，分別從非洲撒哈拉以南各區捕獲，有些則是圈養在世界各地的研究中心。這些猴子的SIV檢驗陽性率介於三到七成之間，實際比率取決於族群而定。

不過那些猴子並沒有生病。牠們似乎並沒有染上免疫缺乏症狀。不像亞洲獼猴，非洲綠猴「肯定演化出不讓某種潛在致命病原體引發疾病的某些機制，」艾塞克斯和神吉寫道。說不定病毒也改變了。「沒錯，某些SIV毒株說不定也已經演化朝向與猴子宿主共存。」猴子朝更高抗病力演化，病毒朝較低毒力演化——這種相互適應便暗示SIV已經在牠們體內很久一段時期了。

新的病毒，在非洲綠猴體內發現的SIV，成為HIV已知關係最密切的親屬。不過也不是**那麼**親近；許多差異讓兩種病毒在基因編碼層級分歸兩類。根據艾塞克斯和神吉所述，兩邊的相似性「還不是親密得足以讓SIV成為HIV的直接前身。」更可能的情況是，這兩種病毒代表單一種系發生分支再分出來的相鄰細枝，彼此以漫長的演化時間區隔開來，不過或許還存有某些現存的中間型式。那個失蹤的表親有可能身在何處？「我們認為，介於SIV和HIV之間的那種病毒，或許可以在人類身上找得到。」他們決定去西非看看。

在一支跨國合作研究團隊的幫助下，神吉和艾塞克斯從塞內加爾和其他地方採得血液樣本。樣本送達時，上頭都以編碼標示，供實驗室做盲檢試驗，所以神吉本人也不知道樣本來自哪個國家，連採自人類或猴子都不知道。她同時使用SIV和HIV檢驗法來篩檢。儘管有可能出了一次實驗室汙染差錯，她的團隊依然一如預期得到發現：有一種介於ＨＩＶ和ＳＩＶ之間的病毒。編碼標示揭曉之後，神吉得知陽性結果都出自塞內加爾的娼妓。事後回想，這很有道理。娼妓很容易染上任何性傳染病病毒，包括新近溢出傳給人類的。還有，塞內加爾是非洲綠猴的原生地，城市人口稠密，讓猴子和人類的互動（猴子劫掠莊稼、人類獵捕猴子）愈益頻繁。再者，得自塞內加爾娼妓的新型致病原並非介於ＨＩＶ和ＳＩＶ正中央的種類。它和非洲綠猴的ＳＩＶ品系**比較**貼近，和蒙塔尼耶與加洛版本的ＨＩＶ比較疏遠。這一點很重要，卻也令人不解。難道ＨＩＶ有**兩個**不同種類？

這時蒙塔尼耶又一次在故事中現身。先前為了最早發現ＨＩＶ這件事和加洛爭奪一番過後，這次他收斂了，對艾塞克斯和神吉比較友善。蒙塔尼耶和同事使用哈佛團隊提供的檢驗工具，來篩檢幾內亞比索（Guinea-Bissau）一位二十九歲男子的血液。那個小國家以前是葡萄牙的殖民地，和塞內加爾的南部邊界接壤。這個人表現出愛滋病症狀（腹瀉、體重減輕、淋巴結腫大），然而ＨＩＶ檢驗結果卻呈陰性。他被送往葡萄牙入院治療，血液樣本則由葡萄牙一位訪問生物學家親手遞交給蒙塔尼耶。在蒙塔尼耶的實驗室中，那名男子的血清經ＨＩＶ抗體檢驗，結果又呈陰性。不過蒙塔尼耶的團隊從他的白血球培養細胞分離出一種新的人類反轉錄病毒，看來和艾塞克斯與神吉發現的病毒非常相像。另一位患者是巴黎的住院病患，原本來自維德角（Cape Verde），那是一個島國，位於塞內加爾西岸外海。法國團隊從這個人身上也找到了同一種病毒。蒙塔尼耶稱這個新種類為第二型淋巴腺病相關病毒（LAV-2）。最後當各方都改採納ＨＩＶ稱號之後，這就會變成第二型ＨＩＶ。原來的那種則變成第一型ＨＩＶ。

發現之路有可能蜿蜒曲折，稱號有可能看似繁多，而且說不定你沒有計分卡就分辨不出誰做了哪些事；不過這些細節可不是稀鬆平常的小事。第二型ＨＩＶ和第一型ＨＩＶ的差異，代表西非的一種齷齪輕症和全球大流行的區別。

88 第二型ＨＩＶ來自猴子

一九八〇年代晚期，正當神吉和艾塞克斯與其他科學家投入研究第二型ＨＩＶ期間，有關它的由來攪起一股不安穩的亂流。有些人質疑，它不可能是最近才從一種感染非洲猿猴的反轉錄病毒演變出來的近親種類。另一種觀點則是，這種反轉錄病毒早就存在於人類譜系當中，而且和人類存在時期同樣久遠，甚或更久。說不定當我們和靈長類表親分道揚鑣時，病毒已經和我們在一起，一路搭順風車沿著演化航道緩慢前行。然而這個觀點留下了一個未解疑問：倘若這種病毒是在人類間傳播的古老寄生物，歷經漫長光陰都不引人注意，為什麼它會突然變成這麼厲害的病原體？

新近溢出似乎比較可能。儘管如此，不利於那項觀點的例證，在一九八八年出現一股拉抬力量，一組日本研究人員在當時完成一隻非洲綠猴的ＳＩＶ完整基因組定序。那隻綠猴來自肯亞，牠體內反轉錄病毒的核苷酸序列經證實與第二型ＨＩＶ大不相同，相差幅度和與第二型ＨＩＶ的相異程度約略相當。所以那種猿猴病毒，和兩種人類病毒當中任何一種的關係，似乎也沒有更顯得密切。這一點和第二型ＨＩＶ是最近才從非洲綠猴浮現的觀點並不相符。《自然》期刊隨著那篇日本論文刊出了一篇評論，稱頌這項發現，文章標題下得很武斷：〈人類愛滋病毒並不出自猴子〉（HUMAN AIDS VIRUS NOT FROM MONKEYS）。然而那則標題卻有誤導之嫌，甚而根本就說錯了。不出自猴子？唉，別說得這麼肯定。結果發現，研究人員不過是找錯猴子種類罷了。

混淆出自兩個源頭。首先，「非洲綠猴」這個稱呼有點含混，當中包含許多不同類型，有時也稱為「莽原猴」（savannah monkey），分布範圍橫跨大片區域，遍及非洲撒哈拉以南地帶全境，西起塞內加爾，東到衣索比亞，南達南非。這些類型一度統一冠上黑長尾猴（*Cercopithecus aethiops*）名稱，歸為一個「超種」（superspecies）。如今牠們的差異已經判定得更為準確，於是由此劃分出六個不同的種，共同組成綠猴屬（*Chlorocebus*）。日本團隊採樣的「非洲綠猴」或許屬於黑臉綠猴（*Chlorocebus pygerythrus*），理由是牠「源出肯亞」。就另一方面，塞內加爾的原生種類則是綠猴（*Chlorocebus sabaeus*）。既然各位已經見過這兩個名字，現在可以把它們給忘了。不同種非洲綠猴的差異，並不能用來解釋ＳＩＶ和第二型ＨＩＶ的遺傳分離現象。

從第二型ＨＩＶ反向循跡追查出另一種完全不同的猴子：灰鬚白眉猴（sooty mangabey）。這並不是那六種綠猴之一，根本天差地遠。這是另一個屬的猴子。

灰鬚白眉猴（*Cercocebus atys*）是一種帶有煙燻灰色毛的動物，臉部與手臂色深，雙眉色白，兩鬢還長了白色落腮鬍，儘管不像非洲大陸其他多種猴子的鬢鬚那麼華麗，不過也顯得很醒目，看起來就像短小精幹、經常打理整潔的年邁煙囪清潔工。這種猴子住在西非海岸，從塞內加爾到迦納，喜愛棲居於沼澤和棕櫚樹林，在那些地方以果實、堅果、種子，葉片、嫩枝和根為食，牠們是兼容並蓄的素食者，大半時間都待在地面，以四足移行搜尋掉落地表的小塊食物。有時牠們會冒險走出低窪地帶，前去劫掠農場和稻田。人類很難在沼澤森林獵捕灰鬚白眉猴，不過由於牠的下地覓食習性，又愛吃莊稼，因此很容易設陷阱捕獲。當地人把牠當成討人厭、但可以抓來吃的有害動物。而且有時候當民眾不是太餓時，還會收養幼猴孤兒當作寵物。

灰鬚白眉猴之所以引來愛滋病研究人員的注意，起因在於巧合以及一項痲瘋實驗。這是「有時你找到的，會遠超過你尋覓的」古老科學真理之一例。

回到一九七九年九月，一家位於路易斯安納州新伊比利亞（New Iberia，位於該州拉法葉〔Lafayette〕以南）的靈長類研究中心，有一位科學家注意到他們的圈養猴群出現了一起麻瘋狀感染病例。這看來似乎很怪，因為麻瘋是人類疾病，病因是一種細菌，稱為麻瘋分枝桿菌（*Mycobacterium leprae*），然而就我們所知，這種病菌並不會從人類傳給其他靈長類動物。但這裡卻出現一隻麻瘋猴。病猴是一隻雌性灰鬚白眉猴，約五歲大，從西非輸入。研究人員把牠取名為露易絲。除了皮膚狀況之外，露易絲大致很健康。依紀錄顯示，迄至當時牠還沒有接受任何實驗感染處置。研究人員用牠來進行飲食和膽固醇研究。新伊比利亞這處機構並沒有從事麻瘋感染研究，所以露易絲的狀況一經確認，馬上被轉送到從事這方面研究的地方，該處是同樣位於路易斯安納州境內的三角洲區靈長類動物研究中心（Delta Regional Primate Research Center），在朋恰特雷恩湖（Lake Pontchartrain）以北。基於一項非常實際的理由，三角洲中心的研究人員很高興能得到這隻猴子。倘若露易絲是自然染上麻瘋，那麼和先前設想相反，那種疾病就有可能在灰鬚白眉猴族群傳播。果真如此，那麼灰鬚白眉猴有可能成為人類麻瘋研究的寶貴實驗模式。

所以三角洲團隊從露易絲身上採得一些感染物質，注入另一隻灰鬚白眉猴的體內。這是隻公猴，不像露易絲，牠在科學紀錄中是沒有名字的，只留下了一個編號：A022。牠成為一批經過實驗感染的猴群當中的頭一隻，而且後來還發現，牠們不只帶有麻瘋。三角洲的科學家起初完全不知道，A022是SIV陽性個體。

從露易絲感染的麻瘋很輕易就在A022體內站穩腳跟，這一點很值得注意，因為先前幾度以人類麻瘋感染給猴子的嘗試全都失敗了。難道這個品系的麻瘋分枝桿菌，是特別適應猴子的古怪變異體嗎？果真如此，它是否也能成功感染恆河獼猴？若是這樣，那麼在實驗用途方面就太方便了，因為以醫學研究供應鏈而論，恆河獼猴遠比灰鬚白眉猴更為便宜，也更方便取得。所以三角洲團隊為四隻恆河獼猴施打取自A022的感染物質，四隻猴子全都染上了痲瘋。四隻當中的三隻，痲瘋的問題其實微不足道。這三隻不幸的猴子還染上了猿猴後天免疫缺乏症候群（「猿猴愛滋病」）。牠們患了慢性腹瀉和體重減輕，日漸消瘦終至死亡。

篩檢病毒時，研究人員發現了ＳＩＶ。他們那三隻獼猴是怎麼變成ＳＩＶ陽性個體？顯然是經由痲瘋接種體，得自灰鬚白眉猴A022。只有牠帶有這種病毒嗎？不，檢驗三角洲中心的其他灰鬚白眉猴之後，結果發現病毒在牠們當中「普遍流傳」。其他研究人員也開始發現病毒，而且不只見於圈養的灰鬚白眉猴，連野生族群也都有。然而（原生於非洲的）灰鬚白眉猴和（原生於亞洲的）恆河獼猴卻不相同，並沒有表現出猿猴愛滋病的症狀。灰鬚白眉猴受了感染，卻仍保持健康，這暗指病毒在這種動物體內已經有很長遠的歷史。這同一種病毒可以讓恆河獼猴生病，想必是由於這對牠們來講是種新病毒。

猿猴免疫缺乏病毒的清冊愈列愈長，也變得更為複雜。這時已經有三種已知變異體；一種來自非洲綠猴，一種來自恆河獼猴（牠們有可能是在圈養時染上的），還有一種是來自灰鬚白眉猴。此時需要一種做法來鑑定、區別它們，有人突然想出了一種權宜做法，在病毒簡稱添個小小的下標符號。所以見於灰鬚白眉猴的猿猴免疫缺乏病毒便寫做SIV_{sm}（sm代表sooty mangabeys）。見於非洲綠猴和亞洲獼猴的病毒，則分別標示為SIV_{agm}（agm代表African green monkeys）和SIV_{mac}（mac代表Asian macaques）。儘管這種小小的慣例看來很神祕難解，更別提很傷眼力，不過等我討論到一種變異體的要命重要意義之時，它就會變成不可或缺的一盞明燈，那種變異體後來便稱為SIV_{cpz}。

眼前只需要點出路易斯安納州痲瘋實驗的結果就夠了。三角洲團隊的一位女性科學家，名叫米迦勒・墨菲－柯博（Michael Anne Murphey-Corb），她和其他機構的分子生物學家共同鑽研不同ＳＩＶ

的基因組，包括取自灰鬚白眉猴和恆河獼猴的種類，並繪製出暫行系統樹。他們的成果在一九八九年發表，論文第一作者是凡妮莎・赫希（Vanessa M. Hirsch），結果披露SIV_{sm}和第二型HIV存有密切關係。而且SIV_{mac}也是如此。「這些結果暗示，SIV_{sm}感染了圈養的獼猴以及西非的民眾，」團隊把根源過失擺在灰鬚白眉猴身上，還寫道：「並且分別演化成為SIV_{mac}和第二型HIV。」前述三種品系其實**非常**相像，暗示它們是相當晚近才從共同祖先分化出來的。

「這些資料有一種合理詮釋，」赫希和協同作者補充說明，清楚闡釋要點：「那就是在過去三十到四十年間，西非一隻灰鬚白眉猴（或者關係親近的物種）的SIV成功感染了一個人類，並演化成為第二型HIV。」這是正式說法：第二型HIV是一種人畜共通傳染病。

89 第一型ＨＩＶ源出黑猩猩

不過第一型ＨＩＶ又該怎麼說？那個大殺手是從哪裡來的？那個更大的謎團花了稍久時間方才破解。合乎邏輯的推論是，第一型ＨＩＶ從一開始也同樣是一種人畜共通病毒。不過它的儲存宿主是哪種動物？溢出是在何時何地發生的？為什麼後果悽慘許多？

和第一型ＨＩＶ相比，第二型ＨＩＶ的傳播力和毒力都比較輕微。這些重大差異的分子基礎依然是深藏在基因組當中的祕密，不過生態學和醫學上的衍生結果卻都很清楚又很鮮明。第二型ＨＩＶ大致侷限於塞內加爾和幾內亞比索（殖民時期稱為葡屬幾內亞〔Portuguese Guinea〕）等西非國家，還有受葡萄牙帝國影響之社會、經濟圈內的其他地區，包括葡萄牙本身和印度西南部。染上了第二型ＨＩＶ的人，血液中的病毒含量往往很低，經由性接觸傳染給伴侶的機會較低，較少有嚴重的免疫缺乏症狀，也較少久病不癒。許多患者似乎根本沒有發展成愛滋病。攜帶第二型ＨＩＶ的母親也比較不會傳染給嬰兒。這種病毒很糟糕，不過和最糟糕的情況相比，還算輕微。第一型ＨＩＶ提供了對比。第一型ＨＩＶ就是侵害全世界數千萬人的那種東西。第一型ＨＩＶ是流行於全世界的天譴。為了認識愛滋病浩劫怎麼發生在人類身上，科學家必須追根究底，探尋第一型ＨＩＶ的底細。

這就帶領我們繞了一圈，回到加彭東南部那座城市：法蘭西維，以及那裡的法蘭西維國際醫學研究中心，正是後來勒魯瓦從事伊波拉研究的根據地。一九八〇年代尾聲，一位名叫瑪汀妮·彼得斯（Martine Peeters）的比利時年輕女子，在拿到熱帶醫學學士後、還沒有深造攻讀博士前的空檔，前往那處研究中心擔任研究助理一年左右。法蘭西維國際醫學研究中心圈養了一批種類繁多的靈長類動物，包括三十六隻黑猩猩，彼得斯和其他幾位助理奉派檢驗圈養動物的第一型ＨＩＶ和第二型ＨＩＶ抗體反應。幾乎所有黑猩猩的檢驗結果都呈陰性，但有兩隻除外。兩隻例外都是新近才從野地捕獲的母猩猩，還非常年幼。就像其他靈長類孤兒，這樣年幼的黑猩猩，都是母親遭殺害吃掉後留下的，有時會被收養或出售當作寵物。當中一隻兩歲大，身受槍傷，被送來法蘭西維國際醫學研究中心診治。牠傷重死去，不過生前留下了一份血液樣本。另一隻還在嬰兒期，大概六個月大，牠活了下來。牠們的血清接受第一型ＨＩＶ檢驗時都產生強烈反應，對第二型ＨＩＶ檢驗的反應就沒有那麼強。這樣的強度已經引來矚目，也造成些許混淆。抗體檢驗是間接的感染指標，相當方便又快速，卻不夠精確。更精確的做法是檢測出病毒ＲＮＡ片段，還有更好的情況則是分離出病毒——逮到完整的病毒，並大量培養——由此也能做出有把握的鑑定結果。彼得斯和同事從那隻黑猩猩嬰兒成功分離出一種病毒。

二十年後，彼得斯在法國南部的一家機構服務，我打電話到她的辦公室，她依然清楚記得那種病毒如何在一連串分子檢驗中顯現身影。

「那讓人特別感到驚訝，」她說道；「因為它和第一型ＨＩＶ是那麼相近。」

事前有沒有任何跡象？

「有。那時我們已經知道第二型ＨＩＶ最有可能出自西非的靈長類動物，」她說明，間接提及灰鬚白眉猴的研究。「不過還沒有從靈長類動物檢測出和第一型ＨＩＶ相近的病毒。同時直到現在，那也依然是唯一和第一型ＨＩＶ相近的病毒。」她的團隊在一九八九年發表了一篇論文，公布那種新病毒，並稱之為SIV_{cpz}。他們並沒有敲鑼打鼓，宣揚自己發現了第一型ＨＩＶ的儲存宿主。他們從資料得出的結論是比較審慎的，「資料向來都顯示，人類愛滋病反轉錄病毒或許源出非洲的猴子。然而這項研究和先前其他ＳＩＶ相關研究，卻不支持這個看法。」此外就只能認為：大流行的致病原，肯定出自黑猩猩，不是猴子。

我和彼得斯見面時，她在地中海沿岸一座美麗古城蒙佩利爾（Montpellier）的法國發展研究院（Institut de Recherche pour le Développement）擔任研究主任。她身材嬌小，長著一頭金髮，身著黑色毛衣，佩戴一條銀項鍊，講話簡潔、明理。我請教她，這項發現引來什麼反應？

「第二型ＨＩＶ，大家都很能接受。」她的意思是，他們接受了病毒源出猴子的見解。「至於第一型ＨＩＶ，大家就比較不那麼容易接受。」

為什麼抗拒？「我不知道為什麼，」她表示。「說不定是因為我們都是年輕的科學家。」

一九八九年的那篇論文幾乎無人關注，回想起來這似乎很古怪，因為文章隱含了很新奇的重大意涵。一九九二年，彼得斯發表另一篇論文，描述第三例SIV_{cpz}，這次是一隻從薩伊用船運往布魯塞爾的圈養黑猩猩。她的三項ＳＩＶ陽性結果，都採自被捕獲圈養的「野地出生」黑猩猩（而非在圈養環境出生的個體），不過這一連串證據還留下一個缺口。仍在野地的黑猩猩情況如何？

由於一九九〇年代早期只有前述分子生物學工具可供使用，診斷檢驗必須藉由血液採樣，因此野生黑猩猩的篩檢工作難以推動（而且黑猩猩研究人員也大半無法接受）。接著由於缺乏野生族群的證據，更增添愛滋病研究社群的疑慮，不願輕信第一型ＨＩＶ和黑猩猩存有連帶關係。畢竟，倘若亞洲獼猴是在圈養籠中接觸了非洲猴子，這才染上了第二型ＨＩＶ，那麼ＳＩＶ陽性的黑猩猩，難道不也只是反映了籠中接觸感染嗎？抱持懷疑的另一項理由是，一九九〇年代結束之際，約有一千隻圈養黑猩猩接受了檢測，然而除了彼得斯的那三隻之外，沒有任何一隻有染上SIV_{cpz}的絲毫跡象。在野生族群找不到證據，以及圈養黑猩猩極端少見ＳＩＶ，這兩項因素導致我們無從判定可能真相，第一型ＨＩＶ和SIV_{cpz}是否都出自其他某種靈長類身上的某種共同祖先病毒。換句話說，說不定那三隻黑猩猩特例，是從某種迄今身分不明的猴子染上病毒，也說不定那同一種身分不明的猴子還把第一型HIV傳染給人類。可能的真相懸而未決，在往後十年的大半時期，第一型HIV的根源依然不明朗。

在此同時，研究人員不只投入探查HIV的源頭，也鑽研它在人類身上的多樣性，結果發現了第一型HIV的三大譜系。後來學界偏愛以「群」（group）來指稱這些譜系。每一群都是一些毒株的聚集，在遺傳上有別於其他聚集；既然HIV一直不斷演化，因此各群**之內**也存有變異性，不過各群**之間**的差異會大上許多。這種類群模式帶有一些陰暗意涵，在科學界才剛慢慢醞釀顯現，迄今也還沒有融入民眾對愛滋病的認識當中。稍後我還會回頭談論這些事項，不過首先讓我們思索那個模式本身。

第一型HIV的三大 群當中，M群是分布最普遍，也最惡毒的一群。字母M代表main（主要的），M群即主群，因為這一群占了HIV全球感染的大多數病例。沒有第一型HIV的「主群」，就沒有全球大流行，也不會造成數百萬人死亡。第二個要描述的是O群，O代表outlier（局外的）的起始字母，O群也就是「局外群」，因為這一群在病毒分離成果中只占了少量，而且大半可以追查到一處似乎比較局外的地帶，偏離大流行的熱點：包括加彭、赤道幾內亞（Equatorial Guinea）和喀麥隆，全都位於中非的西半部。到了一九九八年，當第三大群發現時，合理的做法似乎就是把它標示為N群，這想必就代表「非M非O」，同時也可以按順序把字母填補起來。（數年後還會辨認出第四群，並冠上P群。）N群極端罕見，只見於喀麥隆的兩個人。N和O群的稀有特性，讓M群更顯得特別。M群隨處可見。為什麼那個病毒譜系傳布得那麼廣，在全球造成那麼要命的危害，其他兩群（或三群）卻沒有？

針對毒力較低的第二型HIV完成的相仿研究，也發現了不同群，而且群數還更多。這些類群的稱號並不從中間字母開始，而是從開頭排起，到了二〇〇〇年，已經知道了第二型HIV的七群：A、

Ｂ、Ｃ、Ｄ、Ｅ、Ｆ和Ｇ。（後來又出現了第八群，稱為Ｈ群。）這次的多數類群也同樣極端罕見，實際上各群分別以採自區區一人的病毒樣本為代表。Ａ群和Ｂ群都不罕見，占了第二型ＨＩＶ的絕大多數病例。Ａ群又比Ｂ群更為常見，特別在幾內亞比索和歐洲。Ｂ群主要可以追查至西非東端各國，好比迦納和象牙海岸。Ｃ群至Ｈ群的總數量都很稀少，卻具有重大意義，能展現其多樣性範疇。

新世紀開展之際，愛滋病研究人員投入思索這些不同病毒譜系的名單：第二型ＨＩＶ的七群，以及第一型ＨＩＶ的三群。第二型ＨＩＶ的七群儘管彼此相異，卻全都很像SIV_{sm}，亦即流行於灰鬚白眉猴的病毒（後來增添的Ｈ群也是如此）。第一型ＨＩＶ的三群全都與出自黑猩猩的SIV_{cpz}很相像。（最後那第四群：Ｐ群，和出自大猩猩的ＳＩＶ關係最為密切。）現在要提到的想法，當它滲入你腦中，應該會引發一陣顫慄：那就是科學家認為，這十二群（第二型ＨＩＶ的八群，以及第一型ＨＩＶ的四群）各自反映出一次獨立的跨種傳染事件。十二次溢出。

換句話說，ＨＩＶ並不是只單獨一次出現在人類身上。它起碼已經出現了十二次——就我們所知至少十二次，而且在更早以前的歷史中，說不定還有更多次。所以那並不是非常不可能出現的事件。那並不是人類遇上了發生機率微乎其微的單獨一次厄運，那並不是像彗星穿越無垠太空翻滾而來轟擊地球、消滅恐龍的那種浩劫大難。不是。事實恰好相反，ＨＩＶ進入人類血流，只是一種小型趨勢的一個環節。基於我們和非洲靈長類互動的本質，看來這是發生得相當頻繁的事情。

90 回到一九五九年

這也就引發好幾項至關重大的問題。倘若ＳＩＶ溢出傳給人類至少發生了十二次，為什麼愛滋病大流行卻只發生一次？還有，為什麼在此時發生？為什麼並沒有提前幾十年或幾百年發生？這些問題本身也和其他三個疑點糾纏在一起，那些是比較具體，比較不屬於推測的問題，而且我前面也已經隱約提及：愛滋病大流行是在何時、何地，以及如何開始的？

首先讓我們考量何時。我們從戈特利布的證據得知，ＨＩＶ在一九八〇年已經傳到了加州的男同性戀圈。我們從拉斯克病例得知，它在一九七七年時便潛伏在薩伊。我們知道杜加並不真的是零號病人。不過倘若人和地不能標示出真正的時間起始點，那什麼跡象才能夠？這種決定命運的病毒株，第一型ＨＩＶ病毒的M群，是在什麼時候進入人類族群？

兩條證據路線把注意力引到了一九五九年。

那年九月間，英格蘭曼徹斯特一家印刷廠有一位年輕員工去世，死因似乎是免疫系統衰竭。由於他曾在皇家海軍待了好幾年之後，才回到家鄉工作，於是這位不幸的男子便冠上了「曼徹斯特水手」（Manchester sailor）的稱號。加入海軍漂洋過海之後，他的健康狀況開始走下坡，服役時他主要多待在英國，不過也不完全如此。他至少有一次遠航至直布羅陀。一九五七年十一月回到曼徹斯特時，他開始消瘦，患上了若干與後來愛滋病相關的症狀，包括體重減輕、發燒、久咳不癒，還有一些伺機性感染，包括耶氏肺孢子菌的感染，然而負責病理解剖的醫師卻無法判定他的死因。醫師從那名水手取得小片腎臟、骨髓、脾和其他組織包埋於石蠟中，保藏起來，這是固定病理樣本的常規做法，他還在一份醫學期刊報導這起病例。三十一年過後，到了愛滋病的年代，曼徹斯特大學（University of Manchester）一位病毒學家檢驗了這些存檔樣本的一部分，並認為他發現了那名水手受第一型ＨＩＶ感染的證據。倘若他是對的，那麼那位曼徹斯特水手就可以追溯確認為登載在醫學文獻上的第一起愛滋病例。

不過等等，幾年之後，紐約的兩位科學家再次檢驗了同一批樣本，結果發現，早年那次ＨＩＶ陽性結果，肯定是反映了一次實驗室失誤。這次骨髓檢驗結果是陰性的。腎臟材料又一次呈現陽性檢驗結果，然而狀況卻令人起疑：第一型ＨＩＶ的演化速度很快，出自那片腎臟樣本的病毒所呈現的基因序列似乎太過現代。它看來還比較像是一種現代的變異體，而比較不像是出現在一九五九年的東西。這暗指檢驗結果呈陽性的原因，是受了病毒的某種近代毒株的汙染，結論是：曼徹斯特水手有可能是死於免疫系統衰竭，不過ＨＩＶ有可能並不是起因。他這起病例只說明了一件事情：即便出現了看似確鑿的證據，要追溯診斷愛滋病，依然有可能相當棘手。

曼徹斯特錯誤線索經拆穿之後，另一條線索迅即在紐約浮現。這時已經是一九九八年了。一支大本營設在洛克斐勒大學（Rockefeller University）的研究團隊，成員包括華人科學家朱托夫（Tuofu Zhu），他們取得了一份來自非洲的存檔檢體，年代追溯至那名水手死亡的同一年，一九五九年。這份檢體不是組織，而是從一位班圖人身上抽得的一小管血漿，冰藏了幾十年。那位班圖人住在以往稱為利歐波德維勒（Léopoldville）的昔日比屬剛果首都，如今那裡是剛果民主共和國的首都，稱為金夏沙。那個人的姓名和死因都沒有通報。他的樣本在一九八六年經過早期一項研究的篩檢，同時處理的還有另外一千兩百一十二份血漿——有些是已歸檔的，另有一些則是新的——採自非洲各地。這個人的檢體是唯一一份經檢驗毫無疑問呈ＨＩＶ陽性的樣本。朱托夫和一些同事更進一步探究，他們取得原始樣本殘餘的一小部分，使用聚合酶連鎖反應來擴增病毒基因組的片段。接著他們為那些片段排序，組成那位班圖人體內病毒的基因圖譜。他們的論文在一九九八年二月發表，文中他們稱那組序列為ZR59，意指「薩伊」（Zaire，這是那個國家沿用已久的名稱）以及年份「一九五九年」。比較分析顯示，ZR59和B、D兩種亞型（第一型HIV的M群譜系再細分的類群）都相當相似，落於兩亞型之間約正中央的位置，暗示它必然和兩邊的共同祖先非常相似。換句話說，ZR59是回溯時間的驚鴻一瞥，貨真價實的第一型HIV古老型式，不是某種新近的汙染。ZR59證明，在一九五九年時，第一型HIV業已出現在利歐波德維勒的人口群中，逐漸醞釀、演化、分歧。事實上，它還證明了更多真相。洛斯阿拉莫斯國家實驗室的貝蒂·科伯（Bette Korber）領導進行研究，針對ZR59和其他序列更深入分析，計算發現第一型HIV的M群有可能在一九三一年前後傳進人類族群。

從一九九八年朱托夫發表論文起，直到二〇〇八年這十年期間，那個路標孤自挺立。ZR59是比一九七六年更早就採得樣本的第一型HIV唯一已知版本。接著又有人發現了一個。這個版本後來便冠上DRC60名稱，而且你現在大概也有辦法自行破解編碼的意思：它來自剛果民主共和國（同一個國家的最新國名），樣本在一九六〇年採集。

DRC60是一件活組織檢體，從一名存活女士身上割下的淋巴結。如同曼徹斯特水手的小塊腎、脾組織，它也經包埋在小塊石蠟當中並上鎖收存。採這種保存方式不必冷藏，更不必冷凍。它和死蝴蝶同樣了無生機，只是沒那麼脆弱。它可以儲放起來，擺到積滿灰塵的擱架上無人聞問，就如它向來的處境。四十多年過後，這件檢體從金夏沙大學標本櫃重見天日，刺激愛滋病研究界產生一波嶄新洞見。

91 愛滋研究的羅塞塔石碑

金夏沙大學位於首都邊緣一處丘頂，坐計程車一個小時就能抵達，沿途得行經殘破街區，駛過紛擾塵囂，在廂型車、巴士、手推車等喧鬧車陣當中穿梭，通過街旁販售陪葬花圈的商攤、手機充電亭、水果市場、肉品市場、露天五金行、輪胎修補車行、水泥批發商行、砂石和垃圾堆，還有後殖民都會區由盛到衰的可怕破敗景象，歷經了八十年比利時投機主義、三十年獨裁暴政和駭人劫掠，接著是十年戰爭，這裡卻住了一千萬勤奮的民眾，其中有一些是危險暴徒（就如所有都市的情況），多數人則都很和藹可親、心懷希望、待人友善。大學校園的小山丘頂所在地籠統稱為「山上」，和底下城市對比，展現出一幅蒼翠、平和的景象。學生從擁擠的公車站步行登高，來這裡學習並遠離塵囂。

讓－馬利．卡邦戈（Jean-Marie M. Kabongo）教授是大學解剖病理學系的病理學部主任。他個頭不大、整齊體面，蓄留泛白的濃密八字鬍和落腮鬍，外表給人強勢的印象，然而他的文質彬彬又把這種威嚴給抹除了。我前往他的二樓辦公室和他見面，那棟建築俯瞰一片綠草廣場，還有金合歡提供遮蔭。他為自己對於DRC60所知甚少，以及對於採得檢體的那位病患認識不深，提出辯解。畢竟那是個古老病例，可以追溯至他的時代之前許久。是的，那是一位女士，他相信是這樣。他的記憶含糊了，不過他可以查閱紀錄。我向他發問時，他開始動手記筆記，並建議我過幾天再來，希望到時他或許會準備得比較完善，可以回答我的問題。不過接著當我問起DRC60向來儲放在哪個房間，這時他露出了喜色。喔，當然了，他說道，我可以給你看**那個**。

他拿來一把鑰匙，打開一扇藍門門鎖，開門歡迎我進入一處採光明亮的寬廣實驗室，四壁貼了白色瓷磚，中央還安置了兩張低矮長桌。一張桌上擺了一本傳統大帳冊，紙張都捲曲起來，就像狄更斯時代法院留下的東西。遠端窗台站著一排裝了液體的燒杯，液體顏色隨一個個燒杯漸漸改變，從像小便的黃色到像伏特加的透明。卡邦戈教授告訴我，當中最黃的是甲醇，最透明的是二甲苯。我們製備組織樣本的時候就是使用這些，他表示。這些有機溶劑的重點是脫水，乾燥是長期固定組織的先決要件。甲醇處理過許多樣本之後，顏色就會變深。

他給我看一個橙色塑膠小籃子，籃子有個鉸接蓋，大小形狀都像一件紙板火柴。卡邦戈解釋，這是個「匣子」，你從淋巴結或其他某種器官取下一團組織，裝進這種匣子；然後把整件東西擺進燒杯，泡在甲醇裡面；它從甲醇依序浸泡在那一排的不同液體中；最後把它浸在二甲苯裡面。甲醇讓組織脫水，二甲苯清除組織中的甲醇，就這樣把你的檢體預備好，準備保存在石蠟裡面。接著卡邦戈教授表示，這項設備能注出石蠟，他指的是擺在桌上的一台大型機器。你從檢體匣子取出浸潤完成的組織樣本，他說明，然後你控制機器從出口注入一道溫熱液態石蠟。石蠟淋上樣本後，會像一坨奶油那樣冷卻。現在你取下匣蓋，在匣底標上個別標號，譬如A90或B71。他說，那就是你的存檔檢體。A意指autopsy，表示來自屍體剖檢。B意指biopsy，代表那是一份活組織切片。所以產出DRC60的小塊淋巴結石蠟檢體，就應該標示為「B某某」。每個編號檢體都登載在那本大帳冊裡面，接著檢體便送庫儲藏。

儲藏。儲藏在哪裡？我問他。

實驗室另一端也有一個出入口，那處廊道口掛了一席藍色門簾。卡邦戈教授把門簾推開，我跟著他進入檢體儲藏室，狹窄、擁擠，一側排滿置物架和櫥櫃。置物架和櫥櫃裝了好幾千件積了灰塵的石蠟塊和老舊的顯微鏡玻片。石蠟塊堆疊裝箱，有些紙箱標了日期，有些沒有。那顯然是亂中有序。一張木凳靜靜擱在一旁，等待任何孜孜不倦的好奇心靈，前來翻找那批樣本。儘管我並沒有打算來此翻找，我的旅程卻突然進入了一段漸強段落。這裡？是的，正是這裡，教授回答。這就是DRC60靜靜擺了幾十年的地方。他大可以表現出當地人的自豪，補充說道：後來變成愛滋研究界的羅塞塔石碑。

92 疫苗異端理論，以及一位科學家之死

從藍色門帘後面的儲藏室，那份檢體和其他幾百份樣本，沿著一條迂迴路徑來到了比利時，接著送往美國，最後來到亞利桑那大學一位年輕生物學家的實驗室中。邁克爾．沃洛比（Michael Worobey）是加拿大人，出身英屬哥倫比亞，專研分子種系發生學。他大學畢業後靠羅德斯獎學金（Rhodes scholarship）進入牛津大學，通常這也代表需要花兩年的時間，稍微努力從事學術工作，加上一大堆茶、雪利酒、草地網球活動，並附庸英國式的風雅，結束之後那位「學者」就回本國攻讀專業學科或者就業。沃洛比讓牛津發揮更嚴肅的用途，他繼續待下來，讀了博士學位，接著是博士後研究，從分子層面研究演化生物學。這個階段完成之後，他在二〇〇三年回到北美洲，前往亞利桑那大學擔任助理教授，籌設了一間生物安全第三等級實驗室，專事研究危險病毒的基因組。幾年過後，就是沃洛比從採自某位剛果人的一九六〇年活組織切片檢測出ＨＩＶ證據。

沃洛比擴增該病毒基因組的片段，把片段拼湊在一起，確認那些屬於第一型ＨＩＶ早期版本的片段，並將該序列命名為DRC60。他把這組序列拿來和ZR59（另一種最早期的已知毒株）進行比對，結果他得出了一項精彩的結論：愛滋病毒出現在人類體內的年代，比當時任何人所想的都早了好幾十年。大流行有可能早在一九〇八年就隨著一次溢出起步了。

要領略沃洛比的發現，還有這項發現如何在先前諸般概念當中安身立命，各位必須知道一些來龍去脈。這些脈絡牽涉到第一型ＨＩＶ究竟如何傳進人類族群的激烈爭議。迄至一九九〇年代早期的優勢觀

點，都是根植於當年對第二型HIV、灰鬚白眉猴以及其他因素的相關認識，大致認為第一型HIV同樣來自一種非洲靈長類動物，還有它大概是取道兩起分開的宰食叢林肉事件，而侵入人類體內（意指M群和O群，當時確認的兩群）。後來這就稱為割傷獵人假說（cut-hunter hypothesis）。兩起事件推測分別有一名男子或女子負責宰殺一隻SIV陽性靈長類動物的屍骸，並經由開放性傷口接觸病毒，說不定是手上有一道割傷、或者手臂抓傷傷痕、或者皮膚表面隨處破皮傷口，抹上了那隻動物的血液。只要背上有一道傷口大概就夠了，因為那個人有可能肩扛動物屍骸回家。口中有一道傷口也可以，因為部分肉品是生食入口。重點完全在於血對血接觸。割傷獵人假設是一種推測，倒也合情合理。這個假設很簡約，幾乎不必有錯綜糾葛的要件，也毋須不大可能的情況。這個假設和已知事實相符，不過已知事實都很零散。接著在一九九二年，出現了一個對立的理論。

這是一種異端理論，具有高度爭議性：第一型HIV最早經由一種受到汙染的脊髓灰質炎疫苗進入人類體內，這款疫苗曾在毫無戒心的百萬非洲人身上試驗。根據那項理論，疫苗本身在無意之間成為愛滋病的傳送系統。根據那項理論，有人捅出了天大的婁子。有人該受譴責。科學的傲慢壓倒審慎，釀出了災難後果。脊髓灰質炎理論最令人膽寒的事情是，它似乎也**同樣**合理。

誠如各位所知，病毒是難以捉摸的東西。它們進到不應該到的地方。實驗室汙染確有其事。甚至在疫苗生產過程中出現病毒或細菌汙染，這確實發生過。回顧一八六一年，一群義大利孩童接受天花疫苗接種，原料直接取自「疫苗瘡瘍」（vaccinal sore），結果連帶染上了梅毒。初進入二十世紀之際，新澤西州康登（Camden）一群小孩接受天花疫苗接種，然而疫苗似乎遭受破傷風桿菌汙染，導致九名受接種兒童死於破傷風。約略在同時，美國聖路易市製備的一批白喉抗毒素使用了一匹馬的血清作為原料，結果發現，那批抗毒素同樣帶了破傷風桿菌，還因此害死七名兒童。於是生產廠商開始過濾疫苗，這是對抗細菌汙染的有效防範措施；然而病毒卻能穿透過濾器。廠商有時會添入甲醛，讓某種標的病毒失去活性，根據推想，這也連帶能夠殺死其他有害病毒，不過設想不見得總是正確。晚近至二十世紀中期，早期有幾批脊髓灰質炎沙克疫苗受到ＳＶ４０病毒的汙染，ＳＶ４０是一種恆河獼猴的病毒，事隔幾年，這種病毒會致癌的疑慮湧現，疫苗中出現ＳＶ４０也就成了熱門議題。

至於疫苗發生汙染是否牽涉到第一型ＨＩＶ，是否釀成遠遠更為嚴重的後果，那又是另一回事了。這裡所指涉的疫苗曾經提供給非洲人使用，這是不爭的事實。一九五七到一九六〇年間，一位波蘭出生的美國研究人員，叫做希拉里·柯普斯基，也加入了沙克與沙賓對壘的那場疫苗開發競賽，不過他的名頭沒有那麼響亮，他安排讓自己開發的候選疫苗在比屬剛果東部和毗鄰殖民領地各區域進行廣泛接種。這些區域後來屬於剛果民主共和國、盧安達和蒲隆地（Burundi）。柯普斯基本人曾在一九五七年前往史坦利維爾（Stanleyville，譯註：剛果民主共和國東北省分首府基桑加尼的舊名）拜訪，結識了後來監督疫苗試驗的負責人。各地區兒童和成人放心排隊，好比坦加尼喀湖（Lake Tanganyika）北方魯濟濟河谷（Ruzizi Valley）地帶的民眾，紛紛以湯匙吞服或使用吸量管來滴注口服液體疫苗。疫苗擠出來，你可以了。下一位！接種數量不詳。根據一項報導，單在利歐波德維勒一地，就約有七萬五千名小孩接種疫苗。異端理論還針對這項措施提出了另外兩個論點：第一，柯普斯基的疫苗製造方法是使用黑猩猩的腎細胞來培養病毒（卻沒有採用標準技術，以猴子的腎細胞來培養）；第二，起碼有若干批疫苗，製造時用了取自受到SIV_{cpz}感染的黑猩猩腎臟。

有人認為，那次不當疫苗接種釀成的後果，讓數量不明的中非人遭受了醫源性感染（iatrogenic infecton，醫療處置所致疾病），到後來這種感染經確認為第一型ＨＩＶ。這項見解稱為口服脊髓灰質炎疫苗理論（oral polio vaccine theory，簡稱為ＯＰＶ理論），依循這項想法，單獨一位莽撞的研究人員，就為非洲大陸和全世界播下了愛滋病的種子。

ＯＰＶ理論從一九九二年起迄今始終頂著負面評價，就在當年，一位名叫湯姆．柯蒂斯（Tom Curtis）的自由撰稿記者為《滾石》（*Rolling Stone*）雜誌寫了一篇長文來描述這項理論。柯蒂斯的文章刊出時，下了這個標題：〈愛滋病的起源：「天意抑或人為？」驚人新理論試圖解答這道問題〉。

早先另有好幾位研究人員聊起這種想法，不過討論得比較晦澀，其中一人告訴柯蒂斯這段情節。當柯蒂斯開始投入探究，有些著名科學家的回應是嗤之以鼻，提出防衛說詞，結果反而引發聯想，推測這項理論說不定很值得深究。柯蒂斯甚至還引來世界衛生組織全球愛滋病行動規劃（Global Programme on ＡＩＤＳ）研究主任大衛．海曼（David Heymann）醫師的一項突兀評論：「愛滋病毒的起源，對今天的科學來講並不重要。」他引述另一位專家，哈佛大學的威廉．哈茲爾廷（William Haseltine）的說法：「這會讓人分心，沒有用處，這會讓民眾困惑不解，而且我認為，從設法解決問題的角度來看，那是一種嚴重誤導。」

柯蒂斯的文章發表之後，柯普斯基的律師對柯蒂斯和《滾石》提出毀謗訴訟，於是那份雜誌刊出一則「澄清啟事」，坦承ＯＰＶ理論和柯普斯基的角色，只代表一種未經證實的假設。然而等《滾石》事件塵埃落定，英國一位名叫愛德華．胡珀（Edward Hooper）的記者緊緊攫住ＯＰＶ理論，當成個人研究志業和神聖使命，為這項理論帶來第二春。

胡珀投入多年，投注驚人心血，致力鑽研這門主題（卻也不見得總是能明智切入關鍵要點），最後在一九九九年提出自己的理念，寫成一部千頁篇幅著作，書名叫做《大河：人類免疫缺乏病毒和愛滋病的溯源之旅》（*The River: A Journey to the Source of HIV and AIDS*）。胡珀的「大河」是個隱喻修辭：歷史長河，因果溪流，從非常細小的開端，發展成浩瀚後果。在書本的緒論當中，他略為提及維多利亞時代的探險家如何探尋尼羅河的源頭。那條河流是否源自維多利亞湖（Lake Victoria），從里彭瀑布（Ripon Falls）流出？或者從那片湖泊上溯，還另有一條比較隱晦的源頭？「尼羅河源頭的相關爭議，」胡珀寫道：「如今卻又激起一陣奇怪的迴響，發自一個半世紀之後的另一項爭議，有關愛滋病之起源的長年爭端。」維多利亞時期的探險家對尼羅河的認識是錯的，同時依胡珀所見，現代專家對愛滋病大流行的起點，也同樣認識錯誤。

胡珀的書十分厚重，毫分縷析、鉅細靡遺，看似合理，細讀令人筋疲力盡，不過論述主張令人著迷，而且成功讓更廣大民眾注意到ＯＰＶ理論。有些愛滋病研究人員，包括神吉和艾塞克斯，早就知道，至少就理論上來講，疫苗是有可能受到汙染，帶了出自猴子細胞的ＳＩＶ：他們甚至還針對各疫苗株施行篩檢措施，結果並沒有發現這種問題的證據。胡珀就像柯蒂斯，也把這項概念從一種顧慮提升為一項控訴。他的浩瀚資訊大河，以及他的論據汽船，並沒有證實那道根本命題——柯普斯基的疫苗，是使用受了ＨＩＶ汙染的黑猩猩細胞製成的。不過他的成果似乎也確實提出了這種可能性，疫苗是**有可能**使用了**說不定**受到汙染的黑猩猩細胞製成。

接著這項可能為真的議題在事實面前退讓了。實情到底為何？證據在哪裡？在一位名叫威廉·漢密爾頓（William Hamilton）的著名演化生物學家敦促之下，皇家學會在二〇〇〇年九月召開了一次特別會議，從比較寬廣的背景脈絡來討論這項主題。漢密爾頓是資深學人，深受景仰、愛戴，相信ＯＰＶ理論具有深入調查的價值，他早年有關演化理論的研究，曾為愛德華·威爾森（Edward O. Wilson）的《社會生物學》（*Sociobiology*）和理查·道金斯（Richard Dawkins）的《自私的基因》（*The Selfish Gene*）提供相關資訊。他使皇家學會轉向為ＯＰＶ理論辦了一場公平的聽證會。儘管胡珀本身並不是科學家，依然獲邀上場發言。柯普斯基也去了，一批愛滋病首要研究人員也出席了。然而到了會議召開之時，漢密爾頓卻已經死了。

他在二〇〇〇年三月因腸出血猝死，事前曾經歷瘧疾病發，那是他有一次前往剛果民主共和國做研究時染上的。漢密爾頓未能出席，他的皇家學會同事仍然討論了與HIV和AIDS起源相關的廣泛議題。OPV理論只是這許多題材當中的一個，不過不言而喻，它確實左右了整場聚會的議程。分子生物學和流行病學現有資料，傾向於支持或駁斥疫苗汙染情節？就這道問題，必然會討論到：第一型HIV首度進入人類族群是在什麼時候？倘若最早的感染發生在一九五七年之前，則那一波感染事例不可能肇因於柯普斯基的口服脊髓灰質炎疫苗試驗。檔案中的HIV陽性檢體，或有決定性影響。

這就是把DRC60帶出金夏沙的背景。皇家學會會議過後，一位名叫德克．涂歐文（Dirk Teuwen）的比利時醫師（那次會議他也參加了），回想起早年前往剛果從事病理學研究時，在殖民時期醫學實驗室檔案報告中見過的一些文獻材料。涂歐文在心中構思了一個想法，並向其他與會者提起——拿保藏在老舊石蠟塊中的組織來做檢驗，有些說不定能夠驗出第一型HIV。但他遭到質疑；其他人懷疑，幾十年下來，哪有可能留下絲毫有用的病毒殘跡，畢竟那裡歷經了幾十年的熱帶酷暑、簡單貯藏、混亂的政局和革命。不過涂歐文頑強不屈。他找來了一位夥伴，一位資深的剛果細菌學家，名叫讓-雅克．穆延貝（Jean-Jacques Muyembe），在獲得衛生部許可之下，穆延貝動手開始尋找。穆延貝前往金夏沙大學，進入藍色門帘後面那間儲藏室搜刮一番，把八百一十三塊內嵌檢體的石蠟塞進一只普通手提箱中，打包帶走。等到下一趟出差前往比利時的時候，把檢體隨身帶去。到了那裡，把寶貴的收穫交給涂歐文。涂歐文根據先前一項合作研究協議，把樣本寄給土桑市的沃洛比。

這兩條敘事線各自曲折靠攏，合而為一。沃洛比是個好學生，他認識牛津大學的漢密爾頓，也認識比利時的一些疾病生物學家。沃洛比本身對HIV起源很感興趣，於是他跟隨漢密爾頓前往剛果民主共和國，踏上那最後一趟要命的實地考察。他們在二〇〇〇年一月抵達，當時內戰方歇，亂局餘波未止，前總統莫布杜下台，換上新總統洛朗·卡比拉（Laurent Kabila）。漢密爾頓希望採集野生黑猩猩的糞便和尿液樣本，期望那些檢體能協助確認或駁斥OPV理論。就沃洛比這邊，他並沒有把什麼心思擺在OPV理論上頭，他想要的是更多資料，並由此標繪出HIV的起源和演化。那是剛果民主共和國的一段瘋狂時代，比平常還更瘋狂，因為兩支反卡比拉叛軍依然控制剛果東部大半領土。漢密爾頓和沃洛比飛往基桑加尼（前稱史坦利維爾），那裡是剛果河上游沿岸區域的首府，也就是當初柯普斯基開展他的疫苗接種事業的同一座城市。這時該城河岸一側是由盧安達撐腰的勢力占領，另一側則是由烏干達撐腰的勢力。戰爭期間商業航班停飛，所以這兩位生物學家和一位鑽石批發商包租了一架小飛機。他們來到基桑加尼先拜碼頭，向統轄城市大半的盧安達傀儡指揮官致敬，接著就盡快出城進入森林，他們在林間和豹、蛇共處還比較安全。他們花了一個月時間，由當地嚮導協助，採集野生黑猩猩的糞便和尿液樣本，到了離開之時，漢密爾頓已經病了。

漢密爾頓和沃洛比都不知道病情有**多麼**嚴重，不過他們想盡辦法搭上了下一班出境航班，來到盧安達。他們轉飛烏干達恩德培市，漢密爾頓在那裡經診斷確認是鐮狀瘧原蟲瘧，也做了些治療，接著繼續前往奈洛比，接著再轉飛倫敦希斯洛機場（London Heathrow）。這時漢密爾頓似乎已經熬過病情最嚴重階段，他覺得好多了。他們完成了任務，生活也很美好。有一次，一位美國田野生物學家對我說明，他在這樣的時刻心中湧現的感受。「事情本來就該這樣，帶著資料回家。」那個人的研究也讓他必須涉足種種險境——沉船、飢餓、溺水、蛇咬，不過倒是沒有瘧疾和AK步槍。「太常涉險，你就回不了家，」他說。「太少涉險，你就拿不到資料。」漢密爾頓和沃洛比拿到資料，回到了家，接著才得知，裝了他們珍貴黑猩猩檢體的冷藏箱，由於行李托運出了問題，在從奈洛比到倫敦之間某處遺失了。

我前往土桑市拜訪沃洛比，聽他講述來龍去脈。「一切都很順利，」他告訴我：「只是我們托運六件行李袋，包括那個裝樣本的冷藏箱，我們有五個袋子通過了行李轉盤，裝樣本的那件卻不見了。」他的朋友漢密爾頓隔天早上又覺得不舒服，上了醫院，他出血非常嚴重，也許是一直服用來對抗瘧疾發燒的抗發炎藥物造成的。沃洛比打電話聯絡，結果從漢密爾頓的姊妹得到消息：「你是誰？」「為什麼打電話？」「比爾現在糟透了！」（「比爾」是漢密爾頓的小名）同時沃洛比也打越洋電話和奈洛比一位行李處理人員抱怨，那人要他放心，說是冷藏箱找到了，下一趟航班就會送到。結果送到的是別人的冷藏箱，裡面滿滿都是三明治。沃洛比對我說：「所以當比爾在醫院垂死掙扎，同時又加演了這齣戲碼。」另一個冷藏箱在兩天之後送到，這次送對了，然而漢密爾頓已經沒辦法慶祝了。他接連接受手術和輸液，然後，經過幾個星期的掙扎之後，他過世了。

漢密爾頓獻出生命取得的剛果黑猩猩糞便樣本，並沒有呈現ＳＩＶ陽性反應。好幾件尿液樣本表現的抗體反應，都位於臨界區。這些結果不夠明確，也不夠引人矚目，不值得發表。優良資料出自你尋尋覓覓之處，但並非你在某處找就可以找得到。幾年過後，當金夏沙的人類病理學樣本，也就是穆延貝用手提箱裝著帶到比利時的那批，封存在小石蠟塊中的那八百一十三件組織送抵土桑市時，沃洛比已經準備妥當。他在那當中找到了DRC60，結果它道出了一段意想不到的故事。

93 確立關鍵溢出的時間點

篩檢一塊塊嵌在石蠟當中的古老器官樣本，想在裡面找到病毒RNA可不簡單，就算是對專家來說也不容易。結果那些細小的石蠟塊，沃洛比表示，還竟然是「極端難搞，很難用來做分子生物學研究的一些組織。」問題並不是在室溫下擺在積滿灰塵的赤道儲藏室內存放了四十三年。問題出在於固定組織使用的化學藥品，如同卡邦戈教授指給我看的那一個個燒杯裝的甲醇和二甲苯，但棘手的是一九六〇年使用的溶液種類。回顧那段歲月，病理學家偏愛使用某種稱為布安氏固定液（Bouin's fixative）的東西，那是常見的強效混合液，裡面大半是福馬林（甲醛液）和苦味酸。用它來保存組織的細胞結構效果很好，成品就像鮭魚凍，於是樣本就可以切成薄片，用顯微鏡來檢視；不過對於生命的長鏈分子而言，那卻如同地獄。沃洛比解釋，這種固定液往往會破壞DNA和RNA，使它們斷裂成小片段，並形成新的化學鍵結，只留下「類似一大團亂麻，不再是一條條可以拿來做分子生物學研究的漂亮串珠。」由於這種程序十分費力，他只篩檢了金夏沙那八百一十三塊組織樣本當中的二十七塊。這二十七塊當中，他發現有一塊包含了明白顯示為第一型HIV的RNA片段。沃洛比堅持到底，拆解糾結亂麻，拼湊零碎片段，終於組成了他命名為DRC60的核苷酸鹼基序列。

那是濕式實驗工作。乾式實驗作業大半由電腦完成，作業時得拿DRC60和ZR59的鹼基逐一相互比對。作業還牽涉到更廣泛的比對，把雙方擺進已知第一型HIV病毒M群各序列的系統樹中來做對照。這種比對的重點，是要檢視當中的演化趨異程度有多高。這些病毒株分道揚鑣之後，演變出多大的差異？突變會累積出演化趨異現象，表現在一個個鹼基的層級（也表現在其他層級，不過和這裡談的無關），還有，前面我也解釋了，諸如ＨＩＶ這類ＲＮＡ病毒的突變速率都相對較快。此外同等重要的是，第一型ＨＩＶ的平均突變率是已知的，或不論如何都可以從多種毒株相關研究來仔細推估。突變率可以視為病毒的一種「分子時鐘」。每種病毒各有自己的速率，因此也都自有一個測量點滴變化的時鐘。所以每兩個病毒株之間的差異，能以它們從某一共同祖先分出之後過了多少時間來測得。差異程度除以時鐘等於經過時間。分子生物學家就是這樣來計算一種很重要的參數，稱之為「最近共同祖先時間」（time to most recent common ancestor）。

到現在還好吧？各位都表現得很棒。先喘一口氣。這些理解能推動我們跨越一道分子祕境深淵，產生重要的科學洞見。動身啦！

沃洛比發現，儘管DRC60和ZR59都出自金夏沙民眾，而且幾乎是同時採得的，兩邊卻**非常**不同。它們無疑都歸入第一型ＨＩＶ病毒Ｍ群的範疇：它們既不可能和Ｎ群或Ｏ群混淆，也不可能是黑猩猩病毒SIV_{cpz}的誤判。不過儘管都隸屬Ｍ群，它們卻又有很大的差別。多大？喔，兩個版本在一個基因組段落出現一二％的差異。用時間來算的話，那是相差多大？沃洛比推算，相當於五十年左右。更精確來說，他把DRC60和ZR59的最近共同祖先安置在一九〇八年，加減一個誤差範圍。

所以，那次溢出發生在一九〇八年？比任何人猜測的都早得多，因此像《自然》這樣的權威期刊才會刊出了這樣的發現。論文在二〇〇八年，溢出事發過後一個世紀時發表，列出了一群協同作者，包括穆延貝、卡邦戈和涂歐文，沃洛比寫道：

> 我們的分歧時間估計，以跨越好幾十年的演化時間尺度，考量了DRC60和ZR59之間的遺傳距離相

當大，結果顯示，它們的共同祖先在接近二十世紀開端時便在非洲人口群中流傳，隨後才演化出這兩種病毒。

他告訴我：「這並不是人類族群的新病毒。」

沃洛比的成果直接和OPV假設唱反調。倘若第一型HIV早在一九〇八年已經出現在人群當中，那麼顯然就不是經由始自一九五八年的疫苗試驗才引進的。能澄清這一點非常有價值——不過沃洛比的貢獻不只於此。能確立那次關鍵溢出的「時間」，也代表我們朝認識愛滋病大流行如何開始與發展踏出了一大步。

94 研究高手各顯神通

確立那次溢出的**空間**也同等重要，那是另一所實驗室做出的成果。碧翠絲・哈恩比沃洛比年長，而且早在沃洛比發現DRC60之前許久，哈恩就開始研究愛滋病的起源。

哈恩在德國出生，在慕尼黑拿到醫學學位，接著在一九八二年前往美國，花了三年時間待在加洛的實驗室從事博士後研究，鑽研反轉錄病毒。接下來她遷往伯明罕阿拉巴馬大學，當上了醫學和微生物學教授，並擔任一處愛滋病研究中心的共同主任，身邊有一群聰明的博士後研究員與研究生在她的指導下工作。（她從一九八五到二〇一一年一直待在阿拉巴馬，這段期間已經涵括了這裡描述的大半研究工作，接著她前往費城，進入賓州大學佩雷爾曼醫學院〔Perelman School of Medicine〕服務）。綜合哈恩各項計畫的宏觀目的，以及她和沃洛比共同的目標，是希望認識第一型HIV及其相近病毒和祖先的演化歷史。

最能符合這類型研究的稱號就是「分子種系發生學」，也就是當初我請教沃洛比如何描述他的研究領域時，他向我提起的範疇。分子種系發生學細究不同有機體的DNA或RNA核苷酸序列，並做比較、對照，就如古生物學家細究已滅絕巨蜥留下的化石骨頭碎片，兩種學門的目標相同——探知譜系相貌和演化傳承的故事。不過，對身為醫師的哈恩來講，還有另一個目的：查出第一型HIV的基因如何運作並釀成疾病，期能發展出更好的醫療處置和預防措施，甚至開發出治癒療法。

過去二十年間，哈恩的實驗室出了一些非常有趣的論文，其中許多都以資淺研究人員作為第一作者，而哈恩則扮演導師角色，列名在後。一九九九年由高峰（Feng Gao）完成的種系發生學研究，同樣有這種情形。高峰探究的是SIV_{cpz}，以及它和第一型HIV的關係。當時SIV_{cpz}只包含三種已知毒株，全都取自圈養的黑猩猩，高峰的論文添上了個第四種。這項成果在《自然》刊出，同時有一篇編輯評論則彰顯評述道，這是「迄今最令人信服的證據，顯示第一型HIV是從黑猩猩（*Pan troglodytes*）傳染給人類。」事實上，高峰和同事並不只是追蹤第一型HIV到黑猩猩而已，他們的病毒株分析還與一個黑猩猩特定亞種的個體連在一起，那個亞種叫做中部黑猩猩（*Pan troglodytes troglodytes*），牠們的SIV溢出變成第一型HIV病毒M群。那群黑猩猩只住在中部非洲的西邊，剛果河以北與烏班吉河（Oubangui）以西地帶。所以高峰的研究確切辨識出儲存宿主的身分，也確認了當初愛滋病浮現的地理範圍。那是一項重大的發現，這點也反映在《自然》那篇編輯評論的標題：〈從黑猩猩到瘟疫〉（FROM *PAN* TO PANDEMIC）。當時高峰是哈恩實驗室裡的博士後研究員。

不過由於高峰的基因比對（如同彼得斯早先的做法），都以取自圈養黑猩猩的病毒為本，有關野生黑猩猩感染現象的不確定疑慮依然存在，而且起碼又延續了好幾年。隨後在二〇〇二年，馬里奧．聖地亞哥（Mario L. Santiago）列名一群協同作者的首位，在《科學》期刊宣布他們在野地發現了SIV_{cpz}。聖地牙哥是哈恩當時的一位博士生。

聖地牙哥以這項研究得到博士學位，完全實至名歸，他所得結果的最重要面向在於，從一隻野生黑猩猩檢測出SIV的過程當中（檢驗了五十八隻，只發現一隻帶有病毒），他發明了一些可以用來落實檢測的做法。他的方法是「非侵入性的」，意思是研究人員不必捕捉黑猩猩來抽血。研究人員只需跟著黑猩猩在林間穿行，等黑猩猩撒尿時趕緊到牠們的下方（更好的做法是派一位田野助理進入那片黃雨當中），用小試管來採集樣本，接著篩檢樣本、尋找抗體。結果證實，尿液的揭密能力幾乎可以和血液相提並論。

「那是一次突破，」有一次我和哈恩在她設於伯明罕的實驗室中談話時，聽她這樣告訴我。「我們並不確定這樣做有沒有用。」不過聖地牙哥擔起這個風險，醞釀出所需技術，結果還真有用。頭一件採自野生黑猩猩的ＳＩＶ陽性尿液樣本，源出全世界最出名的黑猩猩群落：住在坦尚尼亞境內貢貝國家公園（Gombe National Park）的那一群，回顧珍古德（Jane Goodall）從一九六〇年起展開的歷史性田野研究，就是在那裡進行的。這件樣本的比對結果，和第一型ＨＩＶ不那麼相近，不像高峰的研究結果，而且採得樣本的黑猩猩個體出自另一個亞種：東部黑猩猩（*Pan troglodytes schweinfurthii*）。不過那總歸是SIV_{cpz}。

哈恩告訴我，在貢貝採樣的好處是，那些黑猩猩不會跑開。牠們確實是野生黑猩猩，不過經歷了珍古德和後繼研究人員為期四十多年的研究，牠們習慣了人類的身影。那種尿液篩檢法用在其他地方並不切實際。「因為，你也知道，不習慣人類的黑猩猩，不會待得很近，你沒辦法靠過去承接牠們撒下的尿液。」當然你可以從森林地面採集黑猩猩的大便，不過除非用上某種方法來保存，否則糞便樣本是沒有用的，因為新鮮糞便含有大量的蛋白酶，那是一類消化酵素，你還沒來得及回到實驗室，蛋白酶老早就把存有病毒的證據給摧毀了。這些就是研究野生動物的分子生物學家工作時要面對的限制：血液、大小便的相對可取得性以及其他因素。

哈恩手下還有另一位年輕高手，他叫做布蘭登．基爾（Brandon F. Keele）。基爾很快解決了糞便樣本腐敗的問題。這項成果歸功於他操縱一種稱為RNAlater的液體安定劑的功力，那是德州奧斯丁一家公司生產的商業製品，用來保存組織樣本的核酸。RNAlater這種東西好就好在它完全名副其實，讓你在過一陣子之後，還能從樣本取得ＲＮＡ。基爾推斷，倘若它能用來取得組織裡面的ＲＮＡ，那麼說不定也能用來取得糞便裡面的抗體。結果確實如此，他和同事解開了繁複化學糾葛，把抗體從固定液中釋出。這項技術大幅擴充了有可能應用於野生黑猩猩的篩檢作業範疇。田野助理可以採集好幾百份糞便樣本，分別舀起一些放進裝了RNAlater的小試管，接著那些樣本無須冷藏儲放，運送到遠方實驗室，稍後就會吐露它們的祕密。「如果我們找到抗體，我們就知道黑猩猩受了感染，」哈恩告訴我。「接著我們可以把注意焦點集中在已知受感染的那些樣本，並試行從裡面找出病毒。」抗體篩檢又快又好做。若是採用聚合酶連鎖反應擴增作業，進行其他必要步驟，用探針來檢測病毒RNA片段，那就要費力得多。有了這些新的方法，哈恩和她的團隊便得以首先大量檢視樣本，接著協力處理少數精選檢體。他們能夠從糞便中找出黃金。

他們還能把田野調查擴大到貢貝之外，能夠把注意焦點轉回中部黑猩猩，也就是體內所含SIV_{cpz}最接近第一型HIV的那個亞種。這時他們和蒙佩利爾的彼得斯合作，再加上非洲的幾位熟人，齊心協力從喀麥隆南部和東南部多處森林地點，採得了四百四十六件黑猩猩糞便樣本，隨後由基爾統領實驗室分析。DNA檢驗顯示，幾乎所有樣本全都出自中部黑猩猩（不過也有幾十件是出自奈及利亞－喀麥隆黑猩猩（*P. t. vellerosus*，後來學名改為*P. t. ellioti*，這個黑猩猩亞種的分布範圍緊鄰一條大河的北岸）。接著基爾開始尋找病毒的證據，樣本得出了兩項意外結果。

95 找出大流行的地理源頭

我去拜訪基爾，想聽他談談這些意外情節，這時他已經完成追隨哈恩進行的博士後研究，去到馬里蘭州的非德里克，進入美國國家癌症研究所一個分支機構任職。他依然研究病毒種系發生學和愛滋病，領導一個專事病毒演化研究的單位。他的新辦公室和實驗室設於德特里克堡轄區，周圍柵欄也圈繞陸軍傳染病研究院，那就是當初沃菲爾德研究伊波拉病毒的地方，而且她出事之後進入摔門區關了三個星期，也是在這處機構。這次我進入時並沒有人護送，所以警衛室士兵搜查了我的出租車，看看車底有沒有炸彈，查完了才放我通過。基爾在他的辦公建築門外等著指點我停車，他身著藍襯衫、牛仔褲，黑髮整潔往後梳，臉上留了兩天沒刮的鬍渣。他是個身材高大的年輕人，在猶他州成長、接受教育，禮貌十分週到。我們在他的小辦公室坐定，觀看一幅喀麥隆地圖。

從糞便樣本浮現的第一項意外結果是，喀麥隆某些黑猩猩族群的SIV_{cpz}陽性率都很高。基爾說明，比率最高的兩群，一群的棲息地點稱為蒙貝雷（Mambele，靠近一處同名交叉路口），另一群則住在洛貝凱（Lobeke，位於一處國家公園裡面）。相較之下，其他黑猩猩的取樣暗示，ＳＩＶ感染相當罕見，然而喀麥隆東南部的取樣結果顯示，陽性率高達三五%。不過即使在那裡，陽性率依然「很零散，」基爾說明：「我們有可能在一處現場採得好幾百隻黑猩猩的樣本，卻完全沒有發現。」不過只要稍微向東移動，越過某條河川並再次取樣，得到的陽性率就會大幅提高。這點讓人意想不到。喀麥隆東南部最偏遠角落的陽性率特別高，那裡有兩條河川匯聚，構成楔形國界線。喀麥隆這片楔形疆域看起來像是向下刺入它的東南鄰國：剛果民主共和國。這片楔形地區就是SIV_{cpz}的熱點。

第二項意外結果，出現在他從樣本萃取出病毒片段，把片段擴增、排序，並將基因序列輸入程式，開始拿這些新毒株來和其他許多已知ＳＩＶ和ＨＩＶ毒株進行比對的時候。程式呈現比對結果，最後輸出的就是最可能的種系發生親緣關係——也就是系統樹。基爾回憶自己盯著某隻黑猩猩的結果，那隻的編號是LB7，糞便在洛貝凱採得。「我們大受震撼，」他說。「我的意思是，我的電腦旁邊圍了十個人，全都等著看那組序列長什麼模樣。」它的模樣就像愛滋病毒。

當他的電腦計算出了最新的系統樹，LB7的SIV_{cpz}分離結果現身，模樣就像是第一型ＨＩＶ病毒Ｍ群全部已知人類毒株那根小樹枝上分出的更小細枝。（依科學行話來說，它落入同一演化支〔clade〕中）。基爾告訴我，在那個時候，它是歷來從野生黑猩猩找到的毒株當中，「最貼近於」完美匹配的一種。「後來我們又找到更多，對吧？我們發掘愈深，找到愈多。」其他也很貼近匹配的毒株都出自那同一處狹小地帶：喀麥隆東南部。令人不寒而慄的歷史性真相顯現，讓基爾和同事都激動不已。「這是你假造不出來的，哈恩會這樣講。這實在是太好了。」他們的歡欣持續了約十秒鐘，接下來，所有人都渴求得到更多樣本和更多結果。你的慶祝永遠只是暫時性的，基爾告訴我，直到你寫出論文，收到《科學》期刊編輯寄來的接受刊登恭賀函為止。

到這時候，基爾和研究團隊已經為四件樣本完成整套基因組定序（不只是片段），四件都採自相同區域，接著他們再次針對這些序列進行基因分析。他們又一次發現，新的SIV_{cpz}和第一型ＨＩＶ病毒Ｍ群相似得令人驚訝。這種相似性實在太高了，往後要想找到目前尚未發現、卻又更貼近得多的變異體，幾乎是完全不可能的了。哈恩的實驗室已經找出了大流行的地理源頭位置。

96 適時出現在合宜的地點

關於**何處**以及**何時**的問題就談到這裡。愛滋病起初是從一隻黑猩猩溢出傳給一個人，地點就在喀麥隆的東南部，時間不會晚於一九〇八年（加減一個誤差範圍），然後它就這樣緩慢、堅定地增長。於是我們就面對了第三個問題：那就是如何？

二〇〇六年七月二十八日，基爾的論文在《科學》刊登出來，標題是〈大流行性和非大流行性第一型ＨＩＶ的黑猩猩儲存宿主〉（Chimpanzee Reservoirs of Pandemic and Nonpandemic HIV-1）。基爾是第一作者，加上一群經常共同列名的作者，包括聖地牙哥、彼得斯，好幾位喀麥隆夥伴，還有又一次列在最後面的哈恩。資料饒富興味，結論卓有見識，措詞審慎嚴謹。不過到了文章尾聲，作者便任由想像飛馳：

> 這裡我們顯示，後來發展出第一型ＨＩＶ病毒Ｍ群的SIV_{cpzPtt} 毒株，隸屬於中部黑猩猩（*P. t. troglodytes*）當中存續至今的一支病毒譜系，那群猿類分布在喀麥隆東南部。起初那種病毒或許只在當地傳播。從那裡它顯然取道桑加河（或其他支流）往南來到剛果河，然後繼續前往金夏沙，Ｍ群大流行大概就是在那裡醞釀成形。

不過「當地傳播」階段晦澀不明。是哪種機制？哪種情境？關鍵事件的發生與進展經過為何？

哈恩本人，加上三位協同作者，早在二〇〇〇年就曾經討論那項主題，愛滋病是一種人畜共通傳染病的觀點，就是她在當時率先提出論述：「就人類的情況，由於狩獵、屠宰或其他活動（好比取食未經烹煮的受汙染肉品），導致與動物血液和分泌物直接接觸，為該疾病的傳播提供了一項合理的解釋。」她這段話也間接涉及割傷獵人假說。最近她又再次論及：「黑猩猩傳給人類的最可能途徑，應該是在屠宰叢林肉時，經由與受感染血液和體液接觸染上的。」一個人殺死一隻黑猩猩，料理烹調，切割分食，然而他手上有一處傷口，在處理過程發生血對血接觸。SIV_{cpz}跨越物種分際，從黑猩猩跳躍傳給人類，並在新宿主體內站穩腳跟，成為第一型ＨＩＶ。這起事件本身是不可能查明的，卻是一種合理論證，而且和已確立的事實相符。割傷獵人情節有一個變異版本，故事約發生在一九〇八年，地點在喀麥隆東南部一處森林，這版說法不但能解釋基爾的資料，還能說明沃洛比的時間進程。有一個人在喀麥隆東南部受了感染，不過，接下來呢？

「倘若那次溢出發生在那裡，」我請教哈恩：「流行病又怎麼會在金夏沙開始？」

「嗯，有許多河流都從那片地區流往金夏沙，」她說明。「我們的推測，我們的假設是，病毒就是這樣移動的——在人類體內跟著散布，而不是在猿類體內。跳進獨木舟到金夏沙去探訪一下的並不是猿類。最可能是人類帶著病毒到了那裡。」當然了，她也承認，確實有很微小的機會，說不定是某人帶了一隻活的黑猩猩，圈養的、受感染的，從喀麥隆楔形區域一路下行，「不過我想這是非常不可能發生的。」更可能的情況是，病毒是在人類體內跟著移動。

依循這條推測路線，村中民眾的性接觸讓感染鏈延續下去，不過只保留了一線生機，疾病並沒有爆發明顯疫情——這樣過了很久，情況方才改觀。當某人死於免疫缺陷，在其他所有死亡起因當中，這起死亡病例看來或許並不是特別醒目。日子艱難困苦，生活危機四伏，就算沒有這種新疾病，預期壽命依然很短，而且那群最早期的HIV陽性民眾，有許多說不定都是在他們的免疫系統還沒有衰竭之前，就先死於其他因素。沒有流行疫情。不過感染鏈自行延續下來。R_0持續大於一．〇。病毒在那段時期的移動方式，似乎和人類的移動方式一模一樣：主要靠河流。它順著桑加河的河源上游，移出了喀麥隆東南部，接著沿桑加河順流進入剛果，然後再從剛果河接著下行前往布拉薩維爾（Brazzaville）和利歐波德維勒，這是兩座殖民城市，分據當年仍稱史坦利潭（Stanley Pool）的一座湖泊之兩岸。「一旦進入了城市人口族群，」哈恩說明：「它就有機會散布蔓延。」

不過它依然移動得很緩慢，就像才剛離站的火車頭。利歐波德維勒在一九〇八年住了不到一萬人，布拉薩維爾的規模還更小。性行為規範慣和交往流動性與偏僻城鎮的風氣不同，不過漸漸與後來的情況類似。病毒的R_0肯定繼續在一．〇左右盤桓。隨著時間過去，愈來愈多人進入都市，期盼能在這裡找到工作、賺薪水，或者販賣貨品。習慣和機會改變了。女人也和男人一樣前來，不過人數並沒有那麼多，成行的女子當中，不少人做起性交易行當。

一九一四年時，布拉薩維爾大約住了六千人，那裡是「一處艱難的宣教禾場」，根據一位瑞典傳教士所述，該地有「好幾百位來自上剛果地帶的婦女是職業娼妓。」男性人口包括法國公務員、士兵、商人和勞工，他們的人數大概超出女性數量很多，起因在於殖民政策並不鼓勵到那裡工作的已婚男子攜家帶眷上任。性別不均衡提高了商業性行為的需求。不過早年那段時期的買春型式，和「娼妓」代表的意思，大體是不相同的——娼妓暗指接連和一大群陌生人速戰速決的超高效率性交方式。實際上，當時有林格拉語（Lingála）稱為「恩丹芭」（ndumbas）的單身女子，也就是法文所稱的femmes libres（意思是「自由婦女」），她們有別於妻子或女兒，負責為客戶提供一套服務，範圍從交談、性交到洗衣和燒菜。

這種「恩丹芭」每人也許只有兩、三位男性朋友，他們會每隔一段時間回來，也讓她繼續自行謀生。另一種變異版本是「管家」，她會和一位白人殖民官員同住，不只做管家的工作。確實有商業性交易，但並不代表那種可能造成性傳染病毒廣泛散布的驚人濫交現象存在。

同時，跨越史坦利潭到利歐波德維勒，那裡的性別不均現象還更嚴重。這處城鎮基本上就是個勞動營，由那裡的比利時行政當局控管，不適合家庭定居，一九一〇年時，該地的男女比例是十比一。當時從鄉間進入利歐波德維勒是受到限制的，尤其是成年女性，不過有些婦女依然想方設法取得假文件，或躲過警方。倘若你是個不安於室、想像力豐富的女孩，住在某處村莊，吃不飽，日子過得很糟糕，那麼到利歐波德維勒當個恩丹芭，看來就大有吸引力。不過依這裡所述，就算每有個女子都有十個嫖客，商業性行為仍不是發生在妓院或靠拉客而來。自由婦女有她們專屬的朋友，各自的客戶，說不定同一時期維持有好幾個客人，卻也沒有換來換去、讓人頭昏眼花的多重性接觸，那時還沒有這種情況。一位專家曾經把這種做法稱為「低風險型式的賣淫」，這是從HIV傳播的可能性來看的。

利歐波德維勒還撐起一個販售燻魚的蓬勃市場。象牙、橡膠和奴隸都在那裡交易，作為輸出品項，利潤大半進入白人特許經銷商的口袋，這種情況持續了整個殖民時代。儘管在史坦利潭和河口之間橫亙一道深谷，還有接連幾處險惡瀑布，把兩座城市隔絕於大西洋勢力以外，不過一條在一八九八年鋪設的貨運鐵道，打破了那種孤立處境，把更多貨品和商務帶進來，也帶來了更多人，於是在一九二〇年時，利歐波德維勒便取代了一座下游城鎮，成為比屬剛果的首都。到了一九四〇年，那裡的人口數已經逼近四萬九千。接著人口統計曲線便陡峭攀升。從一九四〇年到一九六〇年獨立這段期間，這座都市的人口幾乎增長了一個數量級，大約達四十萬。後來利歐波德維勒改名為金夏沙，成為二十世紀的非洲大都會，那裡的生活和當初喀麥隆村莊的日子已經非常不同。人口數增長至十倍，加上隨之而來的社會關係改變，或許可以成功協助解釋為什麼ＨＩＶ會「突然」迅速流行。到了一九五九年，ZR59帶原者已經受到感染，接著再過一年，在那同一座城市，DRC60的帶原者也染上了病毒。當病毒增殖到了這等程度，還持續突變且變得更多樣化，DRC60和ZR59已經代表和過去相當不同的毒株。到這時候，R_0肯定已經遠遠高於一．〇，新疾病也開始蔓延——傳遍了兩座城市，並終於向外傳開。「你也知道，」哈恩說道：「一種病毒適時出現在合宜的地點。」

二〇〇七年年初，我閱讀基爾提出的黑猩猩資料和分析結果時，我的嘴就像下巴掛了一磅火腿那樣合不起來。這些人找出了「事件原點」的位置，甚至稱得上找到了「零號病人」。我檢視地圖——基爾論文的附圖一，描繪出喀麥隆的楔形地區和周邊地帶——在裡面看到了我熟悉的地方。我曾經過夜的一處村莊。我曾經搭乘動力獨木舟逆流上行的河川。事實證明，七年前當我和費伊結伴橫越剛果河流域那段期間，除了艱苦跋涉穿越伊波拉病毒的故鄉之外，我們還在非常近處從愛滋病的搖籃旁邊通過。我和哈恩談過之後便開始思索，回到那裡或許可以澄清一些事情。

97 黑猩猩悲歌

我們從杜阿拉（Douala）往東開去，那輛豐田卡車雖然破舊，卻依然耐操。我們大清早就啟程，避開車潮，裝備擺在小貨卡的車斗，上面蓋著一張防水布。我的駕駛是摩西・德朱亞盧（Moïse Tchuialeu），還有一位專門喬事情的喀麥隆人，名叫內維爾・穆巴（Neville Mbah），另一位是馬克斯・穆維里（Max Mviri），來自剛果共和國，負責處理入境事宜。由於我規劃的瘋狂繞圈路程會帶領我們重返他的國家，入境時就得借助他的本領。馬克斯和我在前一晚就從布拉薩維爾搭機飛過去。我們是友好四人組，在預備階段的口角爭執之後急切啟程，駛過打烊商店，經過廣告招牌，來到都市東緣，車潮已經在柴油藍色廢氣煙塵當中密集起來，城郊市場已經開張營業，銷售的東西五花八門，從鳳梨到手機通話分鐘數等什麼都有。N３號公路可以帶我們直接來到喀麥隆首都雅恩德（Yaoundé），從那裡接著一條寬敞的兩線道繼續前行。

正午左右在雅恩德一次暫停時，我和一位名叫奧菲爾・德羅里（Ofir Drori）的男子見面，他領導一個很奇特的行動團體，叫做「最後大猿組織」（Last Great Ape Organization），其宗旨是協助中部非洲政府當局執行他們的野生動物保護法律。我之所以想要見到德羅里，原因是我知道最後大猿組織特別著關注猿類遭宰殺當成叢林肉的問題。見面時，我發現他是旅居海外的色列人，身材精瘦，黑色雙眼炯炯有神，蓄留一嘴稀疏的山羊鬍。他穿著黑襯衫、黑牛仔褲，腦後黑髮紮成一條馬尾，還戴著一個耳環，看來就像個搖滾樂手，或者起碼也像嬉皮風的紐約服務生。不過他似乎是個嚴肅的傢伙。德羅里告訴我，他在十八歲來非洲冒險找刺激，在奈及利亞涉足人權工作，後來搬到喀麥隆，做了一點大猩猩（gorilla）新聞寫作（或者他是說游擊隊〔guerrilla〕新聞寫作？），接著他熱情投入反盜獵組織。

德羅里說道，他之所以建立起最後大猿組織，原因在於喀麥隆的反盜獵執法情況很糟糕，多年以來法律都形同虛設。現在這個團體提供技術支援，來協助調查、突襲和逮捕。喀麥隆法規容許為維持生計的狩獵行為，可獵捕對象包括遁羚，以及其他數量豐富且未受保護的物種，不過猿、象、獅和其他幾種動物，都受法律保護，執法也愈來愈強勢。終於開始有違法罪犯，因為經銷猿肉和其他野生動物違禁商品，而遭到逮捕，甚至入獄服刑。德羅里給我一份最後大猿組織的通訊，裡面敘述為遏止盜獵黑猩猩和大猩猩投入的心力，他還警告我，別輕信獵猿問題是肇因於當地人肚子餓所致。實際上，他表示，當地民眾吃的是遁羚、老鼠、松鼠或猴子，有的人還根本不吃肉，至於別緻的東西、非法的美食、黑猩猩的身體各部位、大象肉塊和河馬肉排，則是提供城裡的高檔需求，高昂的價格讓從事盜獵和非法運輸變得有利可圖。「受到保護的動物才賺錢，」他表示。「要真正稀罕的東西。」情況看來彷彿回到了中國南方的野味時代。

德羅里的通訊提到一次突襲行動，破獲了一處隱藏在火車站的祕密儲藏室，那裡為至少三個經銷商提供服務：儲藏室內有六個冰箱，查獲的違禁品包括一隻黑猩猩的手掌。另一次突襲破獲一位經銷商藏在車子裡的五十公斤大麻，加上一隻身上有槍傷的幼齡黑猩猩，顯示批發商務已經朝多樣化發展。倘若黑猩猩肉向錢財移動，想必黑猩猩病毒也會這樣移動。「假使你心中想到了感染，」他說道，心知肚明我確實如此，「別光是想到村莊。」凡是在那個國家東南角落遇害身亡的黑猩猩，包括呈現ＳＩＶ陽性的個體，到頭來都非常有可能來到雅恩德這裡，在某條後巷被當成肉品賣掉，或者送進一間非常低調的餐廳端上餐桌。

我們過中午不久就離開那座城市，繼續向東前進，運材卡車列隊在對向車道轟隆朝我們駛來，每輛只載了五、六根巨大的樹幹，卻已經達到了載重極限。外面某處，這個國家那片人口稀疏角落的原始森林正被逐漸伐除。日落前後，我們來到了一處名叫阿朋木邦（Abong Mbang）的城鎮，在本地最好的旅館停歇，所謂最好是指有自來水和一盞燈泡。隔天一早，離開阿朋木邦一個小時，柏油路終止了，不過運材卡車依然不斷開來，我們現在是開在一條鏽紅色泥巴路上。正午溫度攀升到酷熱高溫，不論到了哪裡，只要遇上了陣雨，道路就冒出紅色蒸汽。其他地方的景色十分乾燥，汽車通過引發強風，捲起陣陣紅泥粉塵，塵土覆蓋沿途道旁樹上，像結了一層血霜。我們遇上一處警方檢查哨，遭遇惱人的例行勒索，內維爾沉著應付這個場面，打了兩通電話給有影響力的人脈，拒絕支付對方想要的賄賂，結果只花了一個鐘頭，就設法把我們的護照拿了回來。我心想，這個傢伙厲害。

道路愈縮愈窄，最後只剩一條勉強比運材卡車稍寬的暗紅條帶，所以遇上卡車時，我們也只能貼著路肩行駛，在此同時，兩邊森林也愈來愈顯濃密。約正午時分，我們跨越了卡代伊河（Kadéï River），河水是綠褐色的，流速緩慢，向東南迤邐流去，提醒我們目前在剛果盆地的河源上游。我們通過的村莊愈來愈小，看來也逐漸變得更簡陋、貧窮，幾乎見不到庭院，也很少見到家畜，那裡幾乎沒有東西出售，只有香蕉、芒果，或者就一碗白木薯片，孤零零擺在沒有人照顧的攤子上。偶爾會有一隻山羊和一個小孩蹦蹦跳跳讓出道路。除了運材卡車之外，這時我們還會遇上運載加工木材的平台卡車，我記得之前聽過，這種卡車上有時會藏了叢林肉，轟隆隆駛向雅恩德和杜阿拉的黑市。（一位名叫卡爾．阿曼恩〔Karl Ammann〕的攝影師暨行動人士，用一幀照片記錄了那種手法，那是在喀麥隆東南部這裡一處路口拍攝的，畫面顯示一位駕駛從他的運材卡車引擎室卸下黑猩猩手臂與腿的情形。那幀照片出現在戴爾．彼德森〔Dale Peterson〕的一本書裡面，書名是《吃猿肉記》〔*Eating Apes*〕，他在書中估計，剛果盆地的人類族群，每年約消耗五百萬公噸叢林肉。那批野生肉類大半是從森林來的違禁黑貨，由運材卡車運載出來，然而也沒有人知道究竟有多少。）除了卡車之外，如今在這片紅土大地，路上幾乎沒有車輛往來。到了五點前後，我們來到一處名叫猶卡杜馬（Yokadouma）的城鎮，那裡有好幾千名居民。鎮名根據意義可譯為「倒象」，想必是標誌著一次難忘的獵殺行動現場。

我們找到世界自然基金會（World Wildlife Fund）的一處地區辦公室，裡面有兩位認真的喀麥隆雇員，分別叫做撒迦利．東默（Zacharie Dongmo）和漢森．恩吉福地（Hanson Njiforti）。撒迦利指點我看一幅電子地圖，圖上標繪了喀麥隆這片東南角落的黑猩猩樹巢分布狀況，全圖涵括三處國家公園——本巴別（Boumba Bek）、恩奇（Nki）和洛貝凱。黑猩猩巢穴不過就是拿枝葉交織編結成的小平台，通常位於較小喬木的樹枝分叉部位，能提供恰好足夠黑猩猩舒服睡眠的地方。每隻黑猩猩每晚都編製一處巢穴，不過母親會跟一隻嬰兒共用樹巢。這種樹巢經過一晚使用，在好幾個星期內仍會保持完整，生物學家就是靠清點樹巢數量，來估計黑猩猩族群的規模。

撒迦利的地圖繪出的模式很清楚：各公園內的樹巢密度很高（因此黑猩猩數量也很多），公園外的密度很低，通往猶卡杜馬的道路兩旁地區則完全沒有樹巢。伐木和獵食叢林肉就是禍首。伐木作業把道路、工人和槍枝帶進了密林深處，送出來的則是死亡的野生動物。撒迦利和漢森說明，這是一種非正式的即興型商務。「多數非法貿易都是男人對男人，」漢森說道。「盜獵者見到你，然後說，我有肉。」不過也可以是女人對男人，他說道，這類交易大半都採「買貨－賣貨」的方式為之，婦女在各村莊之間走動做買賣，公開販售衣物、香料或其他日常用品，不過也私下偷賣叢林肉。這些婦人都直接向獵人買貨，通常用子彈或散彈來支付貨款，接著就看她能找到誰來買了。這種商業活動相當活絡，這群女商販許多都有手機。漢森說道，還有種種不同花招，可以用來把肉品運送出去。舉例來說，獵人可以把肉塞進滿卡車的當地經濟作物可可豆莢當中。警方和野生動物管理人會接獲密報，他們可以攔下卡車要求搜查，不過自己也要承擔若干風險。若是你攔下卡車，要他們卸貨，結果卻找不到違禁貨品，漢森說道：「那些傢伙會告你。因此你的情報必須非常靈通。」也因此可以證明德羅里的人脈網絡表現得多麼出色。

撒迦利補充說道，盜獵者多半是卡卡歐族人（Kakao），那個部族來自北方，非常喜愛叢林肉。他們有許多人由於婚姻關係或受到叢林中謀生機會的吸引，漂泊來到了東南部這裡。從另一方面來說，當地巴卡族（Baka）傳統上便嚴禁食用猿類，因為牠們實在是太像人類了。實際上，撒迦利認為，南方這邊吃猿類的情形，說不定還不如國內其他某些地帶那麼嚴重——唯一例外是巴克維磊族（Bakwele），出於圖騰式崇拜而食用猿類的特定部位，見於他們為青少男舉辦的某些成人禮儀式。跟撒迦利那回隨意閒聊，我才頭一次得知這種號稱「貝卡」（beka）的巴克維磊族儀式。

我們在猶卡杜馬盤桓了一天兩夜，足夠讓我在那裡的泥濘街道走走，欣賞為城裡中央圓環增色的一尊大象水泥雕像，拍攝一隻待宰取肉的可憐穿山甲，還去找一位仁兄見面，聽他告訴我更多有關貝卡的事情。這個人的名字這裡我就不提了，他以這個題材寫了一篇簡短報告，不過他的組織拒絕發表。他給我一份副本。是的，他說，東南部這裡的巴克維磊族人，舉行貝卡儀式時會使用黑猩猩和大猩猩的肉，他們特別喜愛手臂。結果，他說道：「黑猩猩變得愈來愈稀少。」稀少到現在還經常拿大猩猩手臂來當成替代品。

他在報告中描述典型的貝卡成人禮，連帶寫到宰殺一頭羊、幾隻雞和一隻陸龜的脖子（因為模樣像陰莖），還有幾位「處女姑娘」也全程出席，經歷冗長序幕，直到凌晨四點鐘達到高潮收尾。接受成人禮的男孩以葉片蔽體，還服用藥物來保持清醒。鼓聲響了一整夜，直到拂曉之前方休，那個男孩經引領進入森林，來到一處特殊地帶，他得在那裡和兩隻黑猩猩正面遭遇。接下來的事情，一部分似乎是象徵性的演出，其他則是血淋淋的現實。「一記鑼聲響起，」根據一位巴克維磊族頭目的說法（這是我的消息來源從頭目那裡聽來的），「森林裡面傳來一聲呼喊，兩隻黑猩猩做出反應。公的黑猩猩先出來，碰觸那個男孩的頭。母的黑猩猩隔了幾分鐘之後才出現，那個男孩必須把牠給殺了。」男孩在凌晨時浸浴，接著就保持清醒，踱步、期待，直到接近傍晚，這時會有一名執行割禮的人用自製刀具來為男孩動刀。「我事後照料我的傷口長達四十五天，」一位經歷成年禮的人說道。不過現在他是男人，不再是個男孩了。那篇未發表的報告補充寫道：

直到最近，巴克維磊族持續在舉行這種儀式時使用黑猩猩。他們宣稱兩隻黑猩猩可以用來舉行多達三十六人的割禮。他們截除黑猩猩的雙臂，把這個部位給村中長者吃。不過近來由於黑猩猩數量稀少，巴克維磊族已經改用大猩猩。

不久前查獲了八隻大猩猩手臂，那是一個盜獵者為擺脫保育巡護隊的拘捕，把整袋肉品拋下才查獲的。那些手臂原本是要提供一次即將舉行的貝卡使用。「如果我們必須舉行這種重要的傳統儀式，」那位巴克維磊族頭目發牢騷：「那我們就不能沒有這些動物。」

這裡我要指出，在一種古老血腥儀式中，屠宰黑猩猩、吃牠們的手臂是其中的環節，有可能是染上SIV_{cpz}的有效途徑，這可不是以趾高氣昂的態度，在指斥巴克維磊族的文化。不過話說回來，在一九〇八年喀麥隆東南部那樣的貧瘠、艱困大地上，貝卡或許也不是必要的。單單飢餓這個理由，或許同樣能合理解釋那起原始溢出事件。

98 追隨病毒的路徑

再向南三十英里，來到一處稱為蒙貝雷交叉點（Mambele Junction）的十字路口，中間是個圓環，以三個卡車輪胎像疊硬幣那樣堆成，我們在一家小酒館就著煤油燈光進餐，吃花生醬燻魚（起碼我希望那是燻魚），喝溫熱的蒙奇格（Muntzig）啤酒。這裡恰好就是阿曼恩看到一輛運材卡車引擎蓋下藏著黑猩猩手臂的地方。那裡也是基爾那篇談第一型HIV黑猩猩起源的論文當中，提到的幾處地方之一。從這附近採集的黑猩猩糞便樣本，顯現病毒陽性率很高，還呈現出最具決定性的型式。這附近相去咫尺之地，就是愛滋病大流行的「事件原點」。

用餐之後，我和弟兄們又走到外面欣賞夜空。儘管這是週六晚，蒙貝雷交叉點的燈火卻稱不上大放光明，而且儘管有昏暗照明，我們卻不只能夠見到北斗七星、獵戶座的腰帶以及南十字座，甚至還能見到銀河系橫跨天際，像一抹壯闊的閃爍光影。當你在鬧區還能見到銀河系的身影，你就知道自己是位於窮鄉僻壤。

兩天之後，我在附近一棟樸實建築，洛貝凱國家公園管理總處所在地，和公園處長「保育官」見面，他是個長得很俊的光頭男子，名叫阿爾伯特．蒙加（Albert Munga），身著花襯衫和（不搭調的）花長褲。他孤傲端坐桌前翻閱文件，過了好幾分鐘，才屈尊降貴注意到我，接下來又一段時間，他對我的黑猩猩相關問題，似乎始終就是一副冷淡模樣。辦公室空調威力十足，這裡的一切全都很冷。但半個小時過後，蒙加先生變溫暖了，放輕鬆了，也開始分享他的一些資料和顧慮。

國家公園的大猿族群（黑猩猩和大猩猩加總起來）從二〇〇二年起就突然下降，他告訴我：從約六千三百隻，降到了約兩千七百隻。問題出自商業盜獵，根據他的說法，盜獵者主要是跨越東側邊界，渡過桑加河進入公園，而那條河也恰好就是喀麥隆的東南國界線。過了桑加河就是中非共和國，接著再稍微朝南一點就是剛果共和國，這兩個國家在過去幾十年來都曾經發生暴動和戰亂。政治衝突把軍事武器（尤其是ＡＫ步槍）帶進那個地區，大幅提高了動物保護行動的難度。裝備精良的盜獵匪幫渡過河川，殘殺大象和他們眼中見到的一切，挖出象牙、割下象肉，砍下猿頭和四肢，比較小的動物就整隻帶走，然後渡河逃回對岸，不然就搭船把戰利品向下游運送。「桑加河上有叢林肉交通運輸量很大，」蒙加告訴我：「而目的地則是韋索（Ouésso）。」韋索鎮是個河港，位於緊鄰國界線另一側的剛果境內，居民人數約兩萬八千，這是桑加河上游的主要貿易樞紐。那裡也是我的目的地，而且這也不是巧合。

才剛走出蒙加先生的辦公室，我暫停腳步，觀賞走道牆上的一幅海報，畫面有嚇人的插圖，還寫了一句法文警語：**LA DIARRHEA ROUGE TUE!**（帶血腹瀉會要人命！）乍看之下我還以為那指的是伊波拉病毒，不過不是。另一行較小文字寫著「Grands Singes et VIH/SIDA」（大猿和ＨＩＶ／愛滋病），ＳＩＤＡ就是ＡＩＤＳ的法文同義詞，而ＶＩＨ就是指ＨＩＶ。海報圖像採卡通風格，不過並不好笑，它以鮮明比喻，描繪出猿猴叢林肉和帶血腹瀉的關聯性。我逗留了夠長的時間，讓當中的古怪特性銘印在我的腦海。在這裡以外的整個世界，你都會看到愛滋病教材大聲疾呼：**奉行安全性行為！戴上保險套！別重複使用針頭！**這裡的信息則是：**別吃猿類！**

我們沿著一條泥巴路往前開，兩旁翠綠夾峙，朝喀麥隆的東南楔形角落繼續深入。那個國家的東南邊界是沿著恩戈科河（Ngoko River）劃定，這是一條東行支流，在河道交叉點流入桑加河。根據當地傳說，恩戈科河是非洲最深的河川，不過倘若這是事實，那麼底下的岩石就必然有一道陡峭的皺褶，因為河寬只達八碼。我們來到名叫莫隆杜（Moloundou）的城鎮，正午左右來到河邊，鎮上街區凌亂殘破，沿著幾座小山丘分布並俯瞰河道。從莫隆杜任意找一處良好制高點，眺望水濱對岸，剛果共和國歷歷在目——距離近得我們在安靜夜晚，都聽得到那邊非法盜伐之徒的暗夜鏈鋸聲響。聽說盜伐之徒讓樹木直接掉落入水中，綁成浮筏順流漂往韋索，那裡的一家木料加工業者二話不說，付現購買。又是韋索：違法犯行的集散地。那裡沒有政府勢力介入，沒有法律，沒有木材特許業者出面維護自己的權益，這是那一邊的情形——至少那是這一邊流傳的說法。我們已經來到邊疆地帶，那裡依然保有一絲野性粗獷。

隔天一早，我們走到市場看小販把商品整齊堆疊成列，有當地產的花生、南瓜子和紅棕櫚果仁、蒜頭和洋蔥、木薯塊莖、煮食蕉、非洲大蝸牛、深色煙燻魚和腿肉。我小心避開賣肉攤台，讓內維爾和馬克斯上前查看有什麼東西。賣的多半是煙燻遁羚肉，完全沒看到猿肉公開販售；有個攤商告訴內維爾，連穿山甲都已經過了產季。我從來不認為情況會有不同。像黑猩猩屍體這麼貴重的東西，只會在私下交易，也許還得事先安排，不會在市場上公開擺出來。

從莫隆杜再向下游，來到恩戈科河上的最後一個喀麥隆前哨站，叫做基卡（Kika），那是一座伐木城鎮，擁有一座大型木料加工廠，為好幾百名男子和他們的家庭提供工作和住所，還有一處泥土簡易跑道，為工廠管理精英提供便捷服務。河川沿岸沒有道路（要那個做什麼？河川**就是**道路），所以我們繞遠路從內陸前往那裡。一到基卡，我們立刻向警察局報到，那是河邊的一間小木屋，兼作出入境管制站，裡面一位名叫埃克美．賈斯汀（Ekeme Justin）的官員自己醒了過來，套上黃色T恤，為我和馬克斯辦妥必要的手續：在我們的護照蓋上「**出境喀麥隆**」字樣。我們要從這裡離開那個國家。收取規費之後，賈斯汀成為我們的要好朋友和東道主，他讓我們在警察局旁邊空地搭帳棚，還幫忙找到一條船。他和我們的萬能喬事情專員內維爾一起動身進城，日落時分，他們已經安排租下了一條三十尺木製平底

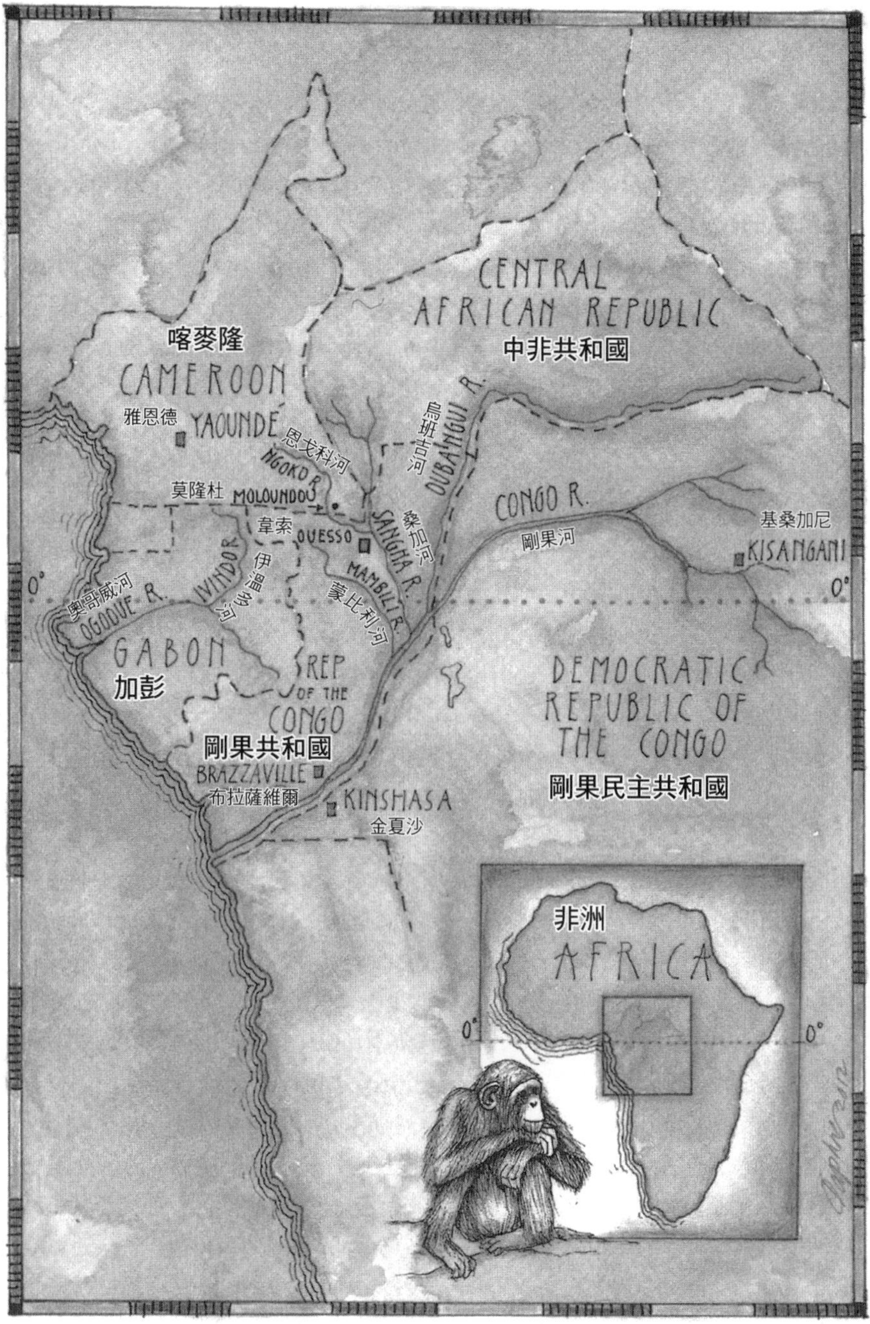
CENTRAL AFRICAN REPUBLIC
中非共和國
喀麥隆
CAMEROON
雅恩德
YAOUNDÉ
恩戈科河
NGOKO R.
烏班吉河
OUBANGUI R.
莫隆杜
MOLOUNDOU
韋索
OUESSO
桑加河
SANGHA R.
CONGO R.
剛果河
基桑加尼
KISANGANI
0°
伊溫多河
IVINDO R.
奧哥威河
OGOOUE R.
蒙比利河
MAMBILI R.
GABON
加彭
REP OF THE CONGO
剛果共和國
DEMOCRATIC REPUBLIC OF THE CONGO
剛果民主共和國
BRAZZAVILLE
布拉薩維爾
KINSHASA
金夏沙
非洲
AFRICA

船，還附帶一台舷外引擎，能夠運送馬克斯和我前往韋索。

隔天清晨，我五點鐘就起身，把帳棚捆紮妥當，迫切想在這個大迴圈中繞個彎，回頭入境剛果。接著我們靜等一場上午大雨下完。最後我們的船夫總算來了，一個沒精打彩的年輕人，名叫西勒凡（Sylvain），他身著綠色運動服和人字拖，為平底船安上了舷外引擎，還把船內積水舀乾。我們裝載完成，用一張防水布把我們的裝備蓋好，免得被綿綿細雨打濕，接著和忠誠可靠的內維爾和摩西，還有官員賈斯汀溫情道別，然後我們就啟程，碰上了恩戈科河上的一道強勁激流。我們調整方向，朝下游航行。當然了，對我來講，這趟旅程完全是為了割傷獵人假說。我希望目睹第一型ＨＩＶ從根源向外移動的路徑，並設想它的傳布通路的本質。

99 從最初的那個獵人說起

讓我們給他描繪個應有的相貌：他不只是「某個割傷獵人」，而是「那個割傷獵人」。假定他在二十世紀頭一個十年期間住在這附近，他或許是取用森林蔓藤來製作陷網、捕捉黑猩猩，也可能使用別種陷阱，然後用長矛來刺殺獵物。他有可能是巴卡人，和一大家子在森林中獨立生活，也或許是扮演農奴角色，在某個班圖頭目「保護」下過日子。不過，根據我聽來的巴卡族人不吃猿肉的禁忌，他或許並不是巴卡人。他更可能是個班圖人，說不定屬於穆派穆族（Mpiemu）或卡柯族（Kako），或者隸屬棲居桑加河流域上游的其他族裔之一。也說不定他是巴克維磊人，會參與貝卡儀式。看來我們沒辦法確認他的身分，連他出身哪個種族都無從得知，不過這片當年的德屬喀麥隆殖民地偏遠東南角落，倒是有許多候選部族。當那個人發現他的陷網逮到一隻黑猩猩時，我能想像他心中那份興奮，還有一些害怕。他已經證明自己是個成功的獵人，有能力養家活口，成為他那個小部落的高明獵手——而且他當時還沒有被割傷。

那隻黑猩猩也感到害怕，牠的一隻手或一隻腳被拴住了，眼睜睜看著那個人類接近，不過牠也很生氣，也依然強壯、危險。說不定那個人殺了黑猩猩，自己毫髮無傷；果真如此，那他就很幸運。說不定現場上演了一場惡鬥；他也許還被黑猩猩毆中一拳，或嚴重咬傷。不過他贏了。接著他就把獵物宰殺了，或許是當場動刀（把胃腸拋棄，不過保留了心臟、肝臟等器官，這些都是非常值錢的部位），也許用上了一把開山刀或一柄鐵刀。也許他在這個過程當中某個時間點傷了自己，或許發生在奮力砍切黑猩猩胸骨，或者從球窩關節支解手臂的時候。

我設想他左手手背在拇指和食指之間，意外劃了一道長長的傷口，深及肌膜，他皮開肉綻，露出粉紅色破口，由於刀刃十分鋒利，一時之間，他也沒看到或感到自己受傷。接著傷口開始流血。幾秒鐘過後，他才察覺，也開始覺得疼痛。那個割傷獵人繼續工作。他以前也割傷過，那很麻煩，不過幾乎不會使他對戰利品的興奮激情冷卻。他的血液從傷口流出，和黑猩猩的血混在一起，黑猩猩的血流入他的傷口，和他的血混在一起，所以他分不清那是誰的血。他的血流得滿手滿肘。他擦拭左手。血液又滲進他的傷口，從黑猩猩流出來的血又一次涓滴流進裡面，而他又再擦拭一次。他完全不可能知道——連可以表達的字彙或思維都沒有——這隻黑猩猩是ＳＩＶ陽性個體。那種觀念在一九〇八年還不存在。

黑猩猩的病毒進入他的血流。他染上了相當劑量。病毒發現，獵人的血液和黑猩猩的血液環境並沒有太大的不同，於是在那裡站穩腳跟。**好喔，我在這裡可以活下去**。它表現出反轉錄病毒的行為：穿透細胞，從自己的ＲＮＡ基因組變成雙股ＤＮＡ，ＤＮＡ接著更進一步穿透，進入了細胞核，並把自己嵌入宿主細胞的ＤＮＡ基因組中。病毒的主要目標是免疫系統的Ｔ細胞。那種細胞表面有一種蛋白質受體（ＣＤ４），而那個割傷獵人的這種受體，和他宰殺的黑猩猩體內Ｔ細胞上的等價受體（另一種ＣＤ４）並沒有太大不同。於是病毒附著上去，進入人類細胞，並在那裡安家落戶。一旦嵌入細胞基因組，它就永遠不再離開了。它成為計畫的一部分。病毒可以採行兩種做法來增殖：藉由細胞複製（每有受感染的Ｔ細胞自行複製，反轉錄病毒基因組也跟著複製），或藉由它在細胞基因組中的自身小基因組的活動，拷貝出新的病毒體，接著病毒體就從Ｔ細胞逸出，四處遊蕩攻擊其他細胞。此時那個割傷獵人已經受了感染，不過除了手上有一道刀傷之外，他並不覺得不適。

別再想杜加了。這個人才是零號病人。

說不定他扛著黑猩猩屍體，或者部分屍骸，凱旋回到村子——如同後來梅依波特二村那群男孩，帶著一隻充滿伊波拉病毒的黑猩猩屍骸回到村子。說不定，倘若他是巴卡人，就會把獵物完整交送給他的班圖領主，反正他也不想吃。倘若他自己就是班圖人，那麼他的親友會來共享這場盛宴。也說不定那隻黑猩猩是一筆意外之財，他可以特別騰出來賺取利潤。倘若那個季節收穫特別豐盛，他們獵殺了一些遁羚或猴子，採集到一些森林果實和塊莖糧食，而且木薯也豐收，他的家人不會挨餓，那麼他就有可能費勁把黑猩猩搬到市場販售（好比到莫隆杜的市集），換來現金或其他貴重物品，好比一把更好的開山刀。在這種情況下，黑猩猩肉就已經分銷零售出去，而且許多人都吃了一些，或烘烤、或煙燻、或製成肉乾。不過考量到病毒一般能傳播的方式（血對血或性傳染），以及不能傳播的方式（藉由腸胃道），因此除非那些人手上有割傷，或口中有瘡瘍，而且傷口接觸到生肉，否則他們非常有可能完全不會接觸到足以引發感染的高劑量病毒。一個人有可能吞下大量第一型ＨＩＶ顆粒，不過倘若迎接招呼那些病毒體的是胃酸，而不是血液，它們很可能沒辦法立足、複製。讓我們假定，共有十五位消費者分食那隻黑猩猩的肉，結果全都安然無恙。ＨＩＶ陰性，幸運的鄉親。讓我們假定，只有那個割傷獵人從黑猩猩直接染上病毒。

時間過去了。病毒熬了過來，開始在獵人體內複製。他的感染在頭六個月期間轉劇，眾多病毒體在他的血液當中蓬勃發展；這時他的身體還有能力應變，發動了一次早期免疫反應，於是病毒血症減弱了些，緩和下來，維持了一段時期。他沒有感覺到有任何影響。他把病毒傳給太太，最後還傳給了和他有性關係的四名女子之一。他沒有出現免疫缺乏症狀——還沒有。他很強健、活躍，繼續在森林裡面打獵。他有了一個孩子。他喝棕櫚酒，和朋友談笑。接著，比方說一年過去了，他在一次危險程度超過宰殺黑猩猩的獵象行動中慘死。他是七人小組當中的一人，所有人全配備了長矛，受傷的大象向他追過來。他的肚子遭象牙刺穿，當下就被釘在地上。事後你在泥地還可以看到象牙刺出的坑洞，彷彿一根血腥尖樁刺入又拔出。一群男子把他挖了出來，一群女子為他清洗、預備葬禮，那群男女身上全都沒有開放性傷口，所以都沒有受到感染。他的兒子生下來是HIV陰性。

那個割傷獵人的遺孀找到一個新男人。那個人行過割禮，並無生殖器瘡瘍，而且很幸運；他沒有受到感染。從割傷獵人染上病毒的另一位女性，結識了好幾個伴侶。她感染了一人。這名男子是一方頭目，有兩個太太，偶爾也染指村中青春少艾；他的兩個太太和當中一個女孩都受了感染。頭目的太太都對他很忠實（由於環境限制使然，也說不定是自己的選擇），沒有感染給任何人。受感染的女孩最後有了自己的丈夫。於是情況繼續發展。各位明白箇中道理了。儘管病毒從女到男的性傳染效率較低，從男到女的傳染效率不是很高，不過這樣的效率也足夠了。幾年過後，已經有好幾個人染上病毒。然後隨著時間過去，又有更多人染上，不過數量沒有很多。社交生活受限於小型人口規模，沒有機會，道德規範也產生若干影響。病毒存續了下來，R_0勉強高於一．〇。

病毒藉由鄰里互動傳到了第二個村子，接著是第三個村子，卻完全沒有在那些村子高速激增。沒有人察覺到那裡莫名其妙出現一波死亡案例。它悶燒醞釀，成為恩戈科河和桑加河流域上游之間，那處窄小楔形地帶的地方性傳染病，受波及的百姓陽性率很低，而且他們的壽命一般都很短，日子過得很困苦。由於種種不幸事故和病痛，那裡的民眾往往死得很早。倘若一名年輕男子在打鬥時死亡，就算他呈HIV陽性，大家也只知道他濺血身亡，此外就沒有人對他的血液狀況有絲毫了解。倘若一名年輕女子死於地方性天花爆發，就算呈HIV陽性，她同樣也不會留下任何不尋常的事蹟。

那段早年時期的某些案例，一個人受了感染，是有可能繼續活到出現免疫衰竭狀況。不過森林和村子裡面，有許許多多現成的致病原可以殺死他或她。結果看來也不會是很特別的事情。民眾死於瘧疾。

民眾死於結核病。民眾死於肺炎。民眾死於不知名熱病。司空見慣。說不定有某些人痊癒了，他們的免疫系統本領高強，卻沒有人注意到有一種新的疾病。也或許某人注意到了，報告卻沒有存留下來。這種東西依然藏身暗處。

在此同時，病毒本身也適應了，至少稍微更能適應新宿主了。它突變得很頻繁。天擇開始發揮作用。只要它在人類細胞裡面的複製能力略微提高，結果就會導致病毒血症水平提高，它的傳播效率也可能跟著提高。到這時候，它就成為我們所稱的第一型ＨＩＶ病毒Ｍ群。一種會感染人類的病原體，罕見、古怪，侷限於喀麥隆東南部。這樣大概過了十年。那種致病原存續下來。過去幾乎肯定有好幾次SIV_{cpz}溢出傳給人類的事件（眾多黑猩猩遭人宰殺，眾多獵人遭割傷），結果便導致先前幾起連鎖感染事例，不過那些連鎖事例始終侷限在局部範圍，為時也很短暫。這種悶燒爆發，歷來始終落得冷清收尾下場。這次卻不是這樣。在陷入這種油盡燈枯的處境之前，另一個人踏上舞台——這也是個假設性人物，不過和事實相符——這個人，我稱他為行水人。

行水人不是獵人。反正不是個全時間投入狩獵的高明獵手。他有其他的技能。這個人依我想，是個漁夫。他住在一處森林空地，就像住在蒙貝雷的人，不過他的住家是在恩戈科河沿岸的一處漁村。我設想他自小就是個河邊男孩；他懂水；他懂船。他有一條獨木舟，很好的一條船，堅固修長，是他用桃花心木的原木親手打造的，而且他的日子多半在獨木舟上度過。他年紀很輕，沒有娶妻，沒有孩子，心中存有一絲冒險的渴望。他小小年紀喪父，母親由於一次不幸事件，加上別人的妒恨，導致村民懷疑她施巫術，看不起她，於是這個男孩年紀輕輕就和自己出身的群落疏遠。他把這當成深沉的個人創傷；他回過頭來瞧不起那群村民，詛咒他們，從此走上自己的陽關道。他適合自個兒過日子。他並不嚴格遵守巴克維磊族習俗。他從來沒有施行割禮。

行水人吃魚。事實上，除了魚和香蕉，其他的東西他幾乎全都不吃——不過他有時也吃木薯，他不種木薯，也不自己處理，但他賣魚的時候，很容易就能換來木薯。他喜歡那種滋味，也喜歡捕魚維生，而且那裡的漁產始終豐盛。他知道哪裡可以找到魚，如何捕捉，也知道種種不同魚類和名稱。他飲用河水。這就夠了。他不製作棕櫚酒，也不買。他自給自足，侷限在自己的小世界當中。

他會把漁獲分給母親和她的兩個年幼子女，在我看來，儘管他和鄰里疏於往來，卻是個孝順的兒子。他的母親依然住在舊村莊邊緣。他在河岸宿營獨居，多出的漁獲都晾在架上晒乾，遇上雨季就生火燻製。偶爾他也動身到較遠地方，划船上行或順流而下好幾英里，前往市集村落販賣滿船漁獲。他因而體驗到現金交易的活絡。當地盛行的貨幣是黃銅條，也使用瑪瑙貝，有時他甚至還可能看到德國馬克。他買了一些鋼鉤和一捲工廠產製的釣線，這些都是一路從馬賽運來。釣線令人失望，不過魚鉤就太棒了。有一次他順流而下，遠達和桑加河交匯的地點，那條河流大得多，水勢強勁，有恩戈科河的兩倍寬，他還在大河水流上航行一整天——那是一次令人暈眩的可怕經驗。他看到右岸有一座城鎮，他知道那裡是韋索，規模龐大，惡名昭彰；他敬而遠之，讓船保持在河心直到通過。一日終了，他停船睡在岸上；隔天他覺得自我測驗已經夠了，於是逆轉船頭。他花了四天，焦躁努力向上游划行，沿途都貼靠河岸（只除了在韋索又再次偏離），費勁穿越漩渦，不過行水人成功了，開心重返自己的世界，小小的恩戈科河，等他在自己的營地靠岸時，心中湧起一股新的自信。這或許就發生在，好比說，一九一六年的漫長乾季。

還有一次他划槳上行遠達恩格巴拉（Ngbala），那是一處河岸城鎮，距離莫隆杜有好幾英里之遙。依照我的推想，他那趟回程時停靠在莫隆杜，船隻在緊貼城鎮的下游一處遮蔽河灣綁好過夜，接著就在那裡，就在他的船上，他和一個女人做愛。

她不是他的第一個，不過她和村莊女孩不同。她自己也是個河上商人，跑單幫的，比他年長幾歲，經驗豐富得多。她沿著恩戈科河和桑加河上下奔波，憑著機智和貨品營生，有時也賣身。行水人不認識那個女人，從沒聽過她的名字。她很開朗，恣意調情，算得上漂亮。他對漂不漂亮沒想太多。她穿著一件印花裙，用亮色碎花布印的，工廠的紡織製品，不是當地的酒椰織布。她想必很喜歡他，或起碼喜歡他的表現，因為隔天晚上，她又回到他停泊遮蔽河灣的船上，他們再次交媾，做了三次。她看起來很健康；她開懷歡笑，而且很強壯。他認為自己當晚很幸運——幸運遇到她，讓她留下好印象，而且免費得到其他男人要付錢買的東西。其實他並不幸運。他的陰莖上有一道微小的開放性傷口，幾乎不比刮傷嚴重，那是他下河洗好澡，起身時被有刺蔓藤戳傷的。就連在這段想像情節中，也沒有人知道，沒有施行割禮，會不會是他這麼容易受感染的關鍵，或者會不會是因為那道微小的棘刺戳傷，也或許兩者都不是。他給那個女人一些煙燻魚。她給他病毒。

那不是她的惡意舉動，也不能怪她不負責任。儘管腋窩腫大、發疼，她卻完全不知道自己身上帶了病毒。

100 市場中的叢林肉

順河穿越熱帶叢林，是十分撫慰人心、陶醉心神的旅程。你看著岸邊蒼翠綠牆平順滑過，而且除非河道狹窄得讓采采蠅注意到你經過，蜂擁從岸邊飛出來，否則你幾乎不會有絲毫不快。由於河畔就代表森林邊緣，陽光可以完全照耀下來，不像茂密林冠那樣遮天蔽日，那裡植被特別繁茂糾結：樹上滿是懸垂蔓藤，下層植被密不能行，厚實得就像舒伯特劇院（Shubert Theatre）的老舊天鵝絨帘幕。這帶來一種錯覺，誤以為森林本身，林間內部，說不定就像海綿那麼稠密。不過就河上旅客而言，那種密度已無關緊要，因為你有你自己的開放路徑，可以沿著河心行進。假使你有林中行走的經驗，你就知道那種困難，但林木卻也不至於像海綿那麼緻密，河上行旅可以避開那種艱難險阻，感覺幾乎像在飛行。

離開基卡之後，有一陣子我們偏愛航行在剛果那一側，借助一道強勁水流前行。西勒凡熟悉他的上選航線。他的助理是巴卡人，叫做約羅（Jolo）。約羅操作舷外引擎，西勒凡負責監督，在船頭指揮航向。那艘平底船夠大、夠穩，馬克斯和我可以坐上船舷。緊接著我們通過了右岸一處小小的警察哨所，是剛果那側相當於喀麥隆基卡派出所的對應單位，幸好沒有人揮旗子叫我們停船。在剛果境內，這種檢查哨全都是在護照上蓋章和小額索賄的場所，你最好儘量避開那種崗哨。接著我們緩緩通過幾處村莊，彼此相隔很遠，各村都只是一群抹灰籬笆牆屋，為了避開雨季氾濫而坐落在河岸高處。房子的屋頂鋪了茅草，四周種植香蕉樹，加上一、兩棵油棕櫚，小孩子穿著破爛的衣物和短褲，站著呆看我們通過。離我們的目的地，還有幾個小時？我問西勒凡。他回答，這要看情況。通常他會在沿途各村莊停靠，做點買賣，接送乘客，拖延行程，等天黑再進入韋索，這樣才不會被出入境警察盯上。他解釋過後沒多久，果真把船停了下來，指導我們在剛果河岸的一處村莊登岸，他把一張大型塑膠防水布送上岸，接著在啟航時，我們還從岸上接來了一位乘客。

那是我包租的船，不過我不介意。上船的是個年輕女郎，帶著兩個袋子、一把雨傘、一個手提包，還有一鍋午餐。她穿著橘綠相間的裙衫，包一條紮染印花頭巾。就算沒人透露，我也猜得出：她是個跑單幫的。她名叫薇薇安（Vivian），住在下游韋索那邊，很高興能搭船回家。她很活潑，身材豐滿，自信滿滿，敢單獨往來河上，買賣米、麵、烹調油和其他日常必需品。西勒凡願意載她，因為她是他的妹妹——這個說法可以照字義來理解，也可以採不同解釋。她有可能是西勒凡的女朋友或堂表妹。我從薇薇安身上了解到的不多，只除了她的生計，她那種「跑單幫的」角色依然存在，為具有獨立精神的女性，提供村莊生活（甚至城鎮生活）難得見到的自主維生方式，同時河川依然扮演經濟、社會流動的管道。她看來大體就是一種迷人的古早形象，儘管這樣對她似乎並不公平，不過這讓我想起，將近一個世紀之前，那個行水人有可能遇上的女人。她是潛在的感染媒介。

當天空又開始降雨，馬克斯和我，還有西勒凡和薇薇安，一起蹲在我們的防水布底下，低著頭，不過依然窺視外面，同時巴卡人約羅則淡漠地繼續操縱引擎前行。我們通過一條獨木舟，駕舟漁夫拉起一面漁網。我們通過另一處村莊，一群孩子盯著瞧。接著雨又停了，暴風也減弱平息；溫和浪濤消失了，只見河面平靜無波，一片褐色，一如冷卻的歐蕾咖啡。紅樹林從岸邊延伸出來，猶如正在向外摸索的章魚。我注意到幾隻白鷺，卻沒見到翠鳥。正午時分，我們來到了和桑加河匯流的地點。左側沿岸土地的標高逐漸降低，接著收窄，沉陷沒入水中。桑加河緊緊攫住我們，拉扯我們繞個弧圈，我轉頭看著喀麥隆東南部楔形地帶向一個定點退卻消逝。

微風向上游吹來，空氣稍微變暖。我們經過一座長了林木的大島。我們經過一條獨木舟，舟上一名男子挺直站立，小心划槳。接著在前方一段距離，我透過薄霧看到一群白色建築。白色建築代表磚頭和經過粉刷的政府機構，那裡是比村莊更大的地方：韋索。

不到半個小時，我們在韋索水濱登岸，那裡有水泥坡道和牆壁，站著一位出入境警官，還有奔來逐往賺小費的一群腳夫在等生意上門。我們踏上岸邊，重新進入剛果共和國。我們填妥法文入境表單，接著馬克斯操林格拉語來應付搶搬行李的腳夫。西勒凡、約羅和薇薇安都不見蹤影。馬克斯生性比較害羞，不像內維爾那麼強勢，不過他做事認真、盡責，現在輪到他來當我的喬事情專員。他在水濱這邊沿岸找人詢問，很快就有了好消息：有一艘大型客貨平底駁船，當地就稱為「船舶」（le bateau），預定明天啟程，航向布拉薩維爾，那裡在更下游，和這裡相隔許多里路和好幾天行程。我吩咐他安排讓我們搭上那艘船。

馬克斯和我，我們找到一間旅館，到了早上我們走到韋索市場。市場集中設在一棟寶塔狀低矮紅磚建築裡面，和河流只相隔幾個街區。那座塔很大，老舊又有風格，地面鋪了水泥，還有一處圓廳，上方是三層波浪金屬板屋頂，建築年代至少可以回溯至殖民時期。市場已經大幅擴增，遠遠超出了塔區範圍，延伸出一片木框攤位和攤台雜沓的地帶，當中夾著一條條窄巷，還把那個街區大半涵括在內。生意非常興隆。

一九九〇年代中期，兩位移居國外的研究人員和一位剛果助理，完成了一項有關韋索和周遭地帶叢林肉供貨狀況的研究，結果發現，這處市場每週約經手一萬兩千六百磅的野生獵物。那個總數只把哺乳類動物計入，魚類或鱷魚都不算在內。這當中遁羚占了大半，靈長類排第二，不過靈長類肉品大半取自猴子，而非猿類。在那四個月研究期間，共有十八隻大猩猩和四隻黑猩猩遭宰殺販售。屍體分別由卡車和圓木獨木舟載來。韋索是剛果北部最大城，附近完全看不到肉牛，於是周邊好幾英里範圍森林中的大型「牲畜」漸漸被消耗盡淨。

馬克斯和我在市場巷道來回四處打探，繞過泥坑，閃避低矮金屬板屋頂，就像我們在莫隆杜那樣隨意看看。由於這裡是韋索，商品數量和種類都更豐富得多：一匹匹色彩繽紛的布料、運動袋、亞麻布製品、煤油燈、非洲芭比娃娃、髮片、DVD、手電筒、雨傘、熱水瓶、散裝花生醬、一堆堆富富粉、一桶桶蘑菇、蝦米、森林野果、現炸貝奈特餅、高湯塊、一瓢瓢賣的鹽、肥皂塊、藥物、一箱箱豆子、鳳梨，還有安全別針和馬鈴薯。有個女人在攤台拿開山刀把一條鯰魚活活砍死。她的正對面，還有個女人供應好幾隻死猴子。那位賣猴子的是一位體格壯碩的中年女子，頭髮梳成「玉米辮」式樣，身穿渦紋裙衫，外罩褐色屠夫圍裙。她的態度親切，直截了當，得意洋洋把一隻煙燻猴子摔在我面前，講出價錢。那隻猴子的臉很小，面容扭曲，雙眼緊閉，雙唇乾燥後縮，露出牙齒和一抹沒有生命的微笑。腹部切開攤平，牠的大小和模樣約略就像個車輪蓋。她開價**六千法郎**。除了那第一隻猴子之外，她又拋出另一隻，以防我很挑剔。那隻也是**六千法郎**。她說的是非洲金融共同體（CFA）法郎，在中部非洲流通的弱勢貨幣。她的六千法郎相當於十三美元，而且可以殺價，不過我放棄了。她還有煙燻豪豬、五隻遁羚，以及另一隻猴子，這隻才剛殺不久，毛皮還有光澤，我認得出那是隻大白鼻長尾猴（greater spot-nosed monkey）。馬克斯說，那是高檔品項，很快就會賣掉。鄰近有零賣煙燻豬肉的攤位，賣的是叢林豬，標價每公斤三千法郎。這些動物在剛果都可以合法獵捕（不過禁止用陷阱捕捉）並公開販售。沒有見到猿類的跡象。在韋索你如果想要黑猩猩或大猩猩肉，肯定還是可以弄到手的，不過你得私下安排才行。

我們原先預定的搭船下行航程遇上了一些障礙和延擱，於是在四天過後，馬克斯和我又回到了韋索。我們再次造訪市場，又一次通過寶塔，走過攤販之間的窄巷，沿著一張張攤台前行，台上堆著鯰魚、猴子和遁羚，有煙燻的，也有生鮮的。這次我注意到一台手推車，擺滿尺寸稍小的鱷魚，還看到一隻鱷魚在砧板上被劈開。我領悟到，你從市場任何角落，都可以明確判定肉品區在哪裡，聽聲音就知道了——那種穩定的「喇！喇！」開山刀劈砍聲。接著我們又來到了褐色圍裙女士那裡，她還記得我。「你回來了，」她用法語講。「怎麼你都不買東西？」這次她拋出一隻小小的遁羚，比較像是挑戰，比較不像是出示商品，「**你是來買東西的，還是來窺探的？**」我比較喜歡雞，我說得毫無說服力。或者煙燻魚。她微笑聳肩，對這名白人男子的怯懦毫不感到意外。接著我拋出一個大買賣，我說：「不過假使你有黑猩猩……」她不理我。

不然大象也好，馬克斯補上一句。這時她不置可否地笑了，轉回頭去招呼她真正的顧客。

101 故事繼續……

依照我的設想，當初行水人上路時，韋索和當地市場也發揮了關鍵誘惑作用，把他給吸引了過來。他的狂野想法和狂野旅程就是從韋索展開。他原本沒有意思要繼續遠行。下行航向韋索接著就回頭，這分雄心壯志和風險，都已經夠高了（他**本來**是想回頭的，然而生命卻朝另一個方向開展）。不過在韋索的構想湧現之前，其實已經有令人暈眩的象牙偶發事件。如果說韋索是拉攏他的力量，那麼象牙就是推開他的因素。

他從來沒有想要尋找象牙。那是意外遇上的。有一天，他在恩戈科河上游，在一條從剛果側注入的溪流入水口處整理漁網。那是在旱季的三月時分，漫長旱季就要進入尾聲。河川水位很低，流速緩慢，水很溫暖，所以他才認為，清新的進水水流，有可能引來魚群。結果並沒有很多，那點漁獲恐怕不夠補償他付出的心力。於是到了中午，他決定徒步向內陸走，沿著這條小溪逆向上溯，進入森林尋找水塘，期望有小魚困在裡面，比較容易捕獲。他沿著泥岸艱苦跋涉了將近半英里，沿途穿越荊棘蔓藤，越過糾結根系，沒找到幾處水塘，也沒有捕到魚。令人挫敗的處境，卻也不足為奇。他停下來喘口氣，捧水來喝，接著皺眉看著前方，拿不定主意該不該繼續走。就在這時，他注意到再往前約四十碼處，溪流河床上有個大型灰色隆丘。在你我看來，那就像一塊花崗岩巨礫。不過剛果北部或喀麥隆東南部並沒有花崗岩巨礫，而且行水人也從來沒有見過那種巨礫。他立刻知道那是什麼，那是一頭象。他的心跳加速，當下直覺只想逃跑。

結果他卻瞪著看。他的雙腿沒有起步。他繼續逗留，不確定為什麼。他察覺現場某處瀰漫一股恐懼的感受，不過那股恐懼並不是他的感覺。接著他意識到似乎有哪裡出了差錯——那頭象倒在地上，姿勢看不出是在睡覺。牠的臉摔在泥地上，象鼻向一旁甩去，臀部斜向隆起。行水人小心走上前去，注意到大象下側和腹部有一些紫紅色傷口。一支巴卡族長矛從當中一處傷口突伸出來。他看得出那隻野獸是如何左肩著地，悽慘崩垮下來，牠的那側前腿屈成一種帶來傷害的角度向外彎折。這時他躡手躡足來到了十碼以內，他知道那頭象已經死了。

那是一頭相當大的公象，已經中年了，象牙長得很好。孤零零躺在溪流河床死去、腐敗。行水人很快做出一些推論。牠大概是被巴卡族狩獵隊伍殺死，不過並沒有當場遇害，只是受了致命重傷。牠突圍逃走，而且在脫困時，想必也殺了一、兩個包抄圍捕的巴卡人。其他人想必也心寒膽戰，放棄追逐。說不定這發生在河流北岸。說不定那頭象受傷之後，情急下水游過河流。不過倘若那群巴卡人循跡追蹤，也設法渡河過來，而且在這時再次現身——那麼他就不妙了。倘若巴卡人發現了行水人和他們的寶貴戰利品，他們很可能用矛在**他**身上戳滿紫色孔洞。所以他迅速動作。他取出開山刀，劈砍大象臉部，切進血肉和軟骨，劈出一道深深的醜惡傷痕，現在那裡看來已經沒有象的模樣，倒像是其他某種東西，某種皮開肉綻的血腥殘屍。接著半個小時不到，他就把兩根象牙都給扭了下來。象牙鬆脫時發出撕裂聲響，和牙齒從顎部拔出的情況沒有兩樣。

他把象牙上的組織刮乾淨，接著用泥沙研磨，把它們泡進溪流洗得發白。他雙手捧著象牙，每根看來都很龐大。大豐收。說不定有十五公斤。他從來沒有在懷中抱著這麼大筆財富。他一次只能處理一根。他輪流檢視象牙，伸手撫摸平滑白色曲線直到尖端。接著他設法把兩根都抱了起來，一路低身閃躲穿越蔓藤，踉踉蹌蹌回到獨木舟，然後就把它們拋下，和他的少數幾條魚一起擺在船底。他迅速解開纜索，划進了水流，朝下游航去。轉過一道河灣之後，他開始放鬆下來，心跳減慢恢復正常。

剛才究竟發生了什麼事情？他偶然發現了半桶財富，還把它偷了過來，事情就是這樣。不過或許應該說「取得」。現在怎麼辦？

回到營地，行水人匆促把象牙搬到一根倒木旁邊，藏進一處枝葉遮蔽的隱密地點。頭一晚半夜，他清醒過來，猛然意識到他的藏匿位置並不妥當，藏得很愚蠢，他不耐煩地等待暗夜過去。他在天亮時起身，挖開營火的煤渣、餘火和灰燼——那是他多年慣用的爐灶位置——並在那個地點挖了個坑，用開山刀劈穿烘烤泥層，接著一刀刀深深切進底下的黏土。他下挖了四英尺。挖出一道很深的窄溝。他拿恩古溫古（ngoungou，學名是*Megaphrynium macrostachyum*）葉片把兩根長牙包裹保護起來，然後安置在溝渠底部。接著他把土回填，仔細整平地面，把舊灰燼灑回原來的地方，換掉焦黑的圓木，重新點燃營火。現在他的寶藏暫時安全了，或許吧。接著他就可以想想該怎麼做。

要想出答案可不容易。有機會，也有風險。他這個人並不獵象，認識他的人全都知道這點，他沒道理擁有象牙。倘若他把象牙拿到莫隆杜，那裡的法國特許經銷商，就會直接沒收，那是一群專門軟硬兼施、威脅利誘、不擇手段要從森林弄到象牙的貪婪代理人。他甚至還會遭受懲處。其他人會想要把它們偷走，或者謊報價格騙他，好廉價換得象牙。他思索這所有情節。他不是奸詐的人，不過他堅毅不拔，頑強不屈。

過了六個月。他的日子和往常沒有兩樣：在河中捕魚，在營地晒乾漁獲，隻身度日，久久去一趟恩格巴拉或莫隆杜做點買賣。莫隆杜有個商人，他不是本地班圖人，也不是特許經銷商的代理人，他是半個葡萄牙人，是有人脈的外地人，出了名的精明，而且聽說也做象肉和象牙黑市貿易。有一天在買賣漁獲、鹽和富富的時候，行水人向那個商人問起象牙的價格，只不過隨口問一下！商人神色狡詐地看著他，提了個數字。價格好像很高，卻也不是非常高，或許行水人臉上閃現失望神情。他沒再說什麼。

事隔兩晚，行水人從上游回來，卻發現他的營地被人砸爛。那位半個葡萄牙商人和某個人談過了，而那某個人就直接過來他這裡打劫。

他的棚屋被搗毀，晾晒架被打壞。他的少數財產——他的第二張網、幾個錫罐、一把露營刀、一件襯衫、他的酒椰蓆子，還有其他東西——全都胡亂四散棄置。他的小小錫盒被撬開，魚鉤和菸葉都被取出丟棄。魚乾散在地上，遭人故意踩踏。跡象顯示有人四處亂挖——那棵倒木的旁邊、他的棚屋地面，其他幾處地方也被挖過了。漫無章法的胡亂搜索。行水人的營火被弄散了，木頭和灰燼都被踢開。見了這幅景象，他倒抽一口氣。不過灰燼底下的泥土並沒有被動過。他們沒有找到他們想找的東西。

所以他把心思轉到韋索。當晚他在自己的破敗營地度過，身邊點起黯淡營火，開山刀握在手中。天剛破曉，他挖出象牙，象牙仍用葉片包著、沾滿泥土，他絲毫不稍停頓來秤掂那種清冷的珍貴重量，直接把它們擺進他的獨木舟。他在象牙上覆蓋魚乾，這個他有很多，還有煙燻魚，這個他只有少許，接著再在魚上面蓋上更多恩古溫古葉片，全都整齊捆紮成束，彷彿他是要帶著它們上市場。恩古溫古葉片是一種包裝材料，本身就有價值，只不過相當低賤，那是可憐鄉下人採來販賣的商品，也因此看來很合理。他在葉片上面擺上蓆子。他啟程划開岸邊，讓水流把自己帶向恩戈科河下游，也把莫隆杜甩到自己後方。他穩穩划槳好幾個小時，來到了桑加河，在那裡轉朝下游，繼續直奔韋索。

城鎮下游半英里處，他發現了一處漩渦，於是他把船隻拉上岸，拖進森林。那裡沒有上陸點，沒有小徑，沒有營地，沒有人類活動的跡象——這樣很好。隔天，他把獨木舟藏在綠葉繁茂的枝幹底下，接著就在林中開路，徒步朝西北前進，直到他碰到韋索的外圍道路。他跟著別人走，就這樣直接來到市場。他從來沒有見過這樣密集的人群，而且一當他混入人潮，心臟就開始猛跳，彷若站在死亡大象身旁那時的情形。不過並沒有人傷害他，甚至也沒有人多看他一眼，儘管他的衣著襤褸，還帶著一把開山刀。他看到有些人的衣著也很骯髒，好幾個人，還有一、兩人也帶著開山刀。他開始放鬆下來。

市場設在一棟巨大的圓形建築裡面，上方是金屬屋頂，令人歎為觀止。你可以買肉，你可以買魚，你可以買色彩鮮豔的衣物、木薯乾、蔬菜和魚網，還有你從來沒見過的東西。行水人沒有錢買任何東西，沒有法郎，沒有黃銅條，不過他四處瀏覽貨品，彷彿他有可能想要什麼東西。他豔羨看著遁羚和猴子。他拿起一隻大猩猩的手掌，那個女販子盯著他看，他又伸手把商品擺回去。那裡的人講林格拉語。他和一個賣魚的男子交談了幾句。這次行水人比自己在莫隆杜時謹慎。「如果我有煙燻魚，你買不買？」他詢問。「也許吧，看到再說。」那個人說道。行水人留意一下附近另一名男子，那人站在一張厚板桌後面，桌上擺著大塊象肉，呈煙燻灰色。賣象肉的人，也可能做象牙買賣。行水人記住那個人的臉孔，不過並沒有和對方說話。他打算明天再開口。

他回頭出城，走進森林，對自己審慎完成初步出遊感到滿意。當他穿行走出低矮樹叢，來到他的河邊藏匿地點，卻只見砍下的枝幹被拋到一旁，駭然發現有人彎身看著他的獨木舟。他驚怒不已：氣自己又一次做出蠢事，氣這個世界，尤其氣那個貪圖他象牙的人。行水人高舉開山刀，跑上前去，那個人才剛半轉身形，他的刀子就砍了下去，把那人的頭顱像劈乾椰子般劈了開來。這一劈發出了令人作嘔的要命聲響。那個人重摔倒地，頭顱裂開，露出粉紅色腦子，血液從粉紅色澤周圍湧出，接著就停止了。

行水人抵達韋索的頭一天，才剛到下午三點左右，他已經殺了一個人。這是什麼恐怖地獄啊？

他的下一場重擊，在他把那個死人翻轉過來時轟了過來。那不是張男人的臉，那是張男孩的臉。皮膚平滑，有嬰兒般的豐腴臉頰，長下巴，幾乎還不到施行成人禮的年紀。行水人被男孩的身高唬過了。他殺了個高大的少年人，一個身材瘦長、膽敢彎身窺探他的獨木舟的男孩。一個鎮上來的男孩，有親友會惦念著他。這下不好了。

行水人佇立片刻，筋疲力竭，苦澀難當，在心中盤算自己的處境。接著他再次迅速行動。他拖著男孩的身體向河流走去。進入淺水，濺起水花，他踉蹌拖著屍體離開岸邊，拉到了夠遠距離，確保屍身進入水流，然後放手看著它漂走。屍體在水中沉得很深，不過總算是漂著。他回到岸上，快步衝向他的獨木舟，確認兩根象牙都還在。確實都在。他一一緊抓每根的尖端，讓自己安心。一根、兩根。他把包紮葉片翻開來看。是的，象牙，兩根象牙。他拖著獨木舟進入水中，爬進去，然後就開始划槳向下游航行。不到五十碼，他追上了那個男孩的遺體，接著就超越離去。他連一眼都沒有回看韋索。

現在他已經下水了，解開羈絆了，但再也回不去了。他向下游航行了三個星期，或者說不定有四個星期，他並沒有計算日子。他有他的獨木舟和他的象牙，他的開山刀，他的釣魚線和魚鉤，其他就沒多少了。他眼前的目標是活下來，過一天算一天。他的驅動目標是從象牙掙回他的生活。他沿途重新開始打漁，拖曳餌線，除了過夜就很少停靠。他捕到什麼就吃什麼，魚乾和煙燻魚都儲存起來，以備不時之需。每天早上日光照耀時，他又重新下水啟航。他經過另一座城鎮，沿著遠側岸邊遠遠避開，划進一段蜿蜒河道，慢慢從沼澤地之間穿越。他看得出，這條航路大體帶著他往南行進。這一路上他經歷了一些險境和事故，而且又有幾次險遭不測。或許各位的想像力也不會比我差。有一次，他遇上一個乘著圓木筏的男子，一路向下游漂流，他賣魚給那個人，也聽那個人警告他要留心波邦吉人（Bobangi），那是個傲慢的民族，桑加河河口的貿易和通行都由他們控制。桑加河河口？行水人不懂那是什麼意思，在他心目中，這條河流延續不絕、永無止境。

還有一次遇到鱷魚伏擊，也是一次討厭的時刻，不過那個早上他很幸運。那是一隻很齷齪的動物，不大，才勉強達到六英尺長，膽大包天，竟愚蠢到攻擊人類，結果他扳回一城。事後他從那隻鱷魚的腹部和尾部切下肉來，連吃六天。他從來沒吃過雞肉，所以對他來講，鱷肉的味道就像魚肉。他把割下的鱷魚頭擺進一支烈蟻（driver ant）縱隊當中，螞蟻不到一個下午就把肉全給清光了。現在那顆經過曝晒變白的鱷魚顱骨，就安置在獨木舟中貨品的最上方，露出森森利齒，像個圖騰。他來到了桑加河河口，夜晚儘量沿河心航行，白天就隱蔽起來，設法避開波邦吉人。不過他沒辦法隨時守護著寶藏。有一次他只離開短暫時段，前往一棵「莫貝樹」（mobei tree，學名是*Anonidium mannii*）下採集果實，船隻無人看守，結果就發生了他和一個落單波邦吉男子的對峙場面。他發現那個人就像先前發現的高大男孩，也正做出一起惡劣行徑：檢視他的獨木舟。不過這個人和那個高大男孩不同，他聽到有人來了，轉過身來。

那個人的兩鬢斑白，左眼呈乳藍色，右眼正常。他已經上了年紀，卻也不是老得全無威脅性，他的身體顯然依然強壯。他帶了一把小鐵刀，不過沒有開山刀，脖子還掛了一個獸皮小包。他看來像個僧侶或巫師。他已經打開行水人包象牙的材料。行水人知道河上還有許多波邦吉人，說不定有些就在聽力所及範圍。行水人覺得自己陷入絕境。他記得開山刀砍上那個高大男孩腦袋時，發出的那種令人作嘔的聲音。他非常迅速下定決心，那是個情急之下的妥協。他用林格拉語對那個藍眼人開口，不清楚波邦吉人聽不聽得懂。

「我給你一根象牙，」行水人開口說。

看不出有絲豪反應。

「我給你一根象牙，」他再講一遍，把話說得非常清楚。「你把它拿給你的頭頭。或者……你不拿去。」

他等著，讓那個藍眼人斟酌。「一根象牙，」藍眼人說道，一邊伸出一根手指頭。「不然我跟你打，殺死你，拿走兩根。」

感覺過了很久。行水人開始覺得，自己真的應該直接把那個人的腦袋劈碎，起碼也該試試看，管它什麼後果。接著那個藍眼人又轉向行水人的獨木舟。他撥開樹葉，仔細翻找，拿起一根象牙。他撫摸象牙，檢驗平滑的清冷表面，露出滿意的表情。行水人看著他，滿心要他趕緊上路。「好，就拿那根。走。」不過等等，還沒，那個人又彎身。他撿起一條煙燻魚。他面露無恥表情，帶著漠然蔑視，回瞪行水人一眼。那隻藍眼睛抽搐了一下——或者眨了一下？他拿著象牙和魚，離開了。

當晚，行水人繼續往前，通過了波邦吉人的地盤，溜過了他們坐落在桑加河河口附近的大村莊，也就在那裡，這條起伏蕩漾的河流化為另一條巨大到無從想像的剛果河。當太陽昇起，日光照耀下，顯現一片交織水道、島嶼和強勁水流，壯闊的景象讓他驚愕不已。那就像一束眾多河川，不只是一條河。這時他比以往都更努力划槳，不過也更謹慎，小心查看有可能沖擊獨木舟向側邊翻轉的漩渦水紋，留心注意有可能把船吸進水底的渦流。他和其他獨木舟保持距離。看到有人乘著筏子，他就張口喊叫賣魚，也向對方詢問資訊。有一次他遇上了一艘蒸汽船，像一棟大房子靠著動力駛向上游，船裡有一台機器穩定發出重擊聲響，甲板上有乘客和捆紮妥當的貨品。那是一幅奇異的景象。不過行水人也看過其他奇異景象——男孩腦漿四溢、韋索市場、藍眼波邦吉竊賊——到現在已經覺得自己幾乎習慣了驚訝感受。他看得到開船的是個白人。行水人緊貼另一岸。

河流繼續向南延伸。他進入了刁族（Tio）的地盤，那個種族比波邦吉人溫和——行水人聽說他們很熱中貿易，不過並不強求壟斷。說不定刁族之所以比較謙遜，是由於河川流到這裡已是那麼遼闊，沒有人能想像自己有辦法擁有那樣一條河川，就連整支部落都辦不到。行水人在這裡看到其他十幾條船。那裡是個新天地。許多獨木舟，又有好幾艘蒸汽船，民眾吆喝做生意，一艘做完換另一艘。水道迷宮和往來船隻，加上和韋索相隔愈來愈遠，給他一種混雜、匿名和安全的感受，於是行水人得以在白天行船，也幸好可以，因為那些水域實在很難應付。他賣鮮魚給刁族船民，並拿漁獲換來木薯。他和人交談。「沒錯，我是從上游來的。非常遙遠。」不過他沒有說是哪條河，他沒有提到象牙。他蒐集資訊，但不透露太多。他累了。

現在，除了求生存、過日子，以及夢想拿到他經歷這所有麻煩應得的獎賞之外，他還多了個中間目標。他有一個目的地：一處稱為布拉薩維爾的地方。那是一座大城，位於下游幾天航程之外。那座城鎮位於右岸，就在一片大水潭旁邊。到時他一眼就可以看得出來——別人這樣告訴他。左岸還有另一座大城，位於水潭另一側，不過那是比利時人的。「比利時人是什麼人？」他問道。「是不是像波邦吉人，也是個部落？」是的，但更糟糕。他聽說了，布拉薩維爾是個賣魚的好市場，而且不管你手裡有什麼，都可以到那裡賣掉。

於是行水人到了那裡。他繞過最後一處河灣，來到一片大水潭，那裡的河道寬度看來就像河川長度那麼長，他依照旁人建議，讓大島留在左手邊，在右岸會看到一群白色建築，有些是一棟房子的兩倍高度，甚至比韋索那處圓形市場大廳還高。他向那群白色建築划過去。他漸漸接近，和那裡保持一些距離，漂流、觀察，直到他遠遠通過碼頭、大船和亂哄哄的一群工人，接著他就把獨木舟停靠在一處安靜的地方。好幾個小孩子張口瞪著看，小孩子都是這樣，此外沒有人注意到他。大家都很忙，沒有大人分心注意到一個衣著襤褸的身影，一個身體強健的巴克維磊族年輕人，拿著一顆鱷魚顱骨和一支精美象牙上岸，船上還裝了半滿的臭魚。

他涉水上來，獨自站著。沒有人迎接他。

沒有人知道他的來歷。沒有人拿他和橫越北美大陸的路易斯與克拉克相比。沒有人認為他是剛果河上游流域的馬可波羅。沒有人知道他就相當於馬克・吐溫筆下的哈克和吉姆、探勘科羅拉多河流域的約翰・鮑威爾、上溯困惑河源頭的泰迪・羅斯福、在阿波羅八號任務中繞月球飛行的弗蘭克・博爾曼，還有影集《法網恢恢》片中逃脫法網的「康理查」醫師。沒有人知道。

行水人走進城鎮，頭一個下午就把他的象牙賣了，拿到了一百二十根黃銅條，他認為那是個好價錢，心中卻有點意興闌珊，沒有滿足的感受。至於他的鱷魚頭顱，那個買象牙的人突發奇想，大發慈悲買了下來，於是他又拿到十根黃銅條。他買了一些棕櫚酒，喝醉了，覺得那種經驗不怎麼愉快，從此再也不喝酒。剩下的錢都存了起來，或者應該說是擺在一旁，慢慢花在各式各樣的不同用途，直到最後完全花光。他抵達目的地了。

他在波托－波托（Poto-Poto）找到住處，位於都市中心區以東一處街坊，那裡滿滿都是從河流上游來的人，他在濱水區找到工作。他結交朋友，定居下來。都市生活很適合他。他成為豐富多彩的人物，以他的江河船民的作風，展現自信和魅力，而且還有故事可講。沒有人把他看成女巫的低賤兒子，沒有人猜得出他曾經是乖戾孤僻的年輕人。他給自己起了個新的名字，所以沒有人知道他的真名。此外還有一件事情也沒有人知道，連他自己也一樣，那就是他把一種新的元素，一種新的情勢，帶進了布拉薩維爾。那就是他血液中的病毒。講明白一點：他帶來了第一型ＨＩＶ病毒M群。

過了七、八、九年，他的生命接近終點，行水人大概會把他的故事講給旁人聽，有些是他的朋友、熟人，還有幾個和他維持長短期關係的女人，他會說到那頭死象、那半個葡萄牙人奸商、那個高大的男孩、那隻鱷魚，還有那個長了藍眼睛的波邦吉人。在他的故事裡面，那個高大的男孩變成一個成年人，鱷魚也變成龐然大物。沒有人懷疑他說的話。他們知道他順著河流來到這裡，一路上肯定是驚險萬分。那隻鱷魚的顱骨沒有在那裡戳穿他的謊言。那幾年當中，他和十三個女人睡過，她們多少都稱得上是

「自由婦女」。其中一人是個年輕的刁族女孩，最近才從上游來到布拉薩維爾，而且她喜歡他，超過喜歡她的自由，於是嫁給他當妻子。最後他把病毒感染給她。他還傳染給另一個人，那是個專門從事這行的女人，住在城鎮西邊巴剛果（Bacongo）街坊的一棟小房子。他在妻子懷孕期間，偶爾就會到那裡去找她。其他十一個女人和他只有為期短暫的性接觸，也都比較幸運。她們都保持ＨＩＶ陰性。所以行水人的終生R_0恰好等於二・〇。大家都喜歡他，看他生病也都覺得難過。

那位巴剛果女朋友活潑漂亮，又有企圖心，想開拓視野，所以她越過水潭來到利歐波德維勒，在那裡生意做得很成功，卻沒有延續得很久。

102 黑猩猩版本的割傷獵人假設

倘若病毒是在一九二〇年前後傳進利歐波德維勒，從那時起，到最早存檔的HIV序列，也就是ZR59和DRC60的時期，仍留有一段四十年的缺口。在這段過渡時期發生了什麼事情？我們不知道，不過現有證據讓我們可以粗略勾勒出幾種可能的輪廓。

病毒潛伏在都市裡面，在許多人體內複製。它藉由性接觸從一個人傳給另一人，說不定也在錐蟲病等常見疾病的治療期間，藉由重覆使用的注射器和針頭來傳染。（底下還會再探討那種可能性。）不論傳染手法為何，HIV想必都會導致免疫缺乏，最後則造成死亡，多數受感染人都會這樣，不過由於其他原因而更早過世者除外。不過病毒還沒有全力施為，還不致於顯眼得被當成一種很特殊的新現象。

病毒也可能一直在水潭對岸的布拉薩維爾慢慢增生，而且在這段期間，兩性性行為規範和治療注射程序的改變，說不定也幫了忙。它有可能一直在喀麥隆東南部各村莊盤桓，也或許待在桑加河流域上游地帶。

不論病毒在哪裡，肯定其中包括利歐波德維勒，它繼續突變。這一點我們是從ZR59和DRC60的巨大差異推知。它繼續演化。

研究第一型HIV的演化歷史不只是一種靜態的演練。重點在於了解一種病毒品系（M群）怎麼會演變成那麼要命，那麼廣泛傳遍人群。接下來，這種認識有可能激發出控制愛滋禍患的較佳措施，這有可能是借助於疫苗，不過更可能借助於改良型治療方法。所以哈恩、沃洛比和他們的同事等科學家，才會投入探索第一型ＨＩＶ、第二型ＨＩＶ、以及種種不同ＳＩＶ的分子種系發生學。他們著眼處理的一項議題是，病毒是在從黑猩猩溢出之前，或者必須等到溢出之後，才會變得具有毒力。用比較白話的說法，重述這道問題：SIV_{cpz}會不會殺死黑猩猩，或者它只是個沒有危害的過客？回答這道問題，可以披露人體如何對第一型ＨＩＶ起反應的某個相關要點。

發現SIV_{cpz}之後，有一段期間，主流印象總認為它不會危害黑猩猩，那是一種古老的傳染病，昔日說不定會引發症狀，不過如今不會了。愛滋病研究早年階段發現的事實，也支持這種印象，當時有超過一百隻圈養的黑猩猩經由實驗感染了第一型ＨＩＶ，卻沒有一隻表現出免疫系統衰竭狀況。隨後當中一隻黑猩猩**確實**發展出愛滋病（經由實驗感染了三種第一型ＨＩＶ毒株之後，又過了十年方才出現），該病案大受矚目，有資格讓《病毒學期刊》刊出六頁篇幅的論文。研究人員隱指這是個好消息，終於帶來希望，往後研究人類愛滋病時，就可以把黑猩猩當成一種相關實驗模式（也就是具有充分類比作用的試驗對象）。甚至還有一篇論文針對荷蘭圈養動物進行遺傳分析，並根據所得資料推估，黑猩猩曾在超過兩百萬年前，「從牠們的類愛滋病大流行倖存下來」。根據這條思維路線，黑猩猩熬過了那次經歷，產生遺傳適應，也讓牠們能夠對抗那種病毒的作用。牠們依然攜帶病毒，卻不會生病。再說一遍，那個想法來自圈養的黑猩猩。至於野地的ＳＩＶ陽性黑猩猩，沒有人知道牠們會不會罹患免疫缺乏症狀。那是很難研究的問題。

這些假定和猜想，和靈長類病毒其他變異體的現有資訊相符。ＳＩＶ的樣式十分繁多，分布於廣泛地帶，成為各地自然發生的感染，波及非洲猿猴類群當中的四十多個物種。（不過非洲大陸的情況似乎獨樹一幟。儘管有些圈養的亞洲靈長類動物也染上了那種病毒，病毒卻不曾在亞洲或南美洲的野生猴子體內現身。）攜帶ＳＩＶ的非洲猿猴全都屬於猴類。每種猴子各自窩藏特有類別的ＳＩＶ，好比大白鼻長尾猴的SIV_{gsn}（gsn代表其英文俗名greater spot-nosed monkey）、綠猴的SIV_{ver}（ver代表俗名vervet），還有白眉猴的SIV_{rcm}（rcm代表俗名red-capped mangabey），並依此類推。根據現有證據推斷，這所有SIV毒株似乎沒有一種會害它的天然宿主罹患免疫缺乏症。當兩種猴子具有很密切的演化親屬關係，好比都歸入長尾猴屬（*Cercopithecus*）的爾氏長尾猴（L'Hoest's monkey）和太陽長尾猴（sun-tailed monkey），牠們各自攜帶的SIV有時也具高度相似性，兩邊可以相提並論。這類極其一致的分類狀況，加上沒有顯而易見的疾病，致使研究人員猜想，非洲的猴類攜帶各自的SIV感染，已經延續了非常久遠，說不定好幾百萬年了。那段時間相當漫長，於是各種病毒便得以趨異演化，每一種病毒和所屬宿主也才能相互調合。

同樣這種兩段式假設也適用於黑猩猩：牠們的病毒SIV_{cpz}（一）是種古老的感染，而且如今（二）並不會造成傷害。不過對黑猩猩而言，那兩項都是薄弱的假定。接著新證據和分析就這兩項進行檢討，結果發現這兩部分都錯了。

第一項前提是，SIV_{cpz}已經在黑猩猩體內潛伏了非常長遠的時期，這一點從二〇〇三年起開始受到質疑。就在那時，另一支研究團隊注意到，SIV_{cpz}似乎是雜種的病毒。那支團隊的領導人是諾丁漢大學（University of Nottingham）的保羅·夏普（Paul Sharp）和伊莉莎白·拜萊斯（Elizabeth Bailes），成員也再次包括了哈恩和彼得斯。諾丁漢大學團隊拿SIV_{cpz}的基因組來和其他好幾種猴子型SIV的基因組對照比較，最後才得出那項結論。他們發現，黑猩猩病毒基因組的一個重要段落，和SIV_{rcm}的一個段落密切吻合。還有一個重要段落則與SIV_{gsn}的一個段落十分相像。講白話一點：這種黑猩猩病毒包含白眉猴病毒的遺傳物質，也含有大白鼻長尾猴病毒的遺傳物質。怎麼會發生這種事？這肇因於重組，也就是基因混合。肯定有某隻黑猩猩同時染上了兩種猴子病毒，扮演了一種攪拌缽的角色，於是兩種病毒得以在牠的體內交換基因。這發生在**什麼時候**？這不是發生在距今幾千年或幾萬年前，大概就只是幾百年前的事。

一隻黑猩猩怎麼會同時染上兩種猴子病毒？想必那是經由掠食才發生的，或者藉由掠食（把一種病毒帶進來）加上性傳染（把第二種病毒帶進來）的綜合情況，隨後在病毒複製期間，兩組病毒基因之間偶然重新安排所致。黑猩猩是雜食動物，偶爾也喜歡嚐點肉味。牠們會殺死猴子，把獵物撕開，爭搶殘軀，或分享小肉塊及大片帶骨肉塊；接著牠們就生食血淋淋的猴肉。這種事情並不常見，只發生在機會來了，同時又真的很想吃肉的時候。這種嗜血饗宴有時肯定會遇上血對血接觸。即便沒有用上開山刀，黑猩猩的手掌和嘴巴，仍有可能受傷，帶血肉塊加上開放瘡瘍，就等於曝露。諾丁漢大學團隊提出的是黑猩猩版本的割傷獵人假設——只不過在這種狀況下，那名割傷獵人是隻黑猩猩。

103 研究珍古德的黑猩猩

所以SIV_{cpz}的出現是相當晚近的事情。和黑猩猩並沒有悠久的關聯。而且如今根據一份二○○九年發表的研究，那個兩段式假設的第二段同樣引人質疑。病毒在黑猩猩宿主體內並不是那麼無害。依照從貢貝黑猩猩——珍古德研究的族群，全世界都知道並珍愛的那一群黑猩猩——取得的證據顯示，猴子愛滋病有可能是SIV_{cpz}造成的。

前面我已經提到，頭一隻檢驗出SIV陽性的野生黑猩猩就是在貢貝生活。不過這裡要談談我前面沒有提到的一點，那就是貢貝黑猩猩的SIV陽性狀況，和健康情況逐漸衰退以及早夭都存有強烈的相關性。這同樣是由哈恩和她的團隊做出的發現。

在圈養黑猩猩體內發現了SIV_{cpz}之後，哈恩希望進入野地尋找那種病毒。不過她和她那群年輕分子生物學家團隊，對於如何到非洲森林做黑猩猩採樣，幾乎一無所知。你會怎麼做？走出戶外直接對著黑猩猩發射飛鏢？用K他命（其實也是一種麻醉劑）把猿猴迷昏，抽血，再把牠弄醒，送牠離開？（這就是當初我跟著卡瑞許在剛果共和國莫巴貝跟監八天期間，他用來處理大猩猩的方式。不過對於經過深入研究的馴化黑猩猩族群，適用的準則就非常不同）我的天，不行！田野靈長類動物學家表示，他們深怕這種侵入性冒犯做法，對他們那群信任人類的敏感研究對象，會造成不良影響。對哈恩來講，那是新的領域，有一套新的考量和新的方法，她很快就進入狀況。在一場靈長類研究人員和病毒學家共聚一堂的科學會議上，她結識了哈佛大學的理查·藍翰（Richard Wrangham）。藍翰在行為生態學和猿類演化上開創出深受敬重的成果，而且他投入多年光陰，在烏干達西部的基巴萊國家公園（Kibale National Park）領導一項黑猩猩研究；更早的時候，也就是四十年前，他在貢貝完成自己的博士論文田野工作。他對哈恩計畫篩檢野生黑猩猩的構想表現出高度熱情，而且依哈恩回憶，最後還是藍翰「親自說服珍古德，說我們是可以合作的對象。」不過在貢貝的這項工作還完全沒有開展之前，他們首先前往基巴萊國家公園，到藍翰本人的研究地點看了那裡的黑猩猩。藍翰一位名叫馬丁・穆勒（Martin Muller）的研究生提供了不可或缺的協助，穆勒在一九九八年採集黑猩猩尿液樣本，用來從事睪固酮、攻擊性和壓力相關研究。哈恩實驗室的聖地牙哥打造出能從幾毫升小便檢測出SIV_{cpz}抗體的必要工具，穆勒提供了一些他從基巴萊國家公園採得的冷凍樣本。就這部分故事，我前往阿布奎基（Albuquerque）向目前在新墨西哥大學（University of New Mexico）擔任人類學副教授的穆勒請教。

基巴萊樣本的ＳＩＶ檢驗結果全都呈陰性。「我們有點失望，」穆勒回顧說道。「那是由於在那個時候，普遍看法總認為這對黑猩猩並不會造成任何負面衝擊。」不過在此同時，他還從荷爾蒙研究得出一些有趣的結果，也希望增加他的資料。他和藍翰都同意，倘若能從其他幾支黑猩猩族群採樣來對照比較，應該會很有意義。於是穆勒在二〇〇〇年八月南下前往貢貝，並隨身帶了他的採尿瓶，以及用來保持樣本冷凍的全套必要笨重裝備。他只待了幾個星期，訓練坦尚尼亞田野助理，繼續進行採集，也隨身帶走少數幾份樣本。回到美國之後，穆勒寫電郵給哈恩，詢問她要不要六管冷凍貢貝尿液，她收信回覆道：「要！要！要！」他依標準作業程序，把樣本貼上編碼標籤之後寄了過去，這樣一來，哈恩就無從得知哪管尿液是哪隻黑猩猩的。那六管樣本經ＳＩＶ抗體檢驗，結果有兩管呈陽性。解開編碼之後，穆勒通知她，兩份樣本都採自一隻名叫金波（Gimble）的二十三歲雄性黑猩猩。

金波是一支著名貢貝家族的知名成員；牠的母親是梅麗莎（Melissa），是個成功的女族長；牠的兄弟當中有個名叫哥布林（Goblin），後來當上了族群的帶頭雄性黑猩猩，並活到四十歲。金波的生命和成就很不相同，也比較短暫。

取得金波的結果之後不久，哈恩便寫了一封很長的電郵給珍古德，說明背景脈絡和箇中意涵。珍古德本人主修動物行為學（她擁有劍橋的博士學位），她不是分子生物學家，西方墨點法（western blot）抗體分析領域，在她看來十分陌生，就如同哈恩當初對田野採樣也同感陌生。珍古德的黑猩猩研究起點，可以追溯至一九六〇年七月，地點位於坦加尼喀湖東岸，就在當時的貢貝溪狩獵保護區（Gombe Stream Game Reserve），後來那裡就改稱為貢貝國家公園。一九六五年，珍古德創辦貢貝溪研究中心（Gombe Stream Research Center），設在湖畔一棟小型水泥建築裡面，而她本人則在山丘起伏林間又投入了二十一年，繼續做她的研究。一九八六年，珍古德發表一部科學鉅著：《貢貝的黑猩猩》（*The Chimpanzees of Gombe*），接下來，考量到黑猩猩在世界各地醫學實驗室受到不當對待，以及世界各地其他圈養場所的惡劣狀況，這些處境令人駭異，讓她覺得有義務積極展開行動，於是珍古德結束了田野科學家的事業生涯。幸虧有訓練精良的坦尚尼亞田野助理和後進科學家，貢貝的黑猩猩研究在她缺席時繼續推動，增添了幾十年的資料和寶貴的連貫進展。她依然和貢貝以及那裡的黑猩猩密切聯繫，包括個人往來和透過她的珍古德協會（Jane Goodall Institute）推動的計畫，不過除了閒暇、充電期間偷空回來之外，其他時候不常在舊有研究營地見到她的身影。她轉而周遊世界，每年約有三百天，四處演講、遊說、和媒體人與學童聚會，傳達她發人深省的信息。哈恩明白珍古德保護所有黑猩猩的強烈情感，特別是愛護貢貝黑猩猩的熱情，也了解珍古德如何戒慎小心，防範有可能導致牠們遭受更嚴重剝削危害的事項，特別是在醫學科學研究名目下進行者。哈恩在她的長篇電郵末尾寫道：

最後讓我說明，在貢貝群落找到SIV_{cpz}，是一個病毒學家的夢想成真。由於您和同事幾十年來所蒐集的行為和觀察資料，已然成為豐盛寶藏，這裡是研究SIV_{cpz}在野生黑猩猩群中自然感染之自然史、傳播模式和致病力（或無致病力）的理想背景環境。此外，這所有一切都可以採完全非侵入式做法來施行。同時，這種獨特研究肯定有機會請得贊助。所以，病毒學家的夢想成真，不必然就是靈長類動物學家的夢魘，不過我很肯定，要說服您相信這一點，必然得投入一些時間。

最後她確實說服了珍古德，不過在此之前，卻先有另一項夢魘般發現，從研究中浮現。哈恩在電郵的較前面段落曾經寫道：「關於黑猩猩，或許可以篤定表示，ＳＩＶ感染並不會導致牠們發展出免疫缺乏症或罹患愛滋病。」就這一點而言，她往後就會證明自己錯了。

104 這是一次全壘打！

有一次，我在珍古德旅程半途停歇時，逮到機會和她見面，聽她說起自己的顧慮。我們在先前幾次冒險活動就彼此認識——在剛果黑猩猩群間、在南達科塔州黑腳貂群間、在蒙大拿州喝著單一麥芽蘇格蘭威士忌時——不過這次是遇上了暴風雪，交通全面停擺，因而困在維吉尼亞州阿林頓（Arlington）一家旅館，我們才有機會靜靜坐著，聊聊貢貝。她的黑猩猩研究第五十週年慶漸漸接近了，《國家地理》雜誌指定要我撰寫這則報導。我們談了她的童年帶來的影響、她成為非洲博物學家的夢想、恩師路易斯·李奇（Louis Leakey）、早年的田野經歷，還有在劍橋攻讀博士學位的歲月，隨後她自己提到了遺傳學和病毒學。在那時候，我把話題轉到了SIV。

「當時我對於哈恩的研究，實在是非常、非常擔憂，」珍古德主動談起。「我們，我們許多人，都非常緊張，害怕萬一她發現了HIV／愛滋病，結果會發生什麼事情。」珍古德見過哈恩，和她談過，見哈恩對黑猩猩福祉的高度關切，疑慮盡消。「儘管如此，我依然感到不安，因為，就算她關切，一旦這些結果像現在這樣流了出去，其他人仍可能以不同方式來使用它們。」好比？我問道，珍古德心中擔心哪些危險？「擔心這會觸動一股全新風潮，爭相對醫學實驗室圈養的黑猩猩進行研究。」怕只怕黑猩猩染上愛滋病的消息，看來像是大有可為的機會，可以藉此深入了解人類的愛滋病，到時人們就不會在意黑猩猩的福祉了。

貢貝本身的病毒造成了什麼衝擊？我們都知道，哈恩**確實**找到了類似愛滋病的東西，而且現在金波也死了。那麼貢貝族群是不是可能有其他成員會死於免疫衰竭？「沒錯，正是如此，」珍古德說道。「想起來就讓人非常害怕。」

害怕歸害怕，不過她那次和哈恩交談，從一開始就知道，這種發現可以從兩個方面來想。就一方面，珍古德說，說不定有一點可以令人寬心：假使大家聽說野生黑猩猩攜帶一種會引致愛滋病的病毒，說不定就不會再去獵捕牠們，宰殺吃掉。「因為他們會害怕。那是一種情況。不過另一種情況就是，唉，民眾會說：『這些動物對我們來說實在相當危險，所以讓我們把牠們殺光吧！』兩種情況都有可能出現。」珍古德明察秋毫。儘管她頂著世俗聖者的光環，實際上她相當有人性，務實、通曉事理，而且也會有矛盾心態。不過她也注意到，事情曝光迄今，兩種極端結果都沒有發生。

我們簡短討論了哈恩的非侵入式採樣方法：尿液有可能含有病毒，糞便有可能產出病毒RNA。珍古德坦承，那個部分令人寬慰，不必弄昏黑猩猩，拿針戳牠們。「不需要血液，」她說。「只需要一點大便。」我同意，只用一點大便，他們就能辦到，想想實在令人驚奇。

所以她答應哈恩著手研究，於是工作開始進展。到了二〇〇〇年十一月底，哈恩設於阿拉巴馬州的實驗室收到了第一批材料，包括採自可憐金波的三件糞便樣本。哈恩的研究生聖地牙哥做了篩檢，這次金波的所有三件樣本，同樣都檢測呈陽性。接著聖地牙哥擴增一段病毒RNA並為它定序，結果證實金波帶的病毒，的確就是SIV_{cpz}。它看來是一種新毒株，和其他已知毒株差別很大，很可能是東非的獨特品系。從好幾個觀點來看，這都別具意義。是的，貢貝的黑猩猩是受了感染。不是，牠們不可能是人類大流行的動物源頭。和貢貝的病毒相比，彼得斯在西非發現的SIV變異體（這項發現比哈恩自己從喀麥隆獲得的更早），和第一型HIV病毒M群還更緊密吻合。

到了十二月中，另一封電郵從哈恩的電腦發出去給藍翰、珍古德、穆勒和其他人。哈恩的電郵主旨寫道：「**好消息終於來了**」，內容描述從金波得到的發現，以及牠的毒株在ＳＩＶ系統樹占有的位置。

接著她又表現出喜愛用強調語氣的習慣，以生動語調寫道：「**這是一次全壘打！**」

105 黑猩猩得了類似愛滋的疾病

這只是個起步。研究持續了九年，貢貝的田野工作人員採得九十四隻黑猩猩的糞便樣本，每隻都有自己的名字，而且大多數例子，也分別具有個別特性和家族歷史的紀錄。哈恩的人負責分析，結果發現九十四隻黑猩猩當中，有十七隻呈ＳＩＶ陽性。隨著時間過去，有些黑猩猩死了。另有一些消失在森林中，由於牠們不再出現，因此都經認定為死亡。野生動物一般會在隱蔽的地方死去，黑猩猩也是如此，尤其當死亡緩慢降臨，並且達到痛苦等級時還更是如此。牠們往往離開社會集團，倘若有社會集團的話，獨自面對終點。金波是在二〇〇七年一月二十三日時，最後一次在追蹤隊伍眼前露面。牠的遺體始終沒有找到。

回頭看伯明罕阿拉巴馬大學，那裡也有另一種異動狀況，研究生和博士後研究員在哈恩的實驗室來來去去。聖地牙哥離開了，朝著事業生涯的下一個階段前進，接著基爾來了。樣本繼續從貢貝送來，不時就出現一批，那些樣本都經過分析，過程緩慢、費力。大半工作由基爾負責，不過就連對他來講，這依然是個「次要順位計畫」。我有一次到德特里克堡去拜訪基爾，那時他對我說明，狀況到了他的博士後研究時期接近尾聲階段就確認了，於是那項計畫也霎時從次要轉為第一順位。

「我當時就要收尾離開。我對自己說：『不知道這些黑猩猩情況如何？』」他知道，隨著採樣作業持續進行，ＳＩＶ陽性案例數也增多了，而且有證據顯示，有些新感染案例出自垂直傳染（母傳子）和性傳染。他認為，那項研究有可能化為一篇論文，針對一種無害的病毒如何傳遍一個族群來做論述，是很有趣，卻顯得平淡無奇。「接著我們開始彙整資料，」他告訴我。那表示得導入田野行為觀察面向。所以他聯絡珍古德協會明尼蘇達研究總部的共同研究者，逐一詢問黑猩猩的現況，結果卻探聽出一連串令人不安的消息。

「喔，沒有，那隻黑猩猩死了。」

「沒有，那隻黑猩猩死了。牠死於二〇〇六年。」

「沒有，那隻黑猩猩死了。」

基爾記得他自問：「這到底是怎麼一回事？」部分答案在他看到一份最新死亡清單時曝光，他發現貢貝族群ＳＩＶ陽性成員全面出現一波早死風潮。

他和哈恩實驗室團隊最近才寫了一篇摘要，概述他打算在一次會議上講述的內容，那份文稿來得正是時候，後來還在一份期刊上發表。基爾記得，那篇摘要初稿裡面有一句話，大意是：「看來這些黑猩猩體內的感染，並不真正是一種死亡威脅。」他們把初稿寄給貢貝的夥伴，結果對方很快回應，通報又有七隻黑猩猩死亡，而這是基爾連聽都還沒有聽過的消息。他把摘要撕掉，重新思考當前的狀況，接著開始更緊密與貢貝和明尼蘇達合作，匯集更完整的全套資料。然後他們就看資料指向哪裡。

約略在同時，二〇〇八年春天，基爾也聽到了一些反常的病理研究結果，樣本組織採自貢貝一隻死亡的黑猩猩。那隻黑猩猩是母的，年齡二十四歲，名叫尤蘭妲（Yolanda）。牠在二〇〇七年十一月生病，染上不知名病痛，然後下山來到研究中心附近，逐漸失去活力。那裡的人設法餵牠吃東西，尤蘭妲卻不開口。牠在濃密植被當中靜坐淋雨，身體衰弱，情況悲慘，就這樣死去。他們把牠的屍體擺進冷凍櫃。兩個月過後，再把屍體解凍進行剖驗。

驗屍由珍．拉斐爾（Jane Raphael）負責，她是坦尚尼亞獸醫，在貢貝溪研究中心服務，受過這方面的專門訓練。拉斐爾並不知道尤蘭妲是否呈ＳＩＶ陽性，於是她採行正規預防措施。她穿上全套泰維克防護服，套上雙層手套，戴上N九五防毒面具加上護面罩，還穿上橡膠靴。她切開尤蘭妲的腹部，割穿肋骨，把它們撐開，這樣才看得到那裡面的狀況。

「主要問題出在腹腔裡面，」兩年過後，我和拉斐爾在她位於坦加尼喀湖畔的小辦公室裡談話，當時她就這樣告訴我。「那時有類似腹膜炎的情況，腸子大半沾黏在一起。」拉斐爾是個沉默寡言的女士，頭髮整齊編成玉米辮，身穿花朵圖案的印花連衣裙，遣詞用字很謹慎。她描述當時如何戴著手套，動手把沾黏的腸子分開。「那很反常，」她表示。她似乎清楚分明記得當時的情景。「骨盆底下的肌群發炎非常嚴重。發紅。而且上頭還有一些泛黑斑點。」發炎的起因在哪裡？為了避免逾越手中資料分寸，拉斐爾說她不知道。

她完成檢驗，幾乎從所有器官都切下組織樣本，包括脾、肝、腸、心、肺、腎、腦和淋巴結。她說，以ＳＩＶ陽性案例來說，淋巴結尤其重要。尤蘭妲淋巴結的肉眼觀察結果，看來並無異狀，不過隨後組織病理檢查就戳穿了假象。保存在RNAlater裡面的樣本，有一些送交哈恩。另有一些則浸漬在福馬林液，指定送交芝加哥一位病理學家。當結果出來，這起案例就會向黑猩猩ＳＩＶ的盛行觀點提出挑戰。「先前的說法是，牠們的確受了感染，不過牠們並不會生病，」拉斐爾告訴我。「尤蘭妲讓我們開始認為，情況並不是這樣。」我追隨浸漬的樣本前往芝加哥，那裡負責檢驗的病理學家凱倫・泰瑞歐（Karen Terio）接待我瀏覽那批證據。泰瑞歐在國內頂尖獸醫學院接受獸醫培訓，完成住院實習之後，又深造攻讀病理學博士學位，主修在不同種動物之間傳布的疾病。她在伊利諾大學服務，並擔任林肯公園動物園（Lincoln Park Zoo）顧問，這家機構協助執行貢貝一項健康監測計畫。因此淋巴結和尤蘭妲的其他檢體，都送交給她做專業審視。泰瑞歐分割組織，分送實驗室技師進行固定和染色作業，接著就坐下來觀看載玻片。「結果令人詫異，因為我找不到任何淋巴球，」她告訴我。「第一次看到淋巴結時，我心想：『嗯，這就怪了。』」她請她的老闆就著顯微鏡看一下。他看了之後也認為事情非常不對勁。她打電話給林肯公園動物園一位名叫伊莉莎白．隆斯朵夫（Elizabeth Lonsdorf）的同事，隆斯朵夫是動物園的野生非洲猿類事務（包括貢貝健康計畫）的領導主管。

「我們有問題了，」泰瑞歐告訴隆斯朵夫：「牠完全沒有淋巴球。」

「什麼意思？是不是我心中認定的意思？」

「是的。這隻動物的病變，看來就像個愛滋病末期病患。」

泰瑞歐和隆斯朵夫一起打電話給哈恩。哈恩的頭一個問題是：「你們肯定嗎？」泰瑞歐確實很肯定，不過她很快也把載玻片影像用電郵寄出，讓其他人可以自行判斷。這時基爾已經在郵件名單裡面。泰瑞歐把載玻片寄給另一位共同研究者，請那位免疫系統病理學專家做更精密的診斷。所有人意見一致，樣本編碼揭曉，每個人都知道這些瑣碎資料如何拼湊出完整的相貌：黑猩猩尤蘭妲死時二十四歲，生前呈ＳＩＶ陽性反應，牠患了免疫缺乏疾病。

泰瑞歐邀我在一張椅子坐下，前面是她的奧林巴斯牌（Olympus）大型雙筒顯微鏡，接著她取出當初和哈恩與隆斯朵夫分享的那些載玻片。從她的顯微鏡座位，她可以操控一個游標，一個小小的紅色箭頭在視野中移動，指向我們要看的地方。首先，她給我看一隻ＳＩＶ陰性的正常黑猩猩的淋巴結薄切片。這是做比較用的，它看來就像一片在Google Earth上看到的泥炭沼澤地，長滿聚集成簇的泥炭蘚和酸越橘，密實、繁茂，只分布了些微狹窄空間，就像小泥沼和涓細溪流。組織經染色呈洋紅色，並密布深藍色斑點。泰瑞歐解釋，那些藍斑是淋巴球，在健康狀況下數量很多。在一處淋巴球特別密集的範圍，它們擠在一起形成一個囊泡，就像滿滿一袋軟豆糖。她用紅色箭頭指到一個囊泡。

接著她把另一片載玻片擺進觀看位置。載玻片擺了尤蘭妲淋巴結的切片。那裡沒有泥炭沼澤地，看來卻如同一片灌木叢沙漠，留有大片乾河床痕跡，像是從上一次降雨已經相隔多日。

「嗯，」我說。

「這些基本上就是結締組織，」泰瑞歐說明。她的意思是，那些只是支持結構而已，少了有作用的內部構造。乾枯，空曠。「我們這隻動物體內只剩非常、非常稀少的淋巴球。」

「是啊。」

「而且它瓦解了。你知道，整個就這樣自行瓦解了，因為那裡已經沒有任何東西來撐住它了。」她的小小紅箭頭隻身在那片沙漠中遊蕩。沒有泥炭蘚，沒有濾泡，沒有藍色小斑點。我想像當初泰瑞歐在二〇〇八年四月時，獨自一人檢視這些載玻片——她遇上了這種證據，比其他任何人都更早，而在當時，各地研究人員還全都擁抱「SIV_{cpz}是非病原性病毒」的假象。

「所以你坐在那裡，觀察這個……」

「然後就是，『哎呀，糟糕，』」她說道。

106 並非沒有危害的過客

泰瑞歐的發現，加上貢貝的田野資料，再加上哈恩實驗室做出的分子分析結果——全都一起納入一篇論文，並在二〇〇九年夏季刊載在《自然》期刊。基爾是第一作者，哈恩是最後作者。報告下了個引人的標題：〈感染SIV_{cpz}的野生黑猩猩之死亡率提升現象和類愛滋病免疫病理學〉（Increased Mortality and AIDS-like Immunopathology in Wild Chimpanzees Infected with SIV_{cpz}）。這在我心目中是一篇「貢貝論文」，而且另外有人也這樣想。一長串協同作者當中有泰瑞歐、泰瑞歐的上司隆斯朵夫、拉斐爾，還有哈恩的兩位資深同事、靈長類細胞病理學專家、貢貝的主任科學家，以及珍古德本人。

「喔，我大概就是不能不列名。不過之前我也和哈恩長談了幾次，」珍古德告訴我。「她反正總是會發表的。」既然鋒頭勢不可免，也為了科學的名義，珍古德博士簽字署名。

那篇論文的重要結論和基爾早先那篇初稿摘要的推論相反，貢貝的SIV陽性黑猩猩確實面對死亡威脅。在研究期間死亡的十八隻黑猩猩當中，七隻呈SIV陽性反應。由於該族群呈SIV陽性反應的個體比例低於兩成，接著以特定年齡層的正常死亡率來做調整，結果就反映出SIV陽性黑猩猩的死亡風險較高，達到SIV陰性黑猩猩的十到十六倍。再講一遍：十到十六倍。總數很小，差數卻很顯著。受感染動物開始消失。再者，SIV陽性母黑猩猩的生育率也比較低，嬰兒死亡率則比較高。還有一點，三隻經屍體剖驗的個體（包括尤蘭妲，不過報告沒有提到牠的名字）顯示淋巴球減少的症狀，以及其他類似愛滋病末期的損傷。

作者提出主張，謹慎、堅定地說明：「SIV_{cpz}對野地黑猩猩的健康、繁殖和壽命會造成可觀的負面衝擊。」所以它並不是沒有危害的過客。它是人超科動物（包含人類與猿類）的殺手，是牠們的問題，也是我們的問題。

107 重複使用注射器助長蔓延

底下就整理各位已經知道的部分。首先，愛滋病大流行可以追溯至單一偶發事件。還有，這起事件牽涉到一隻黑猩猩和一個人之間的血液交互作用。還有，那是發生在喀麥隆東南部，時間約在一九〇八年左右。還有，事件導致如今稱為第一型HIV病毒M群的病毒品系增殖擴散。還有，這種病毒在溢出發生之前，有可能對黑猩猩造成致命的影響，而且溢出之後則肯定對人類有致命作用。再者，它從喀麥隆肯定是順河流向下行進，首先沿著桑加河，接著是剛果河，來到了布拉薩維爾和利歐波德維勒。然後病毒就從那兩處轉口港向世界傳布。

怎樣傳布？M群病毒一旦傳到了利歐波德維勒，似乎便捲進了一場環境渦流當中，身處和桑加河上游源頭地帶完全兩樣的情況。它和第二型HIV就生物學角度來看並不相同（因為它適應了黑猩猩宿主），而且從機運來看，它也和N、O兩群都不相同（因為它身處城市環境中）。不論在二十世紀那頭半段時期，它在利歐波德維勒發生了什麼狀況，我們如今都只能猜測。潛在人類宿主的人口密度，男性對女性的比例很高，兩性性行為規範和村莊普遍奉行的標準有別，以及娼妓賣淫——這些全都是整個組合的不同環節。不過，性行為加上擁擠情況，也許還不足以解釋全貌。就此加拿大微生物學教授雅克・貝潘（Jacques Pepin）業已提出比較完整，也說不定是比較好的一系列猜測。一九八〇年代，貝潘曾在薩伊一所叢林醫院工作四年，他就這項題材和其他人共同發表了好幾篇期刊論文，還在二〇一一年出版了一本著述，書名叫做《愛滋病的起源》（*The Origins of AIDS*）。除了他本身的田野經驗和微生物學專業之外，書中還添加了一些深遠的歷史研究成果，最後他主張，介於那個割傷獵人和全球大流行之間的決定性中介因素是皮下注射器。

貝潘這裡指的並不是娛樂性藥物和毒癮客在吸毒派對上共用的東西。他在一篇標題為〈崇高的目標，難料的後果〉（Noble Goals, Unforeseen Consequences）的論文當中談起這一點，隨後又在他的書中以較長篇幅再加以著墨，他真正指稱的是，殖民政權的衛生當局在一九二一到一九五九年間，接續推出的用意良善的行動措施，也就是嘗試用注射藥物來治療某些熱帶疾病。

舉例來說，當年喀麥隆當局便曾投入大量心力來對抗錐蟲病（昏睡病）。錐蟲病是由一種很耐命的微小原生生物（布魯氏錐蟲）引發的病症，那種錐蟲經由采采蠅叮咬傳播。當年採行的療法得施打錐蟲胺（tryparsamide）一類的含砷藥物，而且患者要接連接受多次注射，不只是挨一針而已。當年加彭和中央剛果（Moyen-Congo，現今剛果共和國在法國殖民時期的名稱）的錐蟲病治療方案，有時得施打三十六次，時程超過三年。就梅毒和熱帶莓疹的控制方面，也投入了相當程度的心力。瘧疾是以注射型奎寧來治療。在口服抗生素還沒有問世的時代，痲瘋病人得接受大風子（chaulmoogra，印度一種藥用植物）萃取物注射療程，每週施打兩到三次，延續一年。在比屬剛果，「打針隊」行動小組分頭前往各村莊，探訪錐蟲病患者。小組成員沒有受過正式教育，只接受些許技術訓練，負責為患者進行每週注射。那是個執著於最新醫學奇蹟的瘋狂時代：打針治百病。所有人都挨針。

當然了，這是早在拋棄式注射器問世之前的時代。用來施打藥物注入肌肉或靜脈的皮下注射器是在一八四八年發明的，直到第一次世界大戰結束之前，都仍然由純熟工匠以玻璃和金屬手工打造。這類器具很昂貴、脆弱，而且就像其他珍貴的醫療器材，也是設計來重複使用的。一九二〇年代期間，注射器製造進入機械化時代，全球產量在一九三〇年達到兩百萬隻，於是注射器更容易取得，卻也沒有變成一次性消耗品。就當時在中部非洲工作的醫務人員看來，那是供不應求的無價器材。

當年有一位很著名的法國殖民地醫師，名叫尤金．夏穆（Eugène Jamot），在桑加河上游東鄰區域工作，那裡是法屬赤道非洲（French Equatorial Africa）所屬範圍，當時稱為烏班吉－沙立（Oubangui-Chari），夏穆在一九一七到一九一九年間，治療了五千三百四十七起錐蟲病例，總共只用了六隻注射器。施打注射藥劑變成一種生產線，每兩次注射之間相隔的時間太短，不容許煮沸消毒注射器和針頭。如今憑藉薄弱來源和簡略證詞，我們已經很難明確推知當時採行的是哪種消毒預防措施。不過根據一位比利時醫師的一九五三年文稿所述：「剛果有各種衛生機構（產科中心、醫院和藥局等），本地護士每天要施打幾十甚至幾百針藥劑，在那種條件下，要想消毒注射器或針頭，根本是不可能的。」這個人寫的內容是關於在治療花柳病時意外傳播B型肝炎的風險，不過貝潘引用一大段他的報告，借該文內容來說明這種做法與愛滋病的潛在關聯性：

由於患者人數眾多，護理人員手頭能用的注射器數量又很少，要想在每次使用之後，都使用高壓殺菌槽來消毒，是完全不可能的。使用過的注射器只經過簡單沖洗，首先用清水，接著用酒精和乙醚，這就準備好供下一位病患使用。這同樣的程序也在所有衛生機構中施用，因為各處都只有少數護士，必須為大量病患提供照護，而器材又非常稀少。一位病患用過的注射器，接著又用來為下一位施打，偶爾上面留有小量具感染力的血液，但量已經夠多，足以傳染疾病。

這種情況有多嚴重？非常嚴重。貝潘勤奮遍搜殖民時期的古老檔案，結果發現一些很大的數字。從一九二七到一九二八年，夏穆的團隊在喀麥隆施打了二十萬七千零八十九劑錐蟲胺，加上約一百萬劑當年稱為atoxyl的胺苯亞砷酸注射劑，那也是一種用來治療錐蟲病的含砷藥物。單在一九三七年間，法屬赤道非洲全境的醫師、護士和半專業打針師隊伍，為了醫治錐蟲病，便施打了五十八萬八千零八十六針注射劑，更別提處理其他疾病的無數劑量。貝潘的計算總共得出三百九十萬次注射，這還只是對抗錐蟲病的部分，其中七四%採用靜脈注射（直接注入靜脈，不只打進肌肉），這是施打藥物的最直接做法，也是非故意傳染血液媒介型病毒的最佳方式。

根據貝潘所述，這所有注射作業有可能正是讓ＨＩＶ感染發生率提升到凌駕臨界閾值的起因。一旦重複使用注射器和針頭，把病毒注入夠多人類體內——好比好幾百人——病毒就不會踏上絕路，就不會耗竭，剩下的就可以靠性傳染來辦到了。包括沃洛比和哈恩在內的一些專家懷疑，ＨＩＶ以某些方式在人群當中站穩腳跟，完成早期人傳人的傳播過程中，注射針和針頭是必要的。不過就連他們也都同意，注射行動有可能在後來扮演某種角色，也就是在病毒站穩腳跟之後，助長它在非洲蔓延。

這個注射針理論最早並不是貝潘提出來的。根源可以再上溯超過十年，來自更早一支研究團隊做出的成果，成員包括洛克斐勒大學的普雷斯頓．馬克斯（Preston Marx）。二〇〇〇年，馬克斯在皇家學會愛滋病起源會議上提出這項理論，也正是在那次會議上，胡珀談到他的口服脊髓灰質炎疫苗理論。馬克斯的團隊甚至還主張，ＨＩＶ藉由這類大規模注射行動，在人類接連穿梭感染，說不定業已加速了病毒演化，促使它適應人類成為宿主，就如同瘧疾寄生原蟲在一百七十名梅毒患者中連續感染（還記得那位瘋狂的羅馬尼亞研究人員丘卡嗎？），有可能提高諾氏瘧原蟲毒力。貝潘接續馬克斯的未竟研究，不過他較不強調系列穿梭感染的演化效應。貝潘的主要著眼點完全在於，那麼廣泛使用髒汙的注射針，肯定會使病毒在中部非洲民眾中的陽性率增加。不像前述口服脊髓灰質炎疫苗理論，這項理論還沒有受到進一步研究的質疑，而且貝潘檔案裡的新證據也暗示，這項理論就算尚未證實，仍可說是非常合理。

錐蟲病藥劑施打作業多半在鄉間進行。都市居民較少接觸到錐蟲病，部分是由於采采蠅在都市叢林的繁衍狀況並不如牠們在綠色叢林中那麼興旺。所以，一個有必要回答的問題便是，這樣的注射狂熱，是不是也席捲了利歐波德維勒，那個當初HIV遭逢最重大考驗的地方。貝潘的答案很有趣，卻出人意表，又令人信服。別理會錐蟲病。他發現了一種性質不同，卻也同樣積極的大規模注射行動，其目標是把梅毒和淋病約束在城市人口群範圍之內。

一九二九年時，剛果的紅十字會創辦了「花柳病診療所」（Dispensaire Antivénérien），開放供男女求診，治療我們以往所稱的花柳病。診所坐落在利歐波德維勒東區一處街坊，和河流相隔不遠，那是一家提供公共服務的私營機構。進入這個大都市找工作的男性，依市政規章必須向診療所報到並接受體檢。凡是出現症狀的人，可以自行前往那處機構，而且治療都是免費的。不過根據貝潘所述，診療病例數「還包括好幾千名無症狀的自由婦女，因為她們依法必須報到，理論上每個月都得來。」殖民政府接受賣淫是根深蒂固的事實，不過顯然也希望讓性交易保持衛生，所以自由婦女都有義務接受檢查。

若有人經檢測呈梅毒或淋病陽性，不論男女都必須接受治療。不過當時的診斷檢查並不精確。任何自由婦女或男性移民只要曾經一度接觸熱帶苺疹（這是一種細菌疾病，病原菌和梅毒螺旋菌非常相像，不過並非經由性行為傳染），就有可能無法通過血液檢查，而被歸為梅毒病人，得經歷漫長療程，以含砷或含鉍藥劑來治療。一些無害的陰道菌群，也有可能誤判為淋病雙球菌（gonococcus，淋病的病原體）。婦女一經診斷為淋病，大概就必須接受施打傷寒疫苗，或注射一種稱為淋病喹碘方（Gonoyatren）的藥物，或施打牛奶（這一點似乎連貝潘都茫然不解）。一九三〇和四〇年代，花柳病診療所每年施打超過四萬七千份針劑。其中多半採靜脈注射，直接注入血液。第二次世界大戰戰後，遷入城市的移民增多，施打次數也更多。一九五〇年代早期，幾種庸醫偏方（從靜脈注射牛奶？）和含金屬毒劑退讓，換上了青黴素和鏈黴素，這些藥劑的效果較持久，因此施打次數變少。大規模注射行動在一九五三年達到顛峰，總計達到十四萬六千八百劑，也就是每天大約四百劑。這些注射有許多（甚至大半）施用於擁有多位男性顧客的自由婦女、性工作者或招待所小姐，就看你怎樣形容她們。她們在診療所來來去去，那些注射器沖洗後重複使用。這就是在一座第一型ＨＩＶ業已到來的城市中的狀況。

六年過後，出現了一份血液樣本，日後產出第一型ＨＩＶ序列，如今稱之為ZR59。再過一年，DRC60也現身了。病毒已經向外蔓延，出現多樣歧異，而且仍逍遙法外。沒有人能清楚說明，這兩位病患是否去過花柳病診療所打針。倘若沒有的話，那兩人大概也認識去過的人。

108 從非洲到全世界

從這裡開始，故事規模變得龐大，情節也出現變化，簡直就是朝四面八方發展。就像具有傳染性的光芒，從利歐波德維勒向外四射開來。我就不試行追蹤這些散開來的軌跡去向——這項任務需要另外再寫十本書才說得清，而且宗旨也和我這本書不同——不過底下我會概述整個模式，接著就針對其中特別惡名昭彰的一類來簡要說明。

病毒在利歐波德維勒悄悄散布那幾十年期間，依然持續突變（或許還有不同種病毒體基因組的較大段落出現重組現象），複製過程中的誤差，驅使病毒產生多樣性。突變大半都是會致命的錯誤，把變種病毒帶進絕境，然而隨著病毒體發生千百億次的複製，總有機會產出少量有生命力的嶄新變異體。注射藥物的治療行動，包括花柳病診療所和其他地方推行的做法，把病毒快速傳給更多人類宿主，擴大了病毒整體族群，說不定加速促成這個進程。病毒體多了，突變也多了；突變多了，多樣性也提高了。

第一型HIV病毒M群譜系分裂成九個「分支」，如今我們稱之為「亞型」，分別以A、B、C、D、F、G、H、J、K等字母標示（請儘量別和第二型HIV以A到H字母標示的八群相混淆。還有，為什麼沒有E和I？請別在意箇中原因。這種字母標記系統是點滴累積成形的，像是用硬紙卡和錫片拼湊起來的作品，並不是深謀遠慮的建築規劃。）時間一天天過去，當利歐波德維勒的人口數逐漸增長，旅遊逐漸蓬勃，那九個亞型的病毒從都市向外移動，四散傳遍非洲和全世界。其中有一些搭上飛機，另有一些就靠比較平凡的運輸方式移動，例如巴士、船隻、腳踏車、搭上跨洲載貨便車，還有腳。

A亞型傳到了非洲東部，或許路經位於利歐波德維勒和奈洛比半途的基桑加尼。C亞型蔓延到非洲南部，或許路經剛果東南端的呂本巴希（Lubumbashi）。它滲透跨越尚比亞，在各處擠滿工人和娼妓的採礦城鎮迅速傳播，最後C亞型在南非、莫三鼻克、賴索托和史瓦濟蘭全境大量擴散，釀成慘烈禍患。它繼續傳進印度，那個國家歷來和南非有往來航道相聯，可追溯自不列顛帝國時期，同時病毒還蔓延到非洲東部。D亞型跟隨A和C亞型亦步亦趨，落腳非洲東部各國，唯一例外的是衣索比亞，基於某種原因，該國較早受到侵害，出現的幾乎全是C亞型。G亞型最後抵達非洲西部。H、J和K亞型大半依然待在非洲中部，分布範圍從安哥拉到中非共和國。這所有地方經過了從感染到愛滋全面發病的數年常態遲滯期，逐漸開始有人病死。然後，還有B亞型。

大概在一九六六年左右，B亞型從利歐波德維勒跨海傳往海地。它怎麼辦到的，目前還不清楚，有可能永遠也查不出來，不過貝潘的檔案挖掘作業，得到了新的佐證，支持一項很合理的老舊情節。在非洲政治領袖帕特里斯·盧蒙巴（Patrice Lumumba）和他帶領的獨立運動堅定鼓動之下，比利時政府突然在一九六〇年六月三十日放棄所屬非洲殖民地，成千上萬的比利時僑民（幾乎就代表整個中產階級的公務員、教師、醫師、護士、技術專家和企業管理者）發現自己成為不受歡迎的人士，在新共和體制下無法自在生活，於是他們開始蜂擁返回故鄉，飛往布魯塞爾的班機擠滿人潮。在他們離去之後，非洲殖民地產生一處真空地帶，因為比利時政權向來刻意避免讓殖民地人民接受教育。舉例來說，那裡沒有任何一位剛果醫師。當老師的剛果人很少。那個國家突然需要援助。世界衛生組織派出醫師因應，聯合國的教育、科學及文化組織也開始徵募有技能的人士前往剛果服務，包括教師、律師、農學專家、郵政管理人員，以及其他官吏、技術人員和專業人員。這群應聘人員有許多都來自海地，他們先天就很合適：海地人和剛果人同樣講法語；他們根源自非洲；他們受過教育，然而在家鄉「爸爸醫生」弗朗索瓦·杜華利（François Duvalier）總統的獨裁統治下，卻幾乎全無發展機會。

剛果獨立的頭一年期間，聯合國教科文組織派駐剛果的教師，半數是海地人。到了一九六三年，根據一項估計，該國聘僱的海地人為數一千。另一項估計則說明，一九六〇年代，總共有四千五百名海地人曾在剛果服務。顯然沒有官方名單留存下來。反正有許多海地人，好幾千人。有些人攜家帶眷，有些人單獨前往。我們可以假定，那群單身男子很少人保持獨身，多數人大概都有剛果女朋友，或者去找過自由婦女。有幾年期間，日子或許過得還不錯。不過隨著剛果開始訓練自己的國民，海地人受到需求與歡迎的程度，也跟著愈來愈低，特別在一九六五年當約瑟夫－德西雷．莫布杜（Joseph-Désiré Mobutu）奪取政權之後，情況尤其嚴重。到了一九七〇年代早期，當他把自己的名字改為莫布杜．塞塞．塞科（Mobutu Sese Seko），還把國家的名字改為薩伊，並宣布推行**薩伊化**政策後，海地人受到需求和歡迎的程度又更低了。許多或多數海地人都在那幾年間回到家鄉，他們身為有用的、受人賞識的美洲黑人兄弟的時代過去了。

返鄉人士當中（或許屬於最早回來的那一些），起碼有一個人的身上似乎帶了第一型ＨＩＶ。更明確而言，有人除了把剛果的記憶帶回海地之外，同時也帶回了一些第一型ＨＩＶ病毒Ｍ群Ｂ亞型。

各位可以看出這會造成什麼結果，不過你大概料想不到是怎麼發展出那種結果的。貝潘的研究協助闡明了，海地在一九六〇年代晚期和一九七〇年代早期有可能發生了哪種狀況，才促使病毒繁殖、蔓延。當時發生一種情況，就在一九六六年或者在那前後一段時期，病毒從一個ＨＩＶ陽性人士迅速傳遍了海地人口群。那次蔓延的證據後來才出現，得自太子港一處貧民區五百三十三名年輕母親的血液樣本，她們在一九八二年同意參與當地一家小兒科診所的一項麻疹研究。事後回顧檢驗那些樣本，結果發現那群女子當中，有七．八％呈ＨＩＶ陽性。就這麼一種新來乍到的病毒而言，那個數字實在是高得驚人，也促使貝潘猜測，在那段早年期間，「肯定有某種非常有效的擴增機制」在海地發揮作用——比性行為還更有效。他發現了一種候選機制：血漿貿易。

血漿是血液（去除細胞之後）的液體成分，由於裡面含有抗體、血蛋白和凝血因子，因此非常珍貴。大約一九七〇年前後，血漿的需求陡峭攀升，為了滿足這項需求，一種稱為血漿分離術（plasmapheresis）的程序開發問世。血漿分離術得從捐血人身上抽出血液，藉由過濾或離心作業從血漿分離出細胞，再把細胞送回到捐血人體內，留下血漿做成血液製劑。這種程序有一項優點，捐血人可以更常回來挨針抽血（其實這些人往往是由於需要錢才來**賣血**，而那些錢也是補償他們捐血付出的心力），不像一般捐血受限於每年只能捐幾次。捐出血漿來幫助別人或是賣錢，並不會讓你貧血，而且你下個星期就可以回來再捐一次。這種步驟有個很嚴重的缺點，不過這在那段早年時期並不清楚——血漿分離機會把你的血液咕嚕咕嚕抽到機器裡，但在前後幾天期間，還會抽入其他許多捐血人的血液，因此有可能讓你染上血液媒介型病毒。

一九八〇年代早期，墨西哥有好幾百名有償的血漿捐血人發生了這種狀況。中國也有二十五萬名倒楣捐血人出了這種事。貝潘認為這也曾經發生在海地。

他發現了太子港一處血漿分離術中心的一些報告，那是一家私人營利機構，在一九七一到一九七二年間營運，稱為加勒比血液產品公司（Hemo Caribbean）。那家公司的業主是個美國投資客，名叫約瑟夫·葛林斯坦（Joseph B. Gorinstein），主要在邁阿密活動，他和海地內政部長有關係。捐血人每捐一公升血漿可以拿到三美元。捐血人必須先通過幾項關鍵檢查才能出售血漿，不過當時自然沒有人為他們篩檢ＨＩＶ——這個簡稱還沒有出現，還沒有成為惡名昭彰的全球性天譴禍患，那只不過是悄悄住在血液中的小小病毒。根據一九七二年一月二十八日刊載在《紐約時報》的一篇文章所述，當年加勒比血液產品公司每月向美國輸出五、六千公升的冷凍血漿。他們批給美國各公司，那些公司再賣出、供輸液、破傷風注射時使用，也作為其他醫療用途。關於這些事，葛林斯坦先生不方便發表意見。

那時海地的「爸爸醫生」已經死於一九七一年，由他的兒子「娃娃醫生」讓－克洛德・杜華利（Jean-Claude Duvalier）繼任當總統。娃娃醫生對《紐約時報》那篇報導相當惱火，於是下令葛林斯坦在海地的血漿分離中心關門。海地的天主教會也譴責這種血液貿易，認為這是一種剝削作為。除此之外，加勒比血液產品公司在當年並沒有引來多少注意。當時還沒有人知道，血液製劑汙染有可能釀成多大的禍患。十年過後，當消息開始傳開，說是海地人似乎特別容易受到一種神祕的免疫缺乏新症候群侵染，那時美國疾病控制與預防中心的《發病率與死亡率週報》完全沒有提出報導。席爾茲也沒有在他的《世紀的哭泣》書中對此提出討論。就我印象所及，貝潘發表他那本書之前一段時期，只有我在土桑市和沃洛比的一次談話中，提到了海地的血漿。

有關DRC60和ZR59的報導發表前不久，沃洛比和其他人共同寫成另一篇值得注意的論文，論述HIV在美洲的浮現年代。第一作者是沃洛比實驗室中一位博士後研究員，名叫湯姆・吉爾伯特（Tom Gilbert），而扮演台柱角色的，就是沃洛比本人。這項研究根據存檔血液細胞所含病毒片段的分析結果，判定第一型HIV傳到海地的時間，大約落在一九六六年，前後加減幾年。報告刊載在《美國國家科學院院刊》（*Proceedings of the National Academy of Sciences*）。隨後不久，沃洛比收到一位陌生人寄來的古怪電郵。那個人不是科學家，只是某位風聞這件事的人士。他讀了報紙新聞，聽了收音機報導。「我想他是邁阿密人，」沃洛比告訴我。「他說他過去在一座處理血液貿易的機場工作。」那名男子對當年仍有一些記憶，說不定那些記憶讓他惶惶不安。他希望分享那些事情。他希望告訴沃洛比，有關貨機滿載血液抵達的事情。

109 單獨一次的短距離遷移

病毒的下一趟跳躍，跨越的距離很短，卻釀成很嚴重的後果。太子港和邁阿密只相隔七百英里，飛行時間九十分鐘。吉爾伯特在沃洛比實驗室經手的計畫，部分是要確立第一型HIV抵達美國的年代。要落實這項工作，他需要舊時的血液樣本。就這項目的而言，不論血液來到美國是裝在瓶子裡、袋子裡，或者在海地移民體內，全都沒有多大關係。

沃洛比扮演吉爾伯特的顧問角色，他記得，二十年前曾有一項研究，投入探討海地移民的免疫缺乏問題。主導那項研究的是一位醫師，名叫亞瑟．佩切尼克（Arthur E. Pitchenik），當時在邁阿密傑克遜紀念醫院（Jackson Memorial Hospital）工作。佩切尼克是結核病專家，他從一九八〇年開始注意到，海地人的那種疾病以及**肺孢子菌**肺炎發病率有反常現象。他敲響第一記警鐘，把海地人歸為新出現的免疫缺乏症候群的風險族群，也讓美國疾病控制與預防中心有所警覺。從事臨床和研究工作當中，佩切尼克和同事會從患者抽血並做離心處理，把血清和細胞分離開來，這樣他們就能檢視特定類別的淋巴球。他們還設想，往後說不定有其他研究人員用得上這些血液，所以也把部分樣本冷凍保藏。他們想得沒錯。不過有很長一段時期，似乎都沒有人感到興趣。接著二十年過去了，佩切尼克接到土桑市的沃洛比打來的電話。是的，佩切尼克答道，他很樂意寄一些材料過去。

沃洛比的實驗室收到了六管冷凍血液細胞，吉爾伯特設法從當中五管來擴增病毒片段。這些片段經基因定序，結果發現它們可以擺進另一種系統樹脈絡，成為其枝幹——就如後來沃洛比本人處理DRC60

和ZR59的方式，也如同哈恩的團隊處理SIV_{cpz}的手法。這是分子種系發生學的運作方式。在這個例子，這棵樹代表第一型ＨＩＶ病毒Ｍ群Ｂ亞型的多樣化譜系。主要枝幹代表已知來自海地的病毒。其中一個枝幹含一個分枝，由此長出不勝枚舉的繁多小細枝。所以在最後發表的附圖當中，那個分枝和細枝都模糊不清——只描畫成一團褐色實心錐形，就像隻烏賊的陰影，裡面還列出一串名字。這些名字透露Ｂ亞型穿越海地之後，又去了哪些地方：美國、加拿大、阿根廷、哥倫比亞、巴西、厄瓜多、荷蘭、法國、英國、德國、愛沙尼亞、南韓、日本、泰國和澳洲。它還傳回非洲。這是ＨＩＶ的全球化過程。

吉爾伯特、沃洛比與同事完成的這項研究，還做出了另一項令人心思起伏不定的發現。他們的資料和分析指出，單獨一次病毒遷徙——一位受感染的人，或裝在一個容器的血漿——就能解釋愛滋病是如何傳入美國。那次令人遺憾的入境，發生在一九六九年，前後加減約三年。所以，病毒在美國境內潛伏超過十年，期間完全沒有人注意到。超過十年期間，它滲入了各種接觸和曝露網絡。尤其是它還依循某些機會和機遇路徑，侵入了美國的特定族群。它不再是一種黑猩猩病毒。它找到了新的宿主，完成適應，而且興旺蓬勃，勢力範圍遠遠凌駕了當初存在於黑猩猩群時的層級。它藉由血液供應傳進了血友病患族群。它藉由共用注射針傳進了毒癮族群。它藉由性傳染傳進了男同志族群——為他們的愛人和熟人圈子，帶來了深遠、慘烈的禍患——起初有可能就只是兩名男子的接觸，一位美國人和一位海地人。

十二年來，病毒悄悄在人和人之間傳播。症狀很慢才出現。死亡在一段距離之外。沒有人知道。這種病毒不像伊波拉病毒，也不像馬堡病毒，它很有耐性。甚至比狂犬病毒更有耐性，不過致命程度卻是一樣高。有人把病毒傳給了杜加。有人把它傳給了席爾茲。有人把它傳給了一名三十三歲的洛杉磯男子，後來他病了，染上了肺炎和一種古怪的口腔真菌，接著在一九八一年三月，他走進了戈特利布醫師的看診間。

Chapter

9

這就要看情況囉

110 蛾類與人類的爆發

最後讓我為各位講一段有關毛蟲的小故事。這看來好像要帶我們偏離人畜共通疾病的原始課題及其所帶來的危險處境，不過相信我，這當中有非常密切的關係。

毛蟲故事的起點可以上溯至一九九三年。就在那年，秋天似乎提早降臨我居住的那座綠蔭城鎮，甚至就蒙大拿州西部的山谷來講都嫌太早，以往那裡八月中開始刮起陣陣寒風，楊樹在勞動節（譯註：九月的第一個週一）過後不久就變了顏色，最早降下的一場大雪，經常讓萬聖節過得不起勁。這次不同，這是在六月。樹葉都掉落了，看來就像秋天。五月間，林木還抽出葉芽，朝氣蓬勃，綻放一片鮮綠；接著短短一個月之後，樹葉全都消失了。葉片並不是屈服於季節的自然律動，它們並沒有轉黃、飄墜，堆積在溝渠中，形成別有風味的秋天落葉層。那些葉子是被吃掉的。

林間突然出現大批毛茸茸的細小幼蟲，把樹葉吃個精光，就像發生了〈出埃及記〉記載的災殃。那種狂吃葉片的小蟲，拉丁化二名法的學名稱為*Malacosoma disstria*，不過當時我們鎮上很少人知道那個名字。我們使用的是另一個名稱。

「天幕毛蟲」（tent caterpillar），地方報紙這樣講，不夠精確，卻也沒錯。「天幕毛蟲」，市公園處人員和郡府推廣服務局的農業技術專家也這樣講，每天他們都得回答幾十通市民的關切來電。廣播電台也說那是「天幕毛蟲」。所以過沒多久，我們外出走在人行道上，見了面彼此寒暄，都在談「天幕毛蟲」！在這場騷亂當中，我們無暇注意到，這種「天幕毛蟲」其實並不搭帳幕。牠們只會聚集在一起，成群結隊一起移動，就像塞倫蓋蒂的牛羚。牠們的完整俗名（正式誤稱？）叫做森林天幕毛蟲；另外有一種相近的昆蟲，俗名叫做西部天幕毛蟲，（學名：*Malacosoma californicum*），這種毛蟲就會吐絲，搭成帳幕狀藏身處。我們其實對這些昆蟲學上的細微末節不感興趣。我們希望知道，該如何儘早消滅這些天殺的東西，免得牠們把我們市區中漂亮的闊葉木吃到只剩枝幹。

這就很厲害了，醜惡得很厲害。不是所有樹木都變得光禿禿，不過許多樹確實是這樣，尤其是沿著人行道挺立，樹冠外伸開闊、覆蓋鄰里巷弄的高聳老榆樹和美國紅梣又更常見。事情發生得很快。毛蟲大半在光天化日之下或在傍晚時分進食，不過再晚一些，在六月的清冷夜晚，我們站在大樹底下，依然可以聽到一種細碎輕柔的劈啪聲響，就像遠方的灌叢林火，那是牠們的排泄物從葉隙灑落發出的聲音。早上我們會發現人行道灑滿厚厚一層罌粟子模樣的細小糞球。偶爾一隻毛蟲會吊著一條細絲懸垂下來，在我們視線高度擺盪，像是在捉弄人一般。遇上天候冷颼颼又下起毛毛雨，冷得毛蟲都覺得不舒服，這時我們就會看到牠們在樹幹高處或樹叉枝椏團團蜷縮、親密緊靠，每團都聚集了好幾百條毛茸茸灰色蟲體，就像麝牛依偎成團來抵禦極地風暴。我們有些人會離家去度週末，出發前剛刈了草坪，看來一切安然無恙，回家時卻發現樹木葉片全都掉光了。

我們架梯子爬上去，拿噴霧瓶對著毛蟲噴洗碗精肥皂水。我們使用本地園藝用品賣場店員建議的不同配方，施用殺菌噴霧劑或惡毒的長分子化學藥劑，然而那些人的知識其實也沒有比我們高明多少。我們聯絡硝基綠（Nitro-Green）公司，請他們派出除蟲特勤打擊部隊。這一切措施，充其量似乎只稍微有效，最壞的情況則是徒勞無用又毒害環境。

毛蟲繼續大口咀嚼。當牠們看來就要轉移陣地，從遭受蹂躪的樹木前往健康的林木，繼續搜尋更多的食物，這時我們就設法擋住牠們，把黏稠物質塗抹在樹幹環繞一圈，使毛蟲無法穿行。這根本沒有意義（因為後來我得知，天幕毛蟲一般都在牠孵化的那棵樹上度過幼蟲階段），只反映出我們是如何束手無策。我看著隔壁鄰居蘇珊，動用了這種似乎很有指望的防禦措施，來保護住家門口那兩棵巨大的榆樹，她在樹幹腰高位置噴上了一圈黏稠物質，那種做法在我看來也好像很有道理。不過，那種東西根本沒有抓到任何一隻毛蟲。

牠們不斷湧入，肆意妄為。牠們的數量實在太多了，侵擾行動持續進展，勢不可擋。牠們爬到人行道，被我們踩到。牠們在馬路上被整團壓扁。牠們大吃，牠們成長，牠們蛻掉舊皮，繼續長大。牠們在枝幹爬上爬下，遍布全鎮，把我們的樹當成芹菜。

最後牠們完成進食。毛蟲已經長到極限，幼年期告一段落，現在準備好要進入青春期。牠們吐絲結繭，把自己裹進樹葉，度過一段短暫變態階段，幾週之後，便破繭化為小小的褐色飛蛾。劈啪聲止息，樹梢殘枝也一片沉寂。森林天幕毛蟲，以毛蟲姿態呈現的牠們，全都不見了。不過這個龐大的害蟲族群，依然潛伏在我們頭頂上方，這時幾乎完全看不見了，就像是對於未來的一股浩瀚陰沉預感。

生態學家對這種事件有個稱法，他們稱之為爆發（outbreak）。

這個措詞在這裡有更廣泛的意義，比用於「疾病爆發」時意義更廣。各位可以把疾病爆發想成是其中一種。廣義的爆發適用於單一物種的任何突發、大規模族群增長。這種爆發會發生於特定動物，卻不會發生在其他動物。旅鼠會經歷爆發，水獺不會。一些種類的蚱蜢會爆發，還有一些種類的小鼠和海星也會，但其他種類的蚱蜢、小鼠和海星則不會。啄木鳥不大可能出現爆發。狼獾爆發，不大可能。鱗翅目昆蟲（蛾和蝴蝶）包含一些眾所周知會爆發的種類——不只好幾種天幕毛蟲，還包括舞毒蛾、毒蛾、落葉松食芽蛾（larch budmoth）以及其他種類。但以鱗翅目昆蟲通則來看，這些都屬例外。棲居森林的蝴蝶和蛾，大約有九十八％的種類，族群都長期相對穩定維持在低密度狀態；會出現爆發的種類不超過二%。何種因素使得某種昆蟲、某種哺乳類動物或某種微生物具有爆發的能力？這個問題很複雜，專家依然正在努力找答案。

幾年之前，一位名叫阿倫・貝律曼（Alan A. Berryman）的昆蟲學家寫了一篇論文，討論這道問題，文章標題是〈爆發的理論和分類法〉（The Theory and Classification of Outbreaks）。他一開始就談基本知識：「依循生態學觀點，爆發可以定義為，某特定物種的數量在一段相對短暫期間中出現的爆炸性增長。」接著以同樣乏味的語調指出：「從這個視角觀之，地球上最嚴重的一次爆發，是智人這物種的爆發。」當然了，貝律曼是指人類族群的增長速率和幅度，尤指過去幾個世紀期間的情況。他知道，這樣講會惹來事端。

不過數字支持他。貝律曼在一九八七年提筆為文時，世界人口數仍為五十億。自從農耕發明以來，我們已經增加了大約三百三十三倍。自黑死病過後迄今，我們已經增加了十四倍；從達爾文誕生至今為五倍；在貝律曼本人一生當中則已經倍增。以座標圖描畫那道增長曲線，模樣就像優勝美地酋長岩西南面那樣陡峭。另一種理解方式為：從我們這個物種的開端（約二十萬年前）至一八〇四年為止，人口數增加到十億；從一八〇四年至一九二七年，人口數又增加了十億；在一九六〇年，我們達到三十億人；自此以後，每次人口增長十億，都只花了約十三年。二〇一一年十月，我們達到七十億的里程碑，接著又飛快掠過，就像在公路上駕車急馳飆過「歡迎來到堪薩斯州」路標。累計起來，那是很多的人，而且肯定有資格號稱在貝律曼所述「一段相對短暫期間」出現的「爆炸性」增長。近幾十年來，人口成長率確實已經下降，不過仍舊高於一%，意思是我們每年依然增添約七千萬人。

所以我們是哺乳類動物史上的異數。我們是脊椎動物史上的異數。化石紀錄顯示，沒有其他體型較大（大過螞蟻或南極磷蝦之類）的動物物種，數量曾經稍微接近類似如今地球人口數這般龐大。我們的總重量累計達七千五百億磅（約三千四百億公斤）左右。把所有種類的螞蟻累加起來，總質量超過此數，磷蝦也是如此，此外就沒有多少群生物可以達到這個數目。而且我們只是一種哺乳動物，而非相近物種組成的一群。我們很大：體型很大，數量很大，總重量也很大。事實上，我們大到連傑出生物學家（暨螞蟻專家）威爾森，都不得不涉入這蹚渾水來探究一番。威爾森寫出了這段話：「智人通過了六十億里程碑的時候，我們的生物質量就超越歷來地表一切大型動物物種的百倍以上。」

威爾森是指野生動物。他沒有考慮到家畜，好比馴化的歐洲牛（*Bos taurus*），目前這種牛的全球族群數約達十三億。因此我們的人數只達歐洲牛頭數的五倍（總質量就不會達到五倍，因為每頭牛都比一個人大上許多）。不過當然了，沒有我們，牠們也不會出現這般超量狀況。總重達一兆磅（約四千五百億公斤）的牛，在飼養場長肥，在大地上吃草，而那些草地原本可以維繫野生草食動物的生存，這完全是人類帶來的另一種衝擊。牠們是人類胃口的替代指標，由此看來，我們真的很餓。我們為數龐大，我們史無前例，我們特異非凡。沒有其他靈長類曾經在地球上有這般分量，到達這等程度。就生態學的說法，我們幾乎稱得上是一種弔詭的生物：體型碩大，壽命很長，卻又數量驚人得離奇。我們就是一種爆發。

111　病毒和昆蟲爆發周期

有一件關於爆發的大事是：爆發總會終結。有些情況下，爆發歷經多年之後方才終結，另有些例子則是就很快終結。有些爆發是一步步走向終結，另有一些則如石火電光般瞬間終結。甚至還有一些爆發終結之後，又再次爆發，再次終結，彷彿遵循某種定期時刻表。天幕毛蟲和其他好幾種森林鱗翅目昆蟲，似乎有族群周期興衰、大起大落的現象，每次循環從五到十一年不等。舉例來說，加拿大英屬哥倫比亞省的一個天幕毛蟲族群就發生過這種周期現象，而且可以上溯至一九三六年。那次崩潰終結充滿戲劇色彩，而且有很長一段時期似乎神祕難解。哪種因素造成這種一再重演的瞬間崩潰現象？一項可能的因素就是傳染病。後來還發現，在森林昆蟲爆發族群中，病毒尤其扮演一定角色。

回顧一九九三年，當毛蟲侵襲我住的城鎮之時，我對這項主題產生了興趣，也做了一些研究。在我看來事情相當詭異，像森林天幕毛蟲這樣奇怪的動物，行為能力非常有限，也只有一套固定不變的適應策略，怎麼可能在一、兩個夏季反常繁殖，接著到了第三個夏季幾乎全部消失不見。環境並沒有劇烈變動，然而同一個物種在那個環境裡的成敗卻大大不同。為什麼？天氣變化無法解釋這點，食物供應耗竭也不能解釋。我打電話給郡府推廣服務局，拿好幾項問題去騷擾那裡的人員。「我想沒有人能說明，為什麼數量有高低起伏，」他告訴我。「事情就這樣發生了。」

那項答覆並不令人滿意，也不令人信服，於是我開始閱讀昆蟲學文獻。該領域有個名叫茱蒂絲．梅爾斯（Judith H. Myers）的專家，她是英屬哥倫比亞大學（University of British Columbia）的教授，發表過好幾篇關於天幕毛蟲的論文，還有一篇概述昆蟲族群爆發的文章。梅爾斯就那個謎團提出了一項解答。儘管族群水平受到眾多因素的影響，她寫道，周期性模式「似乎意味著這當中有某種很容易辨認並量化的支配力量。然而事實證明，那種驅動力量卻又這般捉摸不定，令人稱奇。」不過，她指出，如今生態學家已經有一種猜測。梅爾斯描述了一類稱為核多角體病毒（nuclear polyhedrosis virus）的東西，這群病毒簡稱為NPV，有可能就是我們久尋不得、驅動森林鱗翅目昆蟲族群周期變化的影響力量。田野研究披露，核多角體病毒在爆發的森林鱗翅目昆蟲族群中，實現它們自己的爆發，從而化身最黑暗的黑死病，把昆蟲殺個精光。

好幾年間，我並沒有好好思索這件事情。回到一九九三年，我住家鎮上的天幕毛蟲爆發事件悄悄地快速終結，隔年夏天完全沒見到毛茸茸幼蟲的跡象。那是在很久以前了。不過那起事件在本書撰寫期間又在我心中浮現，那時我正參加一場傳染病生態和演化的科學研討會，坐在觀眾席上。那次集會在喬治亞州的雅典（Athens）舉辦。議程安排了一場場人畜共通傳染病報告，由該領域幾位第一線研究人員和最有頭腦的理論家發表，會議吸引我的就是這一點。到時會有一場談及亨德拉病毒和它如何從狐蝠浮現；另有一場討論猴痘的溢出動力學；還有至少四場探討流行性感冒。不過第二天上午的議程，一開始就是不一樣的東西。我很有禮貌地坐下，然後就發現有一位名叫格雷格·德懷爾（Greg Dwyer）的鬼靈精怪傢伙讓我著迷，他是芝加哥大學的數理生態學家，演講時不看筆記，邊說邊往來踱步，用很快的講話速度，講述族群爆發和昆蟲的疾病。

「各位大概從來沒有聽過核多角體病毒，」德懷爾向觀眾說。那個名稱在一九九三年之後已經稍有改變，不過幸虧有天幕毛蟲插曲，也感謝梅爾斯，所以我聽過。德懷爾描述核多角體病毒對森林鱗翅目昆蟲爆發族群造成的毀滅影響，他特別談起舞毒蛾（*Lymantria dispar*），那也是一種褐色小生物，他研究舞毒蛾的爆發和崩潰已經二十年了。他說，舞毒蛾幼蟲受到核多角體病毒感染，基本上就「融解了」。我的筆記並沒有記得很詳細，不過我確實在黃色記事紙上寫下「融解了」字眼。我還引述他的說法寫道：「動物流行病往往發生在密度非常高的族群。」德懷爾提了其他幾則一般論點之後，接著又討論一些數學模型。休息喝咖啡時，我拉著他追問，我們能不能找個時間，談談蛾的命運和人類疾病大流行的可能前景。

112 昆蟲融解了

兩年過去了，然後我們兩人的時刻表搭上了線，於是我去芝加哥大學找德懷爾。他的辦公室在東五十七街路邊一棟生物學大樓的一樓，室內一如大學慣常風格，張貼海報和卡通畫報，妝點得生氣蓬勃，左側牆面有一張很長的白板。德懷爾那時五十歲了，看來很年輕，就像個和藹可親的研究生，不過鬍鬚已經泛白。他戴了玳瑁圓框眼鏡，身著黑色T恤，上面印了一則複雜怪異的積分方程式。T恤那則方程式前後還有大字，組成一個問句：「這則〈艱澀天書〉有哪裡是你看不明白的？」T恤印的是個自嘲式笑話，他為我解釋。艱澀天書指的是馬克士威的一則方程式；當然了，笑話的笑點是，一般人根本完全不會明白那種東西；自嘲的部分，我想是在於，馬克士威的方程組相當著名，卻也素有深奧難懂的不良名聲，就連數學家也可能認不出這是當中一則。懂了嗎？

我們分頭坐在他的書桌兩邊，一等到我們的交談開始熱絡，他就跳起來在白板上開始塗寫。所以我也站起身來，彷彿靠近他的潦草字跡會幫助我更了解內容。他畫了一組座標軸，一軸代表林間舞毒蛾蟲卵數量，另一軸代表時間，接著解釋科學家如何測定爆發。舞毒蛾數量在爆發間歇時期稀少得檢測不出。相對而言，進入爆發時期，你可以在每英畝地找到好幾千團卵塊。每團卵塊約各含兩百五十枚卵，那會孵出許多蛾。他畫了一幅圖，描繪一個舞毒蛾族群接連幾年的興衰起伏。圖解看來就像一條龍，背線高高拱起，接著下彎大落，再高高竄起，然後再次下落。他畫了一幅核多角體病毒顆粒草圖，描繪它們如何把自己封裝成包裹，抵禦日晒和其他環境壓力。每個包裹都是堅固的蛋白質團塊，呈多角體狀

（因此病毒的名字中才有「多角體」），裡面包了幾十顆病毒體，就像水果蛋糕裡面鑲嵌了一顆顆櫻桃。德懷爾又畫了更多圖解，接著邊畫邊對我解釋，這種窮凶極惡的病毒是怎樣發揮作用。

葉片表面塗抹上了一個個病毒包裹，那是前一隻受害毛蟲死後殘留下來的。一隻健康的毛蟲一路大嚼來到這裡，連同葉片組織一併把包裹吞下。包裹一旦進入毛蟲體內，便攤展開來，邪惡又條理井然，就像多彈頭飛彈釋出一批小型核彈從都市上空投落。病毒體疏散開來，分頭攻擊毛蟲腸內細胞。各個病毒體分別向細胞核進擊（也因此病毒的名字中才有「核」），然後大量複製，滋生新的病毒體，接著新病毒體從原有細胞釋出後，繼續攻擊其他細胞。「它們從一個細胞到另一個，侵染許許多多細胞，」德懷爾說道。過沒多久，那條毛蟲基本上就只是會爬會吃、裝了病毒的臭皮囊。不過毛蟲依然沒有顯出生病的樣子，似乎並不知道自己病得有多嚴重。「倘若牠吃下了夠多劑量的病毒，」他說道：「那麼牠就會繼續在葉片上四處爬動，並繼續進食——但是過了大概十天，也許兩個星期，有時候甚至長達三個星期，牠就會融解攤在一片樹葉上。」這裡又出現了「融解」那個詞，也就是他在喬治亞州雅典時用上的字眼，形容得活靈活現。

在此同時，其他毛蟲也紛紛遭逢相同命運。「毛蟲的機能還沒有真正停止之前，病毒似乎早就先把毛蟲消耗殆盡。」這個歷程到了後續階段，隨著各毛蟲體內的病毒體摩肩擦踵，食物開始短缺，病毒就會再次集結成團，把自己封裝進防護包裡頭。該現身了，該繼續前進了。到這個時候，毛蟲體內已經被病毒吃光，裝滿病毒，只靠表皮來保持身形完整。表皮是以蛋白質和碳水化合物構成的，質地堅韌又有彈性。然後病毒釋出某些酵素，溶解表皮，於是毛蟲像個水球般爆裂開來。「牠們吃進病毒，」德懷爾說道，然後「牠們『啪』地一聲潑濺在一片葉子上。」毛蟲一隻隻解體，留下的不過就是一灘病毒汙泥——那灘汙泥，在舞毒蛾爆發族群呈現的擁擠情況下，很快就會被下一隻飢餓的毛蟲吞吃下肚。接著就依此類推。「另一隻昆蟲過來，吃下那片葉子，一、兩個星期過後，」德懷爾說道，接著再來一次：「牠『啪』地一聲潑濺開來。」

整個夏季大概有五、六代潑濺事件，五、六波傳染，病毒在毛蟲族群中的陽性率漸次提高。剛開始時病毒陽性率很低，好比說，有五%的毛蟲受了侵染，到了第一個秋天，這個比率就可能增長到四〇%。隨後存活的毛蟲經過變態、羽化為飛蛾，接著飛蛾交配，然而核多角體病毒依然凌亂四散在那處棲地，有些病毒包裹留了下來，不只塗抹在葉片上面，還沾染在雌蛾產下的卵塊上。所以來年春季當蟲卵孵化，新生毛蟲便有很大部分受了病毒侵染，感染陽性率陡峭攀升。而且攀升程度還凌駕了前一年的水平，「這就轉換成來年還要更高的百分比，」德懷爾說道。兩、三年間，這種逐步升高的趨勢「基本上就把整個族群一掃而空。」

蛾消失了，留下的只剩病毒。他又說，有時候這種情況實在太嚴重了，結果「你會看到灰色液體從樹幹滴流下來。」雨水來了，樹木涕泣，流下了融解的毛蟲和病毒漿液。這確實讓我留下很深刻的印象。

這還真像是伊波拉病毒，我說。

「是啊，沒錯。」他參加了一些我也參加的會議，讀了一些我也讀過的書和論文。不過，那並不是真正的伊波拉病毒，我說道。那是煽情渲染過的伊波拉病毒，普遍妖魔化的伊波拉病毒，說什麼受害者「血液流出體外」、只剩一囊袋液化內臟的誇大論述。

他同意。而且論及陰森程度，核多角體病毒也有真實和誇張說法之間的差異。「就我們的病毒，民眾總愛說，他們會說：『喔，你研究病毒，就是會讓昆蟲爆炸的那種！』就像這樣，病毒不會讓昆蟲爆炸，」他堅稱。「它讓昆蟲**融解**。」

聽了這種情節，看了他的圖解，見識到他直截了當的措詞，也讚嘆過他T恤上頭那則馬克士威方程式，我得到這趟拜訪的要點：也就是我所說的「類比」。我說，就在上個星期，我們在這顆星球上已經有七十億人，這看來就像個爆發族群。我們的生活環境人口相當稠密，看看香港，看看孟買。我們彼此密切相聯，我們四處飛行。香港的七百萬人，和北京的一千兩百萬人，只相隔三個小時。從來沒有其他大型動物，數量像我們這麼多。而且我們還有自己享有的潛在毀滅性病毒，其中有些說不定就和核多角體病毒同樣齷齪。所以……前景如何？我說的類比，是不是有道理？我們是不是該預期到，人類就像舞毒蛾，也會衰敗崩潰？

德懷爾不會這樣貿然說「是」。他講求實證，明斷是非，避免草率推斷，他希望緩一緩，思考一下。他要先想想看。然後我們就開始談論流行性感冒。

113 流感病毒不斷改變

我在本書還沒有談到多少流感的事情，不是由於不重要。實際上流感極其重要，極其複雜，也依然暗含破壞力，有可能形成全球流感重大疫情。下一場大禍非常有可能就是流感。德懷爾知道這一點，所以他才提到流感。我很確信各位不必提醒也知道，流感在一九一八到一九一九年間害死大約五千萬人；而且我們如今依然沒有神奇防護措施，沒有通用疫苗，沒有十拿九穩又可廣泛使用的療法，無從擔保這種疾病或死亡不會再次發生。就連在平常年份，季節性流感都會在全世界造成三百萬起病例和二十五萬人死亡。所以流感是極其危險的，這還是最好的情況，一旦遇上最壞的情況，就會釀成末日大禍。我留到現在才講，完全是由於流感非常適合用來提點一些想法，作為整個人畜共通疾病主題的尾聲。

首先介紹一些基本觀念。流感是由三類病毒引發的疾病，其中最令人擔憂、蔓延最廣的是A型流感。A型流感病毒全都具有以下共通的遺傳特質：單股RNA基因組，並分成八段，是合成十一種不同蛋白質的模版。換句話說，這類型病毒擁有八段分開的RNA編碼段落，就像八節火車貨運車廂，可以載運十一種不同貨品。這十一種可運送貨品是構成病毒結構和功能機具的分子，是基因的製造成品。這當中的兩種分子：血球凝集素（hemagglutinin）和神經氨酸酶（neuraminidase），會從病毒套膜表面伸出，形成棘刺狀突起。兩種分子都是免疫系統能辨識的構造，也是病毒滲入、穿出宿主細胞的關鍵要素，並為A型流感各亞型提供一組明確的標籤：H5N1、H1N1等等。H5N1代表：這是血球凝集素蛋白屬於H5亞型，及神經氨酸酶蛋白屬於H1亞型的病毒。如今我們從自然界已經檢測出十六種血球凝集素，加上九種神經氨酸酶。血球凝集素是病毒打開細胞膜門戶、侵入細胞的鑰匙，神經氨酸酶則是病毒從細胞裡頭重返外界的鑰匙。到現在還好嗎？吸收了這一段簡單知識之後，各位已經比地球上九十九．九％的人都更了解流感。給自己鼓勵一下，然後記得在十一月去打一針流感疫苗。

一九一八到一九一九年大流行時，還沒有人知道疫情的起因（不過當時有許多猜測）。沒有人找得到致病原罪嫌，沒有人看得到，沒有人能指名道姓，也沒有人能理解，因為病毒學本身在當時幾乎還沒有起步。病毒分離技術還沒有問世，電子顯微鏡還沒有發明，病毒禍首尚未經辨識確認……那還得等到二〇〇五年！結果發現，那是H1N1的一種變異體。在這當中幾十年間，又出了幾次流感大流行，包括一次發生在一九五七年，大約害死兩百萬人，另一次發生在一九六八年，後來稱為香港流感（指疫情開始的地方），害死一百萬人。到了一九五〇年代尾聲，科學家已經體認到流感病毒有點令人不解，這群病毒擁有繁多樣式，而且分別能夠感染豬、馬、雪貂、貓、家鴨和雞，以及人。不過依然沒有人知道，那些東西都住在在野地的哪裡。

流感是人畜共通傳染病嗎？有儲存宿主嗎？一九六一年出現了一條線索，當時南非發現，有好幾隻燕鷗（*Sterna hirundo*，一種水鳥）死後經檢測體內含有流感病毒。倘若牠們是被流感病毒殺死的，那麼根據定義，燕鷗就不會是這種病毒的儲存宿主；不過，說不定牠們的生活史，讓牠們和儲存宿主發生**接觸**。不久之後，一位紐西蘭年輕生物學家和一位澳洲年輕生化學家，一道在新南威爾斯州海岸上散步時，見到了好幾隻死鳥。

這兩個人是絕佳搭檔，同樣熱愛戶外活動。他們那趟海灘散步，實際上是釣魚行程的一部分。那位紐西蘭人是羅勃特．韋伯斯特（Robert G. Webster），來到澳洲攻讀博士學位；那位澳洲人是威廉．葛雷恩．拉維爾（William Graeme Laver），曾在墨爾本和倫敦求學，受伯內特啟發而投入研究生涯。拉維爾生性熱愛冒險，在倫敦完成博士研究之後，他和妻子決定不搭飛機，而是**開車**橫越歐亞大陸，從孟買搭船回到澳洲家鄉。

幾年過後，拉維爾和韋伯斯特踏上那次歷史性散步，發現海灘散置一些海鳥屍骸，那是長尾水薙鳥（*Puffinus pacificus*，另一種水鳥），他們心中依然記得南非的燕鷗，因而納悶思忖這些鳥兒可不可能也是死於流感。拉維爾半開玩笑提議，到大堡礁去抓鳥來採樣應該很不錯，可以檢查牠們有沒有流感。一般都不認為大堡礁是什麼條件艱困的地點，他們也許可以去釣釣魚，晒晒太陽，享受一下蔚藍清澈海水，也做點科學。拉維爾要求他在澳洲國立大學（Australian National University，位於坎培拉）的老闆補助經費，讓韋伯斯特和他進行一趟這種研究。老闆告訴他，你在做夢。我不給錢，不給就是不給。所以他們轉向日內瓦世界衛生組織申請，那裡有一位官員耳根子很軟，提供他們五百美元，這在當年是很大一筆錢。拉維爾和韋伯斯特去了一處名叫特賴恩島（Tryon Island）的地方，位於昆士蘭外海五十英里處，並在那裡的長尾水薙鳥體內發現了流感病毒。

四十年後，韋伯斯特告訴我：「所以我們在這世界某些野生候鳥體內找到了和人類流感有關的流感。」他在科學文獻介紹這項成果時，寫得相當保守，不過在交談時，他就攤開來講：「當然了，拉維爾發現水禽是流感的儲存宿主，而且是我幫的忙。」那時拉維爾已經過世，不過韋伯斯特博士仍滿懷溫馨懷念他。

如今韋伯斯特號稱全世界最傑出的流感科學家。他在紐西蘭一處農莊長大，後來研讀微生物學，到坎培拉攻讀博士學位，和拉維爾一起研究、一起找樂子，接著在一九六九年遷往美國，在田納西州孟菲斯市（Memphis）聖猶達兒童研究醫院（St. Jude Children's Research Hospital）任職，一直待到現在（不過他也經常四處旅行）。我和他見面時，他已經快八十歲，不過依然在工作，也依然站在流感研究界的最前線，每天針對全世界傳來的病毒消息做出回應。聖猶達醫院的建築風格時尚，我們在他位於高樓層的辦公室內談話，事前他還邀我到醫院自助餐廳請我喝了一杯濃烈的咖啡。他的辦公室牆上掛了兩條剝製魚展示品，包括一條大型點帶石斑魚和一條帥氣的西大西洋笛鯛，彷彿是要向拉維爾致敬。流感之所以這麼令人頭痛，韋伯斯特說明，理由之一就是它很善變。

他解釋。首先是突變率很高，RNA病毒全都如此。RNA病毒複製時沒有品管程序，他說明，和我先前聽荷姆斯所說內容兩相應和。編碼字母層級的拷貝誤差會延續下來，不過這還不是最重要的部分。更重要的是重整（reassortment）。（「重整」意指病毒體兩個不同亞型的基因組完整區段意外互換。這和重組〔recombination〕十分相像，重組是細胞分裂時偶爾發生染色體互換的現象，只不過重整還比較簡單、比較有序。流感病毒經常出現這種情況，因為基因組的分段方式，使得它們的RNA可以在基因組之間的分界點上分開得乾淨俐落，就像在火車調車場上那八節車廂可以一節節分開。）有十六種現成的血球凝集素，韋伯斯特提醒我，九種神經氨酸酶。「你可以做做算術，」他說道。（我做了：一百四十四種配對。）這些改變是隨機發生的，大半產生出不好的組合，讓病毒比較不能存活。不過隨機改變確實構成變異，而變異就是可能性的探測作業。這是天擇、適應和演化的原料。所以流感才會這般變幻莫測，始終充滿驚奇，成為一類既充滿新鮮事，又充滿惡意威脅的致病原，由於那麼多突變和重整。

穩定出現突變，讓病毒的模樣和舉止出現漸進變化。因此你每年秋季都必須再打一針流感疫苗，今年的流感版本和去年大大不同。重整產生出大幅變化。重整會帶來重大的變革，導入新的亞型，產生出可能帶有傳染性而人類族群並不熟悉的病毒。釀成大流行的病毒，一般都是這樣來的。

不過這不只是關乎人類疾病。韋伯斯特指出，不同亞型各有偏好，分別和不同宿主物種建立親密關係。H7N7在馬群發展得很好。南非早在一九六一年的那批死亡燕鷗，都是受了H5N3侵染。唯有冠上H1、H2或H3血球凝集素的病毒亞型，才會引發人類流感疫情，因為只有這些類型才有辦法進行人傳人散布。豬的條件屬於中間型，人類流感病毒和鳥類流感病毒都能適應；所以豬會受到人類亞型與鳥類亞型流感病毒的侵染。當一隻豬同時受了兩型病毒的侵染——其中一型適應了人類，另一型適應了鳥類——這兩型就有機會相互重整。儘管現在我們知道，野生水鳥是所有流感的最初源頭，但病毒會在豬隻體內和其他地方（鵪鶉也會發揮攪拌缽的作用）重整，到了進入人體的時候，病毒一般都已經從H1、H2或H3組合成形，加上其他十種必要的蛋白質，而且當中有一些還是從不同禽流感或豬流感病毒東拼西湊來的。韋伯斯特說明，其他亞型（H7和H5）則偶爾也會「試探」一下，希望達成以人類為標靶的前景。而且從迄今所有案例看來，這種組合一直很糟糕。

「它們可以侵染人類，」他說道：「但是卻沒有養成傳播力。」它們不會從一個人傳給另一個人。它們有可能傳遍整群家禽，造成眾多死亡，然而卻不能靠人類噴嚏來散布。（鳥類的流感主要是胃腸道感染，靠糞口路徑來傳播；病鳥把病毒排泄到籠舍內或穀倉旁的地面，或排在湖水或河口水域中，另一隻鳥來此啄食或涉水覓食時，也把病毒吃了下去。南非那群燕鷗和澳洲那群水薙鳥，想必都是這樣才接觸到病毒。）所以你只有在處理母雞或宰殺鴨子的時候，才可能受到感染。儘管如此，由於病毒類群變化多端，突變層出不窮，重整持續不斷，下一次「試探」有可能就不同了。於是韋伯斯特表示，要想預測下一場大流行究竟是什麼狀況，「眼前看來是沒有絲毫指望。」

不過，有一些狀況仍得注意觀察。H5N1就是個好例子，它有另一個名稱是你我都比較熟悉的，叫做禽流感。

這個可怕的亞型首次出現時，韋伯斯特本人也扮演關鍵的應變要角。一九九七年五月，香港一個三歲男孩死於流感，氣管拭樣有一件檢測出病毒，香港實驗室科學家沒認出那種病毒。那個男童的樣本有一些送往美國疾病控制與預防中心，那裡卻沒有人抽空過來為它驗明正身。接著一位荷蘭科學家去香港拜訪，拿到少許病毒，回去後立刻著手研究。**哎呀，我的天**。那位荷蘭人通知國際上的同行，說它看來就像H5。禽流感。「於是我們全都說：『什麼？不可能，』」韋伯斯特回顧表示。「因為H5不會影響人類。我們認為那是認錯了。」結果不是。讓人心驚肉跳的一點是，這是文獻記載第一起純粹由禽流感病毒引發、導致人類罹患要命的呼吸道疾病的病例，這病毒絲毫不含經由重整而來的人類流感基因。十一月又出了三起病例，到這時候，韋伯斯特本人也跳上飛機，前往香港。

那發生在一九九七年，實在不是適宜出現醫療緊急事故的時機，當年香港正要經歷重大的政治變局，從英國的殖民地轉變成中國的特別行政區。政府機關焦躁不安，管理階層和從屬人員流動頻繁，而且韋伯斯特還發現香港大學缺乏流感專家。接著又出現更多人類病例，到了當年年終，累計共十八起，病案致死率為三三％。禽流感具有高度毒力。不過這種亞型是怎麼傳播的？沒有人動手追蹤源頭，更別提查明它可不可能靠人傳人快速蔓延。「所以我把環太平洋地區自己訓練過的博士後人員全都召集起來，」韋伯斯特說道：「並要他們前往香港。接著三天不到，我們就在活禽市場找到了病毒。」

那是個至關重大的起點。香港官員下令撲殺所有家禽（一百五十萬隻），並關閉禽鳥市場，這解決了當前的問題。一時之間，沒有更多病例出現，香港沒有，其他地方都沒有。不過這種險惡的新型病毒還沒有根絕，繼續在中國沿海省份家鴨群間悄悄傳布，那片地帶的鄉間民眾，有的飼養小群鴨子，白天就放牠們到稻田覓食。病毒在這種情況下很難追蹤，更難消滅，因為受感染的鴨子並不表現任何症狀。「鴨子是特洛伊木馬，」韋伯斯特告訴我。他的意思是，危機就藏在那裡面。野鴨有可能在你的水稻田落腳，牠們帶著病毒，弄髒田中的水，感染了你的家鴨。你的鴨子看來沒事，然而當你的兒子趕著鴨子進入欄舍過夜，鴨子就有可能感染你的雞群。不久之後，你的雞，和你的兒子，都可能死於禽流感。

「鴨子是特洛伊木馬，」他又講了一次。那是句好台詞，鮮明、清楚，而且我在他發表的一些著作當中也見過這句話。不過，今天他還更明確指出是綠頭鴨和針尾鴨。這種病毒對不同鳥兒的致病力大相逕庭。「這得看物種而定，」韋伯斯特說道。「有些鴨種會死掉，斑頭雁（bar-headed goose）會死，天鵝會死。不過綠頭鴨，還有尤其是針尾鴨，就會攜帶病毒，傳布開來。」

香港初次爆發之後過了六年，H5N1東山再起，感染了一個家庭的三口人，害死其中兩人。這組案例我前面談過，發生在後來號稱SARS的症候群最早引發驚慌的時期，於是狀況愈形複雜，攪亂了為辨認那種異常致病原而投注的心力。約略就在同時，H5N1開始在附近區域的家禽之中現身，包括南韓、越南、日本、印尼和其他國家，害死了許多雞，也起碼又害死了好幾個人。它還在野鳥群間傳播，散布得非常遙遠。中國西部的青海湖位於香港西北方相隔一千三百英里之遙，成為一起不祥事件的上演舞台，韋伯斯特提到斑頭雁時，也約略談起了那處地方。

青海湖是水禽類候鳥的重要繁殖地點，牠們的遷徙路徑從這裡分別前往印度、西伯利亞和東南亞。二〇〇五年四月和五月，青海湖有六千隻鳥兒死於H5N1流感。最早受影響的動物是斑頭雁，不過疾病還侵襲了瀆鳧、鸕鷀，以及其他兩種鷗鳥。和牠們的體重相比，斑頭雁的翼展面積顯得很大，相當適應高飛遠行。牠們在青藏高原築巢。牠們遷徙飛越喜馬拉雅山脈。牠們投放H5N1。

「接著按照推想，」韋伯斯特告訴我：「野鳥想必就帶著病毒向西前往印度、非洲、歐洲和其他地方。」舉例來說，它在二〇〇六年來到了埃及，給這個國家帶來了特別嚴重的問題。「病毒傳遍埃及**所有地方**。經由養殖家禽，經由鴨群。」埃及衛生當局嘗試為家禽接種疫苗，從亞洲進口疫苗，然而接種努力沒有生效。「意外的是，竟然沒有再出現人類病例。」埃及的病患和死亡總數相當高：截至二〇一一年八月，共有一百五十一起確診病例，其中五十二人喪命。這些數字代表自一九九七年Ｈ５Ｎ１出現以來全球已知人類禽流感病例的四分之一強，也相當於所有致死病例的三分之一強。不過這裡有一個至關重大的事實：埃及病例幾乎沒有（甚至完全沒有）人際傳染所致事例。這些不幸的埃及病患，似乎全都直接從鳥類染上病毒。這表明那種病毒還沒有發現有效的人傳人方式。

根據韋伯斯特的說法，相關局勢有兩方面相當危險。頭一個是埃及本身，由於近來政局動盪，誰來領導國家仍屬未知，一旦傳染性禽流感爆發疫情，當局也許無力遏止。他的第二點顧慮，也是全球各地流感研究人員和公共衛生官員憂心之處：由於突變層出不窮，人類和受感染禽鳥接觸頻繁，病毒**有可能**碰巧出現一種基因組合，讓它在人類族群中具有高度傳播力。

「只要Ｈ５Ｎ１在外界存續，」韋伯斯特表示：「災禍總是有可能出現。這確實就是Ｈ５Ｎ１的底線。只要它仍在人類族群當中，理論上就有可能養成人傳人的能力。」他稍停一會兒。「到時就只能靠老天幫忙了。」

114 正視人畜共通傳染病

這整個主題，就像藉由空氣傳播的病毒，在論述的微風中逍遙飄蕩。多數人並不熟悉「人畜共通」一詞，不過他們倒是聽說過SARS，他們聽說過西尼羅病毒，他們聽說過禽流感。他們認識患染、熬過萊姆病的人，也知道死於愛滋病的某人。他們聽說過伊波拉病毒，也知道那是一種駭人的東西，不過他們有可能誤以為Ebola（伊波拉）就是*E. coli*（大腸桿菌），吃了沾染大腸桿菌的菠菜，有可能會要了你的命。他們很擔心。他們隱約知道大概。不過他們沒有時間，或者沒有興趣去考量許多科學細節。我可以憑經驗說，有些人一聽說你正在撰寫一本談這類東西的書──有關嚇人的新興疾病、有關殺手病毒、有關大流行──他們就會要你直接切入重點。於是他們詢問：「我們全都會死嗎？」，我已經擬定一項小小的策略，我就說：「會。」

會，我們全都會死。沒錯，如同我們全都要繳稅，我們也全都會死。不過我們多數人大概會死於比較平凡的原因，而不是死於最近才從鴨子、黑猩猩或蝙蝠現身的新病毒。

人畜共通傳染病帶來的危險是真實的，也相當嚴重，然而不確定性也很高。誠如韋伯斯特對我透露的尖銳說法，要想預測下一場流感大流行的本質和時機，看來是沒有絲毫指望。那個系統有太多因素隨機改變，或說幾乎全都隨機改變。大體說來，就這所有疾病而論，預測只能算是提出一種脆弱的主張，比較可能產生出虛假的自信，而不是能據以採取行動的智識。就底下這道兩段式問題，我不只詢問了韋伯斯特，還請教了世界各地其他許多知名的疾病科學家，這群學者的專業領域包括伊波拉、SARS、蝙蝠媒介傳染的各種病毒、ＨＩＶ病毒，以及病毒演化學，我請問他們：（一）不久的將來，會不會出現一種毒力夠強的新興傳染病，從而引發全球大流行，就像愛滋病或一九一八年流感那樣的規模，奪走幾千萬人的性命？（二）如果會，那麼這種疾病會是什麼模樣，會從哪裡來？他們就第一段問題提出的答案，從「也許」到「很可能」都有。就第二段問題，他們的答案都集中於ＲＮＡ病毒，特別是以某種靈長類動物為儲存宿主的病毒。順道一提，他們沒有一人質疑「倘若**真有**下一場大禍，那將會是一種人畜共通疾病」這個前提。

各位在科學文獻也找得到大致相同的推測，有根據的審慎推測。早在一九九七年時，一位深受敬重的感染流行病學家便曾發表一場演講（內容後來出版成書），列出了一些判別準則，據此或能篩檢出最可能引發新興大流行的某些病毒類型，那位學者名叫唐納德．柏克（Donald S. Burke），匹茲堡大學公共衛生研究所（Graduate School of Public Health）的現任所長。「第一項準則是最明顯的，那就是：人類史上最晚近的大流行病，」柏克告訴觀眾。那樣講也就指向正黏液病毒（orthomyxovirus，包括流感病毒）和反轉錄病毒（包括ＨＩＶ）等。「第二項準則是：經證實具有在非人類動物族群釀成重大流行病的能力。」這同樣又聚焦於正黏液病毒，不過也指向副黏液病毒科，好比亨德拉和立百病毒，以及冠狀病毒科，好比後來稱為ＳＡＲＳ冠狀病毒的那種病毒。柏克的第三項準則是「固有演化能力」（intrinsic evolvability），意思是病毒已準備就緒，能夠突變及重組（或重整），而這就「賦予病毒在人類族群興起並引致大流行的潛在能力。」他回頭提起反轉錄病毒、正黏液病毒和冠狀病毒來作為例證。「這當中有些病毒，」他提出警告，還特別舉出冠狀病毒為例，「應該視為對人類健康的重大威脅。這些都是具有高度演化能力，而且業經證實有能力在動物族群引發流行病的病毒。」有趣的是，事後回顧，我們發現他在ＳＡＲＳ疫情發生之前六年，就已經預示了那場流行病。

不久之前，柏克告訴我：「我是運氣好，猜對了。」他自貶笑道，給自己喝了個倒采，接著又表示，描述他當年做的事情，用上「預測字眼是太強烈了」。

就這一點而言，柏克是世界上最可以信賴的人。但是我們不該只因為精確預測有困難，就對新興和再浮現的人畜共通疾病視若無睹、毫無防範，還抱持宿命消極態度。不行。誠如柏克所述，除了占卜預言之外，另一種可行之道是「厚植科學基礎，來充實準備工作。」他所說的「科學基礎」是指，知道該監看哪些病毒類群，趁它們還沒有演變成地區性爆發疫情之前，田野研究就能在偏遠地方檢測溢出，也就是趁病毒還沒有釀成大流行之前，就能動員組織起來控制爆發，再加上各種實驗室工具和技能，這樣我們才能迅速辨識出已知病毒，並有能力以幾乎一樣快的速度，了解新興病毒的特性，而且毋須耽擱太久時日，便得以開發出疫苗和療法。倘若我們無法預測即將來臨的流感大流行或其他任何新興病毒，那麼起碼也要能夠保持警覺；我們可以有充分的準備，並能迅速應變；我們可以更富巧思，也有更完善的科學來加以應變。

這些事情已經有相當程度的進展，這是疾病科學和公共衛生學界某些眼光遠大的機構和個人為我們開創的成果。全球各地機構發展出雄心勃勃的網絡和計畫，包括世界衛生組織、美國疾病控制與預防中心、美國國際開發署、歐洲疾病預防與控制中心、世界動物衛生組織，以及其他國家級和國際性機構，齊心投入應付新興人畜共通疾病帶來的危險。由於對「生物恐怖主義」潛在危機的顧慮，就連美國國土安全部和國防高等研究計劃署（隸屬於美國國防部，該屬的座右銘是：「創造並防範戰略奇襲」）都插手介入。（美國早在一九六九年便承諾放棄研究攻擊性生物武器，自此以後，高等研究計劃署的疾病計畫想必都不再著眼於創造，而是以防範流行病學型的戰略奇襲為目標。）這些努力成果冠上種種名目和簡稱，例如：全球疫情警報和反應網絡（Global Outbreak Alert and Response Network，簡稱為

ＧＯＡＲＮ，世界衛生組織的規劃項目）、預言書（Prophecy，美國高等研究計劃署的計畫）、新興疫情威脅（Emerging Pandemic Threats，簡稱為ＥＰＴ，美國國際開發署的計畫），以及隸屬於美國疾病控制與預防中心的特殊病原體部，這所有稱號看來都只像了無新意的老套計畫，不過卻讓一群致力投入的人員，分頭在發生溢出的田野現場，以及在能夠迅速研究新病原體的安全實驗室內獻身工作。

另有一些民營組織也致力於處理這項問題，好比生態健康聯盟就是一例；這家機構的領導人原先是寄生蟲學家，叫做彼得・達斯札克（Peter Daszak），如今該機構延攬了艾普斯坦（負責在孟加拉及其他地方的立百研究）、赫穆拉（負責在中國的蝙蝠研究）、卡瑞許（負責在全世界從事野生動物健康與其他研究）以及其他人士。另有一項耐人尋味的計畫，號稱全球病毒預測行動（Global Viral Forecasting Initiative，簡稱ＧＶＦＩ），該組織的營運資金部分由Google提供，創辦人是個深具企業頭腦的聰明科學家，也是柏克悉心教出的弟子，名叫內森・沃爾夫（Nathan Wolfe）。全球病毒預測行動使用小片濾紙收集血液樣本，採樣對象包括熱帶非洲和亞洲各地的叢林肉獵人和其他人士，接著篩檢樣本尋找新病毒，期能以系統性做法，檢測出溢出事件，趁下一場大流行還沒有開始蔓延之前先予以遏止。沃爾夫的濾紙技術是向辛格和考克斯–辛格學的（還記得這兩位鑽研人類諾氏瘧原蟲的研究者嗎？），沃爾夫在一九九〇年代仍是研究生時，曾隨他們從事田野工作。哥倫比亞大學梅爾曼公共衛生學院（Mailman School of Public Health）的伊恩・利普金（Ian Lipkin）實驗室是開發新式分子診斷工具的重量級研究中心。利普金受過專業訓練，是醫師暨分子生物學家，他稱自己的專長是「發現病原體」，還運用了種種不同技術，包括高通量定序法（high-throughput sequencing，能以低廉成本迅速為數千件ＤＮＡ樣本定序）、質譜標記聚合酶連鎖反應（MassTag PCR，以質譜儀來辨識基因組區段擴增出來的片段），還有GreeneChip診斷系統（利用晶片同時篩檢好幾千種不同病原體）。當艾普斯坦在孟加拉採集狐蝠的血清，當赫穆拉在中國南方扎針讓蝙蝠出血時，有些樣本就直接送往利普金這裡。

這些科學家全都留神戒備，他們是人類的尖兵。他們監看病原體溢出跨越的邊界，同時他們還相互聯繫，提升工作成效。當下一種新奇病毒設法從黑猩猩、蝙蝠、小鼠、鴨子或獼猴身上侵入人類，說不定還從一個人傳給另一個人，從而引發一場小規模致命疫情，這時他們就會看出跡象——反正我們希望他們能看得出來，並發出警報。

不論隨後狀況如何發展，都取決於科學、政治、社會道德、民意、公眾意願和人類的其他行為而定。最後就取決於身為公民的我們如何因應。

所以在我們做出反應之前，不論是沉著或驚慌的反應，也不論是聰明或蠢笨的反應，我們對箇中情況的基本輪廓和動態變化，都應該有相當程度的認識。我們應該體察到，最近這些新型人畜共通疾病的爆發，還有老舊疾病的再發和蔓延，都是一種更大模式的環節，而且釀成這種模式的禍首正是人類。我們應該體認，這些疫情反映出我們**做了**哪些事情，並不只是**發生**在我們身上的事情。我們應該明白，儘管有些人為造成的因素看來似乎勢不可擋，另有一些因素依然是我們可以掌控的。

專家早已警告我們注意這些因素，要條列出來並不困難。我們的人口數已經增長到了七十億水平，甚至更高。在我們的增長趨勢有機會平緩下來的時候，世界人口正穩步朝九十億邁進。我們生活的許多城市，人口都相當稠密。我們已經滲透侵入這顆星球碩果僅存的廣大森林和其他野生生態系，而且我們還繼續侵入，逐步破壞、干擾那些地方的實體結構和生態群落。我們披荊斬棘，在剛果，在亞馬遜，在婆羅洲，在馬達加斯加，在新幾內亞和澳洲東北部開山伐林。我們撼動林木，導致東西紛紛掉落出來，這是象徵說法，也符合實際情況。我們在那裡找到野生動物，把那當中許多都宰殺吞吃下肚。我們在那些地方落腳，建立村莊、工作基地營、城鎮、採礦產業和新都市。我們帶進我們的馴化動物，把野生草食動物換成了家畜。我們繁殖家禽家畜，我們繁殖自己，我們經營工廠規模的龐大養殖產業，養了成千上萬隻牛、豬、雞、鴨、綿羊和山羊，更別提還有好幾百隻竹鼠和果子狸，全都大批關在籠舍圍欄裡面，而且飼養環境還讓這群馴化和半馴化動物，很容易從外界源頭（好比在豬圈上方停歇的蝙蝠）染上傳染病原體，接著相互感染，並為病原體提供大量機會來演化出各種新類型，其中有些類型除了感染牛或鴨之外，還會侵染人類。我們為這些牲畜施用預防性抗生素和其他藥劑，目的不是要為牠們治病，而是要促進牠們增長體重，保持良好狀態，直到能夠銷售、宰殺、獲利，這樣一來，我們也助長抗藥細菌的演化。我們從事遠距離牲畜進出口貿易，而且速度很快。我們也進出口其他活體動物，供醫學研究使用，其中尤以靈長類為多。我們進出口野生動物，當成珍奇寵物來飼養。我們進出口獸皮、違禁叢林肉和植物，其中一些還附帶微生物祕密旅客。我們旅行，在城市間穿梭，往來各大洲，速度更甚於輸運牲畜。我們住進有陌生人打了噴嚏和嘔吐的大飯店。我們到餐館吃飯，那裡的廚師有可能才剛宰殺了一頭豪豬，接著就動手料理我們的扇貝。我們參觀亞洲猴廟、印度活體動物市場、南美洲景色如畫的村莊、新墨西哥州塵土飛揚的考古現場、荷蘭乳農城鎮、東非的蝙蝠洞、澳洲的賽馬場——呼吸空氣、餵養動物、摸東摸西、和友善的當地人握手——然後跳上我們的班機飛回家。我們被蚊子和蜱蟲叮咬。我們排放碳，改變全球氣候，接著就有可能改變蚊子和蜱蟲的棲息緯度範圍。我們無所不在，提供大量人體，為雄心勃勃的微生物帶來無可抗拒的機會。

前面我提到的事項，全都涵括在「人畜共通疾病的生態學和演化生物學」題材裡。生態情勢提供機會，促成病原體的溢出。演化抓住機會，探索種種可能，協助把溢出轉變成大流行。

歷史在這裡出現一個相當巧妙，卻沒有前景的意外交會，事情發生在十九世紀晚期，疾病菌源說和達爾文演化論約在同時成為科學顯學——說巧妙是由於兩套體系都很了不起，充滿真知灼見，可以互補有無；說沒有前景是由於雙方的烘托效應延宕日久，病原微生物理論束之高閣六十年，大半不見於演化思想體系。現代型式的生態思維甚至還更晚才興起，而且疾病科學吸收這種思維的速度也同樣遲緩。另一門大器晚成的科學是分子生物學，直到二十世紀後半期方才現身。早年的醫學界人員也許猜到了淋巴腺鼠疫和齧齒類或有連帶關係，卻不明白箇中歷程和起因，這得等到亞歷山大．耶爾森（Alexandre Yersin）在一八九四年香港爆發疫情期間，在大鼠身上找到鼠疫桿菌才初見分曉。但是那依然沒有闡明感染人類的途徑，這還要再等幾年，最後由保羅－路易斯．席蒙（Paul-Louis Simond）證明，細菌是由大鼠跳蚤傳染的。還有炭疽病，這是另一種細菌引發的疾病，牛和人染上了都可能喪命，不過依當年所知，它似乎是自然發成的，直到柯霍在一八七六年證明其實不然。狂犬病傳染給人類的過程更明顯和動物有關，特別是瘋狗。巴斯德在一八八五年研發出一種狂犬病疫苗，為一位被瘋狗咬的男童接種，結果男孩活了下來。不過由於狂犬病毒比細菌更小得多，沒辦法直接檢測到，也無法循跡追蹤到野生肉食動物，這得等到許久之後才能實現。

二十世紀早期，洛克斐勒基金會和其他機構的疾病科學家，立下宏偉的目標，想要徹底根除某些傳染病。他們努力對付黃熱病，挹注數百萬美元，投入多年心力，結果失敗了。他們嘗試對付瘧疾，結果失敗了。後來他們嘗試對付天花，結果成功了。為什麼？這三種疾病的不同處既多又複雜，不過最關鍵的一點或許就在於，天花病毒並不住在儲存宿主體內，也沒有病媒。它的生態環境很單純，它存在於人類體內，而且只在人類體內生存，因此要根絕更是容易得多。一九八八年，世界衛生組織和其他機構共同發起脊髓灰質炎根絕行動，這是一項很實際的措施，理由便在於此：脊髓灰質炎不是人畜共通疾病。還有瘧疾，如今它又成為標靶。比爾及梅琳達．蓋茲基金會（Bill and Melinda Gates Foundation）在二〇〇七年宣布一項新的長期行動，目的在根絕瘧疾。那是一項令人敬佩的目標，一項富有想像力的美夢，卻也不禁令人感到納悶，蓋茲夫妻和他們的科學顧問究竟計畫如何應付諾氏瘧原蟲。是要殺光儲存宿主來根絕寄生蟲呢？還是要採行某種方法來治療儲存宿主，把婆羅洲森林裡的所有獼猴全都治好呢？

以下是人畜共通疾病有益健康的部分：它們提醒我們，誠如聖方濟各這樣說過，我們人類和自然世界是密不可分的。其實並無所謂的「自然世界」，這是很糟糕的人為措詞。世界只有一個，人類是那個世界的一部分，伊波拉屬病毒如此，流感病毒和ＨＩＶ如此，立百、亨德拉和ＳＡＲＳ病毒也如此，黑猩猩、蝙蝠、果子狸和斑頭雁也都如此，下一種危害人類的凶殘病毒，我們還沒有偵測到的那一種，也是如此。

我提起這些事情來說明人畜共通傳染病難以根絕，並不是想讓各位感到抑鬱絕望。我也不想拿這些嚇人的事情來嚇人。這本書的目的不是要讓各位愁上加愁，而是要讓各位變得聰明。這是人類和好比說天幕毛蟲及舞毒蛾的最大差別所在。我們和牠們不同，因為我們可以很聰明。

德懷爾在芝加哥和我談話時，把話頭轉到這一點。他研讀了所有解釋人類疾病爆發的著名數學模型，包含安德森和梅伊、科馬克和麥肯德里克、麥克唐納、布朗利等人的成果。他注意到個體行為對傳播率有關鍵影響。他體認到人類個體和蛾類個體的舉止作為，對R_0具有很大的作用。舉例來說，德懷爾便說ＨＩＶ的傳染，「取決於人類的行為。」有誰能反駁？這一點已經證實了。看看美國男同志族群、烏干達一般民眾，還有泰國性工作者族群的傳播率變化，就可以知道。德懷爾說道，ＳＡＲＳ的傳染似乎相當程度取決於超級傳播者，而且他們的行為，更別提他們周遭人士的行為，也可能有所不同。數理生態學家用來描述行為多樣化的術語是「異質性」（heterogeneity），而德懷爾的模型也顯示，就連森林昆蟲的行為異質性，都有可能發揮非常重大的影響，緩減傳染病的蔓延，至於人類的異質性就更不必說了。

「倘若你讓平均傳播率保持穩定，」他告訴我：「只需添加異質性，往往就能降低整體感染率。」聽起來很枯燥乏味。這句話的意思是，個體的努力、個體的領悟和個體的選擇，在阻止原本有可能席捲整個群體的大禍，能夠發揮深遠的影響。某隻舞毒蛾有可能遺傳到稍微高強的本領，懂得在葉面取食時避開核多角體病毒汙泥。某個人有可能選擇不喝海棗樹汁、不吃黑猩猩、不把豬養在芒果樹下的豬舍裡面、不徒手幫馬兒疏通氣管、發生性行為時一定做好防護、不在吸毒派對上共用針頭、咳嗽一定掩口、覺得不舒服就不搭飛機，也不把自己養的雞和鴨關在一起。「微不足道的一切小事，」德懷爾說道，只要那件小事讓民眾彼此產生差異，偏離理想化的群體行為標準，「都會降低感染率。」這就是我請他細想我的「類比」，而他傷腦筋想了半個小時之後說的話。

「舞毒蛾能夠有差異的方式只有這麼多，」最後他終於表示。「至於人類能夠表現的不同方式非常非常多。特別是在他們的行為方面。沒錯。這就回到你的問題，也就是，人類很聰明這一點有多大的關係？所以我想我實際上要講的就是，這關係大了。現在我又對這一點仔細多想了一下，我想關係大得很。」

接著，德懷爾帶我到那棟建築的地下室，讓我看一下他這項工作的實驗方面。他打開一道門鎖，進入他所說的「髒汙區」（dirty room），然後打開一台恆溫箱，取出一個塑膠容器，給我看裡面幾隻受了核多角體病毒侵染的舞毒蛾毛蟲。我看到了毛蟲**潑濺**在葉片上是什麼模樣。

115 少了一棵大樹之後

鄰居蘇珊家前面那兩棵巨大的榆樹，只剩下一棵。另一棵大約四年前死了，它衰老了，遭受乾旱荼毒，又受到蚜蟲侵擾。園藝包商開著卡車，領著手下來砍樹，他們把枝幹逐一砍下，鋸成一段段。對蘇珊來講，那是傷心的一天，對我而言也是如此，畢竟，我們在那棵闊葉巨木的蔽蔭底下生活了將近三十年。接著連那個大得能用來當咖啡桌的樹頭殘幹也消失了，它被碎木機磨平，並覆蓋上青草。這時大樹消失了，卻沒有從記憶中遺忘。少了那棵樹，街坊不再那麼優美。不過我們也沒有選擇餘地。

另一棵高大的榆樹仍在佇立在原地，枝葉壯闊橫伸，俯瞰我們這條小街。樹幹灰褐色樹皮腰高處繞了一圈汙漬——一圈變了色的深色條紋，顯然歷經風雨歲月留下了難以抹滅的痕跡，標示當初塗抹了有毒黏液來對付天幕毛蟲的部位，那是二十年前的事了。如今毛蟲早就死了，那不過是一波爆發，如今業已衰敗，不過這道痕跡就像牠們的化石紀錄。

回到蒙大拿的家時，我每天都會走過那棵樹。一般我都會注意到那道深色條紋。通常我都會想起毛蟲，回想牠們生出那麼龐大的數量，接著又全都消失的情景。環境條件向來都很適合牠們生長。不過某種情況出現了，說不定運氣是關鍵元素，也許是情境使然，說不定完全就是由於牠們的密度，或許是遺傳，或許是行為。如今每當我看到樹上那條痕跡，總會想起德懷爾對我說的話：「這就要看情況囉。」

【致謝詞】

本書緣起二〇〇〇年七月，起初是在中部非洲的森林，我就著營火聽兩位加彭男子講述伊波拉病毒如何爆發疫情，侵襲他們的老家梅依波特二村，還有在家人親友臨終身亡那段時期，他們在森林裡面看到了附近有十三隻死去的大猩猩。因此我首先必須感謝這兩人：東尼・姆波什和索非亞諾・埃托克。我也要謝謝讓我加入那次營火聚會的人：Bill Allen、Oliver Payne、Kathy Moran，和他們在《國家地理》雜誌的同仁；Nick Nichols，也就是我那趟任務（以及此後多趟任務）的攝影夥伴；西原智昭和John Brown，我們的後勤人員；Neeld Messler，Nick的田野助理（也是我們所有人的寶貴夥伴）；扮演腳夫和其他眾多角色的班圖族和俾格米族團員，有了他們，那趟穿越加彭森林的探勘行程也才得以成真，包括東尼和索非亞諾，不過還得加上Jean-Paul、Jacques、Celestin、Kar、Alfred、Mayombo、Boba、Yeye、以及手持開山刀打前鋒的尖兵，不知疲倦的Bebe；還有最重要的是那位專注於非洲保育的瘋狂夢想家麥可・費伊，他致力於保護野生生態系和動植物區相，奉獻程度唯有他的強健體魄和淵博學識才堪可匹敵，甚至可說無出其右。能夠隨同費伊以數週時間徒步穿越剛果和加彭森林，可說是我一生的莫大榮幸。

《國家地理》雜誌此後多年依然繼續支持我從事其他工作，使我有幸累積田野經驗——包括促成〈致命接觸〉（Deadly Contact）報導的那趟任務，最後這篇人畜共通疾病特別報導在二〇〇七年十月號刊出——我還要在此表達長期以來對下列人士的感激之情：Chris Johns（接下Bill Allen職位的總編輯）、

Carolyn White、Victoria Pope，也再一次謝謝我長期合作的編輯Oliver Payne，還有參與製作那份頂尖雜誌的其他人。Lynn Johnson協助處理〈致命接觸〉的攝影部分，表現傑出。威廉·卡瑞許和彼得·達斯札克參與腦力激盪，協助確認文章內容規劃。卡瑞許還是我遍歷三大洲的好夥伴，他為我提供獸醫學界的真知灼見。彼得·李德打開了這個題材的一條關鍵線索，他在布利斯班附近昔日一處牧馬圍場，處於新造屋宇和黑暗記憶當中，他開口說道：「就是這棵，這就是那棵該死的樹。」

Jens Kuhn、查爾斯·卡利什和Mike Gilpin讀了完整書稿，提出許多寶貴的修正、建議和規勸。他們的專業知識、周密心思和不吝指正，為這本書增色不少，不過若書中有任何疏失，完全不是他們的責任。從非常早期的階段，卡爾·約翰遜就以專家和朋友的立場，分享他的思維和記憶，還讓我拜讀他正提筆撰寫以馬丘波病毒為題的書。萊斯利·里爾提供我疾病生態學的相關訊息，也教導我從白努利到安德森和梅伊的數理疾病理論歷史發展。約翰遜、里爾，和以下多位科學家與消息提供人也抽空閱讀、指正草稿各不同篇章：沙扎利·阿布巴卡、布萊恩·阿曼、洪詩娉、米雪兒·巴恩斯、唐納德·柏克、阿列克謝·赫穆拉、Jenny Cory、珍妮特·考克斯－辛格、格雷格·德懷爾、格雷戈里·恩格爾、喬恩·艾普斯坦、Kylie Forster、艾蜜莉·葛雷、碧翠絲·哈恩、巴里·休利特、愛德華·荷姆斯、麗莎·瓊斯－恩格爾、讓－馬利·卡邦戈、菲利絲·神吉、卡瑞許（再次提起）、布蘭登·基爾、埃里克·勒魯瓦、史蒂芬·盧比，馬丁·穆勒、茱蒂絲·梅爾斯、理查·歐斯費德、瑪汀妮·彼得斯、蕾娜·普洛賴特、李德、亨德里克－楊·魯斯特、琳達·塞爾維、巴爾比爾·辛格、雅普·塔爾、凱倫·泰瑞歐、德克·涂歐文、喬納森·陶納、凱莉·沃菲爾德、羅勃特·韋伯斯特和邁克爾·沃洛比。Lin-fa Wang花了一整天帶我參觀哲朗城的澳洲動物衛生實驗室生物安全第四等級專區和其他設施。凱莉·沃菲爾德也同樣撥出一天時間，對我傾囊講述她的故事，還領我進入（並轉身走出）摔門區。伊恩·利普金開放他的實驗室，也讓他的人和我見面。其他還有好幾位科學家（底下就會提及）給予信任，在從事田野工作時，讓我有機會跟隨。Larry Madoff的新興疾病監測計畫郵件通報系統（ProMED-mail）能就世界各地的疾病事件發出警示，為我提供了不可估量的協助，雖然他毫不知情。此外還有許多人，那麼多人在那麼多地方，以種種不同方式，對我的研究伸出援手，有些是受訪者，也有專家顧問或旅行夥伴，另有一些人則為我指點迷津，因此接下來的感謝名單，最好以地理區域和姓氏字母順序來組織條列。

澳洲部分：Natalie Beohm、Jennifer Crane、Bart Cummings、Rebekah Day、Carol de Jong、休姆・菲爾德、Kylie Forster、Kim Halpin、彼得・赫伯特、Brenton Lawrence、David Lovell、Deb Middleton、Nigel Perkins、蕾娜・普洛賴特、Stephen Prowse、李德、塞爾維、Neil Slater、Craig Smith、Gary Tabor、Barry Trail、雷伊・昂溫、Craig Walker、Lin-fa Wang、Emma Wilkins和Dick Wright。

非洲部分：Patrick Atimnedi、Bruno Baert、普洛斯珀・巴洛、Paul Bates、羅曼・別耶克、Ken Cameron、Anton Collins、撒迦利・東默、Bob Downing、奧菲爾・德羅里、Clelia Gasquet、珍古德、巴里・休利特、Naftali Honig、卡邦戈、Winyi Kaboyo、Glady Kalema-Zikusoka、Shadrack Kamenya、卡瑞許、John Kayiwa、Sally Lahm、勒魯瓦、Iddi Lipende、Julius Lutwama、Pegue Manga、內維爾・穆巴、Apollonaire Mbala、Alastair McNeilage、Achille Mengamenya、Jean Vivien Mombouli、阿爾伯特・蒙加、讓－雅克・穆延貝、馬克斯・穆維里、Cécile Neel、漢森・恩吉福地、阿蘭・翁德扎伊、Cindy Padilla、Andrew Plumptre、Xavier Pourrut、珍・拉斐爾、派翠西亞・里德、Paul Roddy、Innocent Rwego、Jordan Tappero、摩西・德朱亞盧、彼得・華爾希、Joe Walston、Nadia Wauquier、Beryl West和Lee White。

亞洲部分：阿布巴卡、洪詩娉、Mohammad Aziz、赫穆拉、考克斯－辛格、吉姆・戴斯蒙德、恩格爾、艾普斯坦、穆罕默德・費洛斯、馬丁・吉爾伯特、葛雷、Johangir Hossain、阿里夫・伊斯蘭姆、楊劍、瓊斯－恩格爾、拉希妲・可汗、Salah Uddin Khan、盧比、Sue Meng、Joe Meyer、Nazmun Nahar、裴偉士、潘烈文、馬赫穆德・拉赫曼、Sohayati Rahman、Sorn San、辛格、Gavin Smith、Juliet Tseng和朱光劍。

歐洲部分：羅勃・貝希林克、阿諾・德・布勒恩、皮耶・佛蒙第、Fabian Leendertz、Viktor Molnar、彼得斯、魯斯特、Barbara Schimmer、塔爾、涂歐文、Wim van der Hoek、Yvonne van Duynhoven、Jim van Steenbergen和伊內卡・韋爾斯。

美國部分：阿曼、Kevin Anderson、Mike Anto-lin、傑西・布倫納、卡利什、Deborah Cannon、Darin Carroll、David Daigle、Inger Damon、達斯札克、Andy Dobson、Tony Dolan、Rick Douglass、香儂・杜爾、Ginny Emerson、Eileen Farnon、羅勃特・加洛、Tom Gillespie、Barney Graham、哈恩、Barbara Harkins、荷姆斯、Pete Hudson、Vivek Kapur、Kevin Karem、卡瑞許、基爾、Ali Khan、Marm Kilpatrick、Lonnie King、湯姆・科西亞澤克、Ainy Kuenzi、Jens Kuhn、Edith Lederman、Julie Ledgerwood、Jill Lepore、利普金、Andrew Lloyd-Smit、伊莉莎白・隆斯朵夫、Adam MacNeil、Jennifer McQuiston、Nina Marano、Jim Mills、Russ Mittermeier、Jennifer Morcone、史蒂芬・摩斯、穆勒、Stuart Nichol、歐斯費德、Mary Pearl、Mary Poss、Andrew Price-Smith、Juliet Pulliam、Anne Pusey、Andrew Read、里爾、Zach Reed、Russ Regnery、Anne Rimoin、皮耶・羅林、Charles Rupprecht、Anthony Sanchez、東尼・尚茨、Nancy Sullivan、泰瑞歐、陶納、Giliane Trindade、Murray Trostle、Abbigail Tumpey、Sally and Robert Uhlmann、Caree Vander Linden、沃菲爾德、韋伯斯特、內森・沃爾夫和沃洛比。

另有其他人也幫了我的忙，不過由於我的記憶力很差，也因為我的筆記本和日誌記載凌亂，只比剛果森林稍有條理一些，若干部分連我自己都看得一團霧水，所以那些幫手只好略過了。遺漏之人，尚請見諒，也謝謝你們。

W. W. Norton出版社的編輯Maria Guarnaschelli，長年與我合作，協助我出了六本書，在本書撰寫期間，她一如既往發揮敏銳眼光，精明洞察、條理分明，並扮演大力支持的角色。幾十年來，她堅定不移，值得信賴，她的貢獻對我而言極其珍貴。我的經紀人，ICM公司的Amanda Urban，從初稿提案階段就投入協助這項計畫成形，此後更強力擁戴，使計畫順利進行。在這兩位出色女性的敦促之下，我才有辦法如願寫出這些（需要一些時間和出差旅行的）書籍。還有第三位是Renée Wayne Golden，她在較早期扮演相同的角色，而且沒有她，這本書也不可能問世。Maria的助理Melanie Tortoroli，以及Norton的同仁全心致志支援本書進行，並發揮專業能力，這些永遠是作者夢寐以求的事情。本書地圖繪者Daphne Gillam（www.handcraftedmaps.com）為這些表現地理分布的圖形，增添了人文藝術風味。Chip Kidd的書衣，讓我們所有人都能聯想到這門主題是如何陰森詭譎。Emily Krieger為我查證事實真相，讓一絲不苟的研究和流暢閱讀的感受巧妙結合，也讓我能兼顧這兩個關鍵屬性。忠誠可靠的Gloria Thiede，再一次鼎力幫忙，為我執行祕書工作，包括在空調設備、磨咖啡機、車水馬龍以及鳳頭鸚鵡尖聲鳴叫背景聲中，繕打訪談紀錄。我的演講經紀人Jodi Solomon為我安排與現場觀眾見面。Dan Smith、Dan Krza和Danny Schotthoefer（我的三位Daniel），還有Don Killian，在數位方面幫了我很大的忙，他們協助網頁設計、電腦修護、資料救援以及看管社交媒體等事項，在我看來，這當中大部分事情都比安德森和梅伊的數學還更神祕難解。已故的Chuck West令人深深懷念。我美妙的妻子貝琪，還有我們的家人，Harry、Kevin和Skipper（加上已不在人世的Nelson），為我們的家帶來溫暖，讓我在那裡醞釀出這本書。